现代医院管理理论与实践

医院运营与绩效管理

组织编写｜中国医院协会

名誉总主编｜刘　谦

总　主　编｜孙　虹

主　　　编｜李为民

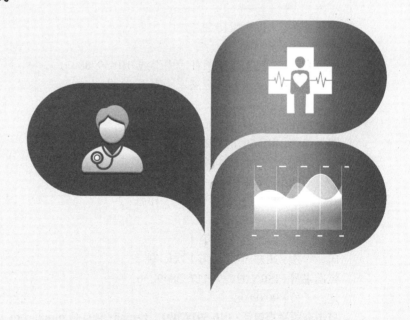

人民卫生出版社

·北京·

图书在版编目（CIP）数据

医院运营与绩效管理/中国医院协会组织编写；李为民主编. -- 北京：人民卫生出版社，2025.8.（现代医院管理理论与实践）. -- ISBN 978-7-117-38492-6

Ⅰ. R197. 32

中国国家版本馆 CIP 数据核字第 20257EB497 号

人卫智网	www.ipmph.com	医学教育、学术、考试、健康，购书智慧智能综合服务平台
人卫官网	www.pmph.com	人卫官方资讯发布平台

现代医院管理理论与实践
医院运营与绩效管理
Xiandai Yiyuan Guanli Lilun yu Shijian
Yiyuan Yunying yu Jixiao Guanli

组织编写：中国医院协会
主　　编：李为民
出版发行：人民卫生出版社（中继线 010-59780011）
地　　址：北京市朝阳区潘家园南里 19 号
邮　　编：100021
E - mail：pmph @ pmph.com
购书热线：010-59787592　010-59787584　010-65264830
印　　刷：北京汇林印务有限公司
经　　销：新华书店
开　　本：787 × 1092　1/16　　**印张**：29
字　　数：651 千字
版　　次：2025 年 8 月第 1 版
印　　次：2025 年 8 月第 1 次印刷
标准书号：ISBN 978-7-117-38492-6
定　　价：90.00 元

打击盗版举报电话：010-59787491　**E-mail**：WQ @ pmph.com
质量问题联系电话：010-59787234　**E-mail**：zhiliang @ pmph.com
数字融合服务电话：4001118166　**E-mail**：zengzhi @ pmph.com

《现代医院管理理论与实践》
编 委 会

名誉总主编 刘 谦

总 主 编 孙 虹

副 总 编 毛群安 田家政 刘丽华

编 委（以姓氏笔画为序）

王 虹 王 前 王才有 王笑频 毛群安 田家政

毕春梅 吕 明 刘 谦 刘月辉 刘丽华 孙 虹

李为民 岳丽青 郑雪倩 封国生 胡建中 段政明

姜 雪 柴建军 徐迪雄 郭 娜 黄东胜 常 实

甄健存

《医院运营与绩效管理》
编 委 会

主　编　李为民

副主编　程永忠　黄　进　刘万利

编　委（按姓氏笔画排序）

卫柳君	王芷汀	王觅也	王晓昕	文黎敏	邓力莎	石　锐
叶荔姗	田　言	冯海欢	庄伟芬	刘万利	刘可可	刘灵杰
刘品舟	刘家铭	刘雅娟	关巧稚	许　岩	孙奇琦	李　楠
李为民	李尚静	李佳瑾	李玲玲	李盈盈	杨　翠	杨少春
杨奇君	吴沁怡	吴雨嘉	吴明月	吴昭琪	宋　雄	张　铭
张梅龄	陈泠旭	罗　利	周　昀	周小清	孟　莎	徐来茵
郭永瑾	唐晓龙	黄　月	黄　进	黄雲瑛	龚小清	梁红梅
蒋　鹏	景旭辉	程一川	程永忠	舒　红	曾　琳	谢　静
雷莉媛	滕世伟					

序

　　医疗卫生事业是关乎国计民生的基石，医院作为医疗服务体系的核心载体，其管理水平直接决定着医疗质量、患者体验与卫生资源的利用效率。当前，在推进健康中国建设的时代背景下，我国医疗卫生事业正处于高质量发展的关键阶段，现代医院管理制度的深入推进和公立医院高质量发展的政策导向，对医院管理提出了更高、更全面的要求。特别是当前深化医药卫生体制改革，促进医疗、医保、医药协同发展与治理的政策体系不断落地实施，亟须一套融合国际前沿理念与中国本土实践的系统化医院管理知识体系。中国医院协会作为国家卫生健康委业务主管的全国性、行业性组织，始终秉持"服务会员、服务行业、服务政府、服务社会"的宗旨，通过制定行业标准、组织管理培训、促进国内外交流等核心职能，推动医院管理创新与改革实践。在此背景下，中国医院协会组织国内医院管理领域的权威专家学者和一线管理者，历时 5 年编撰《现代医院管理理论与实践》丛书，旨在引发行业对医院管理理论与实践相结合的深入思考。

　　本丛书具有系统性，内容涵盖了医院管理的全维度，既包括经典管理理论在医院场景的适配转化，也纳入智慧医院、价值医疗等新兴议题；本丛书注重实践性，在介绍基本理论知识的基础上，注重联系医院管理的实际，诠释医院管理理论的要义。

　　丛书凝聚了百余位医院管理专家的经验、智慧和辛勤劳动。特别感谢国家卫生健康委相关司局的指导，以及参与案例提供的示范医院。我们期待这套丛书能成为医院管理者的"工具书"、医学教育者的"参考书"、政策研究者的"建议书"，助力政策落地，赋能管理创新，推动行业高质量发展。希望本丛书能推动中国医院管理向系统化、科学化、精细化迈进，惠及民生健康福祉，为实现健康中国的宏伟目标贡献我们的一份力量。

刘　谦

2025 年 8 月

前　言

　　运营管理作为现代企业管理科学中最重要和最活跃的分支之一，在企业管理中广泛应用，而在医院管理，尤其我国现代医院管理中应用较晚。本书旨在结合健康中国建设与三级公立医院绩效考核的大背景，通过基本理论概念介绍及部分案例实践经验分享，推动我国现代医院运营管理能力提升与治理体系完善。

　　2004年，四川大学华西医院率先引进了医院运营管理概念，并开创性地搭建了相关管理体系。经过二十年的发展，医院运营管理也实现了从点到面、从个体到普遍的演变，该体系使得医院实现了经营思维上的转变。但同时，由于不同地区之间生产要素及环境的差别，不同经营状态的医院可能存在显著差异，部分医院运营管理理念发展较为缓慢。2019年，我国启动三级公立医院绩效考核，对公立医院高质量发展提出了更加明确的要求。《关于推动公立医院高质量发展的意见》《关于加强三级公立医院绩效考核工作的意见》等一系列指导性政策文件指出，推动现代医院管理制度建设，要引导三级公立医院进一步落实其功能定位，在健全基本医疗卫生制度的同时，从医疗质量、运营效率、持续发展及满意度评价等维度进行综合考量，将公立医疗机构的工作模式从过去的粗放型向精细化转变，以提升运营水平，同时结合"医、教、研、管"等不同维度的发展需求，达到提质增效的目的，为健康中国建设提供有力支撑。

　　本书作为一本兼顾理论基础与实践经验的医院运营管理参考书，针对医院运营过程中存在的从个性到共性的问题，在过去医院运营思路的基础上更新了现实中部分医院的实践案例，为众多医院管理者提供了促进医院内部精细化发展改革的新思路，引导医院可持续发展。以医院运营管理的基本理论与概念开篇，在介绍国内医院运营管理发展历史的基础上，结合了国内外不同体制下医院运营管理模式的特点，阐述了中国特色医院运营管理体系构建、具体工作开展的方法论与实践。本书基于如何从个人、学科、科室及医院层面对医院整体布局进行战略规划，内容涵盖了医院科学选址、流程优化与再造、资源配置标准及原则与效率评估评价体系、医院服务质量提升及管理、信息化的智慧医院建设、多院区管理、医联体建设、绩效评价体系的构建与改革等方面，为医院运营管理从业者提供在理论知识指导下的实践探索。编写过程中，从事医院管理理论研究及医院运营管理工作的专家为确保能够充分实现理论与实践的结合，多次进行探讨交流，旨在将理论与国内外实践经验同我国医疗体系与医院管理实际相结合，构建具有中国特色的医院运营管理体系。

最后，非常感谢丛书编委会的信任，能够将《医院运营与绩效管理》作为现代医院管理理论与实践丛书的一个分册，并让我们从事医院运营管理实践工作及理论研究的团队参与编写。由于编者水平有限，难免有疏漏之处，敬请广大读者提出宝贵意见。

李为民

2025 年 6 月

目　录

探 索 篇

案 例 篇

理论与实践篇

第一章

医院运营与绩效管理概述

我国医疗卫生体制改革不断推进，对公立医院的市场化要求也不断提高。既要维护公共医疗卫生的公益性，促进公平公正；又要注重发挥市场机制作用，提高医疗卫生运行效率、服务水平和质量，促进形成有序的就医秩序和竞争机制，满足人民群众多层次、多样化的医疗卫生需求。在这一大背景下，医院的运营管理和绩效管理显得尤为重要。运营管理旨在提质增效、创造价值，而绩效管理是价值分配的基础和提升医院运营管理水平的有效手段，运营管理、绩效管理与医院发展战略的有效协同与融合，是保证医院健康可持续发展的关键。本章对医院运营管理和绩效管理的概念、特点、对象、内容、方法和发展进行概述。

《关于推动公立医院高质量发展的意见》（国办发〔2021〕18号，以下简称《意见》）提出，公立医院发展方式从规模扩张转向提质增效，运行模式从粗放管理转向精细化管理，资源配置从注重物质要素转向更加注重人才技术要素，为更好提供优质高效医疗卫生服务、建设健康中国提供有力支撑。运营管理和绩效管理是提升公立医院高质量发展新效能的核心，是实现"量的积累"到"质的提升"的关键。

为推动公立医院高质量发展，推进管理模式和运行方式加快转变，《关于加强公立医院运营管理的指导意见》（国卫财务发〔2020〕27号）明确了公立医院运营管理的概念内涵、总体要求和基本原则。公立医院运营管理是以全面预算管理和业务流程管理为核心，以全成本管理和绩效管理为工具，对医院内部运营各环节的设计、计划、组织、实施、控制和评价等管理活动的总称，是对医院人、财、物、技术等核心资源进行科学配置、精细管理和有效使用的一系列管理手段和方法。为推动公立医院高质量发展，推进公立医院在发展方式上由规模扩张型转向质量效益型，《关于加强三级公立医院绩效考核工作的意见》（国办发〔2019〕4号）提出通过绩效考核，促进公立医院在管理模式上由粗放的行政化管理转向全方位的绩效管理，促进收入分配更科学、更公平，实现效率提高和质量提升，促进公立医院综合改革政策落地见效。

加强公立医院运营管理和绩效管理，是以新发展理念引领医院高质量发展，落实现代医院管理制度的重要抓手；是深化公立医院综合改革，构建维护公益性、调动积极性、保障可持续的新运行机制的内在要求；是加强供给侧结构性改革，有效提升医疗、教学、科研、预防等核心业务供给效率的有力举措；是缓解公立医院经济运行压力，提升内部资源配置效率和运营管理效益的重要手段。

第一节 运营管理概况

运营管理是现代企业管理科学中最活跃的分支之一，近年来新思想、新理论大量涌现。传统的运营管理主要关注生产制造业，而不断发展的生产力使大量生产要素转移到商业、交通运输、金融保险、旅游接待、教育、公共事业、医疗卫生和其他服务行业和领域，传统的有形产品生产的概念已经不能反映和概括服务行业所表现的生产形式。自20世纪初管理科学诞生以来，生产管理的理论与方法伴随着制造业的发展而不断丰富、创新和完善，服务业的兴起使生产活动扩大到服务领域，生产的概念进一步扩展，逐步容纳了制造业之外的服务业领域，不仅包括了有形产品的生产，而且包括了无形服务的提供。生产管理的研究对象也由单纯的制造业向制造业和服务业并重的方向发展，从生产管理演变成运营管理（或运作管理）。

运营管理（operations management，OM）是对生产实物产品或交付服务产品的企业和组织的"投入-转化-产出"过程进行设计、运行、评价和改进的系统思维与理论方法，是实现社会组织"输入-输出"转换、价值增值的过程。运营管理这一转化过程包括产品形成、质量形成、成本形成和价值增值等，最终体现出性能、质量、价格等产品竞争力相关的信息。运营管理的主要目标是在满足顾客需求的前提下，通过系统的规划与设计、运行与控制，提升流程效率、优化资源利用、保证产品质量、降低生产成本和资源消耗等，从而实现提质增效、创造价值，提升组织竞争力，实现运营战略。

运营管理在企业经营中具有重要的作用。从动作与流程的点滴改进，到物料需求计划（material requirements planning，MRP）的应用和供应链的集成，无不依赖运营管理的深化。特别是近二三十年来，现代企业的生产经营规模不断扩大，产品的技术和知识密集程度不断提高、生产和服务过程日趋复杂，市场需求日益多样化、多变化，全球范围的竞争日益激烈，这些因素使运营管理本身也在不断发生变化。

信息技术成为运营管理的重要手段。近十几年来，信息技术突飞猛进的发展为运营管理增添了新的有力手段，也使运营管理的理论和实践进入了一个新阶段。由信息技术引发了一系列管理模式和管理方法上的变革，近30年来出现的计算机辅助设计（computer-aided design，CAD）、计算机辅助制造（computer-aided manufacturing，CAM）、计算机集成制造系统、MRP、制造资源计划以及企业资源计划等，在企业生产运营中得到广泛应用，成为运营的重要研究内容。随着全球经济一体化趋势的加剧，"全球化运营"成为现代企业运营的一个重要课题，如何通过信息技术实现资源、流程、供应链、信息与管理的有效整合与协同，以应对全球分散化运营，成为当前的热点。生产运营的多样化和高效率是相矛盾的，因此，应在生产运营多样化前提下，努力做好专业化生产运营，实现多样化和专业化的有机统一，推广柔性运营系统。例如，产品设计中的并行工程、快速原型法、虚拟制造技术、CAD/CAM技术、模块化技术等，产品制造中的数控机床、柔性制造单元、成组技术等。供应链管理成为运营管理的重要内容。企业开始致力于整个供应链上物流、信息流和资金流的合理化和优化，与供应链上的企业结成联盟，以应对日趋激烈的市场竞争。

以上这些重要因素也使运营管理的理论和实践进入了一个新阶段，使其内容更加丰富，范围更加扩大，体系更加完整。

第二节 医院运营与绩效管理的概念与特点

医院运营管理（hospital operations management，HOM）可以定义为对提供医疗服务的系统进行设计、管理以及改进。医疗服务具有与患者直接接触频繁、服务供应商（医疗机构）规模庞大且直接关乎患者生命健康等特点。医院是指可以为患者提供观察、诊断、治疗等服务以治愈或者降低患者痛苦的机构，医院提供的所有服务都紧密围绕这三个方面进行：观察包括对患者的测试和研究，以实现病情诊断；诊断是医疗专家针对患者症状所进行的病因确定或识别；治疗是基于诊断的一系列干预行为。

医院运营管理是根据医院工作和发展的客观规律，运用运营管理的理论和方法，对医院的人、财、物、信息、技术、时间等核心资源进行组织、计划、协调和控制，通过对医院提供医疗服务的直接资源进行科学配置、精细管理和有效地整合利用，达到资源的最优配置，创造最佳综合效益，满足患者医疗服务需求，在合适的时间、合适的地点为合适的人群提供合适的医疗服务，以实现投入产出活动的效率、效益和效能的最优化过程。医院运营管理与其他领域运营管理存在以下重要区别。

1. 核心流程的关键作业者需要经过高度的专业训练（如医疗专家），他们既是服务请求的发起者也是服务活动的提供者。

2. 医院收取的费用与实际绩效之间的关系并不像其他生产和服务领域那么直接。

3. 医院不是一条简单的管理线，而是不同利益群体之间（管理者、医疗专家、护理人员、家庭医生等）的力量权衡，每个群体对运营目标都有自己的看法。

4. 不同于生产制造行业以明确完成的最终产品要求和交付要求为前提，医院服务产品的要求通常是主观而模糊的，服务质量测量主要是基于顾客的主观评价而不是客观实在的证据。

5. 医疗服务能力是一种不能存储的产品，医院是一个资源导向型的服务组织。

以上区别再加上医疗服务的公益性、特殊性、易逝性等特征，使得医院运营管理比其他任何行业的运营管理都更具有挑战性。

绩效管理（performance management）是指企业和组织及其管理者在组织的使命、核心价值观的指引下，为达成愿景和战略目标而进行的绩效计划、绩效监控、绩效评价和绩效反馈的循环过程，确保组织成员的工作行为和工作结果与组织期望的目标保持一致，通过持续改进和提升个人、部门和组织的绩效水平，最终实现组织的战略目标。

与其他行业一样，医院操作的复杂性对其绩效有着重大影响。如图 1-1-1 所示，我们将四类医院排列在一个二维"产品 - 流程"框架里，两个维度分别代表医疗服务产品范围宽窄度和操作流程复杂度。综合性医院需要处理各种患者需求，要求规模大、技术全面，具有天然的复杂性。专科医院的规模虽然也可能比较大,但其医疗技术涉及面相对比较窄。精神科医院比较特殊,其治疗活动专注于心理而非生理,因此其技术量不如专注于生理疾病的医院。康复医院则被认为是最简单的,尽管也用到技术,但是与其他医院提供的治疗活动相比,康复医院的工作多属于照管性质的。

不同类型的医院位于不同的"产品 - 流程"框架图中,因此需要不同的绩效管理。我国自2019年《关于加强三级公立医院绩效考核工作的意见》(国办发〔2019〕4 号)发布以来,逐年发布《国家三级公立医院绩效考核操作手册》《国家二级公立医院绩效考核操作手册》,对不同级别医院的绩效考核进行细化并持续改进,引导各级公立医院落实功能定位。通过有效的绩效管理和绩效考核"指挥棒",使精细化的医院运营管理实现良好运行,调动医务人员积极性,落实公益性,提高医疗服务质量和效率,提供更加优质高效、公平可及的医疗卫生服务。

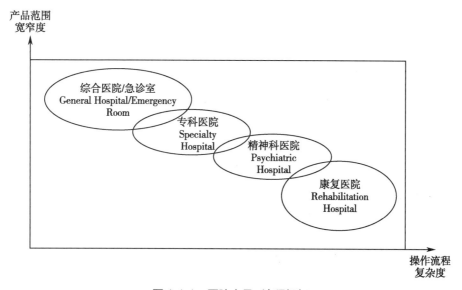

图 1-1-1　医院产品 - 流程框架

第三节　医院运营与绩效管理对象和内容

医院运营管理的重点任务包括明确管理范畴、优化管理流程、强化信息支撑、提高决策质量。《关于加强公立医院运营管理的指导意见》(国卫财务发〔2020〕27 号)明确了医院运营管理的范畴包括:优化资源配置,加强财务管理,加强资产管理,加强后勤管理,加强临床、医技、医辅科室运营指导,强化业务管理与经济管理相融合,强化运营风险防控,加强内部绩效考核,推进运营管理信息化建设。优化管理流程包括:梳理、评价和优化运营流程,推进流程管理标准化和信息化。强化信息支撑包括:建立运营管理系统和数据中心,实现资源全流程管理;促进互联互通,实现业务系统与运营系统融合;利用数据分析技术,构建运营数据仓库。提高决策质量包括:建立决策分析体系,推进决策分析一体化平台建设,加强分析结果应用。因此,医院运营管理是一项系统工程,需要全院全员共同参与,具有整体性、全面性、协同性、融合性等特征,与医院的战略、财务、绩效及信息管理紧密联系。

以新时期卫生与健康工作方针和公立医院事业发展战略规划为指引,坚持公益性,持续加强医院运营管理工作。推动医院核心业务与运营管理的深度融合,将现代管理理念、方法和技术融入运营管理的各个领域、层级和环节,提升运营管理精细化水平;坚持高质量发展和内涵建设,通过完善管理制度、再造业务流程、优化资源配置、强化分析评价等管理手段,将运营管理转化为价值创造,有效提升运营管理效益和投入产出效率;重点关注各类业务活动中包含经济行为(即能够产生直接收入或消耗人力、物力、财力等资源)的事项,建立健全内部控制管理和风险监控制度措施,使之既符合业务管理规范化要求,又满足风险防控精准化需要,努力实现社会效益与经济效益的有机统一。

美国医疗机构联合评鉴委员会对医疗机构绩效的定义是:个人、群体或组织执行某种程序或步骤,以增加所预期结果的能力。绩效的本质是通过达成组织绩效的行为、过程和结果的管理及对相关部门、人员能力的不断提高,保证组织预期绩效目标的实现。绩效是行为、过程和结果的统一体,其内涵包括目标导向、业绩评价、成长激励、过程监督、经验挖掘、沟通示范、发现典型、纠错避错等。绩效管理强调的是员工潜能与绩效的关系,不仅关乎做事的结果,还取决于做事的过程和行为。

公立医院具有公益性、服务性、经营性等多重特征,要根据医院在医疗服务体系中的功能定位、所发挥医疗服务和健康提升的作用制订和管理医院绩效。医院绩效既包括医疗服务本身,也包括医疗服务的健康产出,是综合了医疗服务的效果、效率、效能、经济性、技术水平、服务质量等基本要素的复合概念,可以通过一系列指标和标准的衡量来体现,可概括为质量、安全、服务、效果四个方面,国际上也从技术效率、配置效率、质量和公平性四个维度衡量医院绩效,我国公立医院绩效考核由医疗质量、运营效率、持续发展和满意度评价四个维度的指标构成。我国公立医院绩效的内涵取决于医院、患者、行政管理部门、医院管理者等各主要利益相关者的要求。患者期望医院能够提供价廉、质优、量多的医疗服务;行政管理部门期望医院能够提升医疗资源使用效率,持续深化推进改革,不断满足人民健康需求,提升人民健康水平;医院管理者期望医院能够安全而有效地运营,巩固和提升学科地位,获得可持续发展。

医院绩效管理是医院战略落地的载体,也是医院价值分配的基础,更是提升医院运营管理水平的有效手段,必须将医院发展战略、绩效管理和精益运营管理全程融合、有效协同,以实现"医院整体效能和员工绩效提升",保证医院健康可持续发展。首先,医院绩效管理体系必须与医院发展战略、管理目标和运营战略相一致,同时基于近期管理重点和难点从医院运营角度加以补充和动态调整,才具有合理导向。其次,医院绩效管理必须与高效的组织架构相匹配,在运营管理执行层面可实现全面的绩效组织与监控,保障过程管理的全覆盖,通过绩效辅导及时纠偏调整,不断改进和提升组织和个人绩效,最终达到绩效目标。再次,通过对医院运营管理战术层面的产出进行绩效评价,评判其整体运营管理是否实现战略目标和既定绩效目标。最后,绩效评价结果的转化和利用是发挥绩效管理作用、提高制度化管理水平的关键。

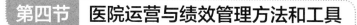

第四节　医院运营与绩效管理方法和工具

医疗服务是一个庞大而复杂的系统，牵涉昂贵的资源和具备高技能的专业人员，随着医疗技术不断进步以及运营模式专业化的发展需求，要使一个医院的各项工作和资源在可控的情况下正常进行和运转，不断提高医疗质量、效率和效益等，需要科学的管理工具和方法，帮助决策者更好地计划、组织、协调和控制医院运营管理系统。

医院运营管理是运营管理的一个重要分支，高效合理的医院运营管理，能减少资源浪费、减少患者等待时间、改善患者健康状况、提高医疗服务质量等。随着医疗系统服务模式的转变，医院运营管理正在全面、深入、系统化发展，应结合医疗服务体系的特殊性，应用运营管理的理论、工具和方法对医院进行有效的运营管理，尤其是在互联网背景下，大数据等新兴技术涌现，通过合理运用量化分析方法和相应的管理工具可以帮助整合医疗服务流程，提高医疗服务质量及患者满意度，提升品牌知名度，增加医院效益；充分整合与优化各个部门之间的协作，统筹复杂项目管理；真正推动构建精细化的医疗服务流程，标准化、流程化解决问题；能够及时、全面地向医院管理者提供科学有效的管理及决策支持，切实提高医院运营管理水平。

在医院运营管理中，科学量化的分析工具包括数据分析、数学建模与优化、计算机仿真等，通过构建数学模型、数据模型或仿真模型，对医院及医学管理中的实际问题进行系统性的分析与优化，从中提炼管理规律与启示，制订符合系统性能目标的最优管理决策。运筹学为医院管理中的资源配置、流程设计与决策制定提供给了有力的方法支持，常用的方法如规划类方法、排队论、决策分析、存储论、博弈论等，适合用于解决不同的问题。

规划类方法包括线性规划、非线性规划、随机动态规划、网络分析等，适用于在一定的资源约束条件下，对有限资源进行合理有效的分配以寻求目标极大化或极小化的最优解。例如线性规划可以用于解决医疗物资的配送与调度、医护人员分派问题；整数规划可以用于解决完成医疗工作所需的医护人数问题、救护车指派问题、医疗机构选址问题；动态规划可以用于解决最优路径、医技资源的调度与排程等；网络分析可以用于解决医疗物资运输、医药配送中心送货、医院内部医疗废弃物的回收等优化问题。

医疗服务具有典型的随机特征，产生系统拥堵和排队现象，排队论可以用于医疗服务系统的能力和运行机制设计，以达到最佳系统绩效。例如分级诊疗机制设计与资源优化配置、床位管理、预约排程等。结合随机过程与离散事件仿真，排队论能够对医疗服务系统的运行性能进行系统评估与改进。

决策论是考虑具有风险不确定性决策问题的系统分析方法，根据系统的状态信息、可选策略集，以及策略对系统状态产生的后果，按照一定的衡量准则，对若干个备选行动的方案进行风险获益分析，选择一组最优策略，医疗服务系统的决策问题通常是多阶段（序贯决策）、多目标决策等。

存储论是对库存进行管理和优化，确定库存量、订货量和订货时间，以最好地满足需求和最小化库存成本。在医院运营管理中,医院物资库存管理是医院正常运转、医院成本控制、提升医院医疗质量水平和经济效益的重要保障。

博弈论是研究竞争环境下的决策行为和均衡问题,医疗服务系统是不同利益群体的力量权衡,运用博弈论探讨医疗服务体系中各利益主体之间的博弈关系、基于激励相容(incentive compatibility)的机制设计和绩效管理模式,实现不同利益主体的"双赢"以及"多赢"局面。

医院绩效考核评价与薪酬管理包括医院绩效考核评价体系设计、绩效考核评价方法、绩效薪酬体系设计和绩效管理。在历年医院绩效管理探索过程中,出现了很多积极有效的绩效管理方法,这些方法在不同时期、不同医院起到了不同的作用,这些方法主要包括:基于科室成本核算的绩效考评方法;以工作量为基础的绩效考评方法;以学科发展为目标的绩效考评方法;目标管理法(management by objectives,MBO)、关键绩效指标法(key performance indicator,KPI)、360度绩效考评方法;平衡计分卡(balanced score card,BSC)绩效考评方法;以资源为基础的相对价值尺度(resource-based relative value scale,RBRVS)或基于疾病相关组(diagnosis-related groups,DRGs)的医院绩效评估及分配方法等。而绩效目标的设定应通过对关键岗位的岗位分析、岗位描述、岗位评估等手段完善,定员定岗,并运用MBO、KPI、BSC等管理方法设定合理绩效目标,并将绩效目标按医院、部门、科室、员工、病种等层级逐级分解,分别从战略目标达成情况、关键指标达成情况、分类分层分系的人员指标完成情况、病种标准化全程化的质量效率费用管理情况等维度进行绩效评价。

绩效管理评价结果的应用范围很广,根据评价维度可以分为组织、部门以及个人的绩效评价结果应用三个维度。绩效评价结果应用可以作用于战略层面,通过绩效评价结果的分析来指导医院整体战略的制订或修正;可以在一定层面作为医院运营管理战略指导后续核心资源的配置和利用,使其更加合理、科学、精准;可以作用于战术层面,对具体的业务流程、业务活动进行引导和纠正,以保证在战术层面的相关运营管理活动始终与医院整体战略相匹配;还可以为员工个人在绩效改进、职业生涯发展方面提供指导借鉴。

第五节 医院运营与绩效管理新发展

现代运营管理涵盖的范围越来越大,从传统的制造业扩大到非制造业,其研究内容也已不局限于生产过程的计划、组织与控制,而是扩大到包括运营战略的制订、运营系统设计以及运营系统运行等多个层次的内容。把运营战略、新产品开发、产品设计、采购供应、生产制造、产品配送直至售后服务看作一个完整的"价值链",对其进行集成管理。

制造业和服务业的生产与运作过程具有不同特点,包括生产运作战略,生产系统的设计、分析和运作管理的基本理论和知识;销售预测、销售和运营计划,MRP,项目管理,供应链和库存管理等生产系统运营和控制方式;准时生产制、精益生产、约束理论(theory of constrains,TOC)、大规模定制等先进管理模式与方法。现代制造业的大量管理工具与技术,还有在企业供应链管理中广泛应用的分析范式与创新,以及成功企业的基本原则——

以顾客可负担的合理价格提供优质的产品、服务或体验，对于医院运营管理具有重要的借鉴与示范意义。规范常规治疗和程序，提高效率，降低成本，采用系统的概念、方法和技术，能够为整个"医疗服务价值链"提供有效的解决方案。

我国的卫生服务体系需要向建立以强大的基层卫生服务为基础、以人为本和注重质量的一体化服务提供体系转型。该体系不仅将为公民提供更好的医疗服务，而且可以从经济角度提高服务的价值。在医疗管理领域，"价值"具有特定含义：狭义上指为实现健康目标所需的资金投入；广义上则强调通过优化资源配置，以更经济的成本实现更优的健康结果、服务质量和患者安全。从提高卫生服务能力和转变发展策略的角度来看，"价值"的核心在于：将目标从以服务量（如门诊量、住院人次、检查与治疗数量）和经济效益为导向，转变为以患者健康结果为中心。这一转变强调医疗服务与健康结局之间的有效联系，并在此基础上建立激励与回报机制。低价值医疗服务是指对健康结果几乎无益或者完全无效，甚至可能造成伤害的服务，亦包括临床意义有限、成本效益较低的服务，可能导致成本超支、服务质量低下及不良健康结局，包括不当诊疗、不安全医疗、不必要治疗、大处方、药物滥用、过度医疗、过度诊断、错过最佳诊疗时机、资源浪费等。

面对提高医院运行经济效益的难题，通过控制成本与支出，间接增加收入的方法只能有限度地增加经济效益，且过分控制则会导致人员减少、安全风险增加；而通过提高医院运行效率，增加服务量并控制成本支出的方法难度较大，这就需要医院的管理者在了解医院收支运营现状的基础上，通过科学的方法寻找提高医院运行效率与效益的突破口，同时建立切实有效的绩效考核体系和激励分配机制，科学、客观、真实地反映科室业绩，建立灵敏的运营信息反馈机制，以修正、完善医院绩效管理工作。

经过 40 多年的医疗服务体系建设、20 多年的医院能力建设以及 10 余年深化医疗卫生体制改革的实践探索，公立医院已步入由"量的积累"向"质的提升"转变的关键阶段。当前，必须将发展的重点转向提升服务质量与运行效率。医院运营管理和绩效管理不仅是推动公立医院实现高质量发展的核心动力，也是提升卫生健康服务供给质量与水平、增进人民健康福祉、提供优质高效医疗服务、建设健康中国的重要支撑。

（庄伟芬　叶荔姗）

第二章

医院运营管理组织体系建设

第一节 医院运营管理组织体系概述

《关于加强公立医院运营管理的指导意见》(国卫财务发〔2020〕27号)指出,要大力推动公立医院核心业务工作与运营管理工作深度融合,将现代管理理念、方法和技术融入运营管理的各个领域、层级和环节,提升运营管理精细化水平。国务院办公厅发布《意见》指出,要加强体系创新、技术创新、模式创新和管理创新,运行模式从粗放管理转向精细化管理。由此可见,运营管理已然成为公立医院高质量发展的重要内容。如何科学搭建符合公立医院实际的运营管理组织体系,使各部门各司其职,充分发挥协同效应,促进医院运营管理工作提质增效,成为公立医院运营管理顶层设计的关键所在。

一、医院运营管理的发展历程

医院运营管理者按照医院工作和发展的客观规律,运用运营管理的理论和方法,形成运营管理组织体系,对医院的人、财、物、信息、时间等资源进行计划、组织、协调和控制,以充分发挥系统整体运行功能,达到资源配置最优化和综合效益最佳,满足患者医疗服务需求。在某种程度上而言,通过对运营活动的管理,医院可以为患者提供更优质的医疗服务。医院运营管理的目标是创建和管理一个系统,在正确的时间和地点为人群提供正确的专业服务,并以尽可能低的社会成本使个体尽可能长时间地保持健康。

医院运营管理组织体系的发展大致可以分为四个阶段。虽然不同阶段的研究内容有所区别,但并不是完全分离,各个阶段之间的内容不仅有所交叉,而且后一阶段会延续前一阶段的内容。

（一）萌芽阶段（19世纪末至20世纪初）

在欧美国家,由宗教团体建立的医疗机构占主导地位,政府兴办的医疗机构和医生兴建的医疗机构只占极少一部分,医疗机构的投资者和医生直接担任管理者,这个时期完全靠管理者的经验来进行管理和形成架构,相关的组织体系缺乏科学性和系统性。

（二）科学管理阶段（20世纪初至20世纪60年代）

随着20世纪初科学管理思想不断发展成熟,学者主要通过方法研究和时间研究来提高医疗服务效率。一方面是医疗工作者开始发表文章来说明按程序安排手术能够提高手术的效率和质量；另一方面是将科学管理的方法应用于医疗服务业，如吉尔布雷斯（19世纪美国管理专家）对手术过程进行拍摄并进行动作分析。

（三）管理科学发展阶段（20世纪60—80年代）

二战以后，医疗服务的环境发生了很大变化，同时运营管理理论也快速发展，运筹学和统计学等方法在解决军事和生产企业管理问题方面发挥了巨大的作用，很多学者将这些理论和方法逐渐扩展到医疗服务业的管理中，但方法和技术都相对比较简单，而医疗服务系统是一个庞大的复杂系统，因此，需要更为深入的研究。

（四）全面系统发展阶段（20世纪80年代至今）

随着科学技术的飞速发展和各种管理理论的深入研究，运营管理在医疗服务业的应用走向了一个快速且全面系统发展的新阶段。不仅原有研究内容向纵深发展，新的运营管理理论也被纷纷引入，截至目前，医院运营管理的研究内容已经形成一个相对完整的体系。

医院的专职运营管理部门，应尽快转变思维方式，深入临床工作实际中，去了解诊疗过程、资料耗材并直接接触患者，从业务中获取有效的信息，全面深入地查找临床科室面临的问题，结合专业特色和科室实际，综合运用管理会计工具方法进行分析、总结、提炼，提出合理化建议，供医院领导层进行决策参考，推动医院的业财深度融合发展。

未来，公立医院有望通过管理各部门协同建设，逐步积累形成运营数据分析仓库，为数据分析建立模型，并搭建起一个全面系统化的运营管理组织体系。这将有助于医院形成独特的竞争优势，真正实现多部门协同支撑决策、管理创造价值。

二、医院运营管理组织体系的概念及特点

组织是为实现共同目标而建立起来的，人们之间分工与协作并有所必需的职责与权限的关系系统，而组织体系是指在某个组织内各构成要素的相互关系和组织的框架体系。

医院运营管理组织体系是指在医院运营管理过程中，围绕医院的战略目标和职能定位，根据医院业务和管理需要，通过各种方式对医院的人、财、物进行综合管理，保障医疗质量和安全，提高医院运营效率，促进医院精细化管理等一系列组成要素的有机整合体系。医院运营管理组织体系涉及部门组成、基本岗位设置、权责关系、业务流程、管理流程及组织内部协调与控制机制。医院运营管理组织体系的特点包括：专业性强、组织层次复杂、管理流程烦琐、组织协调难度大等。

三、医院运营管理组织体系的意义和作用

医院运营管理组织体系其意义和作用主要表现在以下几个方面。

（一）提高医院管理效率

医院运营管理组织体系是医院管理的基础和前提，它通过将医院内部各项业务进行细分，使医院各职能部门能够更加专业化、协调一致地开展工作，从而提高医院的管理效率和服务质量。通过科学合理的运营管理组织体系，医院可以优化资源配置、提高医疗服务效

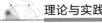
率,改善患者的就医体验,从而提高医院的竞争力和市场占有率。

(二)实现医院战略目标

医院运营管理组织体系是医院实现战略目标的基础。医院管理需要与时俱进,不断地应对外部环境的变化和内部管理的挑战,而这需要一个良好的管理组织体系作为支撑。医院运营管理组织体系的建立可以使医院更加专业化、规范化、标准化,有利于医院快速响应市场需求,提高医疗服务质量,增强市场竞争力,实现医院的长远发展目标。

(三)促进医院的变革和创新

医院运营管理组织体系可以促进医院的变革和创新。在新的经济形势下,医院需要不断地变革和创新,以适应市场的需求和发展的趋势。运营管理组织体系可以为医院的变革和创新提供一个良好的内部环境,通过内部的流程优化和管理创新,使医院更加敏捷、创新、高效。此外,组织体系也有利于推动医疗信息化建设,进一步提高医疗服务水平,满足患者日益增长的需求。

(四)保障医院的安全和医疗质量

医院运营管理组织体系可以保障医院的安全和医疗质量。医疗是一个高风险的行业,医院管理需要特别注意患者安全和医疗质量,运营管理组织体系的建立是医疗服务的核心之一,其能形成一个科学的管理体系、严格的质量控制体系,进行合理的人员配置和安全的文化建设,进一步对患者的病情、病史、诊疗过程、诊断结果、治疗方案进行精准把控,满足患者的就医需求。

四、公立医院运营管理组织体系构建

《关于加强公立医院运营管理的指导意见》(国卫财务发〔2020〕27号)要求公立医院不断完善医院运营管理组织框架体系和各项规章制度。医院应当成立运营管理委员会,主要负责建立完善医院运营管理组织框架体系和各项规章制度,制订医院运营管理年度工作目标、指标和计划,审议医院运营管理分析评价报告,对医院运营管理工作提出意见和改进措施。医院应当明确负责运营管理部门的工作职责,主要包括:研究起草运营管理工作制度、计划、分析评价报告等;提出完善运营管理流程,优化资源配置、绩效考核指标等意见建议;组织推动各项运营管理措施任务有效落实;组织开展运营效果分析评价,撰写运营效果分析报告等。医院应当充实运营管理部门人员力量,配备具有财务、审计、人事、医疗、护理、物价、医保、信息化、工程技术等知识背景的人员担任运营管理员,并令他们切实承担好运营管理的具体工作。积极推行运营助理员、价格协管员制度等,辅助协同临床业务科室加强科室内部运营和价格管理工作。

五、各国医院运营管理模式与组织体系

各国的医院管理模式不尽相同,它与国家的社会制度、经济条件与经济模式、文化背景、医疗保健制度等因素密切相关,也就是模式多样化。大体上,医院管理模式可分为以下几种。

(一)美国医院管理模式与组织设置

美国实行的是当代最典型的市场经济模式,就是以私有制为基础(占国内生产总值的

88.1%），以经济决策权力分散为特征，完全实行自由经济、自由经营、自由竞争，政府对经济的干预十分有限。因此，在医院管理上也基本上套用企业管理模式和方法。

在整体运营组织管理体制上大多数实行董事会制度。董事会是医院的最高权力机构，董事会的主要职责是聘任和考评医院的主要行政负责人（尤其是院长），负责医院总体运营；评价和监控医院提供的全部医疗服务的质量；保证医院在财务上的充足，保证医院遵循所有适合于医院的法律、法规和规章条例，任命医师和各类医务人员。

在美国医院董事长为义务服务者，由医院所在地社区选举产生，董事会成员一般任期为2～3年，选举董事会成员时一般要考虑到各种特殊能力或技能，例如法律、财务、基金筹集等多方面。

医院院长：由董事会任命，通常院长也是董事会成员。凡不设董事会的医院，院长直接由医院职工民主选举产生，对院长的资格要求是大学本科毕业并取得工商管理硕士（master of business administration，MBA）、卫生管理硕士（master of health administration，MHA）或公共管理硕士（master of public administration，MPA）的学位，在担任大医院院长的职务前，一般应至少有10年的管理经验，参加继续教育计划，接受过经济学、市场学、人力资源管理学、商业法学、信息技术学、市场策略学、组织行为学等课程的强化教学。医院院长全面主持医院的各项管理工作并对董事会负责。

资深副院长：设置2～4名，分别主持医疗业务和行政财务管理工作。

副院长：设置2名，由医疗业务资深副院长领导，分管护理和医技服务（如病理、放射、生物医学工程、物资、设备管理等）。

院长助理：设置2名，由行政管理资深副院长领导，分管人力资源、职工保健、环境卫生、总务、安全、合同管理等工作。

上述院长、资深副院长、副院长和院长助理组成医院的院务委员会，讨论决定医院重大的行政事宜。医院设立管理委员会，有两个执行委员会，包括医疗执委会和行政执委会。医疗执委会下设内科、外科、急诊、药事、感染控制、质量控制、医疗资格、教育等的委员会；行政执委会下设空间委员会、采购委员会等。医院各方面的问题一般不是先由院务会讨论，而是必须先向相关委员会反映，由各委员会接收、整理讨论、提出建议上报院务会审议通过。医院人事制度全部实行公开招聘、逐级雇佣。除一些政府医院外，医师通常不是医院的雇员，医院各医疗部门的负责人必须由全体医务人员从医师中选举产生，医师在医疗工作中具有的职权范围由院务会提出并提交董事会批准。

美国的医院都设有护理副院长，由医疗业务副院长领导，相当于我国的护理部主任。担任护理副院长的资格要求是取得注册护士资格证书；取得学士学位后，取得护理硕士或管理专业硕士学位；具有5年以上护理管理经验；具有下列管理能力：在护理学院、州护理组织和国家护理组织等组织任职，能胜任病房护理、手术室管理、质量控制计划制订、急诊室管理、护理继续教育管理、医院护理研究等工作。

（二）英国医院管理模式与组织设置

英国是一个传统的市场经济国家，市场机制完善、市场体系完备，企业制度以股份制为主，国家原则上不干预经济活动，但英国又是一个社会保障齐全的福利国家，从颁布《济贫法》起到第二次世界大战后，英国已建立相当完善的社会保障体系，包括医疗卫生保障、国民医疗服务等，保证社会每个成员能免费或低价享受医疗保健服务。此外，为残疾人、老年人、精神病患者和失去正常照顾的儿童等特殊困难人群提供特殊服务。

1948 年英国宣布建立国家卫生服务制度（National Health Service，NHS），为全体国民提供广泛的医疗服务，支付大部分或全部医疗费用，实行初级服务（全科开业医生提供）、地段服务（当地政府提供、医院服务）、专科医疗服务、三级服务体制。1948 年英国政府颁布《国家卫生服务法》，规定所有医疗机构国有化，这些医疗机构的医务人员为国家工作人员。1964 年又通过《卫生保健法》，凡英国居民均可享受国家医院的免费医疗，因此英国是国家医疗服务制度最完善的西方国家之一，有完善的国家医疗服务组织体系。

英国医院在政府领导下，通过 NHS 来监督医院认真执行《患者权利宪章》（*The Patient's Charter*），医院的医务人员均受雇于政府卫生部门，而社会工作者则受雇于地方政府。医院院长负责全面指挥，下设医务、人事、财务、司库、护理部主任，其职能相当于美国的助理副院长。院长基本上都是管理或经济、法学专业毕业，通过培训的专职管理人员；各部主任也必须有管理硕士学位或通过管理专业修学后才能担任。

（三）日本医院管理模式与组织设置

日本的医疗体系是以医疗保险制度为基础的，医院是该体系中不可或缺的一环，医院运营管理组织体系在其中起着关键作用。在日本，医院的运营管理一般由院长负责，院长是医疗机构的最高负责人，由医师担任。其次是副院长，医务部、护理部、行政部等职能部门的负责人，各部门根据职能不同实行相对独立的管理模式。此外，日本医院还设立了医疗质量管理部门，专门负责医疗质量的监督和管理。

日本医疗机构的院长制度中，院长是最高管理者。院长必须是医师，由医疗机构内的医师协会选举产生。院长负责医院的整体运营管理，包括财务、人事、行政等方面的管理工作。

在日本医疗机构中，一般设立医务部、护理部、行政部、医疗质量管理部等职能部门。医务部负责医疗服务的提供和医疗资源的管理；护理部负责护理服务的提供和人员管理；行政部负责行政管理和财务管理；医疗质量管理部负责医疗质量的监督和管理。各部门根据职能不同实行相对独立的管理模式。

日本医疗机构非常注重医疗质量管理工作，除设立医疗质量管理部门，负责医疗质量的监督和管理，确保医疗服务的质量和安全外，医院还会定期对医疗质量进行自我评估，以不断提高医疗服务的质量。

（四）新加坡医院管理模式与组织设置

新加坡是一个医疗技术和医疗管理工作都发展较好的国家。医疗管理以及医疗制度的建设一直是新加坡政府高度重视的领域。医疗管理和制度建设主要由新加坡政府的卫生部门进行。新加坡政府通过实施多项医疗计划，不断提高医疗质量，保障民众的健康。

新加坡医院运营管理组织体系是由政府卫生部门管理的，主要涵盖了医院的管理机构，医务人员的职业分工、职责与权限的关系，医院业务流程、管理流程，以及组织内部协调与控制机制。新加坡的医院管理机构采用了集中化的方式，由卫生部门直接管理，确保了医疗服务的质量和公平性。

新加坡医院运营管理组织体系特点如下。

（1）集中化管理：新加坡医院采用集中化管理方式，由政府卫生部门直接管理。

（2）多元化的医疗服务：新加坡医院提供的医疗服务包括预防保健、临床诊疗等多个方面。

（3）完善的医疗设施：新加坡医院设施先进，医疗设备齐全，医疗技术处于世界领先水平。

（4）便捷的医疗服务：新加坡医院开放时间长，服务质量高，能让患者获得更好的就医体验。

（五）俄罗斯医院管理模式与组织设置

俄罗斯在医院管理组织形式上，较早实行院长负责制和科主任负责制，院长下设医务、行政等若干副院长，院长和临床科主任都由医生担任，各临床科室的科主任负责制反映科主任对科室的全面负责，护士长属于科主任分管，人事制度正在逐步实行改革，但从总体来说，俄罗斯的医院管理模式比较严格，医院工会仍发挥较大的作用。

六、医院管理组织体系实例

（一）美国梅奥诊所

美国梅奥诊所（Mayo Clinic）是世界著名的综合医疗机构，其运营管理组织体系以高效的组织架构、协同工作和患者导向为特点，也被公认为医院运营管理的起源。

1.组织架构　梅奥诊所的组织架构较为扁平化，尽量减少层级和冗余。它通过分散决策的方式，使得每个工作单元更加独立和灵活。将患者置于中心位置，整个组织围绕患者提供医疗服务。梅奥诊所的组织架构旨在促进高效的决策制订和沟通流程。

2.团队合作　梅奥诊所强调团队合作和协同工作的重要性。医生、护士、技术人员等专业人员以多学科团队的形式协同工作，共同为患者提供综合性的医疗服务。团队合作有助于提高工作效率和质量，并确保患者得到全方位的医疗照护。

3.知识管理　梅奥诊所积极推行知识管理，将医疗经验、研究成果等整理并储存于知识库和数据库中。这有助于医疗团队共享和传递知识，促进专业知识的积累和更新。通过知识管理，梅奥诊所能够不断提升医疗服务的质量和效率。

4.患者导向　梅奥诊所以患者为中心，注重个性化的医疗服务。他们建立了完善的患者信息管理系统，确保患者的信息能够在整个诊所内共享和流通。患者的需求和健康状况被全面考虑，医疗团队根据个体化的要求制订医疗计划，并提供个性化的治疗和护理。

5.质量控制　梅奥诊所非常重视质量控制，他们建立了完善的质量控制体系。包括医疗质量评估、医疗质量监测、医疗质量统计和分析等。通过持续的质量控制措施，梅奥诊所保证了医疗服务的安全性和质量，并不断改进和提升。梅奥诊所的运营管理组织体系通过高效的组织架构、团队合作、知识管理、患者导向和质量控制等方面的实践，为医疗服务的安全和质量提供了坚实的基础。这一体系的成功经验对其他医疗机构具有借鉴意义，可以为提升医疗服务水平和患者满意度提供重要的参考和启示。

梅奥诊所的行政官制度，实现了医生领导下与管理者合作经营医院的构想，医生领导者拥护的是患者至上的理念，而管理者则要对财务运营负责，只有在这两方面保持适度平衡，才会产生高效的管理决定。

（二）中国台湾长庚纪念医院

中国台湾长庚纪念医院（以下简称长庚纪念医院）是中国台湾地区最大的医疗机构之一，以其高效的运营管理组织体系而闻名。20 世纪 70 年代，长庚纪念医院已经开始实践新的管理模式，而今长庚纪念医院的组织管理体系所表现出的主要特色统称为"长庚模式"，在这一管理组织体系的推动下，逐渐形成了医院流程化、标准化、规范化的组织管理模式，形成医院、医师和患者相互依存的多赢局面。

1. 专科医疗模式 长庚纪念医院采用专科医疗模式，将医疗服务划分为不同的专科，如内科、外科、儿科等，每个专科建立了专业的医疗团队。这种模式有助于提高医生和护士的专业能力，并使得医疗资源能够更好地专注于特定领域，提供高水平的专业医疗服务。

2. 创新管理理念 长庚纪念医院积极引进创新的管理理念和技术，通过信息化和自动化的手段，提高医疗服务的效率和质量。例如，长庚纪念医院引入了电子病历系统，实现了患者信息的数字化和共享，提高了信息处理的效率和准确性。

3. 资源整合 长庚纪念医院注重资源整合，通过建立分院和分中心的方式，合理配置和利用医疗资源。分院和分中心分布在不同地区，能够更好地满足患者的需求，提供全方位的医疗服务。此外，长庚纪念医院还与其他医疗机构和大学合作，共享资源和合作研究，提升整体的医疗服务水平。

4. 教育与研究 长庚纪念医院注重医学教育和科研的发展。它与多所医学院和研究机构合作，培养医疗人才，并推动医学科研的进行。通过培养优秀的医学人才、不断取得科研成果，长庚纪念医院能够提供更先进和创新的医疗服务，保持在医疗领域的领先地位。

5. 患者参与 长庚纪念医院注重患者参与，鼓励患者积极参与医疗决策和治疗过程。医院通过提供详细的医疗信息、倾听患者的需求和关注患者的体验，建立起良好的医患关系。患者的意见和反馈被视为重要的参考，帮助医院不断改进医疗服务，提高患者满意度。

长庚纪念医院的运营管理组织体系以专科医疗模式、创新管理理念、资源整合、教育与研究以及患者参与为核心。这一体系的成功经验为其他医疗机构提供了借鉴和学习的机会，促进了整体医疗服务的提升。

第二节　医院运营管理组织体系设置

一、医院运营管理组织体系设置的现状

良好的运营管理组织体系构建是医院实现高质、稳定、可持续发展的重要基础和前提。如何科学搭建符合医院实际的运营管理组织体系并实现进一步优化和完善，使各部门各司其职，充分发挥协同效应，促进医院运营管理工作提质增效，成为当下医院的重点课题和运

营管理顶层设计的关键所在。当前我国医院正处于从粗放式管理迈向精细化管理、从经验管理过渡到科学管理的进程中,越来越多的医院意识到医院运营以及科学的医院运营管理组织体系的重要性。

在 20 世纪 80 年代,长庚纪念医院率先将企业经营管理模式引入医院管理,创立了与直线医疗管理体系并行的直线管理体系,形成了纵向医管双线体系(图 1-2-1)。长庚纪念医院构建了董事会下的决策委员会治理体系,下设行政中心。行政中心作为专业化管理机构,

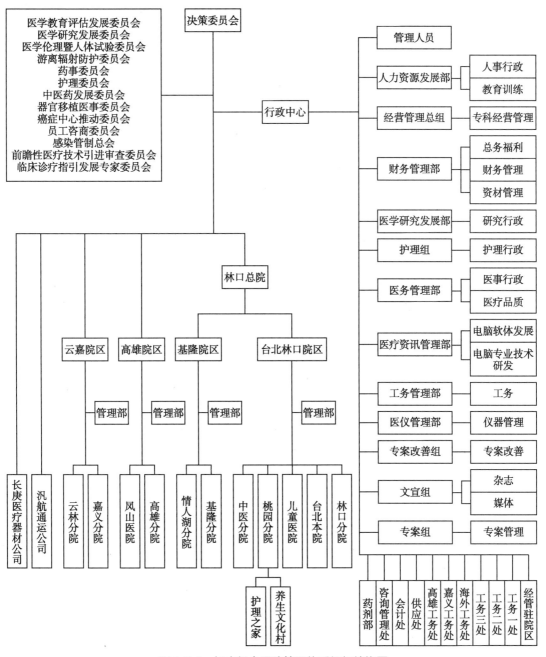

图 1-2-1 长庚纪念医院管理体系组织结构图

人员包括总部管理人员、驻各院区管理人员和各院区管理人员。为实现合理化医院经营，长庚纪念医院成立了医院经营组，隶属行政中心，并由行政中心直接派驻经营管理人员，也就是专科运营助理负责各院区专科经营管理。

四川大学华西医院（以下简称华西医院）是最早学习长庚纪念医院并设置专门的运营管理组织的医院。华西医院在21世纪伊始学习长庚纪念医院运营管理经验，培养了首批专科运营助理，并于2005年在国内首创"运营管理部"，负责医院和科室的运营管理（图1-2-2）。医院把运营管理部的作用归纳为三点：一是推动临床科室内部以及与职能部门之间的横向沟通；二是充当自下而上的反馈者；三是扮演医院"发展改革委"的角色，发现问题并组织各部门协同改革。因此该部门也被同行称为医院的"总参谋部"或"发展改革委"。

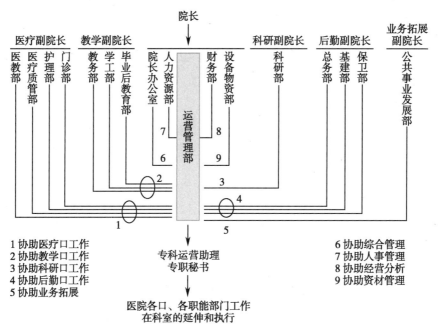

图1-2-2　华西医院运营管理部与其他部门工作关系示意图

华西医院的组织管理模式创新和专科运营助理制度的实施，诠释了运营管理模式中横向纽带的重要意义。在专科运营助理制度的推动下，华西医院在资源配置、流程优化、绩效评价、运营创新、项目管理、院科协同和精细化管理等方面取得了显著成绩，服务效率和运营质效得到极大提升。近年来，国内有不少城市的医院借鉴学习了华西医院的组织创新模式，也纷纷进行了医院组织管理或运营管理模式方面的探索与创新。

与长庚纪念医院、华西医院等医院的运营组织结构不同，上海交通大学医学院附属新华医院（以下简称新华医院）结合自身实际探索出了特色"组团式"专科运营组织结构和模式（图1-2-3）。新华医院的"组团式"临床专科运营助理由"紧密型搭档党委委员＋运营助理＋财务（绩效）管理人员＋科室'攀登计划'人选＋科室主管护士"组成，团队成员兼具临床医疗背景和医院管理背景。同时医院建立了相应的管理组织体系以保障专科助理团队能够顺利开展工作。医院成立临床专科运营管理领导小组，由党委书记、院长亲自挂帅，总会计师牵头,在财务部下设临床专科运营管理办公室,负责协调财务、医务、绩效、资产、信息、人事等职能部门和临床业务科室协同配合。在这套适合自身发展需要的运营管理体系的作用下,新华医院的运营效率逐步提升。

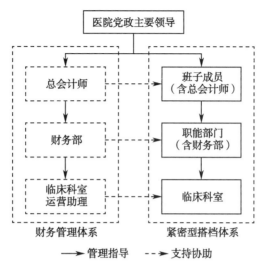

图 1-2-3　新华医院运营助理模式组织架构

目前公立医院依然是我国医疗服务体系的主体,但由于公立医院事业单位的性质,多年来形成了重临床服务、轻运营管理,重资源获取、轻资源配置的局面,医院运营管理组织体系建设仍然存在较多的问题。首先,从医院组织机构体系来看,目前大型公立医院组织管理大多采用直线职能式,即在院级领导下设置相应职能部门,实行院级领导统一指挥,职能部门专业分工,发挥参谋或集中处理行政事务功能。这样的组织结构职责分明,易于管理,缺点是职能部门之间的沟通与协调不够顺畅,在大型公立医院和规模性医疗集团的管理中尤为突出。其次,目前仍有许多医院未设置运营管理牵头部门,专业的运营管理人员也配备不齐或者由其他部门人员兼职,未经过专业的培训,并不具备相关专业知识储备,不具备从事专业医院运营的能力。

为全面指导公立医院规范内部运营管理,实现高质量发展目标,2020 年 6 月 28 日,国家卫生健康委、国家中医药管理局联合下发《关于开展"公立医疗机构经济管理年"活动的通知》(国卫财务函〔2020〕262 号),其中提到医院可以单独设置运营管理部门,或者确定具有牵头负责运营管理职能的内设机构,积极推行运营助理员、价格协管员制度等,辅助协同临床业务科室加强科室内部运营和价格管理工作。2020 年 12 月 21 日,国家卫生健康委、国家中医药局联合印发了《关于加强公立医院运营管理的指导意见》(国卫财务发〔2020〕27 号),指出医院要不断完善运营管理组织框架体系和各项规章制度。医院主要负责人全面负责医院运营管理工作,总会计师协助做好具体工作,各分管院领导对具体工作分工负责。医院要成立运营管理委员会与运营管理部门,逐步形成运营管理委员会、运营管理办公室和运营助理团队共同组成的多层级联动的运营管理组织体系。

二、运营管理委员会

运营管理委员会是整合各部门职能进行横向协作的跨部门联合工作机构,依托相关职能部门,解决和协调依靠单一部门职权不能解决和协调的问题。委员会制度是一种完整的组织形式,它的主要目的是促进管理的决策过程,以达到更好的效果。许多组织将它视作一种重要的管理形式,能够助力组织有效地完成任务和目标。与其他管理形式相比,委员会制度的优点在于它将决策、政策制定和行动的有效实施与众多利益参与者的共同参与联系在一起。各种利益参与者提出自己的意见和建议,并共同讨论决策,有助于更好地实施任务、实现组织目标。

医院运营管理委员会应是开展医院运营管理工作的最高决策机构,围绕医院总体发展目标,推动核心业务工作与运营管理工作深度融合,促进医院核心资源的科学配置、精细管理和有效使用。

运营管理委员会组织架构及人员组成应该包括主任委员、副主任委员、委员、秘书以及下设办公室。主任委员一般应由医院运营管理的第一责任人院长担任,委员应包括运营管理办公室,医务、财务、信息、护理及临床科室负责人。运营管理办公室作为运营管理委员会的日常工作机构,应由院长或总会计师直接领导。

运营管理委员会主要职责应包括建立医院运营管理组织框架体系和各项规章制度,制订医院运营管理年度工作目标、指标和计划,审议医院运营管理分析评价报告,对医院运营管理工作进行监督评价,对医院运营管理工作提出意见和改进措施,决定医院运营管理工作中其他重大事项。

运营管理委员会应建立明确的工作制度及议事规则。如每年定期召开若干次委员会以及专题会议,会议确定医院工作总目标,下达综合目标;听取运营管理办公室对工作计划编制、执行、综合目标考核及医院运营情况的工作报告;审批上报方案;审议运营管理相关制度和绩效评价方案、奖惩措施;讨论、研究及解决重大、疑难运营管理问题,等等。

三、运营管理办公室

近年来越来越多的医院整合部分传统职能科室,设立运营管理部门,从探索到广泛推开。运营管理部门设置和运行机制,要与医院环境和规模、发展阶段、管理模式、治理水平等特征适应,促进规范管理、提质增效。

华西医院是国内最早建立运营管理部的医院,其对医院运营管理部的最初定位与职责是隶属于医院、服务于科室的运营管理团队,在医院中层管理架构中充当调研、协调、沟通、协助纵向部门执行、落实医院决议的角色;协助推动运营创新,加强部门与科室之间的交流和沟通,促进部门和科室间的互动;充实科室行政管理架构,在科室管理小组领导下协助完成相关职能;在院、部、科各层面中,建立新的信息交流、沟通与反馈机制。

运营管理部是运营管理委员会的下设办公部门,也是医院运营最重要的部门,其主要职责应包括负责管理委员会的日常工作,定期召开会议,负责文件办理、会议安排、人员联络及部门沟通协调等工作；研究起草医院运营管理工作制度、计划、分析评价报告等；提出完善运营管理流程、优化资源配置、确定绩效考核指标等的意见建议；组织推动各项运营管理措施任务有效落实；建立完善决策分析体系，组织开展运营效果分析评价，撰写运营效果分析报告等；完成运营管理相关的其他工作。

四、专科运营助理

专科运营助理是运营管理部的核心角色。专科运营助理的设置是为了满足医院内部精细化管理的实际需要，但在探索过程中如果不能形成清晰的部门职能、岗位职责、职业规划等，很难得到良性发展与广泛推广。此外医院的全力支撑与保障是专科运营助理岗得以成功实施的必要条件。近年来，国内有多家大型医院在推行临床科室运营助理模式方面进行了探索和实践，但不同医院在组织架构和管理定位等方面各不相同。有的设立独立部门，由院长直接分管，也有的挂靠在财务部等职能部门；有的以专职人员为主，也有的以兼职人员为主。

2005年，华西医院基于"长庚模式"改良的专科运营助理团队经过一年的培训正式上岗。按照华西医院规章，专科运营助理的职责主要包括：

（1）作为各管理端口、各职能部门工作的延伸和执行者，在临床科室负责人和部门负责人指导下，把医院宏观发展与科室发展有机结合起来，主动进行科室之间的协调、交流和互动。

（2）协助临床科室负责人进行科室日常管理，促使医院的各种政令及工作部署在科室得到充分贯彻和实施。

（3）按时完成科室运营管理相关的各项常规工作，如科室基本资料的维护更新、各科医疗组主要效率指标报表的整理分析、反映科室运行情况的相关指标整理分析、10万元以上设备使用情况分析等，并逐渐加强临床科室的经营损益情况分析，及时与经管科就科室的业务情况、损益情况和管理情况进行沟通讨论，协助经管科完成各科的绩效考核。

（4）按时完成相关临床科室资源配置的评估及论证，如人力评估、设备投资效益分析、单项成本分析等。

（5）全面熟悉科室运营状况，充分运用各种沟通技巧及时收集、整理并汇报科室运行中各种信息，深入调研科室在运营过程中需要跨口、跨部门、跨科室沟通、协调、互动的问题，分析原因，必要时形成专题调研报告提交部门。

（6）督促、指导并协助专科秘书完成相应工作，负责所属科室秘书的考核；积极参与医院整改项目，协助完成各相关项目资料收集、整理、分析及推进实施。

（7）及时完成各项由部门指定的相对固定的专项工作，必要时报负责人审核。

（8）遵守劳动纪律、服从工作安排，完成各种临时交办的事项。

华西医院专科运营助理清晰的职责与定位，加上最关键的院领导的支持，让华西医院过去十几年产生了诸多如门诊运营、住院运营、日间手术管理、入院服务中心管理等创新管理案例。

上海新华医院根据自身实际情况，建立了与华西医院相异的专科运营助理模式。在医院总会计师的直接领导下，财务部设立财务管理办公室，负责运营助理工作的组织、协调、指导和考评。每位运营助理负责对口若干临床科室，作为财务部职能的加强与延伸。与此同时，为加强联系和服务各临床科室，在医院党委领导下，医院组建了由班子成员、职能部门和临床科室共同构成的"紧密型搭档"，由2～3个职能部门"组团"对口某个临床科室，在加强沟通联系的基础上，集中力量帮助临床科室解决发展中遇到的瓶颈问题，助力科室提升医教研综合实力，加快转型发展。在此过程中，运营助理为各"紧密型搭档"提供全程支持和协助。

在运营管理委员会、运营管理办公室和运营助理团队共同组成的多层级联动的运营管理组织体系下，医院专科运营助理团队主要职责应包括常态化关注科室运营发展情况，辅助临床业务科室进行内部运营管理及价格管理工作，有效协助其提升运营效益，降低医院运行成本；协助医院相关职能部门梳理运营流程，进行流程描述，结合内部控制要求，注重系统性、协同性和高效性，持续优化运营流程设计；协助推动医院制度在相关临床、医技、医辅等业务科室中的有效执行。

临床科室运营助理设置作为提升医院管理科学化、规范化、精细化水平的一项创新举措，是推进公立医院精细化、专业化管理，合理配置医院各项资源，管控医院运行成本，提升医院运营效率的重要模式。从实践情况来看，医院需要打造好这样一支队伍，使之成为具有较强综合能力素质的实务型、创新性、职业化的医院经济管理人才队伍，从而彻底改变医务人员"既要管临床医疗，又要管科室运营"的不合理状态，让专业的人做专业的事，实现医院科室的专业化、平台化管理。随着公立医院改革的持续深化和医院发展模式的转变，临床科室运营助理在医院管理中的作用必将进一步得到凸显，其发展空间也将进一步扩展。

五、相关职能部门协同

医院运营管理工作复杂且涉及医院全方面，在运营管理组织体系整体框架内，医院其他部门的协同同样是医院运营管理的重要部分。诸如财务部门负责医院全面预算、成本核算、基建财务、经济合同、价格、医保结算等管理；将事业发展目标任务、绩效考核业务指标和质量控制流程要求等融入财务管理，发挥财务管理服务、保障和管控作用；推进财务信息共享共用，为业务发展提供支撑保障。信息部门按照国家和行业已发布的医院信息化建设标准，促进实物流、资金流、业务流、信息流四流合一；负责推进各个信息系统有效对接，确保各类数据信息的规范性、完整性和有效性，支撑运营数据的统计、分析、评价、监控等利用；保障运营管理信息安全，完善信息保护技术措施和制度。人事部门负责起草全院人才招聘、引进、培养方案，做好科室人力资源配置测算；负责全院职工薪酬福利等相关核算；负责组织年度工作人员考核工作。医务部门负责组织开展医疗服务，医疗安全管理、检查、评估及分析工作；负责医疗服务优化和医疗事故防范与处理，建立医疗、价格、财务等部门联检联查日常监督机制，定期和不定期开展医疗服务规范化管理检查，避免发生违法、违纪、违规追求经济利益的行为。设备物资部负责高值耗材的合理性分析，构建资产采购、领用、存储等全链条管理体系；负责大型设备的报废讨论，制订、修订、监督执行设备管理有关制度。后勤部门推进后勤服务社会化，做好外包单位管理；负责医院水电气热、餐饮、环境卫生、建筑维修改造、安全保卫等后勤管理工作；负责完善和规范管理机制，优化服务流程，强化能耗管控；探索智慧化"一站式"服务模式，持续改进后勤服务质量和效率。其他各职能部门负责职能范围内相关的运营管理工作，建立健全各项工作管理制度、标准和流程，将现代管理理念、方法和技术融入科室管理的各个环节，提升运营管理精细化水平，定期向医院运营管理委员会提交工作计划和报告。

第三节 医院专科运营助理团队建设

近年来，随着药品加成和材料加成的取消，政府补偿机制尚不完善，医院的结余大幅下降，加上很多医院管理相对滞后，存在管理人员专职化程度不高、现有管理人员培训不足、部门互动能力差、流程落后、服务品质不高、服务与管理事倍功半等问题，出现了艰难维持运营的现象，在目前政府补助有限的情况下，医院只有依靠自身发展经营，才可能实现可持续发展。

2021年5月14日，国务院办公厅发布《意见》，"提升公立医院高质量发展新效能"部分明确要推动医院运营管理的科学化、规范化、精细化。为实现医院高质量发展的目标，一般医院须设立专门机构，派遣专职人员长期从事资源配置、流程优化、绩效考核、运营分析等专科运营工作。专科运营的目的是对医院提供的医疗服务资源进行有效整合，采用现代化的管理和运作，实现投入产出的效率、效益、效能最优化，最终落实医院高质量及精细化管理战略发展目标。

专科运营助理岗位是医院管理职业化发展的具体体现，可以看作企业的职业经理人。该模式最早在美国梅奥诊所开始实行，20世纪70年代在长庚纪念医院迅速发展，得到较好的实践成果，证明了专科运营是提升医院效率、获得医院竞争优势的有效途径。2004年，华西医院首次引进这一管理理念，设立专科运营助理培训项目，开启了创新运营模式的实践，验证了设置专科运营助理是当时效果最好的管理模式。2010年后，国内其他医院陆续进行专科运营助理岗位管理模式的实践，均取得良好成效，如北京天坛医院、上海新华医院、河南省人民医院、成都市第二人民医院等，均实现了把时间还给医生，医院职业化管理，资源利用最大化。专科运营助理专门从事医院运营管理工作，担任了医院"参谋"的角色，实质上是医院运营管理模式的一种创新。

可见医院开展临床专科运营助理模式既是国家导向，也是新时代医院高质量发展的必经之路，而组建一支高素质的专科运营助理队伍，做好专科助理团队的组织架构设计、招募选拔、培训考核等团队建设则是保证医院高效运转的关键环节。

一、岗位职责

运营管理部是隶属于医院、服务于科室的横向、枢纽式专职管理团队，是医院资源配置评估、院科协同运营的实施者，通过加强数据分析和反馈，不断优化运营模式，提升医院精细化运营质效。专科运营助理岗位设置在运营管理部，是协助临床专科主任对专科运营进行职业化管理的岗位，属于医院管理岗位，在院、部、科各层面建立新的信息交流、沟通与反馈机制，以"科学式的数据管理"取代"直觉式的差不多管理"，从而提高科室效率，提升医院管理效能。医院专科运营助理团队的职责包括协助专科医生进行日常管理工作、提供数据分析支持、协调各部门间的沟通和协作等。

专科运营助理是医院规模扩大与内涵建设的产物，也是科室成长的推动力，与科室主任之间则通常是合作关系，相当于助手和顾问，如图1-2-4所示。在遵循医院目标和科室发展方向的条件下，专科运营助理协助临床医技科室主任开展科室运营管理工作，并分担医疗主管的专科行政事务，主要承担运营质量分析、资源评估以及科室日常运营管理等职责，以确保科室的日常运营始终围绕医院的战略目标，并不断提升和改进自身的经营绩效。专科运营助理在协助科室主任的同时，积极参与科室的战略规划、预算编制、设备配置等工作，以实现医院和专科的共同发展目标。

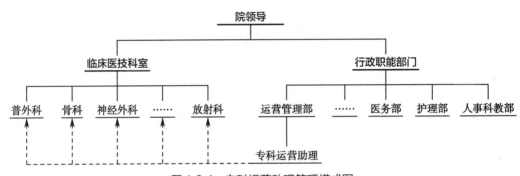

图1-2-4　专科运营助理管理模式图

医院的运营能力体现在人力资源评估与配置、设备评估与配置、流程梳理与优化、成本分析与控制、客户满意度管理等方面。因此专科运营助理工作职责包含科室战略管理、学科建设、质量管理、经营分析、项目管理等10项。

（1）战略管理：协助拟定科室战略规划，提供科室发展策略及建议。

（2）学科建设：将医院宏观发展与科室发展有机结合，提供科室学科发展规划建议。

（3）质量管理：协助建立科室质量管理体系，制订标准作业流程和指标体系。

（4）经营分析：制作科室运营报表，按时提交科室运营分析报告。

（5）项目管理：对各类项目开展分析，提交项目改善方案，协助项目执行及推进，采用计划—执行—检查—处理（plan-do-check-action，PDCA）循环模式跟踪项目执行情况，达到项目目标。

（6）绩效管理：拟定科室KPI，进行绩效差异分析与改善。

（7）设备管理：进行设备购置必要性评估，设备投资效益分析，设备动用率分析及改善。

（8）人力资源管理：提供科室人力资源管理建议，协助拟订科室进人计划。

（9）流程改善：综合运用系统思维统筹优化管理流程，实现流程管理系统化、科学化、规范化和智能化，对医院各项业务流程进行优化完善，对有明显问题的进行分析、梳理、改进。

（10）空间规划及工程管理：完成科室空间运用、床位管理、标识管理的规划及评估，协助工程委托及进度跟进。

二、工作内容

专科运营助理在医院管理架构中充当调研、协调、沟通，协助纵向部门执行落实医院决议的角色，协助推动医院运营创新，加强部门与科室之间的交流和沟通，促进部门和科室间的互动，充实科室行政管理架构，在科室管理小组领导下协助完成相关职能。根据医院临床医技专科规模和服务量的不同，每个专科运营助理通常负责一个或多个临床医技科室。因此，专科运营助理需要深入了解所负责科室的人员、财务、物资等信息，并且对医疗专科技术和管理特点有足够的了解。例如，放射科的重点是设备管理和使用，骨科的重点是特殊耗材管理，手术室的重点是排程管理。下面列举专科运营助理的部分日常工作和专项工作。

（一）日常工作

1. 深入对接临床科室，跟踪业务流程，实时掌握科室发展动态，发现问题及时协调解决。

2. 定期提交科室运营分析报告，关注异常指标，分析异常原因，每月召开运管会，汇报科室运营情况，共同讨论改进方案。

3. 对科室内资源配置进行监测和分析，及时按需调整。

4. 协助临床科室进行日常管理，提出建设性的管理方案供医院和科室参考，协助科室完成学科建设相关工作。

5. 收集学科发展前沿相关资料，根据学科发展趋势和医院资源情况，通过对标管理提出学科发展策略。

6. 不定期解读最新医改政策、院内文件，转变临床科室运营思维，变"被动接受政策"为"让政策为战略服务"。

（二）专项工作

1. 针对科室短板/问题，落实责任科室和监督部门，由院领导牵头，统筹协调各职能部门在医、教、研、管、防等业务工作的服务能力，制订科学有效的整改方案。

2. 针对重点问题、典型问题，通过问卷调查、实地走访、意见收集、数据分析等方式开展专项工作，对科室成本管控、资源配置和流程再造等专项问题进行调研、分析并及时改进。

三、工作流程

主要工作方式以运营分析为基础，跟踪、沟通、宣讲为手段，项目管理为抓手，达到落实战略管理、学科建设、运营分析等10项岗位职责，助力医院精细化管理的目的。

（一）运营分析

根据掌握的科室基本数据进行日常运营指标监测及数据挖掘与分析，包括门诊及住院收入明细分析，科室成本明细分析，单病种成本分析，仪器设备利用分析，医保 DRG 分析等,动态监控医疗质量、费用控制、资源效率等指标,对异常指标进行原因分析,提出可行的改善措施,形成 PDCA 闭环管理,持续发现问题、解决问题,提升工作效率。

(二)跟踪、沟通、宣讲

专科运营助理深入对接临床科室,积极参加科室晨会、早交班、业务学习会各类会议,跟踪各类业务流程,包括手术流程、门诊流程、设备使用流程等;保持与科室、职能部门交流与沟通;按月、季度、半年度、年度定期在科室报告宣讲,内容包括科室运营情况,宣讲解读最新医改政策、院内文件等。

(三)清单制、项目制解决方案

利用项目管理模式对科室存在的问题进行改善,专科运营助理协助项目执行及推进,全程追踪改善效果。科室个性问题实行清单制,梳理解决问题的职能归属部门,理清各部门解决问题的清单,促进各职能部门共同解决;典型问题、重点问题通过院内申报立项,成立项目小组专项处理,配置资源予以解决。

(四)总结经验,不断优化运营项目

努力探索,总结经验,不断优化运营项目,形成特色专科运营助理运营模式,为医院未来发展奠定基础。

四、人员招募与培训

在明确医院专科运营助理的岗位职责、工作内容和工作流程后,考虑到医院的特殊需求和专科运营的特点,需要确定岗位所需的专业背景、技能和经验等要求,一般要求至少为本科学历,管理、财经、信息、医学或其他相关专业。专科运营助理招聘有两种渠道,一是通过社会招聘,选择优秀的高校毕业生或者有一定经验的从业人员;二是通过内部招聘,从其他行政职能部门或者临床医技科室选拔适合专科运营助理岗位的人员。

现实中医院很难直接招到有专科运营助理岗位从业经验的人员,无论是社会招聘还是内部招聘,到岗的人员均不能很快就发生作用,须通过岗前培训和岗位实习,考核合格后才能成为一名专科运营助理,同时在工作过程中不断进行培训。因此基于专科运营助理岗位职责和工作内容设计岗位培训体系,更有利于培养符合医院运营管理需求的管理人才。

合理的培训计划有利于受训者快速了解岗位工作内容,多样化培训形式有利于受训者快速吸收学习内容并转化为自身的能力。根据国内外医院先进培训经验,采用"通用性岗前培训+临床科室轮岗+项目管理实践"的培训方式。

(一)通用性岗前培训

通用性岗前培训采用纯脱产方式进行培训,主要采取课堂学习的方式,分为常识培训和专题两个部分。第一部分从"组织文化、角色适应、技能培训、职业道德、规章制度"等方面为新职员讲解医院文化、组织架构、规章制度、人事政策及福利、员工行为准则、医疗质量安全控制、医疗纠纷防范、急救知识、安全消防知识等,使新职员快速了解医院基本情况,理解并接受单位的规章制度和行为规范,习得医院工作的软技能,进一步坚定自己的职业选择。第二部分讲解医院运营管理相关的专业知识,包含医疗发展趋势、流程管理、组织管

理、会计学、管理工具、统计学、医疗成本分析、专科经营损益分析、设备投资分析、DRG 绩效考评、医保政策解读等，涵盖医院专科运营流程、行政管理技能、沟通与协调能力、团队合作等方面，强化从业人员的专科知识，以更好地胜任专科运营助理岗位。

（二）临床科室轮岗

随着医院管理专业的逐步细分，为了解决新职员与临床科室的融合问题，在第一阶段培训结束后安排其到临床医技科室轮转。要求在轮转期间参加科室早交班、查房、病例讨论，跟班科主任、护士长、责任组长、住院总医师、一线医师、一线护士，深入了解一线临床科室的运作规律，熟悉科室组织架构、人力构成、排班情况、学科建设、病种结构等。

（三）项目管理实践

项目管理是指在项目活动中运用专门的知识、技能、工具和方法，使项目能够在有限资源条件下，实现或超过设定的需求和期望的过程。在培训期间，参训职员须完成一个项目型任务，结合医院现状，拟定亟待解决的问题，如缩短患者检查等待时间分析、提高第一台手术开台率、缩短平均住院日、信息孤岛现状及对策分析、浆洗房现状及可行性发展分析，最终用幻灯片进行项目汇报。通过项目管理实践，帮助新职员培养问题导向型思维模式，促进全局观的养成，成为复合型人才。

（四）培训效果评估

培训效果评估是通过一定的方法，用定性或者定量的形式反映培训的效果。对培训是否提升员工的胜任力，是否达到培训的目标进行效果评估，从而保证培训的质量。可运用柯克帕特里克提出的四层次评估模型对培训效果进行评估（表 1-2-1）。从表中可以看出，专科运营助理培训学习程度是通过实际操作来反映的，课程与实践相结合可以让受训者快速掌握相关技能，较快适应角色，在岗位上发挥作用。行为层次可以从受训者受训后的工作绩效表现反映，例如工作的难度、工作执行进度、临床科室和职能部门管理人员对其的工作评价等。效果层次可以用工作质量直接输出结果进行量化评估，例如改善方案或者项目目标完成率。

表 1-2-1　培训评估标准

等级	层次	内容	方法
1	反应层次	参加培训人员对培训的感受	问卷调查
2	学习层次	培训知识或技能的接收程度	实际操作测试
3	行为层次	领导和同事对受训者工作行为进行评估	工作继续考核
4	效果层次	工作质量	项目管理目标完成情况

专科运营助理岗位的培训、开发、设计基于其岗位职责和工作内容，目的是提升员工胜任力，可以更好地胜任工作，得到较好的绩效表现。岗位培训好的效果反映为达成培训目标，受训者可以把培训的内容转化为自身的能力。要保证培训结果得到较好的转化，需要医院领导的重视支持；需要同事之间相互讨论分享，互相学习共同进步；需要营造有利于培

训转化的工作氛围;需要提供运用培训内容的机会和平台。

在完成3个阶段的培训后,根据新职员前期表现、专业背景、个人意向、科室需求,分配具体科室正式上岗,建立导师制度,前期采取他人带教、案例实践操作的形式,导师可以与他们定期交流,提供指导和支持,分享经验和见解,帮助他们发展和成长,找到个人价值和团队荣誉感。

五、形成良好的工作氛围

形成良好的工作氛围对医院专科运营助理的工作效率和团队合作至关重要。可以通过团队建设活动、奖励制度或其他激励措施来促进团队凝聚力和合作精神,从以下几个方面着手。

(1)沟通与透明:建立开放和透明的沟通渠道,鼓励医院专科运营助理与多方积极交流、分享想法和提出问题。定期组织团队会议、一对一沟通和团队建设活动,促进沟通和信息流动。

(2)尊重和信任:建立尊重和信任的工作环境。尊重团队成员的意见和贡献,鼓励他们独立思考和表达观点。建立互相信任的关系,营造共同努力和团队合作的氛围。

(3)鼓励创新和学习:支持医院专科运营助理的创新和学习意愿。鼓励他们提出新的想法和解决方案,为他们提供学习和成长的机会,例如培训课程、研讨会和知识分享活动。

(4)公平和公正:建立公平和公正的工作环境,确保所有团队成员受到公平对待。遵循公正的绩效评估和晋升机制,基于能力和业绩进行评估和决策。

(5)团队合作与协作:鼓励团队合作和协作,强调共同目标和团队成就感。建立跨部门合作的机制,促进信息共享和协同工作,增强团队的凝聚力和协作效果。

(6)奖励和认可:及时给予医院专科运营助理适当的奖励和认可,以表彰他们的卓越表现和贡献,包括奖金、奖项、员工表彰或感谢信等形式。通过奖励和认可,激励团队成员持续努力和积极工作。

(7)关注健康和福利:安排合理的工作负载和工作时间,关注他们的工作生活平衡。提供必要的资源和支持,帮助他们应对工作压力和挑战。

(8)领导示范:领导者在营造良好的工作氛围方面发挥关键作用。领导者应以身作则,展现积极的工作状态,营造和谐轻松的工作氛围。

六、岗位职业规划设计

研究发现,专科运营助理岗位是卫生领域的新生事物,在现阶段没有配套的人才职业发展的政策支持,而配套政策支持决定了岗位持续发展的能力。在现有的情况下,一方面,医院内部为专科运营助理提供晋升机会,构建良好的职业发展通道;另一方面,争取政府政策,从培养和储备医院管理人才角度,对专科运营助理的培养、职称晋升给予支持,有利于吸引更多的优秀人员加入医院运营管理的人才队伍中。

医院须提供持续的学习和发展机会,帮助团队成员不断提升专业知识和技能,定期回顾团队成员的表现,识别出色的工作和贡献,并给予适当的激励和奖励,可以包括奖金、职位晋升、参与特殊项目的机会等。从职位晋升上看,优秀的专科助理可以成为院内管理后备人才,实现部门内成长或者跨部门升职,或者作为分院干部储备、委派外院,见图 1-2-5。

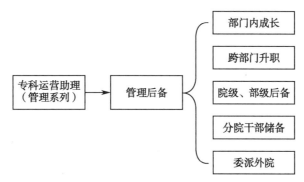

图 1-2-5　专科运营助理职业生涯设计

第四节　分层级精细化医院运营管理

一、精细化医院运营管理的相关概念及溯源

精细化管理是一种管理理念和管理技术。现代管理学认为,科学化管理有三个层次:第一个层次是规范化,第二个层次是精细化,第三个层次是个性化。精细化管理是通过规则的系统化和细化,运用程序化、标准化、数据化和信息化的手段,使组织管理各单元精确、高效、协同和持续运行。

精细化管理理论起源于美国,被誉为科学管理之父的弗雷德里克·温斯洛·泰勒在钢铁厂工作期间,通过对工人操作动作的研究和分析,消除不必要的动作,改正错误的动作,确定合理的操作方法,选定合适的工具,使大多数人都能达到甚至超过定额。1911 年,世界上第一本精细化管理著作《科学管理原理》问世,而后,精细化管理在企业运行,尤其是在制造业的生产效率提高中得到了长足发展。20 世纪 50 年代,日本某公司实行精细化管理,在它以准时化和自动化为基本支柱,目的是杜绝企业内部各种浪费,提高生产效率。精细化管理方式大大提高了公司的生产效率和管理效能,并逐渐传播至其他行业的管理领域,在各行各业得到广泛应用。

医院精细化管理,是指一个将精细化管理的思想、方法、工具围绕以人为体系核心品质,贯穿于医院的整个医疗体系之中的管理过程。20 世纪 90 年代中期,美国医疗界掀起学习精细化管理的高潮,并产生诸如美国梅奥诊所、霍普金斯医院、麻省总医院、弗吉尼亚梅森医疗中心等医院应用精细化管理理论的现实成果。我国医院在经过长期的粗放式管理后,已经走到了"细节决定成败"的新阶段,正在向注重内涵建设、服务水平、服务质量和服务效益的精细化管理转变。在深化医药卫生体制改革的形势下,精细化管理作为科学、有效、先进的管理手段,被越来越多的医疗机构所关注并引入医院内部管理中,对改善服务流程、提升服务质量、提高患者满意度起到了很大的作用。

当前,深化医药卫生体制改革进入攻坚阶段,公立医院也进入高质量发展的机遇期,医院亟须加快补齐内部运营管理短板,通过精细化管理提升效益。2014年,华西医院开启了医院"精细化管理年",将精细化管理理念引入医院管理领域,同时与之相配套的八大精细化医院运营管理体系全面铺开(图1-2-6)。华西医院围绕医院运营中的目标管理精细化、基础管理精细化、资源配置精细化、绩效管理精细化、质量管理精细化、后勤保障精细化、成本管理精细化、员工关爱精细化八项内容分别提供了相对应的关键支撑技术,形成了动态、可循环和持续改进的医院运营管理体系。

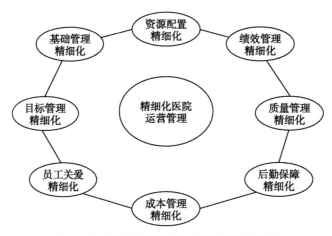

图1-2-6 华西医院精细化医院运营管理体系

二、精细化医院运营管理的内涵及意义

精细化医院运营管理是一种理念,实质上是一种从细节抓起、追求优质目标的管理体系;同时精细化医院运营管理也是一种方法,医院要落实精细化管理,必须建立科学量化的标准和可操作、易执行的操作流程,并开发基于操作流程的管理工具。在发展过程中,精细化医院运营管理被赋予了"三高三重"的内涵,即高质量、高标准、高效率,重细节、重基础、重落实。

在当前DRG支付的背景下,医疗服务从经验化走向标准化,医疗机构运营重点从规模扩张向内涵式、精细化转变。当公立医院收支规模不断扩大,医教研防等业务活动、预算资金和资产成本管理等经济活动、人财物技术等资源配置活动愈加复杂,经济运行压力逐渐加大时,亟需坚持公益性方向,加快补齐内部运营管理的短板,向精细化管理要效益。随着医药卫生体制改革的不断深入及医疗市场的变化发展,公立医院不得不逐步参加市场竞争,对公立医院内部管理的要求也在不断提高,只有采取精细化管理模式,才能降低医院运营成本,从而在深化医药卫生体制改革过程中占据一席之地,因此精细化管理成为医院可持续发展的必然选择。

医院亟须推进精细化管理的主要原因之一是随着医院收支规模不断扩张,财政拨款难以满足医院运营成本需求,医保报销费用难以覆盖医院全部花销。公立医院需要从本质上解决费用高、资源浪费等现有问题,从降低成本、减少费用的角度来间接促进医院收入的提高,并发展新的医疗服务。另一个原因是政策变革和外部环境给医院发展带来多重压力,例如医保支付方式改革需要医院进行费用控制、分担风险;医药分开但补偿机制尚不完善,医院收入受到影响;分级诊疗制度建立过程中,病种结构变化、患者来源变化、医疗资源重新布局带来影响;非公立医院价格放开对公立医院形成竞争压力等。现实中存在的种种压力促使医院进一步解决原本管理方式下的常见问题,完善医院的管理体制,实现整体管理的高效化、科学化,形成系统的医疗监管理论和模式。此外,随着物联网、大数据、机器人、智慧医疗等高新技术的颠覆性发展,多数公立医院建立了现代化信息平台,能够对多维度多层次的数据进行挖掘整合,为医院的精细化管理提供了高效实用的工具,同时也对医院的运营管理提出了更高的要求,带来了更多挑战。如何将企业中的精细化管理应用于医院管理,将精细化管理融入医院管理工作中,提高医院管理的效能,提升医院管理水平,是寻求公立医院长期可持续发展需要思考的重要问题。

三、分层级精细化医院运营管理

华西医院经过 120 多年的建设发展,现拥有 4 300 余张病床,11 个教育部国家重点学科,年门急诊量突破 530 万人次,是中国西部疑难危急重症诊疗的国家级中心,也是世界规模第一的综合性单点医院。其运营管理部于 2005 年成立,以"沟通,服务,创新"为宗旨,是隶属于医院、服务于科室的横向、枢纽式运营团队,部门在符合医院战略方针的前提下,对医院的资源配置进行评估与建议,并实施跟踪与后效评价。通过进行各项专项管理,提升医院服务效率。从成立之初,运营管理部就参与组织了多项医院精细化管理专项工作,包括门诊运营、住院运营、急诊运营、重症监护病房(intensive care unit, ICU)运营、手术运营、医技运营、日间手术管理、入院服务中心管理、平均住院日管理、绩效改革等。

华西医院的精细化运营管理改革对其他医院的管理向更高平台迈进具有较高参考价值。构建精细化医院运营管理模式,须全方位、多角度入手,在规划、操作、控制、核算、分析的全流程中渗透精细化管理理念。根据管理对象,可将精细化医院运营管理划分为目标管理精细化、基础管理精细化、资源配置精细化、成本管理精细化、后勤保障精细化、质量管理精细化、绩效管理精细化、职工关爱精细化八个层级。

(一)目标管理精细化

目标管理是以目标的设置和分解、目标的实施及完成情况的检查、奖惩为手段,通过员工的自我管理来实现企业经营目的的一种管理方法,亦称"成果管理",俗称责任制。目标管理的目的是通过目标的激励来调动广大员工的积极性,从而保证实现总目标。其核心就是明确和重视成果的评定,提倡个人能力的提高,其特征就是以目标作为各项管理活动的指南,并以实现目标的成果来评定其贡献大小。目标管理的具体做法分三个阶段:第一阶段为目标的设置;第二阶段为实现目标过程的管理;第三阶段为测定与评价所取得的成果。

目标管理法提出来后，在美国最先采用，并取得了明显效果。其后，目标管理法在西欧、日本等许多国家和地区得到迅速推广，被公认为是一种加强计划管理的先进科学管理方法。中国 20 世纪 80 年代初开始在企业中推广，采取的干部任期目标制、企业层层承包等，都是目标管理法的具体运用。

医院运营的目标管理精细化强调院科两级负责制，强化对医务人员技术水平、服务质量等指标的全面考核，可以通过签订目标责任书等形式来实现。每一年度医院与附属学校或主管单位签订目标责任书，各科室与医院签订目标责任书，制订客观、公正、可量化的指标体系，为医院及科室的年度成果提供考核评价的依据。根据指标体系，目标管理精细化包括年度事业发展目标精细化与年度目标考核精细化，年度事业发展目标精细化管理是将医院及科室在学科建设、医疗、教学、科研、综合管理等维度的年度目标分层级设置，并逐步拆分为单独可量化的二级指标或三级指标，从而建立完整的目标体系，并由此作为组织实施的依据。年度目标考核精细化管理是将医院及科室在学科建设、医疗、教学、科研、综合管理等方面的目标成果细化至可操作、可量化的二级指标或三级指标进行考核评价，结合奖惩工具对年度工作成果进行总结评价，并在此基础上确定下一年度的目标。医院运营管理力图实现高标准、高质量、高效率落实的目的，为此可尝试将各维度量化指标结合起来，以便更好地体现一致性和发挥导向作用。

（二）基础管理精细化

基础管理是为实现组织目标和管理职能，提供资料依据、共同准则、基本手段和前提条件必不可少的工作，是现代管理的重要组成部分。基础管理具有先行性、经常性、科学性、群众性和普遍性的特点，以制度建设、规范管理为依托，强化岗位责任制落实。

医院运营基础管理精细化的首要环节是要建立健全制度标准。要把制度建设放在更加突出的位置，着眼于机制的建立完善，加强整体谋划、系统建设和完善规范，强化制度间的联系和对接，逐步形成用制度规范行为、按制度办事、靠制度管人的机制，明确工作职责、健全规章制度、精细量化目标，努力减少管理中的人为因素，真正实现医院管理由粗放向精细化的转变。其次，医院运营的基础管理精细化还要规范工作流程。传统的医院管理工作方式是依靠工作者的习惯和经验做事，这就存在着工作的随意性和不确定性，解决这一问题最有效的办法就是落实规范化管理、流程化管理。流程的确定是否科学、合理、周密，将直接决定工作质量。最后，是要强化责任落实。责任落实必须依靠三个方面的工作：一靠责任明确。责任是推动各项规章制度和任务落实的根本。要确保制度落实就必须通过建立完善的岗位责任制和各项工作的量化分解，使每个岗位都有责任、各项工作层层分解，即通过"三定"保证制度能真正落实到岗位：定责任，根据岗位承担工作内容，完善岗位责任制；定人员，根据岗位特点，优化人员配置；定计划，对承担的工作任务进行细化、量化。二靠严格考核。考核是检验工作成效的必须手段。要严格考核，探索建立责任追究和问责制度，加大监督检查和违规处罚力度，做到有章可循，违章必罚，以罚促纠，提高职工自觉遵章守纪的能力，营造"一切按规章制度办事"的氛围。三靠队伍素质。职工技能素质是确保责任落实的必要条件。科学制订培训规划，丰富培训手段，拓展培训途径，因人、因岗、因需搞好培训,切实提高培训的针对性和效果,提升队伍技能素质和执行力。

在医院运营的基础管理中,采用六西格玛管理法、PDCA循环等管理方法可以帮助实现基础管理精细化。六西格玛管理法是一种统计评估法,核心是追求零缺陷生产,防范产品责任风险,降低成本,提高生产率和市场占有率,提高顾客满意度和忠诚度。应用于医院运营的基础管理主要体现为缩短检查时间、优化各种检验和检查流程、减少设备停机故障以及提高患者满意度等。PDCA循环是一个持续改进模型,它包括持续改进与不断学习的四个循环反复的步骤,即计划(plan)、执行(do)、检查(check/study)、处理(act)。《三级综合医院评审标准实施细则(2011年版)》提出充分运用PDCA管理理论,体现了新一周期医院评审不仅关注结果,而且更加关注持续改进的过程。在PDCA循环的管理过程中,"以患者为中心"是所有工作的宗旨,通过建立团队式工作机制,形成"以患者为中心"解决问题的团队,搭建管理者与下属平等交流合作的平台,共同制订学习、工作和改进计划,形成人人有目标、个个有压力、步步有动力的工作局面,从而实现医院"三个转变、三个提高"。三个转变即发展方式由规模扩张型转向质量效益型;管理模式从粗放的行政化管理转向精细的信息化管理;投资方向从投资医院发展建设转向扩大分配。三个提高即提高效率,通过资源纵向流动提升服务体系整体绩效;提高质量,以临床路径管理为抓手加强医疗质量管理;提高待遇,通过改善医务人员待遇切实调动医务人员积极性,最终达到"以患者为中心"的服务宗旨和管理目标。此外,在"互联网+"时代,医院还可以将信息手段作为支撑,将信息系统与资源计划有机整合,同时将基础管理落实到每一环节中,如医疗质量的控制、患者就医体验的提升等。

(三)资源配置精细化

资源配置是指对相对稀缺的资源在各种不同用途上加以比较做出选择,通过合理配置资源,能够显著提高经济效益。优化资源配置需要考虑满足实际需要、可持续发展以及避免或减少浪费。医院运营中的资源配置主要包括人力、岗位、设施设备和空间床位等主要资源的评估配置,在配置过程中既会涉及各种运行指标及数据的收集整理和分析,还需进行大量的沟通协调及调研工作。

人力资源管理是从经济学的角度来指导和进行人与事相匹配的管理活动,是在经济学与人本思想(人本心理学)的指导下,通过规划、招聘、选拔、培训、绩效评价、薪酬与激励、职业发展等管理形式对医院内部与外部的相关人力资源进行有效运用,保证医院目标的实现与员工最大发展。由于医院人员类别繁多,且各类别人员工作内容涉及的专业性较强,不同专业类别人员的工作性质及特点差异性大,因此在进行人力评估时必须熟悉不同类别人员的工作性质及特点、行业规范等,并按不同的职业类别(如医疗、护理、药剂、医技、工勤等),结合实际工作内容及工作量,参照适当的标准(如行业标准、标杆等),科学客观地评价各个岗位的工作负荷,并提出合理的人员配置建议。在当前环境下,医院人力资源管理面临着优秀人才短缺、人力成本持续上升、职业精神缺乏、医务人员价值观念转变导致自由择业等挑战,医院根据精细化管理理念须采取针对性策略,如针对优秀人才短缺,可采取机构整合、岗位再设计、非核心岗位的社会化(外包)、聘任兼职专家等策略;针对人力成本上升可采取定岗定编、绩效考核、薪酬分配等策略；针对职业精神缺乏、技术水平和服务能力不足，可采取人文精神教育、建立职业化培训体系、职业生涯规划等策略；针对医务人员价值观念的转变与职业竞争力的提升导致自由择业，可采取契约化管理、转变管理者观念、制订人力资源管理战略等策略。

岗位配置是医院组织结构设计中的重要一环，在配置过程中要明确各岗位人员的职责，建立清晰的权力职责体系，同时建立医院内部的协调与控制体系。依据国家相关政策及医院自身需要，医院在各业务部门及职能部门设立相应数量的岗位并动态调控，岗位配置具体方法见表1-2-2。华西医院实施分层级岗位管理，构建医疗组长负责制的医疗模式，以岗位价值为依据实施分类绩效分配等举措，以实现岗位配置的精细化管理。

表1-2-2　医院岗位配置方法

名称	原理	适用部门
效率定编法	按照劳动定额计算定员人数。如医生数＝年工作量／平均每医生年工作效率。考虑工作效率可变性很强，只能按行业或医院统计均值计算，精确度上存在一定不足	门诊医生、住院护士、注射室护士等
比例定编法	按医院职工总人数或某一类人员的总人数的某个比例计算出其他人员的定员人数，通常比例数是个经验数据，可用工作抽样方法分析比例数据的准确性	门诊护士、供应室护士等
看管定编法	根据机器数量、开动的班次和员工看管定额（床位数）计算定员人数	部分医技人员、手术室麻醉科人员、住院医生等
岗位定编法	根据工作岗位的数量、岗位工作量、工作人员的劳动效率、工作班次和出勤率等因素计算定员人数。这种方法很难找到计算公式，工作抽样是比较合适的一种方法	急诊科护士、行政后勤人员等
业务分工定编法	根据组织机构、职务岗位的工作种类和工作量来确定人数。这种岗位的工作内容广泛，工作量不易计算，工作效率和个人能力、工作态度等有关，量化操作有难度	行政后勤人员等

医疗设备／仪器的投资效益就是医院固定资产投资活动能取得的有效成果与所消耗和所占用的活劳动和物化劳动之间的比例关系，是医疗设备／仪器投资的"投入"与"产出"的比例关系。开展医疗设备／仪器的效益评估与分析，在提高医疗、教学、科研项目决策的科学化水平，促进医疗活动的规范，改进医疗项目管理和提高医院的社会效益、经济效益等方面起到了积极的作用。针对不同医疗设备／仪器的类型和开展项目的不同，存在的医疗项目风险程度、代表本地区普遍医疗水平的外部环境等因素也不同。采取相应的符合本院发展规划的医疗设备效益评估与配置分析方法，力求通过数据分析真实地反映投资医疗设备／仪器所能创造的社会效益和经济效益，是进行医疗设备／仪器效益评估与配置分析的出发点和最终目的。要做到资源配置的精细化，须在设备购置前进行可行性评估，详细科学地论证其经济效益和社会效益。

空间规划是指涉及地域空间合理布局和开发利用的规划，以及根据组织内部配置需求变化而进行分析评价的过程。空间规划是医院运营管理及资源配置管理的重要组成部分，是提高医疗资源综合利用率的重要环节。医院的空间规划主要包括三类：医院新建业务用房规划；因医疗业务发展变化而开展的业务用房改建规划；因医院资源的优化而进行的业务用房调整规划。在规划时须充分考虑医疗业务量的数据是否能确保空间的充分利用；根据人力或设备资源的情况合理配置空间面积的大小；对医疗业务发展最适宜的动线和流程；未来发展的趋势；建筑的结构和周边环境；最新的卫生要求和建筑规范等。对医院而言，床位是一种非常重要的资源，它的使用情况是反映医院工作质量和管理效益的主要内容之一。在医院管理中只有正确地分析床位的工作效率，及时地发现床位运行过程中存在的问题，才能最大限度地提高床位的利用率，获得持续、稳定的社会效益和经济效益，这对医院管理来说意义重大。在床位的配置和管理过程中，床位的工作效率高低是首要的考虑因素，而床位工作效率主要是由床位使用率、床位周转次数、平均床位工作日、出院者平均住院日等指标来反映的。

（四）成本管理精细化

成本管理是指企业生产经营过程中各项成本核算、成本分析、成本决策和成本控制等一系列科学管理行为的总称。成本管理一般包括成本预测、成本决策、成本计划、成本核算、成本控制、成本分析、成本考核等职能。通过成本管理，能够充分动员和组织企业全体人员，在保证产品质量的前提下，对企业生产经营过程的各个环节进行科学合理的管理，力求以最少生产耗费取得最大的生产成果。

随着医院规模的持续扩大，业务收入逐年增长，运营成本也随之增加，必须加强成本管控。成本管理精细化主要体现在预算管理成本控制，成本核算及病种核算，药品、材料的成本控制，医院、科室、医疗组运营分析四方面。减少成本、提高经济效益是医院预算管理的目标之一，各部门编制预算时将成本指标纳入预算考核，不仅可以发现医院发展过程中存在的相关成本问题，还能为预算编制提供成本数据支撑。对预算工作进行考核、改进预算管理、科学配置医院的资源、减少医疗资源闲置，可在很大程度上避免医疗资源浪费，从而提高医院经济效益。预算管理成本控制要遵循经济原则，为了进行某项控制，要花费一定的人力和物力，付出一定的代价，这种代价不能太大，不应超过进行这项控制所能节约的成本；还应遵循因地制宜原则，必须个别设计，适合特定部门、核算单元、岗位和成本项目具体情况。成本核算必须明确划分或确定成本核算的对象、项目、期间以及成本计算方法和费用分配方法，在 DRG 支付方式下，按照病种分类核算成本是医院精细化管理的重要内容。根据国家政策推进，近年来逐步取消公立医疗机构药品和医用耗材加成，必须加强药品、材料的成本控制，联动调整医疗服务项目收费，转变收入结构。华西医院运营管理部定期针对医院、科室和医疗组进行运营分析，构建科学指标体系，收集基础数据，将重点关注的成本指标进行横向、纵向对比分析，从而探索现行成本管理方式存在的问题并提出相应对策。

成本管理并非某一部门单一的责任，所有职工都应认识到成本管理的重要性。医院在建立精细化成本管理制度后，应当重视内部宣传，督促执行。从上至下，扭转观念，更新对成本内涵的理解，帮助全体职工共同建立成本意识。

（五）后勤保障精细化

在医院的日常管理活动中，后勤保障是为医疗流程提供综合保障的服务与支持工作，以确保医疗流程能够高效运转，后勤保障管理的科学与否直接关系医疗流程与行政管理的运转是否顺利，因此我国各大医院纷纷在医药卫生体制改革的影响下开始注重后勤保障质量，并在保障中运用精细化管理模式，使管理质量迈上新的台阶。

首先，在思想层面确立精细化管理意识是保证医院后勤保障精细化管理质量的重要前提，可通过领导层面与基层管理层面两方面入手：在领导层面，医院高层领导与后勤保障相关负责人应共同明晰精细化管理模式对于后勤保障乃至医院整体的重要意义与作用，参考传统精细化管理体系的方法框架以及其他先进医院的管理方案，并在其中增添多种信息化管理手段，制订出适用于本医院的全新精细化管理体系；而在基层管理层面，则要通过定期组织主题会议、营造医院后勤文化等形式对后勤基层管理人员的精细化管理意识进行强化，为全新后勤保障管理模式的顺利施行铺平道路。通过对后勤保障进行精细化管理，华西医院的业务量不断增加，能耗不断减少。

其次，医院须具备一套成熟且完善的后勤保障管理制度。在此方面，其一是在制订相关工作制度时要充分参考各部门的意见建议，由于后勤保障工作的特殊性，其工作内容与医院各科室、各项目均有不可分割的联系，且极为繁杂，所以为达到最优保障效果，制度制订者务必要照顾到各科室对于后勤保障的不同需求，通过细节化的制度制订，使医院各组成部分均能够享受到优质的后勤保障服务；其二是要细化后勤保障工作的内容与责任，利用个人责任制提升后勤人员对自身所负责工作的重视程度，在出现问题时，以严谨的调查态度对工作失误进行责任划分，做到赏罚分明，提升后勤人员的工作积极性。

再次，医院为促进自身的长效发展，必须对后勤保障中的成本控制给予充分重视，利用成本控制精细化措施达到效益实现的目的。对此，医院一方面要注重物资采购流程精细化，即制订出明确且精细的物资采购流程规范，按照此规范进行采购活动不仅能够降低成本，而且能够在一定程度上提升采购效率；另一方面也要注重成本核算精细化，即通过精细化的后勤保障所需物资的成本与其他优化方案所需成本进行对比的方式，选择质量较高且成本较低的后勤保障方案，以达到成本控制的目的，如将医院床单、衣物等物品的洗涤工作进行外包，此举不仅可以免去洗衣设备的购置费用，而且可以节省场地费用与设备的后续维修费用。

最后，后勤管理信息化建设能够以信息化手段规范后勤保障的服务，利用信息技术、智能控制技术整合后勤保障资源，有效提高后勤管理水平，逐步实现后勤管理的精细化。对此，一方面要合理改造老旧设备、提升智能水平；另一方面要搭建综合监控管理平台、提高后勤应急效率。

（六）质量管理精细化

医院质量管理是指为提高医疗服务质量，对所有以质量为目标的影响因素的决策、控制、协调、指导以及信息反馈和处理的全部管理过程。质量管理是在质量方面指挥和控制组织的协调和活动，通常包括制订质量方针、质量目标，进行质量策划和质量控制，实施质量保证,最终实现质量改进。自 1951 年国际医疗机构认证联合委员会将质量评审引入医疗卫生领域,质量管理作为医院管理的核心受到了广泛关注。质量管理精细化主要体现在流程管理精细化、医疗质量管理精细化、病种管理精细化、医疗技术管理精细化、医疗安全管理精细化五个方面。

医院流程管理是一种以规范化构造端到端的医院服务流程为中心,以持续提高医院绩效为目的的系统化方法,其关键在于规范化、流程化、持续化和系统化。在实践中,医院流程管理不一定要全部重新设计业务流程,而应该具体问题具体分析,有需要的就进行重新设计(流程再造),不需要的就进行改进(流程优化)。实施精细化流程管理,首先需要确定流程管理目标,由医院战略驱动流程改善;其次需要配备相应人员,并应用信息技术等手段实现流程改造方案。流程改造的关键是对业务程序的重新设计,改变程序或减少程序,使流程的衔接尽可能通畅;流程管理是一个长期持续的过程,在新流程投入使用后还需关注患者、职工等相关人员的评价,并根据内外部环境的变化持续改进流程。

医疗质量是指向个人和人群提供的医疗服务在提高预期健康水平方面的可能性,以及医疗服务与现有专业知识水平的一致程度,是医院的生命线,追求质量是社会进步的标志,加强医疗质量管理、提高医疗服务质量是医院管理工作的基本任务和目的。实施精细化医疗质量管理,医院应该建立科学的质量管理体系,强化医疗风险管理,推行临床路径管理,并加强医疗质量评估。

单病种质控是促进医疗质量精细化管理的有效方法,单病种标准化管理的目标是医疗质量持续改进,医疗资源得到有效利用。华西医院构建的单病种精细化管理体现在以下 8 个方面。

(1)单病种新技术管理:医院鼓励针对每个病种的亚专业开展新技术,进一步提高医疗水平。

(2)单病种病例组合指数(CMI)管理:医院制订单病种 CMI 目标值,并每月考评至每位主诊医师。

(3)单病种平均住院日管理:医院以近 3 年某单病种平均住院日为目标值,考评到每个临床科室及医疗组。以单病种临床路径为抓手优化流程、确保质量;以多学科协同、构建多学科团队为抓手,提高疑难疾病诊治水平;以双向转诊为抓手,实现重症患者即时收治,确定治疗方案转诊至下级医院,最终实现在诊治水平高保障情况下,单病种平均住院日的有效控制,提升医疗效率。

(4)单病种临床路径管理:以单病种为单元,指南、共识为基础,结合本地区、本医院具体情况制订单病种临床路径,严格实施及考核,确保医疗质量和效率提升。

(5)单病种药占比 / 耗占比管理:仍以单病种临床路径为抓手,规范单病种治疗药品、高值耗材使用。通过建立医疗流程,提高医疗质量;通过统一医疗方案,提高临床研究水平;通过规范医疗行为,控制医疗成本。

(6)单病种死亡率、31 天再入院率管理:加强病种过程质量管理,以降低死亡率、提高治愈率为目标,确保单病种的治疗效果。

（7）单病种全程管理：实现从体检、门诊、住院到康复的单病种全程管理，提升患者满意度。

（8）单病种数量及手术量管理：通过增加目标病种的收治数量，大力开展微创检查及微创治疗，扩大病种诊疗服务范围，提升学科整体医疗水平。

实现医疗技术管理与医疗安全管理精细化可以实施分级授权，对医疗组长、住院总医师、住院副总医师等进行不同等级的授权，划分权责。同时，应重视对不良事件的管理，提前介入，以防止医疗纠纷增加。此外，运用信息技术支撑合理用药、强化用药环节管控、充分发挥临床药师职能，有利于提高医院质量管理的精细化水平。

（七）绩效管理精细化

绩效管理指通过战略规划的建立，将目标分解与传递，制订绩效计划并将绩效考核用于日常管理活动以激励员工业绩持续改进，最终实现战略目标的一种系统化管理活动。2015年，国务院办公厅印发《关于城市公立医院综合改革试点的指导意见》（国办发〔2015〕38号），该文件明确指出，公立医院需要明确自身的公益属性，在此基础上才能构建起科学的评价机制；需要对医疗服务项目比价关系进行调整，充分体现医院医务人员劳务价值，体现多劳多得、优绩优酬，合理拉开差距。科学合理的绩效考核制度有助于激发医院医务人员的工作积极性，从而不断提高医疗服务质量和水平。

进一步优化绩效管理，须建立专业化的绩效考核团队，重视组织保障。由于绩效考核涉及医务、护理、人事、财务以及质控等数个部门，在实施绩效考核的过程中，离不开各个部门通力合作。在绩效考评中，可以引入DRG指标考核体系，规避单一考核方法的不足，在工作量考核的基础上增加质量考核、成本考核的内容，并进一步细化医务人员工作量考核，将医务人员亲自操作但没有收费代码的"间接工作量"纳入考核。在绩效考核的实施过程中，一次分配和二次分配方案都必须符合公平公正的基本原则。在实施二次分配时，医院要进行宏观指导和管理。在绩效考核中，要建立考核项目指标体系，确定各项目的分值分配，并规定各项目的打分标准，一般把考核项目的内容确定在个人素质、工作行为和工作结果三个方面，以便对被考核人员的业务能力和实际工作业绩进行较为全面的绩效评价（相关内容详见第九章）。

（八）职工关爱精细化

随着医疗改革的不断推进和深入，人们对医疗的质量和效率提出了新要求，而医疗系统医务职工既是医疗服务的提供者，又是政府公共卫生政策的直接执行者，因此医务职工的满意度对于老百姓对公共医疗卫生的满意度、政府公共政策的效果以及卫生事业的发展都发挥着巨大的影响。要提高医院职工的满意度，需要关心关爱职工，大力推行精细精准关爱制，从安全生产和解决职工急难愁盼问题抓起，深入了解职工的困难，持续努力为职工解难题、办实事。

物理环境、社会因素和个人心理因素是影响工作满意度的三大主要因素，而组织本身、升迁、工作内容、直接主管、待遇、工作环境和工作伙伴是影响工作满意度的七个维度。医院可以采取问卷调查等形式了解职工对工作环境、管理制度、薪酬水平、个人发展、团队合作等多方面的满意度和改进需求，找出影响职工满意度最重要的因素，并从医院层面采取针对性措施。例如改善医院硬件环境，为职工提供良好的工作设施、舒适的工作氛围、安全的工作环境；加强医院职工文化建设，丰富职工业余文化生活，营造和谐的文化环境；评估职工个人职业发展规划，搭建医务人员学习交流平台，建立长期与短期相结合的培训和学习制度；重视医生工作的压力和身心健康问题，通过宣传部门引导构建和谐开明、健康活泼的舆论环境，打造医务职工良好社会行业形象，并加强医院以人为本文化的建设，建立规范、有序、可行的职工关爱机制；根据实际发展需要，对各部门和职位等级进行合理的评定和考核，设计出有竞争力、诱惑力和激发力的薪酬结构，实现薪酬管理的制度化、透明化、合理化、规范化，合理运用物质和精神的双重激励作用，提升医务职工的积极性和满意度，建立有效管理激励体系；在医院管理者和医务职工之间、医患之间、医务职工内部三个层面为医生营造一个和谐融洽的人际沟通氛围。

四、精细化医院运营管理发展趋势

精细化管理的理念和方法于 20 世纪中叶迅速传遍世界，在各行各业得到推广和运用，如生产制造业、房地产业、银行业等，近年来国内有部分企业采用精细化管理模式，通过各种措施保证公司管理的规范性、透明度和效率，强调细节管理，将细节做到极致，这促进了公司业务的快速发展。

医院建立精细化的运营管理模式，未来应在以下几个方面进行探索。

（一）加强人才培养，让精细化管理做到业财融合

现今已不是医院不提升质量，仅靠扩张和增加工作量、服务量来创收的时代，需要向管理要效益、向人才要效率。医院可通过培养人才队伍，为科室与管理者搭建一个沟通平台，将一些优秀青年管理人员培养成具有"宽度、广度、深度和力度"的运营管理人才，运用综合实力创造性地解决问题。运营助理须切入临床科室关键点进行着重分析，使临床科室专业组看到自身不足，并予以改正。运营助理通过专科、专项分析，真正做到业财融合，逐步使临床科室由粗放管理转向精细化管理。

（二）加强信息化建设，为精细化管理提供技术支撑

信息化建设对于推进临床科室精细化管理意义重大，在智慧医院建设的引领下，国内互联网医院建设如火如荼。医院可提供健康咨询、远程会诊等在线医疗服务，由专业人员带队，建立信息化管理体系，确保精细化管理数据及时、准确地传输给医院管理者，提高医院、临床专业组的管理效率，将科室精细化管理落到实处，进一步推动医院高质量发展。

（三）加强物耗管控，让精细化管理实现降本增效

绝大多数公立医院临床路径入径率不高或入径后变异度较高，导致由临床路径对材料进行控制的优势无法体现。可通过推广临床路径，加强科室基于临床路径管理的耗材管控，优化病种，为按 DRG 付费方式改革提供支撑。例如，启动二级库管理模式，联动收费，防止漏费；高值耗材管理中应用条码管理技术，能够优化管理流程，有效降低材料消耗。

（四）强化分析能力，让精细化管理形成良性循环

随着医院管理思路的不断变化和提升，运营分析要紧随形势，根据不同医院产生的不

同问题,及时准确查找影响因素,不断发现问题,提出建设性意见,并在科室改进后,根据数据的对比分析,明确精细化管理的成效,形成良性循环,进而建立可持续发展的医院精细化运营管理体系。

精细化管理的实施是一个循环递进、持续改进的过程,对于需要进行精细化管理的方面,起初拟订的规章条款、操作策略不要太复杂,否则不易于员工把握和操作,进而影响精细化管理的实施效果;在初步实施取得一定效果的基础上,可以逐渐完善规章条款、操作策略,这样员工接受起来就比较容易,比较自觉。在员工逐渐接受的基础上,再设法将精细化管理具体做法植入员工心中,成为员工自觉的行为习惯。精细化管理具体做法实施一段时间后,需要再次做出评估,分析成效得失,对不完善的地方再加以改进,最终形成持续改进、不断创新的工作机制。

(刘灵杰 刘可可 周小清 龚小清 杨 翠 李为民)

第三章

医院选址的规划与分析

在城市中建设医院，选址是一个非常关键的决策。正确的选址可以为医院提供更好的转运渠道、更广泛的患者来源和更多的政策与社会支持，这样就可以更好地服务广大患者。但是医院选址的复杂性不容小觑，需要考虑很多因素。本章将对医院选址的方案进行分析、决策和评估，为读者制订完整科学的医院选址方案提供参考和支持。

本章共有四节内容，第一节讲述了影响医院选址的主要影响因素，方便选址时使用科学合理的方法，权衡多种因素，更好地发挥医院的作用；第二节主要介绍了医院选址的常用方法和工具，并对多目标遗传算法展开详细阐述；第三节归纳总结了现代医院选址的一般程序；第四节对医院选址方案提出了多种评估方法，保证了整个选址决策过程的科学性。

第一节 医院选址的影响因素

为合理配置医疗资源、促进基本医疗卫生服务均等化，深化医药卫生体制改革、建立中国特色基本医疗卫生制度，推动公立医院高质量发展、更好地满足人民日益增长的医疗卫生服务需求，国务院办公厅发布《意见》，支持组建由三级公立医院或代表辖区医疗水平的医院（含社会办医院、中医医院）牵头，其他若干家医院、基层医疗卫生机构、公共卫生机构等为成员的紧密型城市医疗集团，统筹负责网格内居民预防、治疗、康复、健康促进等一体化、连续性医疗服务。

新建医院选址是实现医疗资源合理配置的重要突破口，为了准确梳理影响医院选址的条件，需要利用层次分析法（analytic hierarchy process，AHP）展开研究，综合研究某区域的实际情况，考虑诸多影响因素，构建城市医院选址适宜性指标体系。该指标体系由一级指标和二级指标组成，其中，一级指标包括：区位因素、自然因素、社会经济因素、安全因素4部分；二级指标包括：人口密度、建筑密度、交通情况、地形地貌、环境条件、政策、基础设施、容积率、自然灾害和非自然灾害10要素（表1-3-1）。

表 1-3-1　医院选址的指标体系及指标意义

一级指标	二级指标	指标意义
区位因素（A1）	人口密度（B1） 建筑密度（B2） 交通情况（B3）	医院选址点受区位的影响程度
自然因素（A2）	地形地貌（B4） 环境条件（B5）	医院建设、经营受自然因素的影响程度
社会经济因素（A3）	政策（B6） 基础设施（B7） 容积率（B8）	与区域发展整体规划的一致性程度 医疗资源覆盖最大化程度
安全因素（A4）	自然灾害（B9） 非自然灾害（B10）	医院建设经营过程中的安全程度

一、区位因素

"区位因素"一词来源于地理学，主要通过某一事物的具体地理位置来考虑该事物在空间中与其他事物的联系或产生的影响。对于医院选址来讲，"区位"的优劣多受人口、建筑的空间分布、交通便利程度影响。人口的空间分布情况往往是不均衡的，可以通过人口密度分布图直观地反映出来。建筑的空间分布情况可以由地理信息系统（geographic information system，GIS）进行数据收集和空间分析，交通便利程度主要体现在周边公共交通系统的站点距离，交通网密度及通达度。因此该部分二级指标如下。

1. 人口密度　新建医院的选址需要考虑周边人口密度情况。对于普通医院来说，医疗行业属于第三产业，某区域的人口密度越大，居民对医疗服务的需求量就越大，对医院的产业发展就更有利。一般来说，在省级区域，每 1 000 万～1 500 万人口规划设置 1 个省级区域医疗中心；在地市级区域，每 100 万～200 万人口设置 1～2 个地市办三级综合医院；在县级区域，依据常住人口数，原则上设置 1 个县办综合医院和 1 个县办中医类医院，民族地区、民族自治地方的县级区域优先设立少数民族医院。

成都市大型医院（本章节中特指三甲、二甲等省级直属医院，这类医院通常具备较好的医疗设备和较高水平的医务人员）的分布情况。这些医院主要集中在人口密度较高的一环路以内区域。这种分布格局既符合该区域较大的医疗服务需求，也有利于医院的可持续运营和发展。

需要注意，对于传染病医院则相反，因其特殊的隔离要求，传染病医院要远离人口密集的生活与活动区，如：高密度人口居住区，幼儿园、中小学校等教育场所，商场、俱乐部等商业文化场所，相对于中心城市来说，郊区人口密度小，布置在城市郊区可以将疫情扩散的概率降低。如北京小汤山医院，到北京市中心直线距离超过 30km；上海市公共卫生临床中心，到上海市中心直线距离超过 50km。

2. 建筑密度　新建医院选址需要考虑与其他建筑的距离，例如，医院应与居民区保持

100～200m 的距离，以此来保证居民的正常就医；医院应与学校保持至少 500m 的距离，或者在相应距离设置缓冲带，以此来避免教育区交通拥堵造成居民就医不便。此外，还要考虑周边的现有医院距离，避免医疗资源的浪费，进一步实现资源覆盖最大化。

3. 交通情况　由于医院会承担对应急事故、意外伤害等受伤患者的医疗救治，交通便捷程度也成为影响医院选址的主要因素。为保证居民就医的便利性，新建医院与城市主干道的距离不宜过大，应至少面临两条城市道路，同时要保证周围的道路宽敞，方便患者就诊和救护车快速出入，及时供应给医护工作人员和患者所需的物品、食品和药品，门诊部、急诊部、住院部周边有足够数量的停车场，力求交通便捷，管理方便。此外，良好的交通条件也为紧急情况下建设某些传染病医院提供施工保障。

二、自然因素

"自然因素"影响着医院从建设初期到经营的全部过程，该部分指标分为地形地貌和环境条件两部分。其中，地形地貌的规整程度决定着医院规模大小和资金投入量，环境条件主要制约着医院的经营过程，以提升环境宜人度、康复治疗为主。

1. 地形地貌　不同地貌如山地、丘陵对医院的正常运转也有影响。新建医院一般选择平坦且地质构造稳定的空地、荒地和小面积居民用地，避开易受洪水威胁的低洼地段。一方面，平坦地形便于医院建设、患者就诊，而不平整的地块会增加设计难度，造成资源的浪费；另一方面，地质构造稳定有利于结构安全和抗震。此外，宜选择地上地下没有其他建筑物的地形，便于地基处理和后期修建的详细规划。如果是临时建设，还要考虑有预留空地，四周空旷，便于机械化快速施工。

2. 环境条件　首先，新建医院须保证一定的绿地率，项目用地应存在若干绿化带或其他经济树种，同时公共设施也要与周边环境相衬，构造良好的自然环境和文化氛围，有利于患者康复。此外，要选择安静、空气质量好、通风良好、远离化工厂等工业污染源的场地，避免对患者造成二次伤害。

三、社会经济因素

"社会经济因素"既遵循医院"以人为本"的服务原则，又关系着人民群众的切身利益和和谐社会的建设，注重整体效益原则。因此该部分将政策、基础设施、土地容积率作为主要指标，目的是合理配置医疗资源，充分发挥医疗服务体系的功能，提升整体效益。

1. 政策　新建医院应符合该区域的整体规划政策，符合当地城镇、区域卫生规划和环保评估的要求。一方面，由于医疗医保政策越来越完善，医院在对待患者时也需要注意医疗伦理、医患关系的维护等问题，这些问题会影响医院开展诊疗工作；另一方面，医疗医保政策的不断调整影响了医院的经济效益，直接关系到医院的各项开支，医院需要据此考虑如何优化医疗资源，如何改进自身运营方式。

2. 基础设施　新建医院需要考虑周边的资源情况。随着现代化水平的提高，人们对城市功能的依赖性也不断增强，医院需要利用城市现有公共资源，依托水、电、气、通信、网络等基础设施保障医疗工作的顺利开展,也为医院患者和家属提供生活保障和社会服务。特别是对于专科医院的建设,当突发疫情时,应能满足能源供应和信息交流要求,满足医疗和生活保障的需要,医疗资源的数量将直接影响到医院的正常运转。

3．容积率 医疗用地容积率就是医疗用地范围内的总建筑面积与项目总用地的比值,医院一般占地面积比较大,如雷神山医院超过 20 万 m^2,小汤山医院超过 30 万 m^2,上海市公共卫生临床中心超过 30 万 m^2,因此新建医院需要足够的土地资源作为支撑,如果医疗用地容积率很高的话,那么则代表着医疗用地内的建筑很密集,同时也能够容纳更多的就诊人员。

四、安全因素

医院作为提供高效、普惠医疗服务的机构,其安全因素至关重要。医疗安全(如院内感染防控、设备操作规范等)直接影响医疗效果,二者存在密切关联。不安全的医疗环境会导致患者病程延长和治疗方法复杂化等后果,不仅增加医疗成本和经济负担,有时还导致医疗事故、引发纠纷,影响医院的社会信誉和形象。本部分将自然灾害和医疗安全作为安全因素的评价指标,一方面,要合理规避地震、泥石流等自然灾害,或做好风险评估、采取应对措施;另一方面,医院自身产生的有害物质也应当得到有效处理。

1．自然灾害 新建医院需要考虑该区域自然灾害的发生率,特别是非平原地区,在选址阶段要查明建筑用地的地质特征,对地区灾害的风险性和周边环境的可靠性进行分析、预测和评估,采取应对措施,对于地震断裂带、岩溶塌陷区、砂土液化区等区域,不得新建大型人员密集场所、建筑物,避免对患者造成二次伤害。

2．医疗安全 医院还须考虑医疗安全的影响,医院每天会产生大量的医疗废物、污水,不同于普通垃圾,这些物体大多含有病原性微生物及有毒、有害的物理化学污染物和放射污染物,需要经过特殊处理,如果污染物暴露,会导致疾病扩散,并且严重污染环境。因此,医院选址应避开水源地,布置在城市主导的下风向或垂直方向,并且,医疗建筑与周边建筑要设置至少 20m 的绿化隔离带。

本节就医院选址可能存在的影响因素展开分析,可以看出,医院选址不是靠某一个因素决定的,而是受区位条件、自然条件、社会经济条件、安全条件等因素的综合影响。

随着人口增加,社会现代化水平的提高,人们对医院也有了更高层次的需求。在选址时,使用科学合理的方法,权衡多种因素,是为了更好地发挥医院的作用,不仅能有效利用建设投资,还能减少对环境的不利影响,实现经济效益、社会效益和生态效益的协调统一。

第二节 医院选址的方法和工具

n 个村庄之间的交通图可以用有向网图来表示(图 1-3-1),图中边上的权值表示两条村庄之间的道路长度。现在要从这 n 个村庄中选择一个村庄新建一所医院,问这所医院应建在哪个村庄,才能使所有的村庄离医院都比较近?

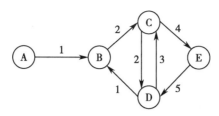

图 1-3-1　村庄距离示意图

这是典型的医院选址问题，一般来说，医院选址需要经历建立模型、设计算法、问题求解的过程，本节对医院选址常用方法以及常用算法工具展开叙述。

一、选址问题分类

按照不同的要素，如空间、层级、目标多寡等，医院选址问题有较多的分类方式，一般来说，依照设施允许的空间范围，可以分为离散型选址、网格选址和连续型选址；根据建模时模型目标函数的数量，可以分为多目标选址问题和单目标选址问题；根据公众对设施设备的接受程度，可以分为受欢迎设施选址和不受欢迎设施选址；根据设施之间的层级关系，可以分为单级选址和多级选址；根据设施是否具有动态变化性，可以分为动态选址和静态选址。

解决医院选址问题的常用方法有：文献分析法、实际调研法、案例研究法、数学规划模型［多目标规划、0～1 整数规划（IP）、动态规划（DP）等］、优化算法（多目标遗传算法、粒子群算法、模拟退火算法、蚁群算法等）。

接下来将介绍医院选址主要遇到的问题，并针对这些问题进行方法阐述。

二、医院选址问题常用模型

（一）P- 中值模型

Hakimi 在 1964 年首次提出了"中值模型"，其基本思想是想要让所有的需求点到选中的设施点的平均加权距离最小，即使得平均性能最优。模型的目标函数可以是总时间最小，总的运输距离和最小，或者总的运输费用最省等。P- 中值模型即约束条件可表达为：

$$\min Z = \sum_{i=1}^{m} \sum_{k=1}^{n} \omega_i d_{ik} y_{ik} \tag{1-1}$$

$$s.t. \sum_{k=1}^{n} y_{ik} = 1, \forall i \tag{1-2}$$

$$y_{ik} \leq x_k, \forall i,k \tag{1-3}$$

$$\sum_{k=1}^{n} x_k = p \tag{1-4}$$

$$x_k \in \{0,1\}, \forall k \tag{1-5}$$

$$y_{ik} \in \{0,1\}, \forall i,k \tag{1-6}$$

模型中 i 表示需求点，k 表示设施点，ω_i 表示需求量，d_{ik} 表示二者之间的距离，p 为需要选出的设施点个数，x_k 为选址的 0~1 变量，y_{ik} 为分配的 0~1 变量。式（1-2）表示每个需求点只能对应一个设施点；式（1-3）是一个合理性约束，保证没有设施的地方不会有客户去对应；式（1-4）限制了设施的数目。

Church 和 ReVelle 在 1976 年建立了 P- 中值问题的整数规划模型。在 n 个设施点中选择 m 个设施点，这是一个非常典型的 P 问题，当然如果 m 的数量是不限制的，这个问题就升级成了 NP-Hard 问题，求解 NP-Hard 问题只能用复杂的算法才能达到目的。

该模型也可被称为位置分配模型，目标是从一大组候选地点中定位给定数量的设施（P），从而使为目标人群服务的总旅行距离或时间最小化。该方法可以用来选出新建医院合适的辐射范围，避免因医院过度集中带来的恶性竞争，加强范围内医院之间的交流和合作，有效节约医院建设成本，解决交通便捷度等区位问题。

（二）覆盖模型

某些情况下，使用最小总的运输成本显得不太恰当。医院因其特殊性，要对城市内发生的意外伤害、紧急治疗做出快速反应，使得急救车辆能在规定的时间内赶到现场，因此在选址时应该布局在特定的范围之内，同时还要保证用最少的建设费用，因此我们引入覆盖模型。覆盖模型包括"集合覆盖模型"和"最大覆盖模型"。

1．集合覆盖模型　Toregas 等在 1971 年最早提出了集合覆盖模型，该模型强调使用最少的设施建设费用来完全覆盖所有的需求点，就是说，若每个设施的建设费用相等，"集合覆盖问题"就等价于用最少数量的设施去覆盖全部的需求点。集合覆盖模型可表达为：

$$\min Z = \sum_{k=1}^{n} y_k \tag{1-7}$$

$$s.t. \sum_{k \in N_i} y_k = 1, \forall i \tag{1-8}$$

$$y_k \in \{0,1\}, \forall k \tag{1-9}$$

$$N_i = \{k : d_{ik} \leqslant S\} \tag{1-10}$$

模型中 i 表示需求点，k 表示设施点，d_{ik} 表示二者之间的距离，y_k 为选址的 0~1 变量，S 为特定的服务范围的半径。约束（1-8）表示对所有的需求点而言，与之相对应的设施点至少有一个在服务范围内；N_i 表示需求点在特定的服务范围内潜在的设施集合。

2．最大覆盖模型　Church 和 Revelle 于 1974 年提出了最大覆盖模型。集合覆盖的含义是完全覆盖，因此它需要的设施点相对较多，在现实中往往出现资金超出预算的现象，并且边际效应不高，因此最大覆盖很快进入了研究者的视野。现实中设施的数量往往是确定的，Church 和 Revelle 正是想借此模型来解决设施数量有限情况下尽可能覆盖最大范围的问题。该模型可表达为：

$$\max Z = \sum_{i=1}^{m} \omega_i x_i \tag{1-11}$$

$$s.t. \ x_i \leqslant \sum_{k \in N_i} y_k, \forall k \tag{1-12}$$

$$\sum_{k=1}^{n} y_k \leqslant p, \forall k \qquad (1\text{-}13)$$

$$y_k \in \{0,1\}, \forall k \qquad (1\text{-}14)$$

$$x_i \in \{0,1\}, \forall i \qquad (1\text{-}15)$$

$$N_i = \{k : d_{ik} \leqslant S\} \qquad (1\text{-}16)$$

该模型旨在求解一个最大值问题，目标函数表示最大限度地满足需求点的要求。模型中 i 表示需求点，k 表示设施点，ω_i 表示需求量，d_{ik} 表示二者之间的距离，p 为需要选出的设施点数目，x_k 为需求点选址的 $0 \sim 1$ 变量，y_k 为设施点选址的 $0 \sim 1$ 变量。约束(1-12)用于确定被服务的需求点；约束(1-13)限制了设施的数目；N_i 表示需求点在特定的服务范围内潜在的设施集合。

（三）多目标优化模型

在医院选址过程中，需要综合考虑众多因素。而在求解过程中，各因素的目标函数的最优解往往是相互独立的，很难同时实现最优，甚至这些目标函数可能会出现完全对立的情况，即：某一个分目标函数的最优解是另一个分目标函数的最劣解。因此我们引入多目标优化模型，目的是在决策空间中寻求一个最优解集合，使得各分目标函数达成协调或平衡，找到近似最优解。

1896 年法国经济学家 Pareto 提出了多目标最优化的思想。多目标规划方法是数学规划和运筹学的一个重要分支，该方法基于线性规划（LP），是求解多个目标问题的一种科学方法，又称多目标最优化（multi-objective programming，MOP）。多目标规划的求解方法较多，主要的求解方法包括主要目标法、线性加权法、目标规划法、极大极小法、最小加权偏差法、改变权系数法、自适应法和目标达到法等。

本书采用最小加权偏差法求解多目标规划问题。选择该方法的原因有以下两点：①三个目标包含了两个量纲，无法直接使用简单线性加权等方法处理；②不同省份、不同背景以及不同时期的城市在选址决策上考虑的因素都有所区别。比如一些经济水平较高的城市重视极小化环境负效应及公平因素，一些欠发达地区的城市可能更加看重经济因素。另外医院选址的参与人较多。政府和投资者是直接参与人，居民是间接参与者。因此不同地区的决策者所给出的各因素权重值不尽相同。采用最小加权偏差法的目的是不同省市的决策者都可以方便地借鉴本书的模型和解法辅助决策。

线性加权法是指利用一组权系数元，$\lambda_j (j = 1, 2, 3 \cdots\cdots, p)$ 分别乘以原来的多目标函数 $f_j(x)$，然后相加作为一个新的目标函数，这样便构成了单目标规划问题，见下式：

$$\min f = \sum_{j=1}^{p} \lambda_j f_j(x), \text{且 } \lambda_j \geqslant 0, \sum_{j=1}^{p} \lambda_j = 1$$

当多个目标的量纲一致时可以采用线性加权法处理。对于医院选址，需要考虑的 4 个因素分别是区位因素、自然因素、社会经济因素和安全因素，明显具有不同量纲。使用最小加权偏差法建立新的目标函数如下：

$$\min Z_5 = \lambda_1 \frac{Z_1}{Z_1^{opt}} + \lambda_2 \frac{Z_2}{Z_2^{opt}} + \lambda_3 \frac{Z_3}{Z_3^{opt}} + \lambda_4 \frac{Z_4}{Z_4^{opt}}$$

新目标函数中，Z_1, Z_2, Z_3, Z_4 是原目标函数，Z_5 是构成的新单目标函数；$\lambda_j (j = 1, 2, 3, 4)$ 分别是四个因素的权重值，且均大于 0，$\lambda_1 + \lambda_2 + \lambda_3 + \lambda_4 = 1$；$Z_j^{opt} (j = 1, 2, 3, 4)$ 代表单独考虑四个原目标函数时的最优值，$\frac{Z_j}{Z_j^{opt}} (j = 1, 2, 3, 4)$ 分别代表来自各自的百分偏差。

（四）动态选址模型

设施设备一旦安置完成便有一个较长的服务时间，但是影响设施选址的各种因素却在不停地变化，此时想要再次决策设施布局的难度非常大，因此不改变原有设施的动态选址问题便显得非常实用。

动态选址模型是解决如何在需求和成本变化的跨时间周期的规划期内对设施进行选址，使得总的长期成本最小的问题。通过以下几种方法可以找到随时间变化的最优布局。

（1）可以使用现期条件和未来某年的预期情况，认为设施地点配置不能长期保证最优，提出随时间变化的动态选址模型。研究多个设施在不同阶段选址分配的问题，并应用动态规划法来解决该问题。

（2）可以找到一个随时间变化的最优布局变化轨迹，精确地反映什么时候需要转换成新布局，应该转换成什么样的布局。考虑选址问题的动态特性和需求的随机变动性，建立动态选址模型和随机选址模型。根据实际问题的特点，建立一个考虑时间因素的动态选址的基本模型。

（3）找出目前最优网络布局并实施，随后，利用未来的数据，找出新的最优布局。该研究在规划周期内同时考虑了新建设施和关闭现有设施的优化配置方案。模型考虑资金的时间价值，目标函数是实现整个规划期内的成本最小。

三、医院选址问题求解工具

基础性研究中建模和求解是两个主要的部分，求解方法在很大程度上限制了模型的建立。设施选址中经常出现 NP- 完全问题，求解难度相对较大。此处简单介绍下众多的求解方法。

算法分为两大类，一种是精确算法，另一种是启发式算法。前者主要包括线性规划（LP）、整数规划（IP）、动态规划（DP）和分支定界法（branch and bound）等，见表 1-3-2；启发式算法千变万化，常见的启发式算法包括遗传算法（genetic algorithms）、禁忌算法（tabu search algorithm），贪婪算法（greedy algorithm）、模拟退火算法（simulated annealing algorithm）、拉格朗日松弛（lagrangian relaxation algorithm）以及神经网络算法（neural network algorithm）等，见表 1-3-3。

精确算法和启发式算法各有优缺点，精确算法能保证求解的质量，但是对大型复杂问题求解速度较慢，甚至出现无法计算的情形。启发式算法是一种退而求其次的思想，它能快速找到次优解。针对大型复杂问题，启发式算法有比较明显的优势。

表 1-3-2　精确算法比较

优缺点	线性规划	整数规划	动态规划
优点	常使用图解法，单纯形法求解，有统一算法，直观、易于理解	具有精确性、灵活性、可拓展性的特点	易确定全局最优解，解决复杂问题效率高，具有普适性
缺点	对于数据的准确性要求高，计算量大	计算复杂度高，可行解空间大，模型建立难度大	缺少统一的标准模型，数值方法求解存在维数灾难

表 1-3-3　启发式算法比较

算法	对象	条件	优点	不足	相同点
模拟退火算法	个体	新解优于当前解；温度选择个体，变异产生新个体	局部搜索能力强；求解精度较好；计算效率较高	时间过长，精度不足，温度控制较困难，平衡态不易把控，影响结果	采用进化控制优化的过程
遗传算法	种群	直接选择个体，交叉、变异产生新个体	应用范围广泛；具有并行特性；具有全局最优性；强容错能力	局部搜索能力差；易陷入过早收敛等缺陷；难以控制	
混合算法	种群	在遗传算法中融入专门领域知识或高效局部算法	在遗传算法基础上提高了算法效率和质量	大部分基于遗传算法，目前并不完善	

1. 多目标优化 NSGA-Ⅱ算法　目前的多目标优化算法有很多，Kalyanmoy Deb 等人提出的带精英策略的快速非支配排序遗传算法 NSGA-Ⅱ无疑是其中应用最为广泛也是最为成功的一种。NSGA-Ⅱ是在遗传算法的基础上做出改进的算法，其改进主要体现在以下三个方面：① NSGA-Ⅱ算法使用了快速非支配排序法，将算法的计算复杂度由 O（mN3）降到了 O（mN2），使得算法的计算时间大大减少；②采用了精英策略，将父代个体与子代个体合并后进行非支配排序，使得搜索空间变大，生成下一代父代种群时按顺序将优先级较高的个体选入，并在同级个体中采用拥挤度进行选择，保证了优秀个体能够有更大的概率被保留；③用拥挤度的方法代替了须指定共享半径的适应度共享策略，并作为在同级个体中选择优秀个体的标准，保证了种群中个体的多样性，有利于个体能够在整个区间内进行选择、交叉和变异。

算法步骤：①随机产生规模为 N 的初始种群，在非支配排序后通过遗传算法的选择、交叉、变异三个基本操作得到第一代子代种群；②从第二代开始，将父代种群与子代种群合并，进行快速非支配排序，同时对每个非支配层中的个体进行拥挤度计算，根据非支配关系以及个体的拥挤度选取合适的个体组成新的父代种群；③通过遗传算法的基本操作产生新的子代种群：以此类推，直到满足程序结束的条件。

NSGA-Ⅱ算法的流程如图 1-3-2 所示。

2. 仿真法　对于大型、复杂的选址问题，可通过仿真的方式重现系统活动。在医院选址问题中,仿真法可以通过构建虚拟模型来模拟不同选址方案下的运作情况,评估各种方案对运作效率、成本等的影响程度,并进行比较分析,从而确定最优选址方案。一般而言,采用仿真法时需要对现实情况有较好的统计,获取一些关键参数的统计分布,对实践的要求较高。与其他方法相比,仿真法对计算机的计算力要求较小,不需要严格的编程。

仿真法一般需要经历以下几个步骤:①确定模型范围:首先需要明确要构建虚拟模型所涉及的范围,包括医院院区内部和外部环境等;②收集数据:收集与模型相关的数据,包括选址地点、人口密度、周边产业结构、交通状况等信息;③建立虚拟模型:根据收集到的数据和确定好的范围,利用相应软件建立虚拟模型;④设置仿真参数:根据实际情况,设置仿真所需的参数,如患者数量、就诊时间、交通运输距离等;⑤运行仿真:根据设置好的参数,运行模型并记录结果;⑥比较分析:通过对不同选址方案下的运作情况进行比较分析,确定最优选址方案。

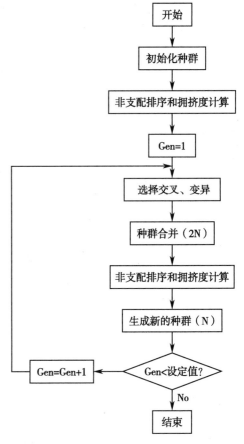

图 1-3-2　NSGA-Ⅱ算法流程图

仿真法的优点:①能够模拟实际情况下的运作过程,具有较高的可信度;②能够评估各种方案对运作效率、成本等的影响程度,为选址提供科学依据;③能够快速得到结果,节省时间和成本。

仿真法的缺点:①需要收集大量数据,并进行处理和分析,工作量较大;②需要使用专业软件进行建模和仿真,技术门槛较高;③仿真结果仅仅是一种预测,可能存在误差。

本节首先针对不同类型的医院选址问题,提出了文献分析法、实际调研法、案例研究法、数学规划模型法、优化算法等方法,接下来对常用医院选址模型进行详细阐述,同时介绍了运行速度快、解集收敛性更好的目标优化 NSGA-Ⅱ算法。最后拓展介绍了仿真法的具体步骤。在实际应用中,需要根据具体情况选择合适的参数和软件,并结合其他方法进行综合分析。通过科学合理的选址方案,可以为医院院区的发展提供坚实基础。

第三节　医院选址决策的一般程序

随着我国医疗服务市场的逐步开放,拥有医疗服务优势的大部分医院也具有良好的发展条件。但是,医院是一个高技术、高效率、高知识含量的产业,筹建涉及面较广,需要注意的事项较多,风险性也较高,所以需要有专业的市场调研、选址建议与论证、可行性分析、战略规划、市场营销战略、服务策略、人力资源战略、品牌战略、规划设计等。

医院的选址决策是指在综合考虑建筑、商业、医学领域后，选择最佳的地点或位置，以最大化收益或降低成本。本节将对医院选址的一般流程展开叙述。综合多方面考虑，将决策程序分为：市场分析、资源评估、风险评估、确定目标收益、确定项目计划、实施决策6个部分。

一、市场分析

市场分析主要包括两部分：分析目标市场的受益人群，分析竞争对手的策略和表现。对于很多医院来讲，尤其是中小型医院，对市场分析不够深入，医院内部定位不清，方向不明，这些医院的发展不好并不是因为投资量、能力的不够，而是没有找到适合自己的发展方向。而对人群画像的精准定位和对竞争对手的准确调研能帮助医院快速找到发展目标，提高建设和服务的效率。

例如，对于一家大型医院而言，选址决策需要做出的市场分析如下。

（1）新建医院的服务人群是谁？

（2）这些人群的精准画像是什么？

（3）新建医院后主要解决哪方面的问题？

（4）除此之外会遇到其他的什么问题？

（5）医院是否具备竞争力？

（6）医院所提供的服务能不能满足受益人群的需求，能不能有效帮助他们化解困难？

二、资源评估

建设医院之前，必须对场地、资金、医疗设备、人才储备等可用资源进行系统评估。比如：修建场地的土地是否符合国家标准，整个修建过程中投资的资金是否充裕，修建、管理过程中的人力资源是否足够，建设基本设施是否完善等。充分的调研决定着决策是否能达到期望值，甚至有可能纠正决策过程中的偏差。对资源的正确评估可以帮助确定选址的重要性和可行性。

资源评估主要从以下几个方面进行，见表1-3-4。

表1-3-4　资源评估研究要素

评估类别	分析要素
选址区域基本特点	地域辐射范围、成熟程度、区域的定位演变与转移情况、发展阶段
人口特点	年龄、数量、消费/收入水平、人流动线
道路交通	公交线路、地铁、道路可达性、停车位数量
周边产业结构	是否有工业、家具城、学校、景点等其他影响因素
规划	商业规划、道路规划、地铁规划、市政规划等
其他商业因素	总体商业体量、商业租金水平、住房租金、新房价格等

三、风险评估

医院在选址、建设、经营的过程中难免会出现各种风险，其中包括：自然灾害，交通问题，经济问题，社会和环境问题等。正确的风险评估能帮助医院识别潜在的风险和威胁，制订相应对策，降低风险对企业的影响，以保护医院的利益。同时，风险评估可以帮助企业改善资源分配，通过风险评估结果的重要性和紧急程度来决定资源的优先级，确保资源得到合理分配。

风险评估可以从以下几个方面进行，见表1-3-5。

表1-3-5　风险评估研究要素

序号	风险类别	发生可能性	后果严重程度
1	突发公共卫生事件	高	中
2	医疗纠纷事件	高	中
3	火灾	中	高
4	地震	低	高
5	医院感染	中	中
6	供氧、供电、供水故障	中	低
7	信息网络突发事件	高	低
8	交通意外事件	低	高

四、确定目标收益

医院作为一个高投入、长周期的行业，确定选址的最大或潜在收益对医院未来的发展起着举足轻重的作用。

在选址时，往往需要考虑的受益因素有：土地的租金成本效益，该地方的人流量是否充足，医院未来可能实现的销售额和利润等。目标收益还包括未来的人才引进与培育，组建相互联系、有效的临床团队。这些指标可以帮助评估选址的价值。

五、确定项目计划

基于市场分析、资源评估和风险评估，来选择最佳的地点和位置，同时做好预备措施。

在选址时，需要确立的项目计划有：制订医院宣传规划，确保患者、家属、工作人员、邻居、社区人员和其他相关方及时了解情况。同时准备足够的额外预算，包括除物理搬迁成本之外的非运营一次性成本。选择的地点应该满足所有的需求和目标，同时最大化收益。

一般来说，需要对医院选址方案进行公示，公示牌具有全局性的特点，能客观完整地反映整个项目计划过程，同时便于后期方案的有效实施。公示牌上包括：位置图、经济技术指标、配套公共设施等。

六、实施决策

一旦确定了合适的建设地点和完整的项目计划，就可以实施决策，此外还可以制订一些营销策略，设计人才配置、医院管理结构，确保决策有效进行。

在实施决策的同时也要抽出时间对选址方案所标记的地方进行真实性调查，避免其中主观的臆想影响客观判断，或者是遗漏了什么重要的信息。只有在拟定和实践相结合的情况下，才能对选址做出更好的抉择，这一步的调查环节是否认真，将会极大影响我们的选址成果。

本节对医院选址的一般过程进行叙述，同时对选址过程中评估的指标进行了举例说明，供读者进行参考，综合来看，医院的选址决策是一个多方位、复杂的问题，需要综合考虑各种因素，对于不同规模和不同发展阶段的医院，要根据实际情况合理进行选址决策，确保医院从建设、运营到发展的有序进行。同时，归纳总结了医院在选址决策的过程中必须注意的三点：①要用总揽全局的战略眼光，全面把握事物发展的大方向、总目标，立足全局，着眼未来，从宏观上考虑问题；②规划长远目标与确定近期任务紧密结合；③增强战略规划的预见性。

第四节　医院选址的方案评估

一、医院选址方案评估的意义

在制订了合适的选址方案后，我们需要对选址方案进行评估，其主要意义如下。

（一）确保方案的科学性和可行性

医院选址方案评估可以帮助我们确定方案的实施成本、时间、资源等问题，同时帮助我们及时分析医院受益人群的需求，是否存在潜在风险，是否能达到预期目标，方案评估表还能帮我们检验方案的可行性，以便我们对不合适的方案及时地进行调整和改进，最终达成目标。

（二）提高方案的可信度

医院选址的方案评估可以提高方案的可信度，帮助我们对方案效果进行量化，进一步确定方案的优势和不足之处，这样就可以为计划方案、受益人群提供有据可循的数据支持，增强方案的说服力。

（三）促进方案的优化和实施

医院选址的方案评估能促进方案的优化和实施，一方面，通过方案评估可以及时了解受益人群的反馈和意见，以便在制订方案时做到尽善尽美；另一方面，方案评估可以帮助我们确定方案的实施步骤、负责人、时间表等问题，并对方案实施过程进行监控和管理，确保方案有序进行。

二、医院选址方案评估的方法

（一）项目评估法

（1）定性评估法：通过对项目的描述、分析和解释来评估项目的效果和成果。定性评估法主要包括文献分析、专家访谈、焦点小组讨论、案例分析等方法。

（2）定量评估法：定量评估法是通过量化指标来评估项目的效果和成果，主要包括问卷调查、统计分析、实验研究等方法。

（3）综合评估法：综合评估法是将定性评估法和定量评估法相结合，综合考虑项目的定性和定量指标，以得到更全面、客观的评估结果。综合评估法主要包括模糊综合评价法、灰色关联分析法等。

（4）对比评估法：对比评估法是将项目与同类项目进行比较，以确定项目的优劣和改进方向。对比评估法主要包括同类项目对比、历史对比、地区对比等方法。

（5）成本效益评估法：成本效益评估法是通过比较项目的成本和效益，以确定项目的经济效益和社会效益。成本效益评估法主要包括净现值法、内部收益率法、投资回收期法等。

（6）风险评估法：风险评估法是通过对项目的风险进行评估，以确定项目的可行性和可持续性。风险评估法主要包括风险识别、风险分析、风险评估、风险控制等方法。

（二）GIS 地理信息分析法

利用 GIS 地理信息系统搜集周边产业数据，通过矢量数据分析进行医院选址研究。例如，在医院选址过程中，首先综合考虑人口密度、现有医院缓冲区、道路缓冲区、政策影响力4 个影响因子，应用缓冲区分析、叠置分析、重分类得到矢量的医院选址适宜度分级图。其次应用直线距离制图、叠置分析、重分类等 GIS 空间分析方法，对人口密度、与现有二级医院距离、与现有一级医院距离、与主要道路距离、与乡道距离、政策影响力等多个影响因子进行分析，得到医院选址适宜度分级图。

通过 GIS 系统对选址位置进行数据搜集和空间分析，可以使选址过程更具直观性，选址结果更科学、准确。

（三）层次分析法（AHP）

医院选址常采用 AHP 进行方案评估，这是一种定性和定量相结合的、系统的、层次化的分析方法。该方法通过对复杂决策问题的本质进行深入分析，利用有限的定量信息将决策思维过程数学化，从而为处理多目标、多准则或无结构特性的决策问题提供了一种简便的决策途径。它是解决难以定量分析的复杂系统决策问题的有效模型。

AHP 的核心是打分法：首先确定评估指标，然后对不同方案在这些指标上进行打分，并为每个指标确定相应的权重。这种方法特别适用于处理数据不完全或未知的评价问题。

AHP 将问题分解为组成因素，并按照因素间关联、影响以及隶属关系将因素按不同的层次聚集组合，形成一个多层次的分析结构模型。从而最终使问题归结为最低层（供决策的方案、措施等）相对于最高层（总目标）的相对重要权值的确定或相对优劣次序的排定。

接下来通过案例对 AHP 展开详细阐述，该方法主要包括：构建综合评价指标体系，构建判断矩阵,层次排序和一致性检验。

1.构建综合评价指标体系　对于医院选址问题,本节将选取区位因素、自然因素、社会经济因素、安全因素作为评价准则层,各准则层下面又包含子准则层,即指标因素层。将医院选址的影响因素从上到下按目标层(T)、准则层(C)、因子层(F)排列,即可构建出基于AHP法的医院选址综合评价指标体系,表1-3-6为医院选址的AHP结构模型。

表1-3-6　AHP结构模型

一级指标	二级指标	指标意义
区位因素(C_1)	人口密度(F_1) 建筑密度(F_2) 交通情况(F_3)	医院选址点受区位的影响程度
自然因素(C_2)	地形地貌(F_4) 环境条件(F_5)	医院建设、经营受自然因素的影响程度
社会经济因素(C_3)	政策(F_6) 基础设施(F_7) 土地资源(F_8)	与区域发展整体规划的一致性程度 医疗资源覆盖最大化程度
安全因素(C_4)	自然灾害(F_9) 非自然灾害(F_{10})	医院建设经营过程中的安全程度

2.构造判断矩阵　构造判断矩阵是AHP中的核心环节,表示某一层次中的有关元素相对于上一层次中的某一元素的重要性,以及同一层次中的各项因子两两对比的重要性程度,表1-3-7为判断矩阵的打分标准。

表1-3-7　判断矩阵打分标准

标度	含义
1	表示两个因素相比,具有同样重要性
3	表示两个因素相比,一个因素比另一个因素稍微重要
5	表示两个因素相比,一个因素比另一个因素明显重要
7	表示两个因素相比,一个因素比另一个因素强烈重要
9	表示两个因素相比,一个因素比另一个因素极端重要
2,4,6,8	上述两相邻判断的中值
倒数	A和B相比如果标度为3,那么B和A相比就是1/3

一般来说,构造判断矩阵需要建立在阅读大量文献、听取专家意见的基础上。通过对各项因子进行两两比较,可以构造出下面的判断矩阵。以下为判断矩阵的部分举例:

$$T = \begin{bmatrix} & C_1 & C_2 & C_3 & C_4 \\ C_1 & 1 & 3 & 5 & 7 \\ C_2 & 1/3 & 1 & 3 & 5 \\ C_3 & 1/5 & 1/3 & 1 & 3 \\ C_4 & 1/7 & 1/5 & 1/3 & 1 \end{bmatrix}$$

构造因子层对准则层的判断矩阵举例：

$$C_1 = \begin{bmatrix} & F_1 & F_2 & F_3 \\ F_1 & 1 & 5 & 5 \\ F_2 & 1/5 & 1 & 2 \\ F_3 & 1/5 & 1/2 & 1 \end{bmatrix}$$

计算各因素的权重值，以 T 矩阵为例，步骤如下：

将 T 矩阵各行元素的乘积进行 n 次开方，得到特征向量 $\overline{W_i}$，

$$\overline{W_i} = \sqrt[n]{\prod_{j=1}^{n} a_{ij}}$$

对特征向量 $\overline{W_i}$ 归一化处理，得到权重向量 W_i，

$$W_i = \overline{W_i} / \sum_{i=1}^{n} \overline{W_i}$$

计算最大特征值，

$$\lambda\max = \frac{1}{m} \sum_{j=1}^{m} \left[(A_i W_i) / (W_i)_j \right]$$

3. 层次排序和一致性检验　一般来说，判断矩阵的数值常常是考虑文献资料和专家意见后给出的，主观性较强。因此，为保证结论的合理性，需要对构建的判断矩阵从高层到低层进行一致性检验。检验的标准有两个：CI（一致性指标）和 CR（一致性比率），一般而言，CI 值越小，判断矩阵的一致性越好，CI = 0 表示判断矩阵具有完全一致性。而 CR 指标 < 0.1 时，则认为判断矩阵符合标准，反之需要对判断矩阵进行修正和改进。关于权重，CI，CR 和最大特征值的计算都可以通过 Matlab 软件实现。表 1-3-8 为目标层 - 准则层的判断矩阵检验结果举例。

表 1-3-8　目标层 - 准则层的判断矩阵检验结果

层次模型		判断矩阵				权重	一致性检验
		C_1	C_2	C_3	C_4		
	C_1	1	3	5	7	0.565 0	CI = 0.038 9
T-C	C_2	1/3	1	3	5	0.262 2	CR = 0.043 0
	C_3	1/5	1/3	1	3	0.117 5	
	C_4	1/7	1/5	1/3	1	0.055 3	

可以看出，CI = 0.038 9，CR = 0.043 0 < 0.1，则证明该判断矩阵通过了一致性检验。

最后对各影响因子对总目标的权重值进行计算和排序，权重值越高，则证明该权重的

因素对医院选址点影响越大。如表 1-3-9 所示，评价准则层中区位因素权重值最高，因此其对医院选址点影响最大。

表 1-3-9　医院选址影响因素权重及优先等级表

评价准则层	因子层	权重 W	优先等级
区位因素（C_1）	人口密度（F_1）	0.405 8	1
	建筑密度（F_2）	0.066 7	4
	交通情况（F_3）	0.164 5	2
自然因素（C_2）	地形地貌（F_4）	0.061 5	5
	环境条件（F_5）	0.133 5	3
社会经济因素（C_3）	政策（F_6）	0.043 5	7
	基础设施（F_7）	0.019 8	9
	土地资源（F_8）	0.055 3	6
安全因素（C_4）	自然灾害（F_9）	0.034 8	8
	非自然灾害（F_{10}）	0.014 6	10

除了以上四个因子，其他因子相对而言占比较小，但也会对医院选址有不同程度的影响。因此在医院选址的过程中要考虑多方因素，既要抓住主要矛盾，还要统筹兼顾，以实现后期工作的有效进行。

（四）最优－最劣指标分析法（BWM）

AHP 在多准则决策选址过程中需要（m－1）/2 次成对比较，标度量大，易造成判断混乱，导致主观性增加，对选址结果的可靠性及实际应用产生不利影响。因此，采用 BWM 确定指标权重，将选取的最优、最劣指标与其余指标进行两两比较，计算指标权重。在计算权重过程中，BWM 仅需要 2m－3 次的比较，处理的数据量大大减少，降低主观性影响。因此，BWM 充分考虑了判断矩阵合理性，比 AHP 具有更高的一致性比率和更强的适应性。BWM 有如下 5 个求解步骤：

1. 确定一组决策标准，假定 m 个指标（A_1，$A_2 \cdots$，A_m）。

2. 选出最优指标 AB，最劣指标 AW。

3. 将最优指标与其他指标两两对比，建立最优指标向量 $C_B = \{C_{B,1}, C_{B,2} \cdots, C_{B,m}\}$，$C_{B,j}$ 表示 AB 比 A_j 的重要程度。

4. 同理，将最劣指标与其他指标两两对比，建立最劣指标向量 C_W。

5. 线性优化模型为：

$$\min \xi^L,$$

$$s.t. \begin{cases} \left| \dfrac{\omega_B}{\omega_j} - C_{B,j} \right| \leqslant \xi^L, \ \left| \dfrac{\omega_j}{\omega_W} - C_{j,W} \right| \leqslant \xi^L, \\ \sum_j \omega_j = 1, \ \omega_j \geqslant 0, \ j = 1, 2, \cdots, m. \end{cases}$$

医院选址结果的评估对整个项目有着举足轻重的作用，评估方法是否科学、严密将直接影响项目的实施效果，本节对医院选址的评估方法做了列举和阐述，医院选址常用的方法有：项目评估法，GIS 地理信息分析法，AHP 层次分析法，BWM 优劣分析法。项目评估的方法有多种，选择合适的评估方法可以提高评估的准确性和可信度，为项目管理者提供更有价值的决策依据和改进方向。

（蒋 鹏 罗 利）

第四章

医院运营发展战略规划

第一节 医院运营发展战略规划概述

一、医院运营发展战略规划的概念

（一）战略规划

战略（strategy）一词源于军事领域，最初是指在军事战争中通过谋略实现战争胜利目标。随着社会的进步，战略这个概念逐渐应用于企业管理领域，一般指企业的竞争战略，即通过制订和选择适合的战略来参与社会竞争，创造社会价值。简单来说，战略就是做正确的事情。后来，战略的应用范围逐渐扩展到经济和社会发展等领域。在公共管理领域，战略管理已经成为公共部门至关重要的管理工具和手段。规划（plan）是指组织制订的比较全面长远的发展计划，是实现特定目标的蓝图，也是为完成特定任务而制定的规范化或法律化文件。规划通过明确组织的工作目标和在未来特定时间的发展节点，为决策提供依据或标准。

战略规划（strategy planning）是一项重大的、全局性的总体发展计划，旨在探索未来的机会。重视战略规划的管理意味着管理者需要远见和前瞻性思维，能够预测未来发展趋势，并从战略层面进行预测、谋划和统筹工作，确保管理系统有明确且正确的目标指向。战略规划具有六个主要特征：第一，战略规划是一项系统性的工作；第二，战略规划与整个管理体制密不可分；第三，规划涉及的是当前决策的未来性，是对组织未来的考虑；第四，战略规划是一个长期计划体系，同时也包括中期和短期规划；第五，战略规划必须具备针对性、实用性和可实施性；第六，战略规划具有明确的指导性。

（二）医院运营发展战略规划

医院运营发展战略规划是一个系统性的过程。在这一过程中，应全面分析医院运营外部环境和医院内部情况，确定如何对医院未来运营发展方向、目标、资源配置等进行系统设计，制订出具有可行性、可操作性、可持续性的战略方案，以实现医院的可持续发展。简而言之，医院运营发展战略规划是医院为实现长期运营发展目标而制订的战略性计划。

医院运营发展战略规划有以下四大特点：一是计划性，该规划是经过充分的内外部环境分析、发展趋势分析,全面评估发展的机遇和挑战,结合自身的优势和劣势预先设定的,而非临时决定的;二是竞争性,在制订规划时,需要充分考虑医疗服务市场中所有的竞争对象,以此确定自身在业务范围、业务模式、患者感受等方面的定位,包括满足哪些患者的需求,以及通过何种方式来满足这些需求,以超越竞争对手;三是长期性,战略是为了应对医院所面临的长期风险或实现长期目标而制订的计划;四是全局性,战略是以系统性思考和布局为基础的,旨在解决医院整体存在的根本问题,而不仅仅局限于某个特定问题的安排。

医院运营发展战略规划的实体产出之一,是医院运营发展战略规划文稿。这一规划文稿既涉及具体的运营管理目标(做什么),也涉及达到目标的方法(怎么做),是关于时限较长的发展战略方向、长远目标、主要步骤和重大措施(策略)的设想和蓝图。在具体的运营管理实践中,医院运营发展战略规划属于中长期计划,一般考虑3年或更长时间周期的资源配置问题。医院运营发展战略规划可以基于医院层面、科室层面、学科层面或个人层面进行制订,例如某某医院发展规划、某某学科发展规划等。

二、医院运营发展战略规划的意义

(一)推动医院稳定发展

随着医疗改革的不断深化,医院必须进行一定的规划以在行业中立足,并提高其竞争力。为此,医院需要科学合理地设计战略规划,综合考虑外部环境变化和内部具体情况,制定一个为期三到五年的长期发展目标。然后,将这些目标分解和具体化,分配到每一个年度、半年度、季度和月份,确保各部门能够落实相应的目标和任务,并在实施过程中,及时修正规划中不合理之处,以实现医院发展目标,起到压舱石、稳定器的作用。

(二)提高医院运营管理水平

医院运营发展战略规划对医院的长远发展至关重要。医院需要通过制定战略目标和调整规划来分析自身生存与发展的关系,并配置适当资源以维持活力,增强医院软实力,为发展创造机会和空间,并提高内部管理效率。医院领导层须具备远见和战略眼光,以制订科学合理的管理方案,建立现代化的管理体系,提升运营管理水平和效率,进而提高整体运营质效。

(三)提升医院核心竞争力

通过科学管理医院运营发展战略规划,使医院更清晰地了解市场需求和竞争格局,明确医院的定位和特色,依托现有的资源,有针对性地确定发展目标和制定发展战略规划,帮助医院管理者及时调整战略,找到有效的战略管理方法,确保医院在医疗市场的激烈竞争中保持较强的竞争力,推动医院健康可持续发展。

(四)优化医院资源配置

通过制定科学合理的医院战略规划,医院能够全面分析和评估其现有资源,合理配置医院的人力、财力、物力、技术等资源,增加其附加值,并不断优化医疗服务流程、提升医疗技术水平和加强医护人员培训,以避免资源的浪费和重复建设,从而提高资源的利用效率并降低成本。

三、医院运营发展战略规划的原则

（一）系统性原则

医院运营发展战略规划是一个系统工程，需要遵循系统性原则。这意味着必须对各种内外条件和影响因素进行分析和研判，采取适应系统、顺应趋势的基本策略。同时，为更好地调控医院战略发展的大趋势和大方向，需要对内部进行更多的调整和改变，以长期、战略的发展思维为导向，为医院运营的稳健发展提供更多有效的系统支持。系统性原则要求医院具备更广阔的格局和眼界，要能够发现其他医院所看不到的行业机遇和资源，并通过调整医院运营发展战略规划来快速获得竞争优势，实现社会效益和经济效益的统一。

（二）外部性原则

医院不是孤立存在的，必须存在于一定的社会环境中，与其他医院或直接或间接地存在着联系，医院只有适应外部环境，把握医院运营发展的机遇与潜力，才能更顺利地繁荣生长。因此，医院运营发展战略规划必须全面考虑外部环境的各个方面，包括社会、经济、文化、法律、政治（制度）等因素，其中政治（制度）因素包括公立医院改革、DRG/DIP 支付改革、取消药品加成、取消医用耗材加成、成本管理等政策。然而，外部环境会随着时代变迁和社会发展不断演变，因此，医院需要综合考察各种因素，在特定阶段对医院运营发展战略规划进行及时调整，以真正实现医院的长足稳定发展。

（三）协调性原则

医院运营发展战略规划需要遵循整体性，从战略管理的角度统筹全局来有效推进医院运营发展战略。只有在整体设计和规划的基础上，才能确保医院运营发展战略朝着正确的方向发展。一方面，医院运营发展必须统筹协调医疗、教学、科研、预防等方面，形成一个整体，以此充分发挥医院运营发展战略的效应。另一方面，由于医院运营管理之复杂、难度之大，纯靠单一政策或部门无法解决问题，需要医院临床部门、医技部门及财务、运营绩效、设备、物价、医务、医保等管理部门通力合作，发挥部门协同作用，统筹安排形成合力。

（四）创新性原则

在制定运营发展战略规划时应避免机械模仿和简单重复，需要坚持创新性原则，以提升规划的应用水平和指导能力，推动医院更直接、系统、有效地向现代化、国际化发展。在制定和实施医院运营发展战略规划时，必须以医院自身为基础，将创新作为第一要素，以科学、新颖的方式体现和强化医院的现实与未来、成长与发展，为医院形成竞争优势和确立新市场地位提供支撑。同时，借鉴先进医院的成功经验，深入研究其战略规划的合理性、科学性和创新性，为医院战略规划实施提供可借鉴的核心和要点，站在更高的战略高度上谋划布局，为医院战略规划的制定和实施打下坚实的创新基础。

（五）可持续原则

医院运营发展战略规划必须同时满足当前运营发展需要（需求）和未来的运营发展需要（需求）。不仅能解决现有的运营问题，还必须尽可能地防止运营问题的再次出现，解决可预见的将来的运营问题，或者是避免新的运营问题的出现。然而，在实际管理中，经常出现运动式的运营发展规划行为，即在某个时期，某个运营问题引起了医院高层的注意，于是针对该问题的规划被制定并实施，且取得了很好的成效，运营问题得到了缓解甚至消除，但缺乏长期保持的措施，容易导致在问题解决、规划结束、工作撤销不久之后，同样的运营问题又卷土重来。

四、医院运营发展战略规划的工具

战略规划涉及多种分析工具和方法（表1-4-1），其中一些常用的包括PEST分析法用于外部环境分析、资源和能力分析用于内部环境分析、SWOT分析模型用于内外部分析，以及平衡计分卡用于战略规划评估。接下来，重点介绍以下几种常用的工具和方法。

表1-4-1　战略规划的分析工具/方法汇总

序号	维度	具体工具/方法	序号	维度	具体工具/方法
1	外部环境评价方法	● PEST分析法 ● 外部因素分析矩阵 ……	5	业务选择与评价方法	● 波士顿矩阵 ● 通用矩阵 ● 市场吸引力矩阵 ● V矩阵 ● 定向政策矩阵 ……
2	内部能力评价方法	● 企业资源分析 ● 企业能力分析 ● 7S分析模型 ● 雷达图 ● 内部状况分析框架 ● 内部因素分析矩阵 ……	6	战略实施方法	● 战略地位与行动评价矩阵 ● 战略态度 ● 战略态度与情景矩阵 ● 定量战略计划矩阵 ● 战略实施的五种模式 ……
3	内外部分析方法	● SWOT分析 ● 内部&外部矩阵 ● 波特五力模型 ● 价值链分析 ● 结构-行为-业绩模型 ● 差距分析 ……	7	战略评价方法	● 平衡计分卡 ● 战略地图 ● 层次分析法 ● 模糊评估法 ● 对比分析法 ● 关键绩效指标法 ● 综合评估法 ……
4	竞争分析方法	● 竞争态势矩阵 ● 竞争对手四导向分析表 ● 竞争战略三角模型 ● 行业周期分析 ……	8	战略思维方法	● 逻辑树 ● 七步成诗法 ● 矩阵法 ……

（一）SWOT分析法

SWOT分析法（SWOT analysis），也被称为态势分析法，是哈佛商学院的肯尼思·安德鲁斯教授于 20 世纪 60 年代提出的，它是企业制定发展战略的重要理论框架。该方法是通过评估组织内部的劣势 W（weakness）和优势 S（strength），并分析辨别组织外部环境的威胁（threat）和机会 O（opportunity），以制订有效的战略计划。

　　SWOT 分析法的基本步骤包括对环境进行分析、确认所有影响研究对象的外部因素、预测和评估未来外部因素的变化、审视内部的强势和弱势、依据资源组合情况确认关键能力和关键限制、利用 SWOT 分析构建可行策略并绘制 SWOT 分析位图进行策略选择和行动计划的制订（图 1-4-1）。

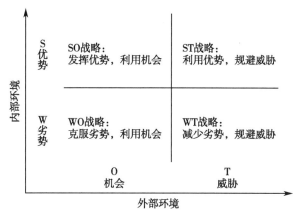

图 1-4-1　SWOT 分析位图

（二）PEST 分析法

　　PEST 分析（PEST analysis）是一种检阅组织外部宏观环境的方法，由美国学者格里·约翰逊（Gerry Johnson）和凯万·斯科尔斯（Kevin Scholes）于 1999 年提出。该方法是通过分析政治（politics）、经济（economy）、社会（society）和技术（technology）等四个方面的具体因素（图 1-4-2），评估这些因素对战略目标和战略制订的影响，以便全面理解宏观环境，并制订出可行的战略与目标。

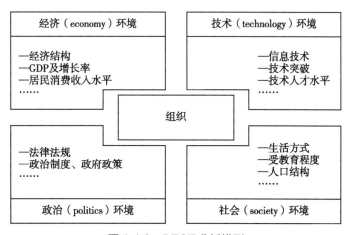

图 1-4-2　PEST 分析模型

在进行 PEST 分析时,首先要回顾过去对组织至关重要的环境因素,并预测这些因素在未来对组织重要性的变化趋势。其次,通过总结和列举环境中关键影响因素的相关问题,来评估这些因素,以确定组织所面临的机会和威胁。

（三）波士顿矩阵

波士顿矩阵(BCG matrix)是一种分析和规划企业产品组合的方法,由布鲁斯·亨德森于 1970 年为波士顿咨询公司设计,其理念是将组织的每一个产品和业务单元,根据市场增长率、相对市场占有率进行标注,形成明星类、问题类、现金牛类及瘦狗类四种业务组合,其目的是协助企业分析其业务和产品系列的表现,从而协助企业更妥善地分配资源(图 1-4-3)。

对于医院而言,可以应用于科室、亚专业、某项技术 / 业务。在对医院学科进行评估时,由于医院本身的特殊性,与企业性质存在差异,因此不能直接套用波士顿矩阵,在应用中须结合国家现行医疗政策等因素进行相应调整,最终确定各学科定位。比如,以学科能力发展为横坐标,成本控制能力为纵坐标构建波士顿矩阵,将医院科室划分为优势科室、潜力科室、关注科室和薄弱科室,为医院制订合适的成本管理策略提供指导和依据。

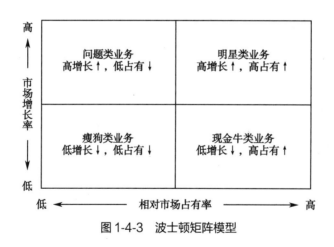

图 1-4-3　波士顿矩阵模型

（四）波特五力模型

波特五力模型(Michael Porter's Five Forces Model)由哈佛商学院教授迈克尔·波特于20 世纪 80 年代初在《竞争战略》一书提出,该模型通过分析供应商的议价能力、购买者的议价能力、潜在竞争者进入的能力、替代品的替代能力、行业内竞争者现在的竞争能力这五种基本竞争力量的状况,帮助企业有效评估行业的竞争环境,并为竞争策略的制订提供参考,见图 1-4-4。

波特五力模型是一种强大的竞争分析工具,用于分析本行业的竞争格局以及本行业与其他行业之间的关系,属于外部环境分析中的微观环境分析。该工具本质上是将管理思想应用于企业营销管理的战略层面,要求企业管理者从战略分析的角度来管理企业,强调战略意识和战略性思维的运用。

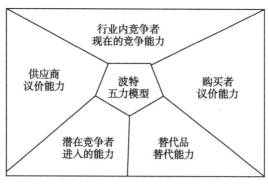

图 1-4-4 波特五力模型

（五）价值链分析

价值链（value chain）是由迈克尔•波特（Michael Porter）于 1985 年在《竞争优势》一书中首次提出的概念，是指企业通过一系列的商业活动将原始投入的生产资料转化为具有市场价值的产品的全过程。对于医院而言，价值链分析（value chain analysis）是指通过分析医院的各种输入、输出活动，并将这些活动整合起来，找出能为医院带来价值的活动，以提高医院的竞争力。医院价值链主要由外部价值链、内部价值链构成。

医院外部价值链可以分为供应商价值链、患者价值链和竞争对手价值链三种类型。供应商价值链分析，是指对与供应商价值活动相关的价值链进行详细分析，厘清其中的联系和区别。患者价值链分析，是指医院内部医疗服务通过患者价值反映，即患者通过就医前、就医中及就医后医疗服务与医院发生了交易活动和关系活动，最终形成患者对医院的感知价值。竞争对手价值链分析，是对竞争对手的优势加以分析和研究，有助于医院扬长避短，使优势得到充分发挥，增加医院价值。

医院内部价值链主要体现为提供医疗服务产出的一系列内部活动的过程。医院通过识别相应的关键活动，梳理增值作业并形成作业链条，保障核心竞争力的优势，持续提高价值链上关键活动的竞争力，以维持医院的正常运营（图 1-4-5）。

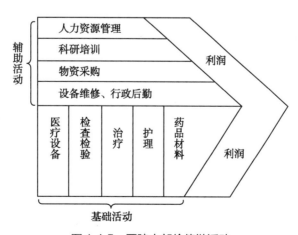

图 1-4-5 医院内部价值链活动

（六）平衡计分卡

平衡计分卡（balanced scorecard，BSC）是一种衡量企业战略、实施战略管理的重要工具。该方法提供了一个将企业战略转换成具体行动方案的架构，并能有效地将企业战略目标转化为全体员工行动的方案。平衡计分卡作为一种专业、方便的评价方式，结合企业长期与短期的发展计划，从财务（financial）、客户（customer）、内部业务流程（internal business processes）、学习与发展（learning and growth）四个维度，根据不同行业与部门的差异设定指标和权重，将企业愿景和战略目标细化为重要的、可度量的指标，从而使企业发展策略渗透到战略管理中，并确保战略目标可以通过绩效管理系统稳定地推进下去（图1-4-6）。

平衡计分卡是一种战略评价管理工具，有助于组织全面系统地监控并推动战略与远景目标的实现，还能确保各个部门和岗位的目标与组织的战略目标一致，共同努力实现组织战略目标。平衡计分卡没有固定的模板，而是根据组织战略阶段、目标和特征的不同而个性化设计，从战略出发并最终回到战略，为组织的整个战略制订与实施过程提供支持。

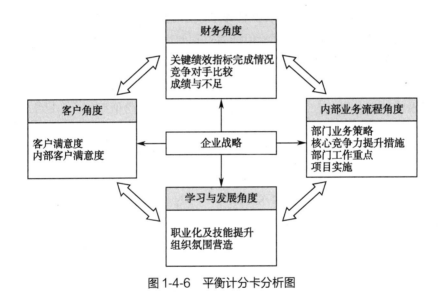

图1-4-6　平衡计分卡分析图

（七）战略地图

战略地图（strategy mapping，SM）是平衡计分卡的一个扩展，是平衡计分卡全面系统的战略描述工具，通过分析各维度之间的相关关系，绘制战略因果关系图，突出完成战略目标过程中所运用管理手段的细节与重点，避免遗漏任何方面，确定管理工作围绕战略进行。战略地图的核心内容包括运用人力资本、信息资本和组织资本等无形资产（学习与成长），实现创新和建立战略优势和效率（内部流程），从而将特定价值带给市场（客户），最终实现股东价值（财务）。

战略地图作为连接战略目标与实施路径的桥梁，清晰地展示了企业运用何种策略手段来创造企业价值的过程，并将企业实现战略目标的方式可视化，是实现企业有效管理的重要工具。对医院而言,借助战略地图绘制医院可视化的战略因果关系图至关重要,为清晰准确描述医院战略以及各指标之间的相互关系提供逻辑支撑。

第二节 医院运营发展战略规划过程

医院运营发展战略规划过程始于拟定规划和制订计划。在这一阶段,需要明确负责规划工作的主体部门和参与部门,成立规划研制领导小组和工作小组,并配备必要的经费和设备,明确规划研制的时间进度和考核指标。一旦医院运营发展战略规划的人员、经费和设备等基本准备就绪,即可按照战略分析、战略规划、战略实施、战略评估这四个环节着手制订,这四个环节是相互联系、循环反复、不断完善的一个过程(图1-4-7)。其中,战略分析阶段是对内外部环境进行全面分析,为制订正确的战略决策奠定良好的基础;战略规划阶段是在环境分析的基础上有针对性地制订和选择发展目标和战略措施;战略实施阶段的主要任务是根据战略规划的要求,调整组织结构,分配管理任务,进行资源配置,并通过计划将组织战略转化为实际行动;战略评估阶段着重于建立一种评价机制,旨在检查战略基础、衡量战略绩效并调整、修正战略。

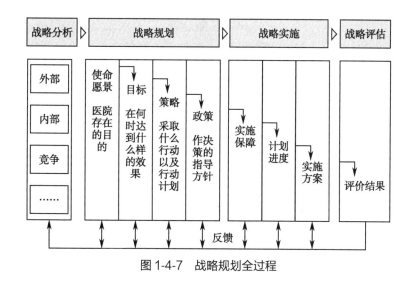

图1-4-7 战略规划全过程

一、战略分析

战略分析是医院运营发展战略规划过程的起始阶段,也是不可或缺的步骤。一般来说,这个阶段会对整体环境和具体环境进行分析,主要针对内部环境和外部环境进行全面细致而准确的分析,以全面了解外部机遇与威胁,并掌握内部优势与劣势,为制订正确的战略决策奠定良好的基础。因此,医院运营发展战略规划可以从外部环境分析、内部环境分析及综合分析三个方面入手(图1-4-8)。

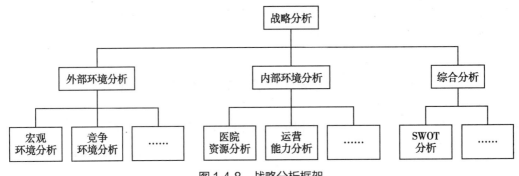

图 1-4-8　战略分析框架

（一）外部环境分析

医院外部环境是指医院所处的政治环境、社会环境、技术环境、经济环境等因素的总称。医院运营发展的外部环境分析主要涵盖宏观环境和竞争环境分析。

1. 宏观环境分析　医院可以利用 PEST 分析方法来分析医院运营所面临的政治、经济、技术、社会四个方面的外部环境情况。①政治环境分析：主要分析对医院运营有直接约束力的卫生法律或政策、政府行为、相对新的国际政治法律因素、各利益相关方等。其中，卫生政策包括公立医院高质量发展、DRG/DIP 支付方式、取消药品加成、取消医用耗材加成、运营管理、全面预算、成本管理、内部控制、薪酬制度、三明医改经验推广等；政府行为包括政府补助、政府支持、政府决策、政策执行等；相对新的国际政治法律因素包括全球化背景下新型医疗卫生模式发展趋势等；各利益相关方包括医联体发展模式下城市医联体与县域医共体内利益相关者的利益分配机制等；②经济环境分析：是对影响医院生存和发展的社会经济状况及国家经济政策进行分析，包括人群的经济收入水平、医疗服务价格、区域经济结构、卫生总费用等；③社会环境分析：主要分析国民医疗服务需求、人口老龄化、教育水平等；④技术环境分析：主要从医教研防四个方面进行分析，包括医疗技术（如新技术新项目、互联网技术、高精尖技术）、教学水平、科研技术（含基础研究和临床转化）、疾病防控技术。

2. 竞争环境分析　医院可以运用波特五力模型来分析其所面临的竞争环境，这五种竞争力量具体可分为：①行业内竞争者，主要包括公立医院之间的竞争、公立医院与民营医院之间的竞争，以及城市医疗集团、医共体、国家区域医疗中心和省级区域医疗中心等竞争者；②替代品，尽管目前尚未出现完全的服务替代者，但已出现一些针对特定服务内容的替代者，如分级诊疗背景下的基层医疗卫生机构、家庭医生，以及达芬奇机器人等；③潜在竞争者，主要是指互联网医院、独资建设医院、公私合资股份制公司等；④供应商，是为医院提供开展经营活动所必需资源的主体，包括药品、器械、设备的供应者，场地的提供者，以及行业内的医生、护士等；⑤购买者，包括患者、患者家属、保险管理机构以及政府等与医院进行价格博弈及要求得到更优质或附加的医疗服务的群众等。

（二）内部环境分析

医院内部环境分析是对医院过去各项工作开展情况、取得的成绩和存在的不足进行综合性概括，为确定今后工作的重点（规划的重点）提供背景资料。内部环境分析主要从医院资源情况、医院运营能力和科室运营能力3个方面进行。

1. 医院资源情况分析 对医院资源情况进行分析时，主要考察医院所拥有的能够创造价值的各种生产要素，包括人力、财务、物质等实体资源，以及信息、文化等无形资源。①人力资源：是医院最重要的资源之一，包括专业技术人才、专职科研人才、管理人才等的数量和质量；②财务资源：包括所有经费投入，医院是否具备有效的资本储备、现金流、利润和良好的资本运作平台；③物质资源：包括大型设备、耗材、办公设备、信息管理系统、远程会诊系统等；④信息资源：依据工作内容的不同而异，包括医疗技术信息、患者信息等；⑤文化资源：作为医院软约束力，在医院战略管理中具有重要价值，主要包括医院倡导的核心价值观、愿景等是否与员工及患者的价值观同质化，降低双方交易成本。例如，医院以"服务人性化"为核心文化时，打造的医院环境更能迎合患者对服务品质的要求。

2. 医院运营能力分析 医院的运营能力主要涵盖医疗服务能力、组织管理能力、财务运营能力和科研能力。①医疗服务能力：通常是对医院资源配置、技术人员、工作效率与效果、医疗诊治能力与医疗技术水平等进行分析；②组织管理能力：包括医院的管理结构和管理制度等，例如扁平化还是层级化的组织架构、宏观医院功能定位还是科室具体职责分工，以及财务资产管理、绩效考核、科研管理、医疗质量安全管理、内部控制等制度完善情况；③财务运营能力：是对医院流动资产、存货、应收账款、固定资产、总资产等财务指标进行分析评价；④科研能力：主要分析科技产出、学术影响、科技条件、医学科研竞争力等。

3. 科室运营能力分析 科室是医疗机构中最小的业务单元，医院的运营由每个科室的运营构成，每个科室的运营对医院的运营起着至关重要的作用。通过对科室诊疗、费用、人力资源等数据进行分析，了解科室的发展现状和存在的问题，并为科室的发展规划提供可靠依据。科室运营能力可以从以下几个方面进行分析。①科室经济运行分析：包括科室收支结构变化，成本控制重点和固定成本与变动成本的测算，医院、科室盈亏平衡点分析，以及科室盈亏平衡目标业务量的确定；②科室定位分析：利用波士顿矩阵方法，结合科室业务收入增长率和市场占有率，将科室划分为问题型、明星型、现金牛型和瘦狗型，并采取相应策略；③医疗资源的配置与利用分析：分析科室医疗设备、药品、人员等资源的配置情况，发现科室运营中的问题和不足，为优化医疗资源配置和提高服务质量提供依据；④患者满意度分析：调查和分析患者对服务的评价和反馈，及时发现问题和不足，为提升服务质量和满意度提供依据；⑤科室运营绩效评估：根据各科室的特点和运营目标，确定适合科室的运营核心指标（如门急诊量、住院患者数、手术量、医疗费用、医疗服务收入占比、可支配收入等），衡量科室的运营效益和质量变化情况，为科室运营质量的提升和优化提供依据。

（三）综合分析

为了医院的持续发展和稳定，不断地获得新的竞争优势，医院需要综合考虑内外部因素的影响，而不能单独分析其内部或外部因素。因此，SWOT分析被广泛应用为医院运营发展战略的综合分析工具，医院根据外部环境的机遇和挑战，以及内部环境的优势和劣势，对医院的发展目标、实现目标的途径和手段进行整体规划。下面以某医院运营管理的SWOT分析框架为例（图1-4-9）。

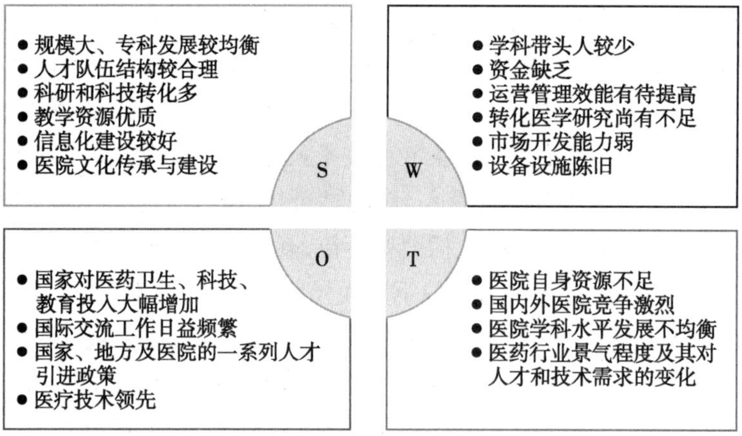

图 1-4-9　某医院运营管理的 SWOT 分析框架

二、战略规划

战略规划阶段是医院运营发展战略规划过程的关键阶段。一个好的战略规划需要确定和分解目标，制定目标后，需要对其进行详细拆分，以便团队能够理解这个战略目标，并充分调动执行人的主观能动性和积极性。制订策略是战略规划的第二个重要内容，它涉及对战略执行具体内容及工作进度的安排，包括对执行过程中每个步骤工作的具体规划，明确规定何时完成何种具体事项。战略规划还需要进行预算资源配置，严格管理预算，并加强预算约束，以有利于实现战略目标。

（一）战略目标确立

设定目标是战略规划的首要步骤，这个过程将医院的使命和愿景具体化，并作为战略分析和选择的产物。医院运营发展战略目标是指在一定时期内，医院希望其运营发展获得的预期理想成果。

1. 战略目标特点　通常，战略目标特点包括以下几个方面：第一，战略目标必须具备可度量性，即明确具体、可度量和可检测；第二，战略目标要具备激励性，即能够促使医院努力实现，并在可行性和挑战性之间取得平衡；第三，战略目标要具备系统性，即由医院总目标、分目标和各种子目标构成一个有序的网状系统；第四，战略目标要相对稳定，一旦确定，不轻易受到医院内外环境变化和市场行情波动的影响而改变。

2. 战略目标制订程序　一般而言，制订战略目标遵循以下四个步骤："征询意向目标—提出目标草案—评估论证方案—确定战略目标"。首先，医院运营战略规划工作小组应全面分析医院运营管理的外部环境变化和内部动态变化，并向各个职能科室和临床业务部门征询意向目标。其次，战略工作小组根据征集到的意向和医院发展现状，提出目标草案。再次，医院运营战略规划领导小组对工作小组提交的目标草案进行评估论证，包括目标是否顺应医院发展方向、目标体系是否完善、目标方案的可行性分析和长远的潜在问题分析等。最后，经过评估和修改后，将目标方案重新整理，形成医院战略目标，并经过审批后正式发布。

3.战略目标类型　确定医院运营发展的整体战略目标后,将其有效分解为部门和个人的目标,以确保顺利达成。这可以从纵向角度分为医院、科室、医疗组目标,从横向角度分为临床、医技、护理、行政、后勤目标,从时间角度分为长期、中期和短期目标。制订战略目标可以采用单一视角或组合视角。一般来说,战略目标往往有一个时间限制,根据实施周期的长短,可以将战略目标划分为不同类型(表1-4-2)。

(1)长期目标:该类型的目标是根据对医院未来整体性和长期性问题的考虑而设计制订的一套行动方案,是针对医院未来发展的长远规划。从时间属性来看,该类目标可分解为多个中长期目标。就目前对公立医院发展定位而言,通常表现为一系列以实现高质量可持续发展为目标的远景规划,具有宏观和抽象性,如学科建设、医院文化建设、人才战略等目标。

(2)中期目标:该类型目标是医院长期目标的从属目标。从时间属性来看,这类目标可以分解为多个阶段性目标,因此预计实现这些目标所需的时间相对较长(如按年),并具备一定的宏观属性,例如全年预算控制目标、年度收支平衡目标等。

(3)短期目标:该类型目标是医院中期目标的从属目标,也被称为阶段性目标。从时间属性来看,是指在相对较短时间内(如按月份、季度)实现的预期目标,其主要特征是具有短期性、具体化和可操作性。从管理属性来看,这些目标应该是相对微观和具体的,例如针对某一科室业务量的同比增幅目标、某一项具体费用的增速控制目标等。

表1-4-2　医院运营发展战略目标划分

目标类型	目标值设定	资源耗费情况	管理属性
长期目标	以实现医院高质量可持续发展为目标的一系列宏观举措	+++++	宏观、抽象
中期目标	完成预算控制目标 实现年度收支平衡 中期规划发展定位 内部收支结构优化 ……	+++	↓
短期目标	短期增值目标 提高工作质量 费用增速控制 ……	+	微观、具体

由于医院运营战略目标具有明确、综合、量化等特点,需要在设定具体战略目标时重点考虑从宏观到微观层面的不同属性,且设定越详细的目标,越有助于评估战略目标最终达成程度。因此,在制订运营管理策略时,医院需要根据不同时期的管理目标,按照从上至下的层级进行制订,以确保策略实施有针对性。

(二)战略策略设计

战略是解决全局性、根本性的问题,而策略则是具体的,为战略服务的手段。在确定战略目标后,需要综合运用战略的稳定性和策略的灵活性,制订能够实现目标的有针对性的战略策略。为了实现战略目标,可以设计多种战略策略,每一种策略都会遇到不同的困难,需要调动不同的资源和运用不同的工具。因此,医院应该根据对环境和自身条件的仔细评估结果,选择最合适的战略策略。一般来说,医院的战略策略可以根据目标属性的不同,分为宏观层面、中观层面和微观层面三个层级(表1-4-3)。

1. 宏观层面 该层面对应医院的长期管理目标,具有指导性和长远性等特点。通常情况下,这一层面的管理目标相对抽象和宏观,常以"五年计划""三年中期规划"等形式呈现。因此,对应的管理策略往往聚焦于管理体系的构建层面,如制订资源配置方案、制订绩效管理制度、实现医院资源管理系统(hospital resource planning, HRP)财务业务一体化等。

表1-4-3 医院运营发展战略策略的选择

目标属性	可能的目标值设定	策略层级	可供选择的策略(参考)
长期目标	● 重点学科与学科带头人培育 ● 打造区域医疗中心 ● 实现业财融合 ● 智慧医院建设 ……	宏观层面	● 学科布局调整与规划(学科群建设) ● 核心体系(如绩效体系等)重构 ● 临床研究成果转化机制重设 ● HRP财务业务一体化建设 ● 信息化改造升级与流程优化 ……
中期目标	工作效率目标 ● 提升全院员工人均门急诊业务量 ● 缩短患者检查预约等候时间 ● 提高床位周转率 资源效益目标 ● 每百元固定资产医疗收入提高 ● 每单位医疗收入能耗支出减少 ● 某重点病种收益率提升 ● 病例组合指数(case mix index, CMI)提升百分比 成本管理目标 ● 医疗辅助成本增速控制 ● 不可收费耗材管理模式优化 ……	中观层面	● 重设院级重点病种 ● DRGs病种组成本管理 ● 热能电能节能改造 ● 耗材二级库建设 ● 预算目标绩效考核 ● 单病种诊疗平台建设 ● 专科运营助理设置 ● 职能部门能级制改革 ……
短期目标	具体费用控制目标 ● 不可收费耗材占比下降 ● 降低人员经费占比 ● 降低每平方米物业保洁费用 ● 降低办公费用 短期增值目标 ● 诊疗类收入同比增长 ● 重点病种同比增长 ● 某学科特需门诊量同比增长 ……	微观层面	● 寻求进口耗材的国产化替代 ● 建立耗材集中采购模式 ● 医疗服务局部作业流程调整 ● 外包业务的重新谈判 ● 无纸化办公流程设计 ● 制订新的临床路径 ● 鼓励新技术申报与开展 ● 病史质量监督管理 ● 考核奖惩制度建设 ……

2.中观层面　该层面具有高效性、阶段性等特点，其策略制订主要针对年度阶段性目标，一般聚焦于工作效率提升、效益分析、内部结构优化等方面。其中，工作效率提升主要是以人均业务量、床位周转率等方面为代表，效益分析主要是分析某项重大资源（如百万元以上专业设备）的投入产出，内部结构优化则是以某科室劳务性收入占比、检查化验收入占比等内部结构为代表。因此，基于该层面制订的经营管理策略往往较为具体，并可细分落实到相应管理部门。

3.微观层面　该层面的管理目标具备灵活性、短期性等特点，主要聚焦于某一阶段具体作业的增值性，例如医疗收入同比增幅、某一病种收益率提升。因此，该层面所采用的管理策略需要更加具体、明确，并且具有较强的可操作性。

由于宏观、中观、微观三个层面的目标之间可能存在逐层分解的关系，从这一角度来看，策略同样具备显著的上下级关系。同时，不同层级需要投入的资源也有所不同。微观层面的运营管理策略所需资源相对较少，但其目标最为具体，因此所需的时间也最短。相比之下，宏观层面的策略因其长期性和宏观性，所需资源往往呈现多年持续投入的状态。因此，医院运营发展的战略与策略应构成一个层级清晰、目标明确的管理体系，各层面的战略策略相互作用、上下协同，以更有效地支持并最终实现战略目标。

不同属性的目标与策略层级之间存在明显的对应关系，涉及的资源耗费也大不相同。举例来说，短期目标的策略非常具体且针对性极强，耗费的资源投入也相对有限，如降低每平方米的物业管理费用，可以通过与服务供应商重新谈判、核定保洁保安人员岗位等策略来实现。中期目标的策略往往与内外部政策变化密切相关，可能需要较多的资源投入，如为了降低能耗支出，可能需要进行锅炉改造、LED节能改造、供水供热管道改造等多个具体项目，实施周期较长、资源投入较多。远期目标则更加宏观，采取的管理策略通常涉及整体流程再造、核心体系重构，涉及范围广、时间跨度长，需要医院投入大量资源。因此，需要特别注意策略目标制订的适应性和针对性，尽可能避免策略层级与目标属性之间的错位，并及时比对所需资源耗费是否小于目标的具体产出。

三、战略实施

战略实施阶段是战略管理全过程中的具体行动阶段，主要是指在战略规划制订出来后，将其转化为具体行动并付诸实践的过程，即为制订和执行实施计划的过程。一旦完成战略规划，就需要根据战略制订实施计划，包括明确某一活动的层级、执行机构、资源、时间、地点和方法，以确保实现战略目标。

（一）实施保障措施

1.组织保障　组织保障是确保战略规划实施的关键一环。因此，医院可以建立一个包括战略管理委员会、战略管理办公室和战略管理基层单元的三层组织体系。其中，委员会主要职责包括审议与战略管理相关的制度、政策、程序，审议年度战略草案以及战略调整方案，定期收听战略执行情况分析报告，解决重大战略管理问题；战略管理办公室主要负责拟定医院战略管理制度、政策和程序等，以及战略管理相关准备、指导、审核、汇总、执行监控、分析考核等日常工作;战略管理基层单元是各部门负责本部门战略的规划、执行、分析、控制、评价及其他相关工作的组织。另外,应构建由医院内部委员及外部委员组成的战略管理咨询委员会,为医院战略管理提供咨询建议。战略管理咨询委员会的委员由医院内部委员及外部委员组成,内部委员主要由本单位长期从事战略管理研究的科室主任担任;外部委员主要由来自相关协会、学会、政府部门的专家以及高校管理学院教授组成,为医院战略管理提供咨询建议。

2. 制度保障 医院需要建立起完善的制度管理措施来保障战略规划的顺利进行,仅依靠医院管理者的个人管理难以实现整体同步和快速发展。因此,需要一套切实可行的标准化制度,为医院各个方面提供标准和规范,以监督并完善内部管理,为战略执行提供支持。当医院在战略发展中面临复杂问题和风险时,制度可以提供最基本、准确的评判标准,提高处理事务的准确性和成功率,实现战略执行的规范化和科学化。在医院战略管理的具体执行中,特别需要注意对职工的激励和惩罚措施,制定权责分工和适度的奖惩制度可以提高内部管理效率,为战略执行提供基础保障。

3. 党建和文化保障 加强党的领导,医院党委应加强对医院工作的政治、思想和组织领导,履行指导工作方向、统筹大局、保证工作落实、做出决策、推动改革的职责,以此为医院的运营发展提供政治和组织上的保障。同时,加强医院的文化建设,提升员工的文化素养和道德水平,以实现医院战略目标。医院将权限和责任下放给科室,将战略目标责任落实到科室,甚至落实到个人,并从整体出发优化战略执行,以提高科室和医务人员的责任心和执行力。

4. 人才保障 为确保医院运营战略规划的顺利进行,需要有效地开发、合理配置和充分利用人力资源。首先,医院应成立专门的战略管理办公室,独立于其他科室,以全面发挥战略管理职能。其次,医院应聘请专业的战略管理专家,传授战略管理概念,辅导执行并培养专业人才,不断更新知识内容,运用先进的理论和科学的方法与工具,推进医院的战略管理工作。最后,根据临床管理需求,引进高端人才为各科室服务,满足医院的战略发展需求,并给予个人成长空间,为医院的战略管理提供长期保障。

5. 经费保障 任何战略都需要资源和经费作为贯彻落实的基础。每年都应该拨出一定比例的资金来支持医院战略发展。经费支持涉及预算问题,预算是一种将资源分配给特定活动的数字型计划。要适度放松对预算的严格控制,同时规范经费的使用,确保经费能够及时足额拨付。此外,还须加强预算执行的监督和审批,确保经费使用的合法性和透明度,并定期检查和评估经费使用情况,及时发现和解决经费管理中存在的问题,进一步提高经费使用效益,从而真正推动医院运营发展战略规划的实施与落地。

6. 信息化保障 信息化建设是实现医院高效运营的重要手段。基于医院的战略目标和学科发展方向,遵循规划到位、分步实施的原则,并秉持"收集的信息化数据必然用于分析和指导未来的发展"的理念,制订医院信息化专项规划,实现互联互通。信息化不仅为院领导决策提供依据,还能提高院领导战略决策的质量和效率,实现资源整合管理的一体化,提高医院整体运行效率,增强对环境变化的应对能力,及时纠正战略实施的实际结果与预定战略目标的偏差,并采取措施予以纠正,为运营发展战略的规划、实施和评价提供强有力的支持。

(二)实施进度计划

制订一个适宜的时间表是规划战略实施中的一个重要方面,它能够明确每个部门在何时开始进行哪些任务,并规定在何时之前必须完成这些任务。医院管理者可以利用甘特图来展示整个时间进度,从而清晰地了解医院运营发展规划工作的各项活动何时开始、何时结束,并据此进行过程评估和监测。以某年的规划事项为例,可以通过甘特图来展示每项规划的实施进度安排(图1-4-10)。

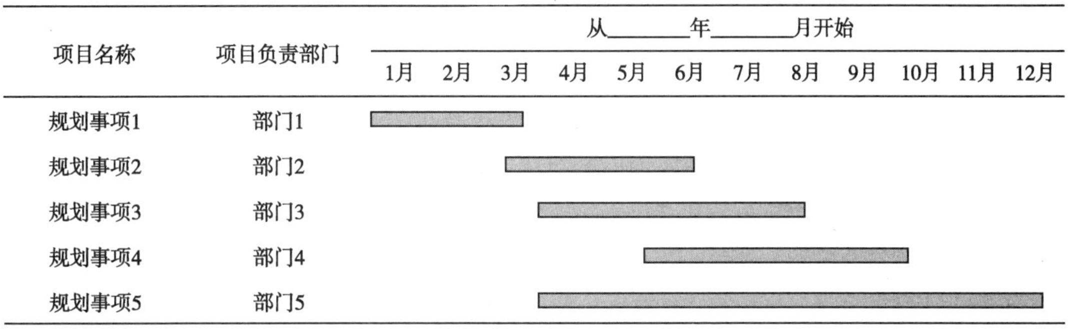

项目名称	项目负责部门	从_____年_____月开始											
		1月	2月	3月	4月	5月	6月	7月	8月	9月	10月	11月	12月
规划事项1	部门1													
规划事项2	部门2													
规划事项3	部门3													
规划事项4	部门4													
规划事项5	部门5													

图1-4-10 实施进度甘特图

(三)战略实施方案

医院在完成战略环境分析、战略目标确立、战略策略设计、实施保障及实施计划安排等具体环节后,形成一个医院运营发展战略规划详细的实施方案,并经过审批后予以公布,以此推动医院运营发展战略在科室日常运营环节落地实施。

四、战略评估

具体见本章第三节。

第三节 医院运营发展战略规划评价

在战略实施过程中,战略规划评价是对战略实施结果进行全面评估的一种控制手段。通过对比分析战略实施成果和战略目标,判断战略规划是否能够实现预期目标,找出偏差并采取措施纠正。战略规划评价是战略规划修编工作的关键环节,其准确性对后续修编工作的准确性、实施性和可行性都极其重要。

一、战略规划评价标准

企业战略评价涉及的因素众多,因此评价的标准是多元化的。战略学家理查德•鲁梅特提出了可用于战略评价的四个标准,包括用于内部评价的一致性标准和可行性标准,用于外部评价的协调性标准和优越性标准。这四个标准同样也适用于医院运营发展的战略评价。

（一）一致性标准

一致性要求同一战略方案中各层次、各领域的目标和政策保持一致。若出现以下情况之一，则可认定医院战略存在不一致性，例如，人员更替后，管理问题仍然存在；基层、中层管理者无法解决政策问题，需将政策问题提交到高层管理者来解决。

（二）可行性标准

可行性指的是不能过度利用现有资源，也不能引发无法解决的副作用。战略的最终检验在于其可行性，即该战略是否能够在公立医院的人力、物力和财力可承受的范围内实施。在评价战略时，应该考察公立医院过去的经验，以确定其是否具备执行既定战略所需的相应能力、胜任力和人才。

（三）协调性标准

协调性是指战略制订者在评价战略时，既要考察单个趋势，又要探究组合趋势。战略是为了适应外部环境的变化而做出的内部响应。在制订战略时，一个困难之处是需要将医院的关键内部因素与外部因素相互匹配，且大多数趋势是相互交织影响的，因此需要进行综合考虑。

（四）优越性标准

优越性是指在运营发展战略中，必须创造和保持其某一方面的竞争优势。这种优势通常源于医院所拥有的资源、技能和地位。举例来说，具备良好地位的医院可以通过一种特定的运营策略获得优势，而处于不同地位的其他医院则无法以类似方式受益于同样的策略。

二、战略规划评价体系

战略规划评价目的在于综合评价和估量医院运营发展战略规划的实施效果，为调整战略规划提供情报信息、决策依据和力量支持。医院运营战略量化评估体系是客观全面总结医院运营发展情况的基础保障，是科学规划医院未来发展战略的基本要求。因此，在精益求精的思想指导下，医院须合理化、灵活化运用各种现代管理手段，建立科学的战略评价体系。

（一）评价指标设计原则

在构建医院运营发展战略规划评价体系时，须遵循以下四点原则：第一，评价指标与战略目标一致。医院的评价指标应与其所追求的战略目标相一致，以正确反映医院的战略执行情况。第二，动因与结果一致。通过建立在因果关系基础上的战略规划评价体系，描述医院战略规划从理想到现实的转变，揭示战略规划的完整流程。第三，整体目标与个体目标一致。成功的战略管理离不开清晰明了的整体战略目标，也离不开每个个体目标的实现，故须确保医院整体目标与科室和个人目标之间的协调统一。第四，绩效评价与薪酬一致。成功实施战略规划离不开每个科室和每位医务人员的共同努力。将战略目标细分为每个科室和每个医务人员的指标，量化考核指标，并根据绩效评价结果采用薪酬方式进行奖惩。

（二）评价指标体系构建

战略规划评价指标体系由一系列与医院运营发展相关的、相对可量化的评价指标构成。

在医院运营发展战略规划的评价过程中,医院可以充分利用好战略评价的各种方法,如关键绩效指标法、平衡计分卡、综合评价法等。举例来说,医院可利用好平衡计分卡,综合考虑财务、内部和外部因素,从财务、客户、内部业务流程、学习与成长四个方面入手确立与战略目标相关的战略规划评价指标体系(表 1-4-4)。将平衡计分卡应用于战略规划评价指标体系的构建,可以改变医院流程的局限思维,通过综合评价方法,促进公立医院均衡地经营发展。同时,在应用平衡计分卡工具时,医院对各项绩效指标、管理模块的处理方式也需要做出针对性调整。

表 1-4-4 基于平衡计分卡的医院运营发展战略规划评价指标体系

维度	一级指标	二级指标	三级指标
财务层面	运营效能	● 收支结构 ● 费用控制 ● 资源效能 ● 经济管理 ……	● 业务收支结余 ● 门诊均次费用 ● 住院均次费用 ● 平均住院天数 ● 资产负债率 ● 医疗收入中来自医保基金的收入 ……
客户层面	满意度	● 满意度 ● 患者服务体验 ……	● 门诊患者满意度 ● 住院患者满意度 ● 医务人员满意度 ● 累计诉讼案件 ● 赔偿总额 ……
内部业务流程	医疗质量	● 功能定位 ● 质量安全 ● 服务流程 ● 合理用药 ……	● 编制床位数 ● 手术人数 ● 三四级手术比例 ● 进入临床路径患者比例 ● 抗菌药物使用强度 ……
学习与成长	可持续发展	● 人才培养 ● 互联智慧 ● 学科建设 ● 教育培训 ● 科研成果转化 ……	● 博士、硕士总数 ● 正高、副高级职称员工人数 ● 国家级项目立项数量 ● 博士、硕士学位授予点 ● 远程医疗服务量 ……

(三)评价指标权重设计

在明确应选取的指标体系后,应当采取一定的方法,确定各指标的分值权重。目前常用的方法包括德尔菲法和层次分析法。其中,德尔菲法也称专家调查法,其本质上是一种反馈匿名函询法,大致流程是在对所要预测的问题征得专家的意见之后,进行整理、归纳、统计,再匿名反馈给各专家,再次征求意见,再集中,再反馈,直至得到一致的意见;层次分析法是一种定性和定量相结合的、系统的、层次化的分析方法。这种方法的特点就是在对复杂决策问题的本质、影响因素及其内在关系等进行深入研究的基础上,利用较少的定量信息使决策的思维过程数学化,从而为多目标、多准则或无结构特性的复杂决策问题提供简便的决策方法。

三、战略规划评价成果应用

战略规划评价成果的运用是将评估结论进行总结和提炼后,用于改进规划、推进实施和优化管理的过程。这个过程可以分为三个部分:成果汇总、成果扩散和成果应用。

(一)评估成果汇总

评估成果汇总是将医院运营发展中各项规划事项的成效、评估意见与建议进行提炼,并经正式决策形成评估结论和改进措施。为了提升评估成果的应用价值,需要建立评估成果的标准化表述方式。一方面,对于战略规划评估结论,应制订标准化的综合结论;另一方面,在形成评估结论的同时,还应标准化描述整改措施,包括主要问题和不足,整改措施的名称、实施主体、进度要求以及监督方式等。

(二)评估成果扩散

根据医院运营管理的特点,将运营规划的评估成果反馈给相关部门或机构,并将评估成果扩散出去。扩散方式包括正式和非正式两种。正式扩散方式包括印发、出版和网上公开,可以包括评估的完整内容或者摘要,同时还可以集中扩散同类规划评估中发现的共性问题。非正式扩散方式包括内部研讨会和培训。研讨会的参与者主要是参与评估工作的相关机构工作人员,旨在讨论评估成果、总结经验,并扩大影响和应用价值。在应用医院运营发展规划的评估成果时,需要妥善处理扩散和保密的关系,既要防止泄密事件,又要避免盲目扩大保密范围,以免影响评估成果的应用。

(三)评估成果应用

通常,战略规划评估成果的应用可以从以下三个方面展开:首先,改进规划实施过程。根据评估发现的问题和困难,采取有针对性的措施来提高整体的规划实施效能。其次,优化规划方案。根据评估的结论及时修订和优化规划方案,以推动最终目标的顺利实现。最后,完善规划管理。通过评估经验和教训,为未来的规划编制和实施提供有价值的参考,从而不断提升规划管理的能力。

四、战略规划复盘与调整

战略规划评估是对整体战略成果的回顾,但在年末仍须对战略规划进行整体复盘与调整,以实现控制目标,形成完整的战略规划闭环。

(一)战略规划复盘

首先,需要通过描述本年度战略目标、指标、行动方案和预算等过程,构建战略复盘所需的基础信息。然后,对这些复盘内容进行评价时,要特别关注实际结果与预期结果的差异，以及目标、行动方案和预算制订的合理性。最后，根据评估结果找出战略问题，并进行深入分析，总结规律，明确下一步计划，形成文字性材料，为战略调整做好准备。

（二）战略规划调整

医院运营发展战略规划是一个持续的过程，需要不断监测战略实施的进展，根据实际情况调整和优化。战略规划调整是根据实际情况对战略目标和计划进行优化的过程。医院应根据内外部环境变化修正和调整战略，以保持竞争优势和符合实际需求。在医院运营发展战略调整过程中，可能会遇到外部环境和内部环境带来的固定思维模式、人为因素、传统运营方式的阻力，阻碍医院战略规划调整。因此医院在进行战略规划调整时需要克服这些阻力，并且同时注重内部管理和资源配置，以确保战略的长期性和稳定性。

（梁红梅　刘雅娟）

第五章

医院流程管理

第一节　流程管理概述

流程管理（process management，PM），又称业务流程管理或企业流程管理（business process management，BPM），是 20 世纪 90 年代在企业界最早提出，并应用于企业管理的一种新的管理思想和管理方法。美国著名管理学家和咨询专家迈克尔·哈默博士于 1993 年发表《公司重组：企业革命的宣言》，并创造性地提出了"企业流程再造（business process reengineering，BPR）"的概念。它要求从根本上对企业流程进行重新思考，并实施最彻底的变革，旨在通过这种方式在产品品质、生产成本、生产效率和服务质量等多个关键方面实现巨大的提升。该概念一经推出就迅速引起了管理学者以及企业界的广泛关注，世界各地的企业不约而同地将哈默的管理思想应用到自己的管理运作与组织设计中，医疗服务行业也开始积极引入流程管理的思想和方法，以提升服务质量和运营效率。

一、流程管理理论基础

（一）流程管理的起源

在 18 世纪，英国经济学家亚当·斯密于其著作《国民财富的性质和原因的研究》中提出了著名的"劳动分工原理"。该原理指出，分工对于提升生产效率和增加产品产量具有显著作用，其背后原因可归纳为以下三点：其一，劳动者因专注于某一专业领域，其技巧得以在持续实践中日益精湛；其二，分工模式有效避免了因频繁切换不同工作任务而造成的时间损耗；其三，劳动过程的简化以及相应机械的发明与应用，使单个劳动者能够承担起原本需要多人协作才能完成的工作量。由此观之，亚当·斯密的分工论实质上蕴含着最基础且质朴的流程理念。1911 年，弗雷德里克·泰勒发表了《科学管理原理》一书，书中系统阐述了科学管理理论。该理论主张运用科学的方法与手段，精准确定从事各项工作的"最佳方法"，以实现生产流程的优化与效率提升。凭借其科学性与实用性，这一理论一经问世，便迅速在全世界范围内获得了众多管理者的认可与推崇，进而被广泛应用和接受。分工理论和科学管理理论在企业的实践和发展的主要代表为：①生产流水作业线使得企业生产效率倍增；②建立金字塔式的科层制组织结构以强化部门管理。

（二）流程管理的主要思想

流程管理是一种以构造端到端的卓越业务流程为中心，以持续地提高组织业务绩效为目的的系统化的方法。流程管理强调规范化、持续性和系统化。这不等同于彻底重新设计整个业务流程，例如，在企业的采购流程中，流程管理可能会发现供应商筛选环节过于冗长，导致采购周期延长。通过对该环节的重新设计，如引入更高效的供应商评估系统，可以显著缩短采购时间，而并非完全推翻原有的采购流程体系。同时，流程管理注重对流程的持续监测和评估。随着市场环境的变化、技术的进步以及客户需求的演变，业务流程需要不断地进行微调和改进。比如，当新的物流技术出现时，物流配送流程可以及时优化，采用更先进的追踪系统和配送算法，以提升客户满意度和降低运营成本。

1. 流程管理的特点 流程，是把一个或多个输入转化为对顾客有价值的输出的活动。具体地说，流程指为实现某些结果，以确定的方式发生或进行的一系列活动，即以可重复的步骤达到预期的目的。流程包括输入资源、活动、活动的相互作用、输出结果、顾客和价值等要素。同时要有明确的输出结果，即目标或任务，这个目标可以是一次满意的服务，也可以是一次及时的产品送达等。这个目标越具体越容易评价。流程具有以下特点。

（1）内在性：流程包含于行为或活动过程中，对于所有的事物与行为，我们都可以描述为"输入的是什么资源，输出了什么结果，中间的一系列活动是怎样的，输出为谁创造了怎样的价值"。

（2）整体性：流程由多个活动组成，需要把握整体的观念。

（3）动态性：由一个活动到另一个活动，流程是按照一定的时序关系逐步展开的。

（4）可重复性：尽管不同的流程其内容不同，但一定可以重复。

（5）层次性：组成流程的活动可被看成是总流程的子流程，可以继续分解成若干活动。

（6）结构性：流程的结构可以有多重表现形式，如串联、并联、反馈等，不同结构往往给流程的输出结果带来很大影响。

2. 流程的分类 流程分为战略性流程、经营性流程和辅助性流程。战略性流程是指组织为了自己的未来进行规划的流程，包括战略规划、产品或服务开发和发展新流程。经营性流程是指组织实施常规职能的流程。辅助性流程是指那些辅助战略性流程和经营性流程实施的流程，例如人力资源管理、信息系统管理的流程等。这类流程都可以细分为一系列的子流程，这些子流程又可以一步一步地细分为更为具体的流程，直到细分到每个员工的工作流程。所有组织的核心流程基本上是相同的，核心流程的数量和复杂程度与组织的规模无关。

3. 流程管理的基本概念 流程管理理论认为，流程可以创造价值。由各种相互关联、相互作用又相互独立的活动组成的业务流程，应是精心设计的，在为顾客创造价值的同时实现组织价值的增加。流程管理的本质就是构造卓越的业务流程。

卓越的流程一定是面向客户的流程。顾客满意度是其唯一考核基准。流程管理要求从顾客的角度，重新确定组织应该做什么和如何去做；质量第一，把满足顾客的需要和超越顾客的期望作为组织追求的首要目标，同时重视组织效率，力求单位资源产出效果、效益最大化。

二、顾客与供应商

组织应该以顾客为中心进行流程设计。供应商通过流程向其顾客提供产出——通常是服务或产品。组织中的每一个流程都有对应顾客，其中有些是外部顾客（external customer），外部顾客可以是购买企业最终服务或产品的终端用户或中间顾客，如制造商、金融机构或零售商。另外一部分是内部顾客（internal customer），内部顾客可以是依赖来自其他员工或流程的输入来完成自己工作的员工或流程，例如医院的医生作为核心流程的参与者，既是服务请求的发出者（下达医嘱需要其他流程支撑），也是服务活动的提供者。无论是对内部顾客还是对外部顾客，都必须从关心顾客的角度来设计和管理流程。所有管理者都面临着一个永恒的问题：这个流程是否达到甚至超过顾客的期望？换言之，能否满足顾客的需求？

同样来说，一个组织的每一个流程和每一个人都依赖于供应商。外部供应商（external supplier）可以是提供资源、服务、产品和原材料以满足企业近期或长期需要的其他企业或个人。例如，一家医院的运行需要财政拨款、医疗建筑、物资物料、医疗设备、系统软件和新的人员以支持流程的需要。流程也有内部服务提供商（internal supplier），其可以是向流程提供重要信息或原材料的员工或流程，比如提供给顾客的药品、营养品、器械，再比如相关的运营数据或信息：指示牌、预约时间、天气情况、医疗记录、就诊号等。要想成为一个有效的管理者，了解流程之间的顾客-供应商关系是十分重要的。

三、服务流程与制造流程

目前存在两种类型的主要流程：服务流程与制造流程。服务流程在日常生活中比较常见，根据一部分工业化国家的统计数据，约80%的就业岗位由服务行业提供。因此，服务流程占有重要地位。制造流程也很重要，因为如果没有制造流程，我们在日常生活中所使用的产品将无法被提供。此外，制造也同样提供了大量的服务机会。因此，两种流程缺一不可。

为什么要对服务流程与制造流程进行区分呢？答案在于服务流程与制造流程之间有两点重要区别：①流程产出的性质；②顾客接触程度。服务流程倾向于提供看不见、摸不着、无法储存的产出，也就是服务。例如，一家保险公司车险业务部的产出是汽车保险及其延伸服务，快递公司的产出是包裹投递服务等。服务流程的产出一般无法以持有产品库存的形式来应对顾客需求的变化，因为服务通常是即时的、不可分离的，一旦提供，不能像有形产品那样进行存储，以备后续使用。而制造流程则侧重于生产经久耐用的、有形的成品，我们称之为产品，如一条汽车发动机装配线，其产出是组装完成的发动机，一名面点师制作蛋糕并展示于一家甜品店的货架上。制造流程中的产品可以根据对未来需求的预测来安排生产、存储以及运输等环节，这使得制造企业能够在一定程度上灵活应对市场需求的波动，提前做好生产和供货准备，以满足不同时间段的订单需求。

服务流程与制造流程的第二个重要区别是同顾客接触的程度。服务流程中，顾客往往会在现场直接参与服务过程，与服务提供者有直接的互动和接触，顾客可能像在超市购物那样扮演着主动的角色，或者像在医院门诊那样与医生沟通以完成问诊服务。而制造流程中，顾客与生产过程基本是分离的，生产在工厂车间等封闭或相对独立的场所进行，顾客通常接触不到生产环节。例如在汽车制造厂，顾客不可能直接参与到汽车的组装生产过程中，他们只能在产品最终完成后，通过销售环节获得汽车产品。但仅以顾客接触程度作为标准来区分服务流程与制造流程，并非一种理想的方法。有些服务流程是低顾客接触度的嵌套流程。比如保险公司的总部，这里是设计并产生保险产品及条款的地方，其工作内容和技术流程相对复杂且独立，与顾客的日常直接接触较少。而保险公司的分支机构则是高顾客接触度的场所，保险经理每天都要与顾客面对面沟通交流，处理各类保险业务相关的咨询、理赔等事务。同样地，部分制造流程也需要高度的顾客接触。比如在为一款特定型号汽车生产独特的发动机部件时，就属于这种情况。在开始大规模生产之前，必须由车企对部件的质量进行严格的检验。车企和供应商之间必须密切配合，不仅要在质量把控上达成共识，确保产品质量达到甚至超过要求，而且要像每周发货必须与企业的装配计划协调那样，做好各个环节的衔接和沟通工作。

因此，管理者在设计流程时，必须充分认识到流程与顾客接触程度这一变量。无论是服务流程还是制造流程，都要结合实际业务需求、产品或服务特性，以及顾客期望等因素，合理地安排顾客接触环节，以此来提升流程的效率和质量，更好地满足顾客的需求。

四、医院流程的特殊性

医院流程作为一种特殊的服务流程，不仅具备服务流程的一般性特征，还有其独特性，这些特性使得医院流程管理具有高度的复杂性与挑战性。

第一，顾客群体的多样性。医院流程中同时存在着外部顾客与内部顾客。外部顾客主要指前来就医的患者及其家属，他们直接寻求医疗服务以解决健康问题；而内部顾客则涵盖了医院内部的医护人员、行政管理人员、后勤保障人员等诸多群体。内部顾客之间的协作流畅性与满意度对于整个医院流程的效率有着不可忽视的影响。例如，医生需要准确及时的检查报告来制定治疗方案，技师提供高质量的检查结果，护士执行医嘱进行护理操作，任何一个环节的内部沟通不畅或协作受阻，都可能导致患者等待时间增加、治疗延误等问题，从而降低整个医院流程的效率与质量。

第二，管理结构的复杂性。医院的管理条线交错复杂，这使得医院流程管理必须在多方面进行精细的权衡与协调。在患者为中心的理念下，患者的需求无疑是流程设计的重要考量因素，但同时，医生、技师、护士等不同医疗专业人员也有着各自的诉求。医生关注的是疾病的准确诊断与有效治疗，可能需要更多的检查手段和充足的治疗时间；技师则需要确保医疗设备的正常运转以及检查流程的标准化运作；护士侧重于患者的日常护理、病情观察以及医嘱的准确执行。如何在保障患者得到优质医疗服务的同时，满足不同专业人员的合理需求，实现各方的有效配合，是医院流程管理的重要任务之一。例如，在制定患者检查流程时，既要考虑患者的方便快捷，减少等待时间，又要确保技师有足够时间进行设备维护、质量控制,同时还要兼顾医生对检查结果准确性的要求,这就需要在患者排程、时间安排、人员配置、设备使用等多个维度进行精细的规划与协调。

第三,资源导向与高顾客接触特征。医院作为一种资源导向型的服务组织,医院流程的顺利开展高度依赖于多种资源的有效整合与合理配置。这些资源包括顾客(患者及其家属)、员工(医护人员等)、供应商(提供药品、器械、耗材等)、设施(医院建筑、病房、手术室等)、设备(医疗检测设备、治疗仪器等)、辅助物品(药品、耗材、医疗器械等)以及信息(患者病历、检查报告、导诊单等)。同时,医疗服务具有典型的高顾客接触特征,患者在就医过程中需要与医护人员、医院设施设备等进行频繁且长时间的接触。这种高接触性不仅要求医院在物理环境、人员态度等方面提供良好的体验,还要求流程设计充分考虑患者在就医过程中的心理需求和行为习惯。例如,在手术流程中,不仅要确保手术室设施设备齐全、消毒彻底,医护人员技术熟练、配合默契,还要考虑患者术前的焦虑情绪安抚、术后的康复指导以及家属的陪护需求等多个方面,任何一个环节的资源调配不当或接触体验不佳,都可能影响患者对整个医疗服务的满意度。

第四,服务质量评价的复杂性。医疗服务的特殊性在于其质量与结果直接关系到顾客的生命安全和健康福祉,任何微小的失误都可能导致严重后果,因此对服务质量的要求极高。同时,由于临床医学的专业性较强,患者及家属往往缺乏足够的医学知识,对医疗服务质量的评价往往带有较强的主观性和模糊性。患者可能会从就诊的便捷性、医护人员的态度、治疗后的身体感受等方面进行评价,但不一定能准确判断医疗技术、治疗方案的合理性和科学性。例如,一名患者在就诊过程中可能因为医生的耐心讲解、护士的细心护理而对医疗服务给予较高评价,即使最终的治疗效果并非最佳;反之,如果在治疗过程中患者没有得到充分的心理关怀,即使治疗效果良好,也可能对医疗服务表示不满。这种复杂的质量评价特点,要求医院在医院流程设计与管理中,既要注重医疗技术的精湛和治疗方案的科学性,又要关注患者的心理体验和人文关怀,努力在专业性与人文性之间取得平衡,提升服务质量的综合评价。

医院流程的这些特点,决定了医院管理者在制定管理策略时,需要综合考虑多方面因素,既要保障医疗安全和质量,又要提高服务效率和患者满意度,通过优化流程设计、加强人员培训、完善资源配置等方式,不断提升医疗服务水平,以满足人民群众追求高质量医疗服务的需求。在掌握了这医院流程的特殊性之后,将有利于我们更好地掌握流程分析的方法和工具。

第二节 医院流程分析的方法和工具

流程管理是管理的重要组成部分,流程分析则是流程管理的关键环节,通过系统地梳理业务流程,以识别问题、发现改进机会,达到目的。下面将对常见的流程分析方法和工具进行介绍。

一、流程图

流程图（flowchart）也被称为输入 - 输出图。是一种将业务流程可视化的方法，无论是工厂生产某产品的工艺流程，还是医院医疗服务、行政后勤管理的服务流程，都可以通过它直观呈现，是流程分析的基础手段之一。它使用标准的图形符号（如需要决策的流程用菱形框，一般活动使用方框等），通过连线表示流程走向，便于理解、分析和改善流程，帮助识别流程中的瓶颈、冗余和浪费，为流程管理及优化奠定基础。

在医院流程分析中，流程图贯穿了所有环节。下面是使用流程图进行流程分析的过程。

（1）确定流程分析的目的和范围：首先需要明确进行流程分析的原因、目的和范围。例如，识别并改进某一特定流程的效率或质量问题。

（2）确定需要分析的流程：根据确定的分析目的和范围，选择需要分析的流程。可以通过访谈、观察、文档分析等方式了解流程信息。

（3）绘制流程图：在了解流程的基础上，可以使用流程图工具绘制流程图。流程图通常由各种符号和箭头组成，用于描述流程中的不同步骤、决策、输入、输出等。

（4）检查流程图：完成流程图后，需要仔细检查一遍是否符合实际情况，流程图中是否漏掉了某些关键步骤或决策。如果存在问题，需要进行修正或调整。

（5）识别问题和改进机会：在绘制流程图和检查流程图的过程中，可以发现流程中存在的问题和改进机会，例如存在瓶颈、冗余、失误、浪费或优化空间等。根据分析结果提出相关建议，并提出改进方案。

（6）实施改进措施：实施改进措施之前，需要进行风险评估，确保改进措施不会引入新问题或进一步降低流程效率；然后，可以制订实施计划，明确责任分工和时间节点，并实施改进措施。

（7）持续监督和改进：在实施改进措施之后，需要持续监督流程的效果，并进行必要的调整和改进。

二、鱼骨图

鱼骨图（cause-and-effect diagram，CED），又名因果图、石川图，是一种探寻问题"根本原因"的分析方法，由日本石川馨教授提出（图1-5-1）。运用鱼骨图进行分析，能找出研究问题的本质原因，并且直观地呈现，助力管理者全面系统地了解情况，将因素按类别归为"主骨 - 大骨 - 中骨 - 小骨"结构，帮助团队从人员、设备、材料、方法、环境等维度挖掘根本原因，在流程管理、质量管理以及生产管理中广泛使用。也是医院质量管理中分析复杂问题的核心工具之一。

在医院管理中，鱼骨图以其直观的因果分析结构，围绕医疗质量、患者安全、服务效率等核心问题，从人员、设备、流程、环境等维度系统性梳理潜在影响因素。通过多部门协作的头脑风暴，深入挖掘如术后感染率上升、患者候诊时间长等问题的根本原因，并结合数据验证锁定关键因素，进而针对性制定改进措施，与 PDCA 循环等工具联动，形成闭环管理，助力医院实现精细化、科学化的持续质量改进。

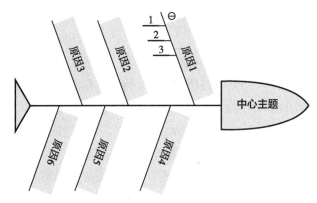

图1-5-1　鱼骨图示意图

三、流程程序分析法

程序分析是根据工作顺序,从头到尾地诊断整个工作程序中有没有不必要的作业或不合理的工作程序,诊断是否存在无效移动、过多等待等情况,优化其中不合理现象,提高效率的研究方法。在医院流程管理中,可以把患者就医过程看作人员流程程序分析,以患者获取医疗服务的全过程为研究对象,把患者在门诊就诊的整个过程划分为治疗、移动、排队和辅助并加以记录。

程序分析的步骤:程序分析主要分为5个步骤,见表1-5-1。

表1-5-1　程序分析步骤

步骤	内容
选择	选择研究的对象
记录	运用相应的程序分析图进行详细记录
分析	采用5W1H提问技术和ECRS原则分析、优化再造
建立	重新设计一个更加经济合理、科学有效的方案
实施	实施新的方案

在工业工程中,使用流程程序图把制造产品或服务的全程作为研究对象,再把整个过程划分为加工、检查等5种情况,记录下全部环节、时间和距离。更直观地体现全流程,为下一步的分析优化奠定基础,提供依据和基础数据。

流程程序分析主要分为以下七个步骤:①现场调查,获取基本流程信息;②按照相应标准和规则绘制出流程程序图;③分析测定流程中的必要项目;④分析整理所得资料,得出结果;⑤确定优化方案;⑥实施优化方案并进行评估;⑦标准化改进方案,使此次流程程序分析的结果持续生效。见表1-5-2。

续表

表 1-5-2　流程程序分析步骤

步骤	名称	情况				时间/min	距离/m
		医疗活动/次	移动/次	等待/次	辅助/次		
1	×××	○	→	D	□		
2	×××	○	→	D	□		
3	×××	○	→	D	□		
4	×××	○	→	D	□		
5	×××	○	→	D	□		
6	×××	○	→	D	□		
……	……	……	……	……	……		
	总计	××	××	××	××	××	××

四、价值流程图

价值流程图（value stream mapping，VSM）是一种将价值链进行视觉化展示的方法。它可以直观地了解当前的流程状况、找到流程中的瓶颈和浪费，并提出改进建议。

在医院管理中，价值流程图可广泛应用于药品供应、医疗设备维护、患者住院服务等流程。以药品供应流程为例，通过绘制价值流程图，可清晰看到从药品采购计划制定、供应商选择、药品运输、入库验收、库存管理到发放至临床科室的全过程。分析发现，药品采购周期长、库存积压导致过期浪费、各环节信息传递不及时等问题。针对这些问题，医院可与供应商协商优化采购计划，建立实时库存监控系统，加强部门间信息共享，从而提高药品供应效率，降低成本，保障临床用药需求。

五、布洛克图

布洛克图（block diagram）是一种分析流程步骤和资源使用情况的方法。通过绘制流程图、资源分配表和操作说明等方式，可以准确识别瓶颈并分析改进机会。

在医院手术室资源调配管理中，布洛克图能清晰展示手术安排、医护人员配置、设备使用等步骤与资源使用情况。例如，通过分析发现，某些时间段手术室设备闲置，而医护人员却处于忙碌状态，存在资源分配不合理的问题。基于此，医院可优化手术排期，根据手术类型和复杂程度合理调配医护人员和设备资源，提高手术室整体利用率，缩短患者手术等待时间。

六、故障树分析法

故障树分析法（fault tree analysis，FTA）是在系统设计过程中，通过对可能造成系统故障的各种因素（包括硬件、软件、环境、人为因素等）进行分析，画出故障树（逻辑框图），从而确定系统故障原因的各种可能组合及其发生概率,以计算系统故障概率,采取相应的纠正措施,提高系统可靠性的一种设计分析方法。FTA从分析特定的事故或故障开始(顶上事件),层层分析其发生原因,直到找出事故的基本原因,即故障树的基本事件为止。

在医院管理中,故障树分析法可用于分析医疗设备故障、医疗事故等问题。以某类手术失败为顶上事件,通过分析手术器械故障、医护人员操作失误、患者自身特殊情况等因素,构建故障树。进一步探究发现,手术器械故障可能是由于设备老化、维护保养不到位;医护人员操作失误可能是因为培训不足、工作疲劳等。针对这些原因,医院可制定设备定期维护计划,加强医护人员培训和考核,完善术前患者评估流程,降低手术失败风险,保障患者安全。

七、统一建模语言

统一建模语言(unified modeling language,UML)是面向对象的软件分析和设计建模标准,是一种标准化的图形建模语言,通过描述活动的过程,展示活动是怎么发生的、要干什么、在何处发生,它是对系统的产品进行说明、可视化和编制文档的重要手段,它提供了一种跨领域的交流平台,借助图形来表达模型的含义及意义,便于不同领域和背景人员的交流和理解,有效地促进了软件的设计和开发,具有通用性好、功能强大、易于分析与理解的特点,已经在很多领域得到了广泛应用。

在医院信息化建设中,UML可用于设计医院管理信息系统、电子病历系统、临床路径管理系统等软件的流程和架构。通过UML建模,技术人员能够准确理解医院业务流程和管理需求,如医生开具医嘱、护士执行医嘱、药房发药等流程;医院管理人员也能清晰了解软件功能和操作流程,确保软件系统符合医院实际工作场景,提高医院信息化管理水平,实现医疗信息的高效共享和协同工作。

八、问卷调查

问卷调查(survey)通过收集参与流程的人员的意见和建议,了解流程中存在的问题和改进要点,从而提出科学的流程改进措施。问卷调查也可以作为其他流程分析方法的辅助手段和数据来源。

在医院流程分析中,问卷调查可面向医护人员、患者及其家属开展。例如,设计针对患者的问卷,了解他们对门诊挂号、就诊环境、医护服务态度等方面的满意度和意见;针对医护人员的问卷,收集他们对工作流程、设备使用、部门协作等方面的看法。某医院通过问卷调查发现,患者普遍反映挂号流程烦琐、候诊信息不透明;医护人员则提出科室间信息传递不畅、部分设备操作复杂等问题。医院根据这些反馈,优化了挂号流程,增加了线上挂号渠道和候诊信息显示屏,组织了设备操作培训,有效提升了患者就医体验和医护人员工作效率。

九、5W1H分析法

5W1H分析法(又称六合分析法)是美国政治学家拉斯威尔于1932年提出的,经过人们的使用和不断完善，渐渐形成了一整套 5W1H 分析法。它指出，无论从事什么工序、操作或流程的研究，都要从什么（what）、为什么（why）、哪里（where）、何时（when）、谁参与（who）、如何（how）做六个方面进行提问。5W1H 分析法为人们提供了科学的分析方法，经常应用到制订计划草案和对工作流程的分析、规划和优化中，使得组织能够更高效地达到目标。5W1H 分析法广泛应用于企业管理、生产生活、教学科研等方面，这种思维方法极大地方便了人们的工作、生活。对于医院流程的分析也是大有裨益。5W1H 分析法具体内容见表 1-5-3。

表 1-5-3　5W1H 分析法

项目	现状	为何	能否改善	如何改善
What（对象）	什么流程	为何用此流程	能否用其他流程	应用何流程
Why（目的）	什么目的	为何要此目的	是否有其他目的	应是何目的
Where（场所）	什么地方	为何在此地做	能否选择其他地点	应在何处做
When（时间）	什么时间	为何在此时做	能否选择其他时间	应在何时做
Who（人员）	什么人做	为何是他做	能否由其他人做	应由谁来做

在医院流程的分析中，通过对流程每一环节的"5W1H"提问，可以有效分析该环节是否有存在的必要性，为流程管理奠定坚实的基础。

十、服务质量差距模型

服务质量差距模型（service quality model）也称 5GAP 模型，由美国营销学家 Parasuraman、Zeithaml 和 Berry 于 1985 年提出，旨在分析服务行业中顾客感知服务质量与实际服务质量之间的差距，从而识别服务质量问题的根源。该模型通过拆解服务过程中的关键环节，帮助企业定位服务质量缺陷，优化服务设计与交付。5GAP 具体如下。

（1）差距 1：顾客期望与管理者认知的差距（Gap 1）。

定义：顾客对服务的实际期望与企业管理者对顾客期望的认知之间的差异。

产生原因：①管理者未充分开展市场调研，缺乏对顾客需求的深入了解；②顾客需求传递链条过长（如一线员工未准确向管理层反馈）；③管理者主观臆断顾客需求，忽视真实场景中的痛点。

影响：导致企业服务设计偏离顾客真实需求，浪费资源且难以提升满意度。

（2）差距 2：管理者认知与服务标准的差距（Gap 2）。

定义：管理者对顾客期望的认知未能转化为具体、可执行的服务标准。

产生原因：①服务标准设计缺乏量化指标（如"提升服务效率"未明确时间阈值）；企业资源不足（如人员、技术），导致标准难以落地；②管理层对服务质量的重视程度不足，未将认知转化为制度。

影响：服务流程模糊，员工执行无据可依，导致服务质量不稳定。

（3）差距3：服务标准与实际服务交付的差距（Gap 3）。

定义：员工实际提供的服务与企业设定的服务标准之间的偏差。

产生原因：①员工培训不足，未掌握服务标准的执行方法；②员工工作压力大、积极性低，未按标准操作；③服务流程设计不合理（如标准过于复杂，难以落地）。

影响：即使标准合理，也会因执行不到位导致顾客感知质量下降。

（4）差距4：服务交付与外部沟通的差距（Gap 4）。

定义：企业通过广告、宣传等渠道承诺的服务与实际交付的服务之间的差距。

产生原因：①营销部门为吸引顾客过度承诺（如"24 小时客服"实际仅工作 12 小时）；②跨部门沟通不畅，营销部门与服务执行部门信息脱节；③企业未及时更新服务承诺（如因资源调整导致服务缩水，但宣传未同步修改）。

影响：顾客因实际体验与承诺不符产生失望情绪，损害企业信任度。

（5）差距5：顾客期望与实际感知的差距（Gap 5）。

定义：顾客对服务的实际感知与初始期望之间的差异，是前4个差距的最终体现。

产生原因：前4个差距的累加效应，导致顾客感知与期望不匹配。

影响：直接影响顾客满意度、忠诚度，甚至引发负面口碑传播。

在医院管理中，通过识别患者"期望服务"与"感知服务"之间的差距，针对性优化流程、改善体验。将抽象的"患者不满意"转化为可量化、可干预的改进节点，从而精准驱动流程优化——例如缩短检验等待时间、强化术前心理支持或整合一站式服务；其应用不仅直接提升患者满意度、降低焦虑水平及医疗纠纷率，更推动资源配置效率提升（如设备使用率优化）与操作差错减少，最终实现从经验管理到数据驱动决策的转变，构建"识别差距-闭环改进-持续提升"的科学管理体系。

十一、PDCA 循环

PDCA 循环（戴明环）由美国质量管理专家沃特·阿曼德·休哈特提出，经戴明完善后广泛应用于质量管理领域，是一种系统化、持续改进的管理方法。其核心逻辑是通过"制定计划-执行落实-检查效果-处理改进"的闭环流程，推动问题解决与质量提升，具有重复性、渐进性和系统性特点。通过不断循环四个过程，在一个循环结束后，进入下一个循环，下一循环以上一循环为基础，不断解决问题，见表1-5-4。

表 1-5-4　PDCA 循环

阶段	内容
P（plan）计划	梳理现状，诊断问题，设计方案
D（do）执行	执行 P 阶段制定的方案
C（check）检查	针对 D 阶段情况进行检查
A（action）改进/行动	针对 C 阶段的检查结果，进行改进

医院的管理受外部环境和内部环境多方面的影响,为了能保证流程管理取得良好效果。通过"计划 - 执行 - 检查 - 处理"的闭环流程,针对医疗质量、患者安全、服务流程、员工培训等核心环节开展系统性优化。如针对医院感染率高的问题,先制定防控计划,再落实培训与措施,通过数据监测评估效果,最后将有效做法固化为制度,未解决问题转入下一轮循环,以此实现医疗质量螺旋式上升,驱动医院管理从被动应对转向主动预防,推动管理决策科学化、流程标准化、服务精细化,提升医院整体运营水平与患者满意度。

十二、ECRS 分析法

ECRS(eliminate、combine、rearrange、simplify)分析法是工业工程在进行流程分析和业务流程再造时所使用的经典方法和工具。在生产、经营和服务中,通过取消、合并、重组和简化四项基本原则,消除冗余、提高效率,使得生产和经营活动更加符合市场需求,最终实现组织的发展目标。

取消原则(eliminate):即删除不必要的环节和步骤,避免不必要的资源浪费和质量问题。例如,在生产过程中,取消不必要的中间环节,直接从原材料开始生产,可以提高生产效率和产品质量。

合并原则(combine):即将相似或相关的任务或活动进行整合,形成一个更高效的整体。例如,将生产流程中的不同工序进行整合,可以减少生产时间,提高生产效率。

重组原则(rearrange):即将生产过程中的不同任务或活动进行重新排列,使得它们之间的关系更加合理。例如,将生产流程中的不同阶段进行重新排列,可以使得生产过程更加流畅。

简化原则(simplify):即简化生产和经营活动中的不必要环节和步骤,消除一切不必要的烦琐程序。例如,简化销售渠道,减少不必要的中间商,可以提高销售效率和销售额(表1-5-5)。

ECRS 分析法坚持以实现客户的价值和需求为中心。当前国家多次强调医院的公益性质,强调以患者为中心,通过 ECRS 分析法,可以探索设计出更加舒适、便捷、高效的服务流程,提升患者就医体验,提升患者满意度,同时也能使医院运营更加高效。

表1-5-5 ECRS 四原则

原则	内容	目标
取消(eliminate)	首先考虑工序是否可以取消,如不影响产品质量和整体效率即取消	是否可以不做 不做会怎么样
合并(combine)	合并是把两项及以上的项目变成一个,以有效地消除重复浪费	两个及以上的活动 是否可以合并成一个
重组(rearrange)	在取消、合并后,通过改变工作顺序来提高效率	活动的先后顺序 是否可以重新排列
简化(simple)	完成前面的改善后,考虑是否可以通过更为简单的方式达成同样的效果或目的,用简单替代复杂	是否可以更简单

十三、约束理论分析法

约束理论分析法（heory of constraints，TOC）通过识别生产或服务流程中的瓶颈，分析寻找解决瓶颈问题的方法，让其他资源以瓶颈问题为中心，打破瓶颈，获得整体效率的提升。当解决了一个瓶颈问题后，必然会有新的瓶颈问题。不断解决瓶颈问题，让整个生产或服务流程不断优化，更高效地达到组织目标。

在医院流程分析中，TOC 分析法可有效解决资源利用不充分的问题。例如，分析医院手术室利用率低的问题时，通过 TOC 分析法发现，手术安排不合理导致手术室空窗期较多，是影响利用率的瓶颈环节。医院以该瓶颈为中心，优化手术排期，将同类手术集中安排，合理调配医护人员和设备资源，提高手术室使用效率；同时，加强对手术前准备工作的管理，缩短手术衔接时间。当手术室利用率提升后，又发现术后患者恢复观察床位不足成为新的瓶颈，医院继续针对此问题进行改进，如增加观察床位、优化患者转移流程等，推动医院整体服务流程不断优化。

十四、六西格玛

六西格玛（six sigma）是一种顾客驱动的追求卓越绩效和持续改进的管理哲学。它通过运用突破性的手法，以产品、流程持续改进和设计为基本策略，强调应用统计分析认识和缩减产品、服务过程中的变异，减少不良品，降低成本，给顾客创造经济价值和使顾客完全满意，从而提高企业的综合竞争能力和盈利水平。六西格玛的核心是 DMAIC 方法，包括五个步骤：①定义（define）：明确项目的目标和范围，并建立关键绩效指标（KPIs），了解客户需求和期望；②测量（measure）：收集和分析数据，了解当前过程的性能和瓶颈，确定问题的根本原因；③分析（analyze）：通过数据分析和工具识别主要影响因素，并确认能够解决问题的最佳方案；④改进（improve）：基于分析结果实施改进方案，测试和验证其有效性；⑤控制（control）：建立控制计划，跟踪和监控过程性能，以保持所实施改进的稳定性和可持续性。

十五、全面质量管理和持续质量改进

全面质量管理（TQM）和持续质量改进（CQI）是持续不断地改进流程直至满意的管理方法，可用于成本控制、患者和员工满意度以及临床质量等方面。因此，保证质量的责任必须落到参与提供医疗服务的每个人身上，包括医生、护士、管理人员，甚至是患者本人。全面质量管理和持续质量改进在手术室的应用场景包括了术前和术后护理流程、患者体验和满意度、减少等待时间和手术人均成本等。

十六、头脑风暴法

头脑风暴法（brain storming）是由美国创造学家 A.F. 奥斯本于 1939 年首次提出、1953 年正式发表的一种激发性思维的方法，通过组织小型会议的形式，让所有参与者在自由愉快、

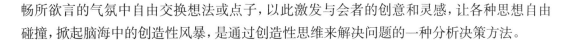

畅所欲言的气氛中自由交换想法或点子,以此激发与会者的创意和灵感,让各种思想自由碰撞,掀起脑海中的创造性风暴,是通过创造性思维来解决问题的一种分析决策方法。

十七、服务蓝图

服务蓝图是详细描画服务系统与服务流程的图片或地图。服务过程中涉及的不同人员可以理解并客观使用它,而无论他们的角色或个人观点如何。其由四个主要的行为部分和三条分界线构成。四个主要行为部分包括顾客行为、前台员工行为、后台员工行为和支持过程,三条分界线分别为互动分界线、可视分界线和内部互动线。服务蓝图有助于服务企业了解服务过程的性质,控制和评价服务质量以及合理管理顾客体验等。服务蓝图分析的步骤如下。

(1)识别需要制订蓝图的服务过程:蓝图可以在不同水平上进行开发,这需要在出发点上就达成共识。识别需要绘制蓝图的过程,首先要对建立服务蓝图的意图做出分析。

(2)识别顾客(细分顾客)对服务的需求:市场细分的一个基本前提是,每个细分部分的需求是不同的,因而对服务或产品的需求也相应变化。假设服务过程因细分市场不同而变化,这时为某位特定的顾客或某类细分顾客开发蓝图将非常有用。

(3)从顾客角度描绘服务过程:该步骤包括描绘顾客在购物、消费和评价服务中执行或经历的选择和行为。如果描绘的过程是内部服务,那么顾客就是参与服务的雇员。从顾客的角度识别服务可以避免把注意力集中在对顾客没有影响的过程和步骤上。如果细分市场以不同方式感受服务,就要为每个不同的细分部分绘制单独的蓝图。有时,从顾客角度看到的服务起始点并不容易被意识到。如对医疗服务的研究显示,患者认为服务的起点是挂号预约,但是医生却基本不把挂号预约当成服务的一个步骤。在进行蓝图分析时,可以从顾客的视角把服务录制或拍摄下来。通常情况是,管理者和不在一线工作的人并不确切了解顾客在经历什么,以及顾客看到的是什么。

(4)描绘前台与后台服务雇员的行为:首先画上互动线和可视线,然后从顾客和服务人员的观点出发绘制过程、辨别出前台服务和后台服务。对于现有服务的描绘,可以向一线服务人员询问其行为,以及哪些行为顾客可以看到,哪些行为在幕后发生。

(5)把顾客行为、服务人员行为与支持功能相连:下面可以画出内部互动线,随后即可识别出服务人员行为与内部支持职能部门的联系。在这一过程中,内部行为对顾客的直接或间接影响方才显现出来。从内部服务过程与顾客关联的角度出发,它会呈现出更大的重要性。

(6)在每个顾客行为步骤加上有形展示:最后在蓝图上添加有形展示,说明顾客看到的东西以及顾客经历中每个步骤所得到的有形物质。包括服务过程的照片、幻灯片或录像在内的形象蓝图在该阶段也非常有用,它能够帮助分析有形物质的影响及其整体战略及服务定位的一致性。

在医院流程管理中,通过门诊流程服务蓝图,分析识别决策点、体验点和等待点。医生针对患者情况进行初次诊断、检查科室检验/检查,医生针对检查结果诊断并开具处方是关键决策点,是医疗水平的集中体现,在流程管理的过程中需要确保这些流程的效率和质量。患者在就诊中的每个流程都存在一定程度的等待,患者行为的每一流程都是影响患者体验和满意度的体验点。需要重点关注流程中的等待点,尽可能减少等待,提升用户体验。

十八、仿真软件

仿真软件是一种用于建模、检验和改进流程的工具。它可以模拟现实中的流程,帮助企业确定最佳流程,优化流程,降低生产、运营成本。

在医院流程分析时,可以使用仿真软件对目标流程进行建模、仿真、预测,使其可视化,帮助用户降低成本、做出更好的决策。

仿真软件 Flexsim 通过构建三维仿真模型来模拟现实中或未来的业务系统,根据不同方案调整相关数据,运行模型得出大量反馈结果,帮助用户在众多备选方案中选出最优方案。目前广泛应用于制造、物流、医疗等领域。Flexsim 可以帮助使用者更全面系统地查看业务系统,克服系统运作中的谷仓效应,输出各类统计信息和数据,帮助用户找出存在的问题,优化产品流、人员配置、资源配置等,帮助组织做出更明智的决策。

Flexsim 建模一般步骤如下:①确定研究对象,明确仿真的对象和仿真结果,描述系统;②对仿真对象进行详细系统的考察调研,收集相关数据;③根据仿真对象的特点,选择合适的实体,根据实际情况或方案布局实体;④根据顺序和数据,把实体依次连接并编辑实体的属性参数;⑤全面检查仿真模型;⑥运行仿真模型;⑦根据需求,对仿真模型运行生产的数据和结果进行分析。

第三节　门诊服务流程优化

一、医院门诊服务的定义与特点

医院门诊服务是指医院门诊部门向患者提供的医疗服务,包括挂号、候诊、就诊、缴费、检验检查、取药、门诊治疗等多个流程,主要针对疾病进行诊断,对部分轻微的疾病病灶进行治疗。多个诊疗环节中,任何一个流程出现拥堵/沟通不及时等问题,都可能对患者的诊疗流程及就诊体验感造成影响,进而导致医院的门诊服务时常呈现低效率的状态,使得作为门诊服务提供端的医务人员时常身心俱疲,而门诊患者满意度又难以提升。多数情况下,患者体验感的变化,并不随着资源的投放而得到明显的改善。如何有效地进行流程再造/资源统筹管理及关键资源的投放,需要对门诊的业务流程进行梳理及模拟重建。

医院门诊服务的特点包括:方便快捷,费用低廉,患者人流量大且流动性大,病种多且病情轻重缓急不等,诊疗环节多且诊疗项目难以统一标准化,应急变化情况多,提供服务的时间受限等。门诊作为患者最常接触且最容易出现医患冲突的场所,需要秉承"以患者为中心"的理念。门诊流程梳理时应坚持在充分保证医务人员合理工作时间的基础上,在有限的资源条件下为患者提供最优的服务。门诊服务流程优化,亦需要站在患者的角度,以优化患者就诊体验为出发点，重新思考流程合理性、科学性及便捷性。优化患者就诊流程，能提高医院运行效率，提高患者的就诊体验，同时也在另一方面改善了医务人员的工作环境，提高员工满意度，为构建和谐的医患关系提供工作抓手。

二、医院门诊服务流程现状及突出问题

梳理现有门诊患者就诊流程（图 1-5-2），门诊患者就诊时至少会经历五至六个部门、辗转于各种平台科室之间完善相关检查检验项目。从初次挂号到再次复诊，对患者体验感造成负面影响的潜在因素很多，每个流程都可能存在重复的就诊路径或低下的就诊效率，下面将从患者角度逐步说明医院门诊服务流程的现状与问题。

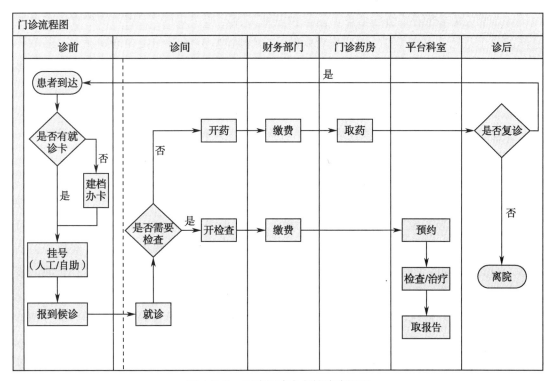

图 1-5-2　医院门诊患者就诊流程图

（一）挂号

诊前阶段，患者需要通过身份证、医保卡、就诊卡在就诊医院建档，建档后通过线上挂号、线下人工挂号、线下自助机挂号。此阶段可能产生的问题，主要来源于门诊医生所能提供的看诊数量与患者就诊数量之间的供需不平衡。线下门诊空间及诊间资源短缺、号源有限。普通患者挂号困难且不熟悉科室业务划分及分类，也可能导致部分患者重复挂号。患者挂号难，医生门诊诊次少、门诊时间长。挂错号问题频发，临床医生消耗时间转诊、分诊，造成诊间资源浪费，会导致有效看诊患者数量少。此外，由于人工窗口现场处理速度慢及患者对自助机使用熟练程度低等因素也可能会造成不同程度的拥挤、排队等现象。

（二）报到

理论上讲，患者须在就诊时间前，到护士站及分诊台刷卡报到，等候叫号。但在大部分门诊场景下，患者难以分时段有序就诊，大量患者堆积在分诊台外，易造成候诊区拥堵。部分患者未按照预约时间候诊，提前或推迟报到，使得分时段预约就诊失去意义。此外，诊间内看诊时间个体差异大且门诊患者人数多，易出现排队及延迟就诊的情况。等候患者情绪难以安抚，会对患者满意度造成影响。

涉及多个关联科室或亚专业的门诊业务，门诊物理空间及动线可能存在不完善的情况，例如：消化内镜中心门诊检查、消化内科门诊及麻醉门诊须按照实际情况进行物理空间上的调整。多数情况下，同一个专科在院区中的业务布局设置会呈现聚集态势，消化内镜和消化内科门诊的物理空间会在有条件的情况下尽量靠近。麻醉门诊及消化内镜门诊的开诊比例、物理位置同样需要协同考虑。这是由其业务流程所决定的，无痛内镜检查前需要通过麻醉医生进行麻醉前评估，评估患者病情及麻醉风险，并签署相关知情同意书。若门诊布局未考虑麻醉门诊与消化内科门诊之强关联性，可能会导致患者反复往返于不同位置重复就诊。

此外，部分开展门诊手术的科室例如乳腺外科、眼科应酌情考虑与门诊手术室的距离。部分医院的门诊科室布局及规划，可能未结合院区定位及科室亚专业特点等方面的因素。

（三）就诊

就诊环节，可能产生的主要矛盾点大致上分四类：医疗质量、沟通及态度、信息系统问题和患者自身问题（例如未挂号就诊等）。由于医疗服务的供需失衡，而门诊资源有限，特别是高年资医生及专家号号源稀少，一号难求。为了服务更多患者，部分医生可能会通过大量加号、延长个人工作时间、缩短单个患者看诊时间等方式来解决。但患者经过长时间候诊，在诊室得到医生问诊咨询服务的时间相对较短，易产生不满情绪，且医生在长时间疲劳状态下持续工作，也难以保障医疗质量及医疗服务精细化。

部分患者偏好传统的现场问诊模式，这可能会造成慢性病患者的高复诊率。部分初诊患者难以在初次就诊时得到便捷的诊断。对外地患者而言，现场问诊模式便捷程度低、人力物力消耗大。偏好现场问诊，一方面可能由于在线问诊平台存在信息延迟、看片模糊等问题，另一方面也由于在线看诊模式的推广存在滞后。

（四）开具及预约检查

当患者离开诊室，对照导诊单寻找分布在不同位置的检查室、药房时，导诊服务的需求可能会进一步上升。"缴费 - 预约 - 检查 - 取药"对大部分患者而言，四个环节缺一不可。缴费可以通过线下窗口、线下自助服务机或线上平台进行。预约检查则需要到相应检查平台科室的线下预约窗口进行，部分信息化建设较好的医院可实现线上自主预约。

就门诊而言，排队人数过多，会造成患者时间上的浪费，人群过于拥挤，还会存在安全隐患及相关风险。

传统模式下，若同一个患者需要同时做多项业务，则需要多次排队，这可能造成人员滞留拥挤。当患者往返多个诊室，甚至多个楼层、楼座之间来回预约、检查，门诊患者的滞留时间则会相应延长。由于平台科室业务开展各有特色，检查等候时间不一、出报告时间不同。部分检查很难做到当天预约、当天完成，在此情况下，患者需要分多日完成检查，多次往返医院，甚至多次取报告。此外，部分初次就诊的患者，有完成检查检验项目、等待结果，再次就诊明确诊断的需求。这都对门诊管理工作提出了流程上统筹考虑的要求。

院内检验检查等平台科室之间，可能存在物理空间间隔大、距离遥远且难以定位的情况，导致患者难以找到相应检查室或治疗室。医院扩张、基础设施建设呈现阶段性发展等因素，可能使得部分空间设施经历多次翻新、改造、再规划的过程，导致院内布局存在空间差异。若患者就诊存在动线重复，则患者可能需要多次往返于不同楼层、不同楼宇之间。这对门诊规划提出了更高的要求：门诊空间规划应与业务流程充分融合，以增加动线合理性。

三、医院门诊服务流程优化方法探索

（一）"互联网+"在医院服务流程管理中的应用

前文论述了门诊运行流程里信息化不完善等原因，可能对整体运行效率产生负面影响。加快信息化、智慧化医院建设，可以简化医院就诊模式及其冗余流程。面对日益增加的患者数量、对于精准诊疗的需求、降低复诊率、提高看诊效率等迫切要求，需要我们对门诊患者群体进行精确的业务划分及定位，进一步通过业务重组、渠道新建等方式改善相关流程。

国务院办公厅于2023年印发了《关于进一步完善医疗卫生服务体系的意见》，该意见第四条提出医疗服务机构要"提高服务质量，改善服务体验，推进服务优质化"。互联网、人工智能等技术，是提升服务便捷程度的有效途径。同时，充分整合现有线上资源，推进跨院、跨地区线上居民电子健康档案权限开放及交互式调阅，可以有效推动公共卫生服务便捷化。

医院线上门诊的建设思路为线上线下一体化服务，患者端的就诊载体为APP，出诊医师端接诊载体为原有HIS工作站和外网电脑系统。复诊患者无须来院即可完成就诊。在线上门诊中，医生借助外网电脑开具检查检验申请单、处方（精神、麻醉类药品除外）和证明单据（病假条除外）等，再通过外网电脑向患者APP端发送所开具单据，患者可在APP上查看以上单据；也可以在线预约/改约相关检验检查，待来院后借助互联网诊疗自助机打印单据进行业务办理；非医保患者可以线上缴费，在线选择药品配送到家服务。

同时，初诊患者的问题也可以通过线上门诊部分得到解决。梳理初诊患者的就诊流程可以发现，大部分患者都会首先通过专科医生问诊，再开检查检验项目。经过预约，进一步完善相应检查后，携带相关检查结果再进行复诊。携带检查检验结果就诊，可以在一定程度上提高有效问诊时间，有助于快速高效地明确诊断。在初次问诊时，专科医生若要通过患者描述性的语言来明确相应诊断，确有困难。若非体检检出异常、联盟医院或下级医院转诊的患者，大部分患者初次问诊是看不了病的。再者，部分人流量较大的医院也存在当天甚至当周预约不上、需要等候检查的情况，在等候结果期间，外地患者的时间消耗、经济压力都可能进一步对其造成沉重负担。若初诊患者在挂号就诊前，就充分知晓线上门诊内

的部分基础项目,线上完成开单、预约检查等环节,等待检查结果发出后,再到门诊挂号就诊,其等候时间将极大缩短,不仅便利患者、减少医生重复问诊,也可以一定程度上提高门诊整体工作效率。

对于急诊,运用人工智能及大数据分析等"互联网 +"信息化手段,建立院前院内急救一体化平台,可以实现院前急救和院内急救的信息实时共享。此类信息互联互通,能够缩短院前急救到院内急救的时间。患者还未入院,医院即可得到患者疾病的相关症状及信息,提前准备并协调相关科室人员做好急诊会诊安排,可以缩短院内急救准备时间。医院专家也可通过远程指导的方式提前介入院前急救过程。整合院前院内急救流程,将患者疾病相关数据信息全方位融合,提高患者抢救的及时性、安全性及有效性。

在多院区的情况下,门诊需要实现院区间的平衡及协同发展。作为住院患者、手术患者入院最重要的渠道,门诊在院区间建立有效的沟通、转诊及信息共享机制非常关键。确保患者的医疗信息能在不同院区之间流转,保证电子病历等相关医疗信息渠道通畅,便于医生之间跨科、跨院协作,提高衔接效率及患者就诊体验。智慧化门诊系统的搭建,需要协调各院区的资源调度,建立通畅的跨科、跨院区转诊渠道。从门诊预约排队流程方面看,各院区之间应建立协同统一的预约及排队系统,同质化地为患者提供院内就诊流程指引等服务,确保患者顺利就诊并提供高效便捷的医疗服务。

(二)团队门诊

团队门诊可以分为两种,多学科联合团队(MDT)门诊模式及专家团队门诊模式。

MDT 的核心思想是通过对医疗资源重组和就医流程再造来达到整合医疗资源和更好服务患者的目的,其优势是集多科之力为患者提供具有针对性、全面性的医疗服务。这符合了如今精细化管理的需求,简化就诊需要多次转诊、多次挂号的复杂流程。

团队门诊的组建,需要医院依据患者疾病诊治需要及患者自身意愿,组织相关临床专科医师、药师、护师、营养师、康复师及影像科、病理科、检验科等专业人员,以医师工作站预约或平台预约的方式开展疑难重症 MDT 门诊服务。具备以下情况之一的患者可申请MDT 门诊服务:①患有多种疾病(≥2 种)且病情复杂或危重,需要多学科(≥2 个专业)专家会诊的患者;②需要营养师针对病情提供个性化膳食营养指导的患者;③需要特殊护理或综合解答影像、病理问题的患者。

患者可首先预约 MDT 门诊初筛号,由主诊医师对其病情和资料进行初筛审核,选定符合条件的患者,为其预约 MDT 门诊号源。而对于不符合条件的患者,则会被推荐至其他科室就诊或完善检查等。

专家团队门诊模式,是以某位知名专家为主、设置多位相同亚专业医生共同运营的专家团队门诊。这种模式可以一定程度上解决目前门诊高复诊率、专家号源紧张、问诊时间短及沟通不充分等现存问题。对于重大疑难疾病患者及需要挂专家号而不得的患者,可以选择团队门诊的渠道。当患者选择团队内的医生进行挂号首诊,经团队低年资医生初步判断,如须进一步看诊,则可以自动预约专家或团队其他高年资医生的线上线下号源,让疑难疾病患者能够顺利就诊。对于需要转诊的患者,此流程不仅可以提前完成相关检查检验项目，为后续就诊流程提供更充分的诊断依据，与初诊医生诊间的沟通记录也可提高后续医疗效率。

此类模式，不仅可以为真正的疑难患者提供通道、满足患者诊间充分沟通及精细化诊疗等就医需求，同时也可以实现有限资源的更高效利用，实现院内低年资、高年资医生之间的"分级诊疗"。

（三）便民门诊

对于需要长期用药、做固定检查项目且符合相应标准的患者，可以逐步转移至便民门诊。《关于做好当前慢性病长期用药处方管理工作的通知》规定，在符合特定病种目录、用药范围的情况下，为减少患者来院挂号及取药次数，一次可开具 12 周以内相关药品。对于部分需要长期用药、定期开药，且复诊时间超过三个月的患者，仍然有在线上开药的需求。相应的，为满足此部分患者取药需求，对于部分知晓用药并需要长期开药的慢性病患者，便民门诊可提供后续快递邮寄、用药须知推送等服务。便民门诊的相关业务开展，除了让需要长期用药的患者便利取药送药，也让部分知晓病症并需要定期完善相应检查的患者，定期检查或在复诊前完成相应检查检验项目。实现患者"少跑一次"的就诊体验优化，提高门诊患者满意度。

同时也需要关注对便民门诊的线下业务推广及线上页面布局。一方面增加患者对该业务的知悉程度，另一方面也可以进一步研究该地区疾病谱的变化及发展，关联部分发病率高的疾病、简单且等候时间短的检查项目。配备一定数量导医，对部分常见病匹配关联检查：虽然门诊患者的病情诊断与治疗是由专科医生判定，但从患者到达医院至进入诊室就诊的环节中会有一段较长等待期。采用消除、简化、整合等措施改进业务流程，将原本串行的部分医疗行为最大可能地改造成并行，充分开展诊前预检，节约患者时间。在便民门诊的探索及推广中，形成新的预检流程：①根据常见病情的常用预检手段，形成固定的参考模板。②结合线上门诊与患者进行沟通问诊，完善相关记录后，根据医务人员的专业判断及既存参考模板，开出检查或检验申请单。便民门诊与线上门诊的有机结合，可以有效地提高患者诊前预诊工作的质量，提高门诊运行效率，提高患者满意度。

（四）慢性病门诊

部分复诊患者的需求，可以通过慢性病门诊的术后管理项目、慢性病管理项目等改善。我国慢性病患者基数在不断扩大，与此同时，因慢性病导致死亡的比例也在持续增加。慢性病不仅持续对患者身心造成损害，而且由于其治疗周期较长、费用较高，患者多次往返医院、就医不便，还消耗大量社会及医疗资源，成为我国居民的主要疾病负担。

通过对病程时间、病种进行分类分析，确定哪些疾病可以纳入慢性病管理项目。在了解每种疾病的特点、就诊需求和治疗流程的情况下，根据病情严重程度、治疗难度和专业需求等因素进行分类。慢性病管理需要进行多学科协作，建立有效的 MDT 团队。团队为患者提供全面的术后及慢性病管理服务，通过整合不同领域的专业特长，提供个性化、综合性的护理及治疗方案。个性化护理计划是根据患者的具体情况和需求，制订康复计划、饮食指导、药物管理、定期随访和监测等内容。个性化护理计划可以更好地满足患者的需求，利于管理慢性病,缩短康复过程。

护理计划的具体实施离不开对患者的宣教,通过对患者开展疾病认知、术后护理知识、慢性病管理技巧、健康生活方式等方面的培训,能提高患者的健康素养和自我管理能力,帮助他们更好地进行康复治疗。同时,利用如远程监测设备、在线健康指导、智能健康应用程序等远程医疗技术,提供实时的生理参数监测、远程咨询和定期随访,减少患者的医院就诊次数,提高医疗资源的利用效率。建立慢性病管理包和术后管理包的数据分析和评估机制。定期收集和分析患者的健康数据、满意度调查等信息,并根据评估结果对相关慢性病管理项目进行改进和优化。

以消化内科肝病连续性健康管理服务举例:肝硬化门脉高压需要序贯治疗、长期就诊。肝硬化门脉高压的患者若出现食管、胃底静脉曲张,易发生消化道大出血并危及生命安全,需要进行多次内镜下相关治疗,达到控制或预防急性出血的目的。通过3~5次套扎、组织胶注射等内镜治疗根除病灶后,还需要半年至一年的内镜复查,并联合长期的药物治疗,这给患者就医带来非常大的压力。为保证患者健康管理的有效性及终身随访的及时性,应观察疾病进展,及时发现病情变化,并在专科医生的指导下用药。

慢性病管理项目主要包括六个方面:①建立疾病管理档案,把患者相关信息纳入数据库,及时进行患者病情评估与监测;②制订年度住院、门诊复查及治疗计划,根据病情及时调整药物治疗方案;③在专科门诊开设针对慢性病患者的复诊号,就诊的同时也帮助医生批量管理复诊患者;④通过线上一对一咨询等方式对患者健康状况及异常指标进行随访管理;⑤开展定期的医疗、护理门诊健康宣教及专题讲座;⑥设置相应专科紧急入院、院内门诊转诊、绿色通道等渠道。

慢性病管理项目可以为患者提供规范化、连续性的健康管理,帮助患者学习相关疾病知识、日常护理方法,帮助患者监测药物、饮食、合并症等相关不良反应,提高患者生活质量,改善挂号难、看病难等现状,避免患者重复挂号、走流程,提升患者满意度及医疗服务质量。

(五)集成式预约

门诊集成式预约的理念,能够极大地便利需要同时做多项检查的患者。在此模式下,门诊检验检查项目将统一在医院系统预约平台进行缴费、预约。

现有的预约方式主要分为工作站或现场预约、电话预约、自助预约,目前大部分医院门诊可以通过线上平台、自助挂号系统等方式进行自主预约挂号。门诊检查不同于门诊诊间问诊,完成单个项目的时间相对可控。自助预约系统的设置,可以根据其特点设置精确至时刻的预约检查报到时间,避免长时间等待。通过自助预约系统,可以更好地控制患者流量,避免拥挤和排队时间过长。

然而,医技服务平台的检查检验项目流程优化仍然处于一个相对初级的阶段。传统的检查检验项目通过医生开单、患者去对应窗口缴费、登记预约、患者报到后排队叫号完成相关流程。这种模式下的患者做单独种类的检查检验项目亦需要多次往返医院内的不同窗口,涉及多种不同科室的检查项目时,甚至需要多次往返医院。不仅消耗患者的时间、金钱、精力,对其病程造成一定程度上的影响,也造成了部分患者情绪激动,加剧医患矛盾,大量患者涌入检查检验科室影响医疗秩序及就医环境。

通过医技平台的集成式预约方法，将预约系统与医院信息系统关联，在医生为患者开具检查单时自动识别，当患者完成线上或线下缴费后自动弹出预约提示。窗口缴费的患者，可以通过短信的方式引导至集成式预约中心进行预约，在线缴费的患者则可自动跳转至预约界面。

对于需要做多种项目的患者，可以为患者提供多种选择模式：若患者希望尽快完成特定项目，可自动推荐分散预约、多次前往的方案。若患者就医不便，可通过大数据计算，选择自动把所有项目预约在同一天。

集成式预约就诊流程方面的改进还可以体现在集成预约中心窗口。部分检查需要对患者进行检查前的必要宣教，将这部分业务及服务进行梳理，并分离出原有检查预约科室，可以在一定程度上明确医务人员具体职责分工，提高工作效率，改善检查预约科室就医就诊及工作环境，减少混乱无秩序及噪声。

以消化内科内镜中心举例，内镜检查前需要相关医务人员进行必要的宣教、术前告知及签字、洗肠液领取等多个环节。在窗口设置专门的特殊岗位，利用护士和技术人员资源，由专业的护士和技术人员负责特殊病种的就诊服务。同时，设置专业人员进行预约时的分诊，可以为病情紧急或特殊情况的患者设立绿色通道，优先安排检查，以便及时诊断和治疗。比如消化内镜的急性胃肠道出血、急性胰腺炎等疾病。

此外，可以通过对历史数据的统计和分析，预估检查项目的预约数量，进而了解相关平台科室业务需求和患者就诊流量，从而进行合理的排班和资源规划。具体数据包括每日及每周的就诊人数、诊断和治疗项目需求量、门诊开具检查的开单数量等，通过这些数据可以推算出集成式预约中心相应业务的大约接待患者数量。

（六）智慧化门诊药房管理

对于门诊就诊后需要取药的患者，智慧化门诊药房管理整合了传统缴费与排队取药的功能，并作出了相应服务延伸。智慧药房可实现药品仓储、调剂、煎煮、配送，为患者提供包括中药饮片、中西成药调剂、中药煎煮、膏方制作、送药上门等服务。相比于传统服务模式可能带来的就诊环境拥挤、服务流程复杂、就医流程不清晰、耗费人力成本等一系列问题，智慧药房的业务流程有利于改善患者就医体验。按照智慧药房的运作系统，患者可以通过移动端查看处方、药品配送等信息。

医生在充分问诊并开具相应处方后，便可在患者线上缴费确认后发送至智慧药房，药品的调配、中药煎煮与配送均可由智慧药房完成。智慧药房的出现大大缩短了门诊患者在医院的停留、排队、等候时间，减少了交叉感染的机会。对于各医院而言，智慧药房不仅能减少门诊人流量，改善门诊就医环境和秩序，还有助于节约人力成本、节省空间场地，也可提升患者对医院服务的整体满意度。

（七）完善患者全流程管理

全流程管理是基于现有信息化建设成果，通过完善的电子病历系统，记录患者从门诊开始的全生命周期的、全流程的医疗信息。

全流程管理以信息为抓手，以优化患者就诊体验为目标。该信息包括病史、诊断结果、治疗计划等，并可在患者端产生相应流程提醒。从患者选择挂号就医，即可纳入流程管理的路径中。

从初次就诊，到缴费、预约检查、办理出入院、数次术后随诊或慢性病随诊的每一个阶段，都可产生相应提醒：告知患者正处于治疗过程中的相应阶段并完成相应宣教（提醒该阶段需要明确的信息、加强对该疾病的了解、提醒准备或上传相应数据）。此外，在即将进入下一个治疗环节时，自动生成相应提醒。这样不仅可以避免纸质病历、检查结果、收费和导诊单据等文件的遗漏或丢失，还可以提高信息共享度、提升医患交流效率、增进患者对诊疗过程的理解，进一步提高患者满意度、增加患者对医疗品牌的认同感及黏附性。

在此基础上，可以建立定期随访、术后复查等延续服务机制，及时得到患者治疗进展、计划执行程度和康复情况的定期反馈。在定期反馈的基础上，根据其病种及疾病的疑难危重程度，对单个门诊或出院随访患者的治疗计划，做出个性化的调整，使患者得到持续性的病程管理。此类调整包括检查治疗、药物使用、手术安排及后续康复计划的制定等。

在门诊全流程管理的过程中，平台的搭建同时可以促进主管医生、康复技师、护士、药师等医疗团队的协作，对医疗服务的一致性、一体化管理可以起到积极作用。

全流程管理是信息化及互联网门诊业务的延伸，可以包括信息化、智慧化及互联网门诊的成果，例如预约挂号等服务。值得明确的一点是，二者导向会有略微的不同：互联网门诊及其相应开展的线上业务是单方面的信息化平台搭建、单通道的服务提供；全流程管理是一种运作模式的变化，从门诊开始构建与患者间的信息交互，加强与患者之间的互动，强化医患沟通。同时，客制化诊疗服务可以从质量、效果、安全性角度，促进疾病的精细化管理。

从医生及科研角度考虑，全流程管理对推进治疗流程规范及数据收集具有促进意义。全流程管理可以提高临床研究数据的有效性，使同类患者的诊疗过程受到严格的同质化管理。例如：术后出报告时长，是否进行后续治疗，距离放化疗时长，随访计划，是否按时随访，是否准时参与诊疗过程等。

（八）入院服务中心："全院一张床"及院前检查建设

入院服务中心设立的目的是使全院床位资源达到最优化，梳理整合门诊开入院证患者的情况并加以管理、分流。出于对医院精细化管理的要求，入院服务中心需要整合各科室细化至各亚专业的等候患者情况，并就患者的等候时间、疑难危重优先级及时做出调整，实现患者科学、合理、有效地收治入院或分流。将部分住院检查前移至门诊入院服务中心，可以减少平均住院日及术前准备时间，更高效地利用有限的床位资源，更高效、有序地服务更多患者。

入院服务中心的设立，可以使医院同时关注各科室、各亚专业、各病种的院外等候、开入院证等情况，同时也可以动态追踪患者等候意愿，及时根据现有情况进行动态调整。入院服务中心需要进行床位管理和资源调配，建立床位管理系统，实时监测和掌握床位的使用情况和患者入院、出院情况，是连接门诊、住院的桥梁。通过优化床位分配和调度，确保床位资源的最优化利用。

院前检查前移,需要梳理各亚专业及病种的临床路径,明确患者在住院期间的诊疗流程和目标,并选取部分检查治疗项目于入院前或入院时完成。提前安排术前检查和术前指导,可以减少手术患者的等待时间和术前准备时间,同时加强与手术室之间的信息联通,结合手术资源调度,确保手术室的高效利用。若在门诊开具入院证或在患者入院时就提前制订早期康复和出院计划,通过早期康复指导和康复计划的制订及定期评估,及时调整治疗方案,可以加快患者的康复进程,缩短住院时间。入院服务中心同时需要定期监测并评估住院患者的平均住院日、术前准备时间及院外等候情况,对现有收入院优先级方法进行及时优化。

(九)特需门诊服务

设立特需门诊,专门为需要特殊诊疗服务的患者提供高端服务,对医疗行为的服务性特点进行延伸性探索。特需门诊可以根据疾病的特点和专业需求,配备相应的医疗团队和设备,服务价格项目执行自主定价。部分因统一定价而长期亏损、涉及新技术无法收费的项目可在特需门诊进行开展。特需门诊需加强内部医生之间的转诊和协作机制,一旦患者提出接受特需门诊服务,相关医生可以及时转诊患者到特需门诊,确保患者得到专业的治疗和关注。对患者进行临床评估和筛查,根据病情严重程度、就诊需求和治疗优先级,将患者分配到相应的特需门诊。这可以通过病情评估问卷、专科医生的评估或其他相关的临床工具实现。

特需门诊的推广需要医院开展宣传和教育活动,向医生、患者和公众传达特需门诊的存在和价值。通过宣传活动、健康教育、专家讲座等方式,让患者了解特需门诊的服务内容和优势,并引导他们主动寻求相应的诊疗服务。

建立特需门诊的数据分析和监测机制,定期评估和监测特需门诊的效果、运行情况及患者满意度、认可度。根据数据分析结果,及时调整和优化特需门诊的服务内容和运作方式。

(十)结合多院区发展特色专科

目前,多院区发展模式越来越受到大型综合公立医院的关注,设置分院并将部分亚专业分流,一方面可以加强特色专科的影响力及声誉,形成规模效益,另一方面也符合优质医疗资源的下沉,有利于为更多患者提供优质的医疗服务。

根据院区定位,合理设置医疗资源,首先需要根据国家及医院未来发展规划、专科排名及声誉、院外等候患者资源充沛程度、现有医疗资源稀缺程度等因素确定该院区发展的特色专科。医院所在的区位条件、当地疾病谱等因素,在确定其发展特色、亚专业病种领域应该被列为主要考虑因素。地理位置与当地高发疾病种类相关,人口分布因素与潜在患者数量及市场需求相关。多院区亚专业设置可根据这些现有条件,提供符合当地人民群众需求,为人民群众解决实际问题的特色医疗服务。

多院区的信息化建设需要考虑到完善的门诊转诊、业务衔接的相关规划。不同院区的门诊专科设置、相应医技平台及支撑科室、医疗设备和技术支持,仍然需要全方面评估。在确定特色亚专业后,选取相关支撑科室作为补充,调取相关会诊数据作为支持,设置合理的资源分配规则,并加以验证现有专科设置的合理性,避免遗漏。然而如烧伤整形科、皮肤科及内分泌科等科室,对住院部床位及手术室的需求相对较低,若实施"大门诊,小住院"等模式,既考虑成本因素,又兼顾医院运行效率。

在新院区门诊筹建及规划的过程中,确定需要设置的临床科室后,补足超声科、放射科、核医学科、输血科及实验医学科等平台科室。诊间分配及数量设置,可以基于现有数据进行多维度考虑。例如:门诊患者开入院证比例、现有床位数量、开入院证患者流失比例等。根据现有某专科的门诊患者开入院证比例及开入院证患者流失情况计算出若要收满病房需要的患者数量,再根据患者数量、门诊人次计算出需要的诊间数量。

充分保证主院区人力资源、诊间资源、检查检验资源等相关支撑资源饱和的情况下,发展差异化的"一院多区"模式,提升医院整体核心竞争力。确保各院区皆可提供高质量、同质化的医疗服务,保证一体化发展,尽量减少患者的流动。例如,美国梅奥医疗集团各医疗中心就存在不同的偏向性,三个院区中,总部提供以神经系统疾病、心血管疾病见长的综合性医疗服务,佛罗里达院区偏向心血管、消化等疾病,亚利桑那院区偏向放疗。此外还建有完善的医疗网络,在必要的情况下开辟绿色通道送回本部。

第四节 临床科室服务流程优化

一、临床科室服务流程概述

临床科室服务的优化是推动医院高质量发展的重要一环。临床科室服务的关键点在于住院服务,而住院服务流程又包含了入院服务流程、诊疗服务流程和出院服务流程三大部分,主要的服务对象是通过急诊、门诊的诊断或初步治疗后由医生判断达到入院标准,需要收治到临床科室病房接受进一步系统检查、护理、治疗或手术的患者群体。

临床科室服务的优化对于患者满意度和医院各项质效指标的提升有着至关重要的作用,一是因为临床科室服务的优劣和患者的就医体验息息相关,在临床科室对住院患者的服务中,不仅要为患者的疾病治疗提供全方位的支持,包括药物治疗、手术治疗、护理、营养、康复等方面,还要兼顾如何在提供专业细致的治疗、护理的同时,缩短患者的等待和住院时间、降低治疗费用从而保障患者的就医体验;二是由于临床科室服务需要医生、护士、医技人员等多个职业人员协同工作,良好的运作模式和管理制度有利于医疗质量的提高,减少医疗事故的发生,同时也体现着医院的服务能力和竞争力。

综上,医院临床科室服务的重要性不言而喻,医院应该加强对住院服务流程的管理和优化,推进模式创新,强化信息化支撑作用,为患者提供更加优质和高效的医疗服务。

二、临床科室服务流程的三大环节

对于临床科室服务流程而言,患者会经历三大环节:经过急诊或门诊医生的诊断,达到入院标准后的入院流程;在住院期间接受临床科室提供的各项检查、护理、治疗或手术的诊疗流程;完成治疗并达到出院标准后的出院流程。

（一）入院流程

整个入院流程中，患者需要在不同的部门办理相关的业务和接受相应的诊疗，其中包括门（急）诊、入院登记处和住院部病房。在门（急）诊环节，对于门诊患者，医生会进行初步诊断和治疗，并根据患者的病情建议是否需要住院治疗；对于急诊患者，急诊科医生会根据病情决定是否需要收治急诊患者入院，若达到入院标准，则会基于患者的病种来开具对应的临床科室入院证，对于病情复杂、较难判断收治科室的患者，则会进行多学科会诊讨论来决定收治的科室和治疗方案。在入院登记环节，患者需要进行详细的信息登记和缴费等手续，以便医院进行后续的治疗和管理。在住院部病房环节，患者需要接受医生和护士的治疗和护理，以及进行各项医疗检查和治疗。

1．门（急）诊　对于门诊患者，医生在门诊检查室接诊后，会根据患者的病情评估是否需要住院治疗，对于需要住院治疗的患者，医生会为其开具入院通知单。对于需要转科的患者，医生会安排相应的专科会诊，并为其开具转科通知单，以便患者顺利进行转科治疗。对于急诊患者，由于病情危急需要立即入院治疗，急诊科医生会对患者进行检诊并请相应专科科室的医生进行会诊，达到急诊入院标准的，专科医生会为患者开具入院通知单。

2．入院登记处　患者需要携带入院通知单或转科通知单到入院登记窗口进行登记。这些通知单通常由接诊医生或相应专科医生开具，标志着患者需要住院治疗或转科治疗。登记处会根据床位情况判断是否能立刻收治。如果病房有空床，则患者可以直接入住。但如果没有空床，则需要进行床位预约。这时，登记处会收集患者的信息，并在后台进行床位安排。当病房有空床时，入院登记处会通知患者前来办理入院手续。这些手续通常包括签署治疗同意书、缴纳押金等。

患者接到入院通知后再次前往入院登记处，需要完善并核对个人信息。这些信息包括患者的姓名、年龄、性别、联系方式、紧急联系人信息等，其准确性对于后续治疗的顺利进行非常重要。

另外，患者在住院前需要前往医院财务窗口交纳预交金。预交金是指患者在住院治疗期间预先交纳的一定金额，用于抵扣医疗费用。交纳预交金后，患者可以获得相应的票据，这些票据通常包括收据、发票等。患者需要妥善保管这些票据，以备后续使用。对于医保患者，除了交纳预交金外，还需要前往医保窗口进行医保登记。医保登记是指将患者的医保信息与医院信息进行核对，以便后续的医疗费用报销。医保患者需要提供自己的医保卡和相关证件，以便医院工作人员进行登记。在登记完成后，患者可以享受医保政策所提供的相关待遇，如减免部分医疗费用等。

3．病房　患者在办理完住院手续后，需要前往病房入住。在病房，护士会负责接收患者，并进行登记、安排床位、健康宣教和评估等工作。护士会向患者介绍病房的布局和设施，并告知患者住院期间的有关注意事项和病情观察方法。此外，护士还会进行健康评估，包括测量患者的体温、血压、心率等生命体征，以便及时发现和处理患者的不适症状。在接收患者后，主管医生会查看患者的病历，询问病史和病情，进行体格检查，并开具入院医嘱和检查等。医生会根据患者的病情和诊断结果，制订个性化的治疗方案，并告知患者有关治疗方案的内容和注意事项。此外,医生还会根据患者的病情变化,及时调整治疗方案,以确保患者的治疗效果和安全。

（二）诊疗流程

对于患者入院后接受诊疗的环节而言,临床科室需要完成一系列诊疗活动,包括查房、会诊、制订治疗方案、检查、用药和手术等。医生、护士和技师分工明确,密切配合,为患者提供专业且周密的医疗服务。医生负责制订治疗方案,开具医嘱并进行查房,护士负责进行病情观察、护理和健康宣教,技师则负责进行各种医技检查。住院诊疗流程主要包括医技检查流程、会诊流程、手术流程、用药流程和其他治疗流程等。医技检查流程包括各种检查和检验项目,如 X 线、CT、MRI、血常规、尿常规等。会诊流程是指医生之间的专业交流和协调,以便制订最佳的治疗方案。手术流程包括手术前、手术中和手术后的各项工作,如手术准备、手术操作、麻醉、术后护理等。用药流程包括药品的开具、发放、使用和监测等。其他治疗流程包括物理治疗、营养支持、心理干预等。在这些流程中,医生、护士和技师将各自的专业知识和技能进行有机结合,以提供最佳的医疗服务。

（三）出院流程

出院是住院过程中的最后一个环节,同时也是临床科室结束住院服务的重要节点。出院流程的质量对患者的住院满意度和后期康复有着重要的影响。出院流程包括以下几个关键步骤。

首先,主管医生会对患者进行诊察,确认出院或转院的时间,并暂停长期医嘱,为患者开具出院医嘱和出院带药医嘱。出院医嘱包括患者的病情、恢复情况、后续治疗方案、出院注意事项等,是患者出院后继续治疗和康复的重要指导。出院带药医嘱则包括患者出院后需要继续服用的药物和用药方法等信息,以便患者在家中继续治疗,并按需预约复诊时间。

其次,病房护士会负责审核医嘱和核对费用,确保患者的医疗费用清单准确无误。同时,护士还会进行出院宣教,向患者和家属介绍出院注意事项、康复护理、饮食营养等方面的知识,以便患者能够顺利回归家庭和社会。

再次,患者需要前往出院结算窗口进行出院手续的办理。在出院结算窗口,患者需要凭预交金交费凭证、就诊卡及记账单办理费用清算,并打印住院费用清单。这些步骤的完成,不仅能够保证患者的费用清单准确无误,也能够让患者对自己的治疗情况有更加清晰的了解和认识。

最后,需要院外带药的患者还需要到药房领药后才能出院。在领药过程中,药师会向患者介绍药物的用法、用量、注意事项等,以便患者在家中正确使用药物,达到更好的治疗效果。

（四）小结

临床科室的服务流程中,住院诊疗流程至关重要,需要多个部门协同制订相应的标准化流程,如医务部、护理部、检验科、药剂科、财务部、病案科等。在这些部门之间,需要进行紧密的协作和沟通,以确保患者得到高质量的医疗服务和照顾。

通过临床服务流程的优化,可以建立以患者为中心的服务流程,提高患者的就医效率。

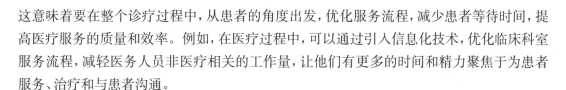

这意味着要在整个诊疗过程中,从患者的角度出发,优化服务流程,减少患者等待时间,提高医疗服务的质量和效率。例如,在医疗过程中,可以通过引入信息化技术,优化临床科室服务流程,减轻医务人员非医疗相关的工作量,让他们有更多的时间和精力聚焦于为患者服务、治疗和与患者沟通。

随着医疗水平的不断提高,患者对医疗服务的要求也越来越高。同时,医疗保险制度和支付制度的变革也给医院带来了巨大的挑战。这些都为医院流程优化提供了改革的动力。在这个背景下,医院需要加强各部门之间的合作,优化服务流程,提高医疗服务的质效。例如,医院可以通过管理模式的创新,突破长期存在于临床科室服务流程中的瓶颈,为患者提供更好的医疗服务。

综上,住院诊疗流程是医院工作流程的核心,通过临床服务流程的优化,可以建立以患者为中心的服务流程,提高患者的满意度和就医体验,从而推动医院的高质量发展。

三、临床科室服务流程中的难点

(一)原因分析

临床科室住院服务流程是医院最复杂的环节之一,主要有以下几个方面的原因。

1.涉及多个科室和专业人员 住院服务需要多个科室和专业人员协同工作,包括临床科室、护理部门、药剂科、医学检验科、医学影像科、手术室、康复科等多个部门和相关专业人员,需要各个科室之间的协调和配合,才能完成住院服务的全过程。

2.服务内容复杂 住院服务内容涉及患者的疾病治疗、护理、营养、康复等多个方面,需要医生和护士对患者进行全面的综合评估和治疗,需要医学检验科和医学影像科对患者进行各种检验和检查,需要药剂科对患者进行药物治疗和管理。

3.服务过程烦琐 住院服务过程烦琐,需要对患者进行入院登记、诊断、治疗、护理、监测、药品管理、费用结算等多个环节的处理,需要医生和护士对患者进行全天候的监测和护理,需要药剂科和医学检验科等部门提供及时的服务支持。

4.服务质量要求高 住院服务是医院的重要业务之一,对医院的服务质量和声誉有着重要的影响,需要医院加强对住院服务的管理和优化,提高服务质量和效率。

5.住院患者病情复杂多样 不同疾病的治疗和护理需要不同的专业知识和技能,因此临床科室需要配备不同的医生和护士,以满足患者的不同需求。同时,患者的病情可能随时发生变化,需要不断调整治疗方案和护理措施,这也增加了临床科室服务的复杂度。

(二)常见难点

1.患者入院办理手续环节较多 传统的入院服务流程中,患者在办理出入院手续时需要反复往返多个不同地点,涉及多道程序,并在不同的窗口多次排队。例如,患者需要前往入院登记处、财务收费处、住院部等多个部门办理手续,这些部门之间的信息交流和空间布局不够紧密,导致患者和家属需要来回询问、寻找手续办理点。由于医疗信息不对称,患者和家属往往需要在办理流程中反复核对信息、确认手续,这增加了办理手续的复杂程度和时间成本。

2. 入院后的检查环节降低床位使用效率 在传统的入院流程中，患者入院后经过医生的进一步评估和诊断，需要进行入院前没有进行的检查，这些检查通常比较分散，需要前往不同的科室和部门进行，例如放射科、检验科、超声科等。由于检查结果的出具通常需要几天，患者等待检查结果的这部分时间将会拉低整体的床位使用效率，特别是对于临床科室中院外等候患者较多的手术科室而言，将增加不必要的术前等待时间。这不仅增加了患者的住院时间和医疗费用，也降低了医疗服务的效率和质量。同时，检查流程也比较烦琐，与门诊检查人流汇聚，易造成检查通道拥挤。

3. 信息化滞后导致服务流程的运作速度受限制 对于传统的临床服务流程而言，医护人员录入等事务性工作较多，而不够智能化和自动化的医院信息系统将会大大降低各个流程衔接点的处理速度。例如，护士在病房中为患者进行换药或者补液操作时，若录入药品和核对患者信息的机器由于联网问题卡顿，将大大影响整个护理工作的进度。另外，病区工作繁忙，医生和护士可能无法及时将患者信息录入系统，导致病史首页存在患者信息填写不完整的情况。这不仅增加了医生和护士的精神压力，也增加了患者的医疗风险。同时，登记错误难以避免，这也增加了患者的医疗风险。例如，由于医生和护士的疏忽或疲劳，可能会将患者的信息录入错误，或者将患者的信息与其他的患者混淆。这些错误可能导致医生和护士在治疗和护理患者时出现偏差，从而增加患者的医疗风险，降低临床服务的质效。

4. 传统模式下床位管理的局限性 在医院的床位管理中，床位通常都是按科室或专科分配，然后由科室主任负责本科室的床位调配。这种管理方式虽然可以让各个科室更好地掌握自己的床位资源，但也存在一些问题。

首先，床位不在全院层面进行管理，导致床位分配不够灵活，医院整体床位使用率受到影响。当某个科室或者某科室的医疗组出现空床时，其他科室或者医疗组可能无法及时协调，导致床位闲置，浪费了医疗资源，影响医院整体床位使用率。其次，由于床位管理不够统一，患者入院等候时间长，可能会导致患者病情加重。当患者入院后无法及时安排床位，需要在走廊或其他地方等候时，可能会感染其他患者或者加重自己的病情。这不仅增加了患者的痛苦和医疗费用，也增加了医院的管理成本和运营成本。

5. 手术排程的局限性 手术排程模式不够智能化，无法给出最优方案，导致手术间资源利用率仍然存在提升空间。此外，手术排程的不确定性也会影响手术室的使用效率。患者存在的个体差异，手术的复杂程度，手术医生的状态和水平，麻醉医生、主刀医生、护士之间的默契程度以及手术过程中各环节的衔接等因素都可能导致预期手术时长与实际手术时长的差异，使得手术室的使用效率受到影响。例如，手术预计需要两个小时完成，但是实际上可能需要更长时间，这就会导致后续手术的推迟和手术室的空置，降低了手术室的利用和周转率。

6. 住院药房传统工作模式的局限性 病房医生查房时间一般在早上，查房后根据患者当日的病情按需开具用药医嘱，这使得药房需要在短时间内完成大量的药品准备、核对和发放工作。然而，在住院药房传统工作模式下，手工摆药耗时长、人工操作错误率高、人工

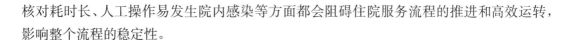

核对耗时长、人工操作易发生院内感染等方面都会阻碍住院服务流程的推进和高效运转，影响整个流程的稳定性。

四、临床科室服务流程的优化思路

（一）运用优秀的管理工具优化流程

业务流程重组（business process reengineering, BPR）是指一组相互关联的任务和活动，共同为顾客创造价值，它可以决定组织资源的运行效率和效果，关系到结构功能的实现。流程重组理论是 20 世纪 80 年代初源于美国的一种全面变革企业经营方式、提高企业整体竞争能力的模式。在医疗领域，BPR 已经被成功地引入到了很多医院和卫生保健系统。它以流程为改造对象和中心，以患者需求和满意度为目标，重新审视组织的内部和外部流程，运用次序改变、合并、消除和自动化等方式来重组流程。BPR 可以帮助医院和卫生保健系统重新审视和优化流程，提高效率和服务质量，减少浪费和不必要的环节，提高患者的满意度。

（二）从入院前的流程切入

可以尝试从入院前的流程入手，运用流程的消除或次序改变的概念来提升服务质量和复杂度。例如，可以设置入院前检查包，将所有可能进行的检查在入院前全部完成，减少入院后因术前检查的等待而带来的床位占用问题，降低平均住院日，帮助医院更好地管理床位资源，提高医院的床位周转率，从而为其他患者腾出更多的床位，在一定程度上缓解医院床位紧张的状况，提高医院的运营效率。

（三）引入中心制，提升服务效率

可以设置提供一站式服务的中心，如入院服务中心和住院检查中心。不同于传统的入院流程，入院服务中心通过整合入院前所需的资源并充分考虑空间布局，让患者只需在入院服务中心完成所有入院前的流程，大大减少了患者办理入院时在医院各部门间来回奔波所带来的不便，减轻了患者的就诊负担。也可以通过信息化的手段让患者在移动终端了解到入院排队进度，及时安排出行就医日程。住院检查中心的设立可以将门诊检查患者和住院检查患者分流，通过此类空间层面的优化让整个流程和就医环境更有序，让资源的分配更简化。从操作层面来看，可以让住院检查中心以院内平台科室的模式运行，主要服务对象是各临床科室的住院患者，根据业务执行情况分摊作业成本。

（四）床位统筹管理

床位的统筹管理旨在最大限度地提高全院床位的利用率，减少闲置床位，做到"全院一张床"。在床位统筹管理的模式下，应当坚持"以患者为中心"的服务理念，可以通过设置床位管理委员会，制订各科床位配置及调配原则，构建床位资源统一、公开、透明、动态调配的新型临床服务模式，提升住院服务效率。在制订规则的过程中，一定要充分考虑到医院空间布局、专科科室的相似性和差异性、设备使用、动线规划等因素，还可以开发智能化的大数据决策系统辅助床位的统筹管理，以确保整个临床科室服务的模式创新在安全可靠的条件下进行。

（五）智能药房建设

智能药房可以通过自动化药品包装和发放的过程，降低药师的劳动强度和手工操作出错的概率。这样，药品发放的效率和质量都会得到提高，同时也可以缓解药师的工作压力。智能药房还可以通过智能化的药品管理系统，实时监控药品的使用情况，提高药品的使用效率和安全性。除了引入智能药房，医院还可以通过优化药品发放流程，减少药品摆放时间和药品发放的等待时间，提高药品发放的效率和患者的就医体验。同时，医院也需要加强药品的管理和监管，确保药品的质量和安全性，减少药品发放过程中出现问题的次数。此外，医院还需要加强药师的培训和管理，提高他们的技能水平和服务质量，保障智能药房的良好运转。

（六）手术流程优化

可以从不同的角度入手来提升手术室的运行效率，以此减少术前等待时间和平均住院日。例如，可以优化手术排程规则和模式，通过大数据对手术时长进行预测来合理分配每间手术室的手术台次和主刀医生，实现手术间资源的最优化利用。另外，还可以优化术前检查流程，例如将手术患者的大部分术前检查前移到入院前进行，缩短手术患者入院后的术前等待时间。

（七）加速推进智能信息系统建设

目前我国大多数医院的信息系统建设都还不够完善，加速推进智能信息系统的建设对于提升患者就医体验、减轻医务人员劳动负荷，简化操作流程都将会有很大的积极影响。优秀的智能信息系统，在患者挂号、互联网问诊、院内就医引导、医疗数据分析、床位管理、设备管理、跨部门的信息共享和协作交流等方面，都能提供极大便利，所以加快医院智能信息系统的建设至关重要，是简化临床服务流程的有力手段。

第五节　医技科室服务流程优化

一、医技科室服务概述

（一）医技科室概念

医技科室通常指运用专业的诊疗技术和设备，协同临床科室进行疾病的诊断和治疗的医疗技术部门。然而其称呼在我国各级各类医院中不尽相同，因其主要辅助临床诊断，也称诊断相关科室；由于其通常不设病床，也不接收患者，因此被归类为非临床科室；由于其承担医院各专科患者的检查和诊断任务，因此被称为平台科室。但无论称呼如何，随着医疗活动中新技术、新成果、新设备的广泛应用，医技科室已成为医院整体系统中不可或缺的技术支持部分，其重要性不言而喻。

当前，我国医技科室的构成方式尚无统一的规范，不同级别和类型的医院根据自身的管理需求，形成了各自独特的医技科室组成结构和学科专业设置。从整体上看，医技科室一般涵盖医学影像科（例如超声医学科、放射科、核医学科等）、实验医学科（检验科）、病理

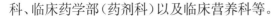

科、临床药学部（药剂科）以及临床营养科等。

（二）医技科室服务特点

医技科室的特点是所有的工作都以临床为中心，面向全院，致力于为各个临床科室提供服务。尽管医技服务构成了医院诊疗服务的一部分，但其主要职责在于为各临床科室提供诊疗依据，协助治疗，为门诊、急诊和住院患者提供技术服务，同时也为全院的科研和教学服务。临床各科室对医技科室，特别是对拥有先进的现代化诊疗设备的医技科室有较强的依赖性。医技科室的技术水平、工作质量、检查报告的准确性和及时性，直接关系到疾病的诊断和治疗，同时也对全院医疗、科研和教学工作的成效产生着深远的影响。每一个具体的检查项目，都关系到某一临床科室的诊疗质量。在医院的医疗工作中，医技科室的服务扮演着至关重要的角色，其地位举足轻重。

医技科室所提供的服务具有高度专业性和相对自主性。每个医技科室都有其独特的专业领域和工作模式。即使同一科室，不同的仪器设备安装在不同的单独房间里，从仪器操作到报告出具都是独立完成，具有工作的独立性。对于技术人员和报告审核医师而言，必须具备高超的业务技能和责任感，以及一种认真负责、毫不马虎的工作态度。

由于对新技术和新设备的高度依赖，医技科室主要依赖于专用仪器设备和专业技术来开展业务工作，以提供客观依据来支持对患者的诊断和治疗。医院现代化的物质基础和重要标志在于医技科室的先进仪器设备，而医技科室主要依赖各种仪器设备来完成其工作任务。随着现代科学技术的不断发展，医技科室的服务水平不仅取决于仪器设备的先进程度和更新周期的长短，还包括设备操作自动化、遥控化和电子计算机化，这些因素共同构成了医技科室各具特色的形态；医技科室医务人员的专业技术水平和知识更新速度，也是影响其工作效率的重要因素之一。在当今科技飞速发展的时代，这一特征显得尤为显著。

二、医技科室服务流程现状及突出问题

（一）医技科室服务流程

医技科室对不同来源的患者进行检查，包括门诊、急诊、住院和体检患者。由于急诊患者病情危急（重），各大医院应优先、及时地为其开辟绿色通道，以确保检查的准确性和及时性；定期或不定期进行健康检查的体检者，可以通过预约排队的方式进行。本节旨在探讨我国综合性医院对住院和门诊患者进行基本检查的流程框架，具体如下。

1. 住院患者检查流程　住院患者检查流程包含三个环节：①医生开具电子检查申请单，HIS 自动进行后台记账；②直接在病床旁使用自助设备扫描条码完成预约；或由护工携带检查申请前往医技科室综合服务站代为办理，随后护工将预约条码单送回病区护士站，并由病房护士告知患者进行相关准备；③在预约时间内，护工将患者送至检查科室进行报到，随后按照排队系统叫号进行相关检查，检查完毕，护工将患者送回病房，等待出具诊断报告。由于预约系统为住院患者预留了医技资源，并且检查流程的多个环节通常由护工完成或参与陪同，因此住院患者在医疗服务流程中所遇到的问题并不显著。

2. 门诊患者检查流程　门诊患者检查流程包含四个环节：①医生开具门诊检查申请单，

系统自动根据检查规则给出相应提示，医生根据患者需求确认提示信息完成申请单提交；②门诊缴费可通过多种渠道实现，包括但不限于财务窗口、自助机或移动支付；③在医院的检查预约平台上，门诊患者可以通过自助机预约和医技科室综合服务站的统一预约方式，自主选择检查时间，以便更加高效地完成检查。预约完成后，系统会自动打印预约通知单，并再次告知患者检查须知；④最后于预约日根据排队系统叫号进行相关医技科室检查并等待出具诊断报告。在整个医技检查流程中，医生开具检查医嘱到出具影像诊断报告的过程中，存在着许多需要患者参与、操作、寻找、咨询和排队等待的环节，因此门诊患者在参与医技检查时所面临的问题显得尤为突出。

（二）医技科室门诊服务突出问题

在门诊就诊过程中，医技科室作为医院的公共服务平台，扮演着至关重要的角色，因为医技检查的效率和质量直接决定了门诊整体服务质量的建设水平。然而，对于患者而言，医疗服务的真正有效性在于就诊和检查所需的时间，而其他时间则被耗费在非医疗时间上，例如频繁往返、长时间排队等待、长时间预约检查以及缓慢出具检查报告。在考虑非医疗时间过长的原因时，我们需要从患者的角度出发，对整个检查流程进行全面梳理，以发现存在的多个方面的问题，具体如下。

1. 医院的医技科室分布广泛，患者在看诊缴费后，需要手持导诊单来回穿梭于不同的楼层和楼栋之间，频繁地进行询问、排队、缴费和等待预约结果，这不仅费时费力，而且效率低下。患者所经历的漫长而复杂的流程，使得他们在就医过程中面临着极大的困难，特别是对于那些行动不便的患者，这种反复的过程不仅让他们和家属难以承受，还常常引发患方的不满情绪。

2. 由于医技科室各自拥有自己的信息系统，且有些科室缺乏线上预约功能，因此只能通过手工登记预约来实现，这导致医技项目之间相互独立，难以整合和共享预约信息，从而分散了检查预约时间。在某些情况下，患者可能会因多项检查无法在同一天进行而被迫再次到访医院，而这些患者在复诊时可能无法预约到初诊医生的号源，医生的更改可能会降低患者对医生的信任度，从而影响患者对检查和治疗流程的配合程度。当患者需要预约多个医技项目且这些项目之间存在互斥规则时，由于大多数患者缺乏相应的医学知识，因此很难科学有效地规划检查顺序。这可能导致患者在完成前序检查后，由于医技项目之间的规则冲突，无法进行后续检查，从而迫使患者重新预约时间。同时，由于患者爽约，科室也会出现设备空闲的情况，这会浪费医疗资源。

3. 由于采用了分时预制度约，患者习惯性地提前到医院排队候检。当大量患者聚集时，就会出现"患者等待医生"的现象，这会导致检查科室人满为患、环境嘈杂、秩序混乱，以及就医环境的恶化。医技科室的工作人员在预约、交代检前注意事项和维持秩序方面投入了大量的时间和精力，但由于重复性工作较多，未能有效减少专业人员的非专业性劳动，从而导致工作效率低下。对于患者而言，就医过程不仅会对其体验产生负面影响，同时也可能带来潜在的安全风险。

4. 由于接待的患者众多，窗口预约工作量繁重，可能导致检查流程衔接不畅。当患者

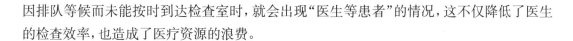

因排队等候而未能按时到达检查室时，就会出现"医生等患者"的情况，这不仅降低了医生的检查效率，也造成了医疗资源的浪费。

三、医技科室服务流程优化路径

（一）医技科室流程优化意义

医技科室作为医院医疗保障平台性科室，在现代医院运营中扮演着不可或缺的角色，因此，医院管理者和相关职能部门都对其作用及发展潜力有着充分的认识，并高度重视其管理工作。由于空间布局的局限性和医疗服务负荷能力的制约，患者在检查过程中往往需要多次往返于不同科室，重复排队现象普遍存在。从预约检查到获取报告，整个流程环节繁琐复杂。这种状况不仅难以充分满足临床诊疗需求，更对医院秩序和环境造成显著影响：患者就诊体验下降、医务人员工作压力增大、就诊区域秩序维护困难。这些问题的持续存在，已成为医技科室服务能力与临床需求、患者期望之间亟待解决的核心矛盾。因此，在保持医技科室资源不变的前提下，优化医技检查服务流程、缩短预约检查等待时间、提升整体服务效率和服务品质，已成为各大医院优化整体服务流程、提高运营效率的至关重要的举措。唯有如此，方能更充分地满足患者的需求，从而提升医院的服务品质和效率。

（二）医技科室全流程优化

1.开单和缴费　医生根据患者病情需要开具用药和检查医嘱，并打印诊间导诊单，导诊单上详细呈现药品名称及数量、检查项目、项目费用、具体地点导引、注意事项以及温馨提示等，医生完成看诊服务。当患者进入门诊缴费环节时，他们可以通过线下财务窗口、自助机终端或移动支付设备来完成缴费手续。尽管收费窗口时常出现排队等候缴费的情况，但对缴费方式进行分析后发现，现金缴费、POS刷卡、医保和扫码支付是主要的支付方式，其中，窗口扫码支付的人次占比最高，而现金缴费的占比最低。随着移动支付的普及，患者已养成扫码支付的习惯，患者可以在任何时间、任何地点完成扫码支付，因此大多数医院已经将扫码支付功能整合到导诊单上，患者可以在诊间扫描导诊单上的二维码完成所有待付费项目的实时缴费，无须再到窗口或自助机前排队等待缴费。

2.预约　当前，我国众多医疗机构已推出微信平台预约挂号或自助挂号等服务，有效缓解了患者在排队等候时的压力。然而，医技检查的预约流程仍处于起步阶段，导致患者在检查过程中频繁排队等待，患者的就医体验和满意度均不尽如人意。

为解决患者看病难的重大问题，国家出台了《关于印发进一步改善医疗服务行动计划（2018—2020年）的通知》，要求三级医院进一步增加预约诊疗服务比例，大力推行分时段预约诊疗和集中预约检查检验，分时段预约诊疗精确到30分钟；二级综合医院分时段预约诊疗精确到1小时。《卫生部关于在公立医院施行预约诊疗服务工作的意见》《国家卫生健康委办公厅关于印发医院智慧服务分级评估标准体系（试行）的通知》等相关文件，明确提出将诊间预约纳入智慧医院分级评估标准的范畴中。公立医院预约诊疗工作已得到国家层面的全面部署，旨在逐步解决挂号难、候诊时间长、看病时间短等难题；为了提供更加多样化的预约诊疗服务,医院应当进行服务流程的转型,建立以预约诊疗为核心的基本制度和工作体系,以满足患者日益增长的需求。目前常见的预约模式如下:

(1)自动预约模式:医生下医嘱、患者缴费后,自动预约检查。在医院初期的智能预约探索中,自动预约作为一种模式,通过整合科室预约检查资源并根据规则进行智能判断,为后期集成式自助预约服务的发展打下了坚实的基础。尽管自动预约模式具备便捷性和智能性等优点,但其与患者的互动不够频繁,导致患者容易忽视自动预约信息,从而无法及时前往前台进行预约;由于患者缺乏自主选择预约时间的能力,其退改率居高不下,且只能通过对应的人工窗口进行修改或取消预约;若仅实现单项检查预约的自动预约,将无法解决多项检查项目患者时间统筹的难题。

(2)集中预约模式:即由医院组织专业人员构建一个统一的预约中心平台,用于对全院门诊和住院申请的检查进行集中预约和管理。预约集中服务的具体流程为:在诊室医生开具电子检查申请单,待患者缴费完成后,携带发票前往集中预约中心,工作人员根据医技科室提供的预约资源进行预约,预约完成后将打印好的预约单交予患者,患者根据预约单上的检查时间合理安排,自行前往检查科室进行检查。

集中预约模式的优越之处在于,它将各个检查预约流程进行了集中化处理,从而实现了更加高效的统一管理;完成所有普通检查项目的预约,无须来回奔波于各个检查科室,门诊患者可在统一的地点进行预约;统筹调配能提升整体运营效率。然而,对于那些需要进行特殊检查的项目,如检查前或检查中用药、签订知情同意书等,仍然需要前往医技科室的窗口进行预约,这也是其所面临的多重限制之一;为确保集中预约中心的服务质量,须单独配置预约人员和软硬件设备,但医技科室预约窗口仍须保留,这将导致额外成本的增加;由于各个医技检查科室的检查项目存在特殊的注意事项,预约人员需要接受严格的培训,对其专业知识有较高的要求。因此,预约人员不仅需要具备全面的医学知识,还需要熟悉各个医技科室的预约规则和流程,以指导患者的就医;为了方便患者集中排队等待预约,需要提供宽敞的公共空间,以满足一定的空间需求。

(3)分散预约模式:医生在完成检查申请单开单的同时,即可预约检查项目,这是一种创新的预约方式。预约流程具体如下:医生工作站已集成检查预约系统,医生在诊间或病区开完电子检查申请单后,根据医技科室提供的预约资源,在预约系统中进行预约,预约完成后将打印的预约单交予患者。在完成缴费后,患者将按照预约单上的预约时间前往相关检查科室,以进行检查。

采用分散预约模式,患者无须排队进行预约检查,只需在缴费后根据预约时间合理安排前往检查科室等候检查,从而最大限度地方便了患者;医疗机构无须额外配置预约人员和软硬件设备,从而实现了成本的降低。该预约模式存在一个缺陷,即在门诊检查前先进行预约,然后再进行缴费,这可能导致虚假预约的出现,从而浪费了检查资源;需要医技科室的紧密协作;无法统计医技预约完成率、及时率等指标;增加门诊医生的工作负担。

目前,我国大多数医院的医技检查预约模式都高度依赖于互联网和信息系统构建,因此,基于信息系统的智能化医技检查预约平台建设是优化流程和提高医技科室运营效率的关键所在。同时，随着国家对信息化建设投入力度加大，国内各大型医院均已建立了相应的信息服务平台，实现了从传统手工到智能自动化的转变，极大地推动了现代化医疗体系发展进程。现代医院的流程再造需要借助信息技术的强有力支持，借助云技术、移动支付、物联网、大数据等新兴技术手段，以人工方式进行补充，从而重塑患者就医方式、塑造全新就医流程、提升患者医疗体验。在此背景下，一些医疗机构正在积极探索建立基于规则库的智能化医技检查集中预约平台，以提升医疗服务的智能化水平。

尽管集中预约模式具有明显的优势，但目前更多的是以实体集中预约中心的形式存在，这就要求公共环境足够宽敞，以方便患者集中排队等待预约，同时对空间有一定的要求，因此建立集中预约平台是一种更为有效的选择。建立集中预约平台的难度在于需要统筹多项检查项目患者的时间，因为不同检查之间可能存在先后顺序和互斥条件，这是一个具有挑战性的难题；而且一旦预约完成，患者则只能去对应人工窗口修改或取消预约。规则库为基础的智能化医技预约平台，整合了各医技科室的预约检查资源，实现了多项检查项目的智能化预约，有效避免了患者的往返和等待，从而提升了患者的就医体验和满意度，其优势如下。

（1）全院对预约资源进行统一管理，收集并整合所有医技科室的基础数据，包括院区、医技科室、检查类型、检查室、医嘱属性以及医嘱字典等，以实现资源的统一配置。通过与HIS 共享医嘱字典，能够确保预约平台、院内 HIS 和各医技系统之间数据的一致性和唯一性，从而有效缓解本院区医技资源的拥挤问题，并合理地将资源分散到各分院区。患者得以依据个人需求，自主选择适宜的院区，以便预约高质量的医技检查服务。

（2）实现智能化预约的基础在于建立一个统一而强大的规则库，其中汇集了多个医技项目的基础数据，这些数据构成了一套规则体系。医技项目所需的基础数据涵盖了多个方面，包括但不限于检查部位、检查用药、检查方法、条件检查、跨科检查项目之间的互斥规则等知识；提供的信息包括医生的日程安排、检查室或设备的开放时间、平均检查时间以及平均等待时间等；在申请院区、同楼宇、同科室和移动距离等方面，环境因素可能会对其产生影响。采用智能算法，将多种预约规则与合并规则、排斥规则、特殊规则和科研项目管理规则等相结合，为患者提供更加合理的医技预约安排，实现系统集成。

合并规则是指将医技项目的基础数据，如医疗、检查、时间、环境等，进行智能化合并，以计算出最优预约时间，从而有效减少患者在院内的排队等待时间，避免患者多次往返。

基于医技项目的基础数据，制订合理的排斥规则，以限制患者在不同检查项目之间的预约检查顺序和时间，从而有效避免医学矛盾和患者无效流动。

科室在系统上进行规则维护设定，以确保检查项目之间存在一定的先后顺序，从而形成一个有序的规则库。例如，针对腹部增强 CT 和钡餐造影检查，放射科已经制定了一套明确的顺序规则。在同一次就诊记录中，若患者需要进行腹部增强 CT 检查和钡餐造影检查的预约，系统将按照顺序规则自动优先安排最近的腹部增强 CT 检查，并同时预约最短合理时长的钡餐造影检查。若患者对系统智能推荐的方案进行修改，须先预约钡餐造影检查，系统将提示在预约日期后的五天内进行腹部增强 CT 检查。

（3）资源库的综合配置模式采用了固定资源模板配置和实时资源调整配置相结合的方式，以确保在提供预约号源的科学合理基础上，能够有效应对突发情况引起的号源调整需求。资源计划模板的维护基于资源检查室，其中包括院区、医技科室、检查室名称、检查类型、拆分标准、时段、星期、资源类型以及资源开放渠道等关键字段。通过设置这些字段，医院可以实现科学的项目排班管理，并根据实际运行情况灵活调整资源配置，从而提高工作效率。实现分时段预约管理功能的方法多种多样，包括但不限于设置拆分标准、时段等字段，同时在后台设置每日固定时间段，生成预约资源计划，方便快捷。

（4）为了在方便患者的同时，给予患者足够的选择自由，系统可提供两种预约方式——自动预约和手动预约。在智能规则库的基础上，系统运用医技项目规则的逻辑运算，为患者提供了两种不同的推荐方案，其中一种是时间最短方案，允许患者在资源充足的情况下在最短时间内完成所有检查，但可能需要多次往返；为了最大限度地减少患者的往返次数，采用一种基于后台算法的方案，将患者的医技项目安排在同一天，同时排除周期超过 1 天的检查项目。使用手动预约功能，用户可以根据自己的时间安排，在可选的资源中自主选择每项检查的预约日期。为了方便患者进行医技预约，系统提供了多种预约渠道，包括但不限于手机端 APP、微信公众号、自助机、诊间预约、人工预约窗口等，同时所有渠道均支持操作的修改和取消。完成预约后，患者将收到相关通知，提示其预约成功，同时提供导诊信息，包括预约序号、检查日期和时间段、检查室等，且在预约日期的前一天和当天均有相关提示。

通过建立和使用基于规则库的智能化医技预约平台，可以将医院本院区和分院区的医技资源整合起来，实现医技资源的最大化利用，从而解决患者预约项目多次排队、预约等待时间过长、预约安排不合理等问题。此外，患者可以随时随地根据自己的需求进行项目预约，而且该系统还具备修改功能，患者可以在移动端进行修改或取消预约。系统的可视化统计功能不仅可供医技科室和医院管理部门实时查看各科室预约资源的使用情况和患者的"爽约"情况，还能及时进行锁号和释放号源等操作，从而提高资源的利用效率。

3．报到与检查　目前，大多数医院已经实现了患者在预约时间段内自助报到候诊的功能，患者可以通过自助报到机完成报到取号候诊、查询排队等服务，而这些服务都是由患者按照检查预约时间到相应科室进行检查的。当患者完成报到手续后，候诊屏上的检查列表会呈现出患者排队的详细信息，以便等待叫号。医技科室的排队叫号系统是一种延续检查预约系统和自助报到系统的工具，它会根据检查单登记时间（如果没有报到环节）或报到进入系统排队时间的先后顺序来确定呼叫队列。在呼叫队列中，需要综合考虑预约顺序和实际候检情况，以达到最优的协调效果。常用的呼叫模式如下。

（1）候诊台呼叫：为了方便专门负责叫号的人员，候诊台提供了一项叫号功能，由该人员进行全面的统筹安排。为了提高检查效率，候诊台列出了患者检查的数量和进度，并提供了候诊、检查、过号、已完成等列表，同时还为"爽约"患者提供了读卡报到和打印候诊条的服务，以便他们排队等候。

（2）检查时呼叫：实现检查室自主叫号的功能，检查室可在常规检查界面查看候诊者数量,并设置一次性提取叫号人数和男女性别,随后点击提取按钮即可呼叫患者,对于未能按时前来检查的患者,则可点击"过号"以结束呼叫。

4.领取报告

(1)自助打印机:患者可使用自助打印机进行胶片和报告等文件的24小时打印,不受工作日的限制,这不仅方便了患者的使用,还能节省人力。

(2)云胶片和报告:通过将信息通信技术与互联网平台相融合,云胶片得以广泛应用,从而对医技检查流程和患者行为产生深远的影响。患者检查结束后可通过手机等移动终端扫描二维码查看报告和电子胶片,系统也会在报告审核结束后发送短信通知患者,患者无须再次来科室打印胶片。在需要打印胶片和报告的情况下,只须携带二维码单,随时前往科室的自助打印机进行打印操作即可。该系统还可记录、储存已打印的胶片和报告,以避免患者再次前往登记台进行重复打印操作。

云胶片具备远程查看报告的功能,为就诊和会诊提供了极大的便利。云胶片环保、节约,可以代替传统胶片,患者不用来回奔波,报告完成后就收到通知,随时随地都可以查看报告,并且可以查看所有影像结果和历史就诊结果。

云胶片所提供的信息化服务是将互联网与医疗技术相融合,从而实现了以患者为中心的全方位影像检查服务,同时也推动影像检查的无纸化、无胶片化转型。医院需针对部分不熟悉网络操作的患者加强宣传引导。在具体实施过程中,应特别重视患者信息的安全管理,提升信息数据安全技术,加强对患者个人信息的保护。

(3)人工智能报告审核:随着人工智能技术的不断进步,人工智能已经成为一门跨学科的新兴前沿学科,它基于计算机模拟人类的思维过程和智能行为,为人类的认知和行为提供了全新的可能性。在医疗领域,人工智能的应用为虚拟医师助理、病历与文献分析、药物研发、基因测序和影像辅助诊断、精准医学等方面带来了突破性进展。在未来的发展中,将医学影像与人工智能相融合,将成为最具潜力的领域之一。目前,人工智能在肿瘤检测、定性和定量诊断、肿瘤提取以及放疗靶器官勾画、自动生成结构化报告等领域已有大量的临床应用和研究成果。作为辅助医师的工具,人工智能具有高度的可重复性和准确性,可用于影像学评估,从而减少误诊和漏诊。然而,在实际应用中,还存在许多具体问题,需要进一步验证其是否能够真正全面提高医师工作效率。

四、医技科室服务流程管理新方向

随着信息技术的迅猛发展,越来越多的医疗机构正在积极推进基础信息化网络平台和业务平台的全面建设,以提升医疗服务水平和核心竞争力。除了建设医技智能化预约平台外,还可以采用一系列配套流程优化措施,运用PDCA思维对就医流程进行持续改进。此外,投入了各种自助终端设备,使得患者在一家医院完成医技检查的全过程变得越来越便捷。但仍有另一个痛点始终困扰着患者,那就是换一家医院就诊,其他医院的检查结果不被认可,又要重新检查一遍。尽管经过检查的流程优化,医技检查传统问题如多次往返跑路、多次排长队、检查等待时间长、报告出具慢等已逐渐改善,但检查结果不互认这一问题仍会浪费患者时间、增加就医负担、大幅降低就医体验。所以推动医院医技检查检验结果互认已经成为院际医技科室服务流程管理的新方向。

在遵循一致的技术标准和质量控制标准的前提下，确保检查检验设备所生成的数据能够尽可能地实现相互认可，这就是检查检验结果的互认性。长期以来，"检查不互认"已成为广大民众在就医过程中所面临的一大难题。有些医疗机构以无法确保医疗质量为由，拒绝承认其他医疗机构的检查结果。事实上，不必要的重复检查检验，不仅浪费了宝贵的医疗资源，而且加重了患者的经济负担。促进不同医疗机构之间的检查检验结果相互认可，可有效提升医疗资源的利用效率，降低医疗费用，提高诊疗效率，减轻人民群众的就医负担，改善人民群众的就医体验。自 2022 年 3 月 1 日起，国家卫生健康委等四个部门联合发布了《医疗机构检查检验结果互认管理办法》，以确保医疗机构在检查检验结果互认工作中遵循相关原则。符合互认规则的检查检验结果可跨医院使用，只有在患者病情变化导致检查检验结果与临床表现不符等极少数情况下，方可重新进行检查。

推进检查检验结果互认是一项错综复杂的系统性工程，同时也是深化医改不可或缺的重要组成部分。为了消除检查检验结果互认的"障碍"，需要制订更多的配套政策，以形成协同改革的合力。对于未被互相认可的检查和检验项目，必须详细解释，并充分告知复查的目的和必要性等相关信息。为确保医患关系的和谐，必须明确首诊医师和后续医师的权责界限，明确诊疗行为的自由裁量权范围，细化各方的法律责任，切实维护医患双方的合法权益。

第六节　手术室服务流程优化

一、手术室服务流程概述

医疗质量是衡量医院效率和有效性的关键要素，同时也是强化整个卫生系统的必然因素。鉴于医疗成本和患者需求的不断上升，流程优化已成为医疗系统中不可或缺的机制，是减少重复流程、降低不必要浪费的有效途径。

手术室是一个综合运行体，是医院建设发展的核心，是医疗资源最集中的单位，也是联系所有外科科室的重要枢纽。手术室的运行效率直接影响医院的医疗质量、经济效益、患者满意度、员工满意度。手术室效率低下会引发许多问题，比如对患者的护理不及时可能引起医患矛盾，人力资源和各种物资设备的浪费会加重医院的负担，也会增加患者的医疗支出，而且会影响医疗团队的积极性。

手术业务流程作为医院整体运营流程的重要组成部分，其科学的设计对于提高手术运行效率具有举足轻重的意义。对手术业务流程进行梳理、优化与重组，可有效降低手术无效等待时间、提高手术运行效率。标准化、透明、精益的工作流程可以实现手术室管理的需求。手术室管理解决方案旨在帮助外科部门应对挑战，快速可靠地支持手术排期，并有效地利用资源。因此，可以在成本、时间和为患者提供安静的护理环境之间取得平衡。优化手术的流程及有效管理开台、周转时间有利于提高手术间的利用率、充分合理利用人力资源、提高医护人员和患者的满意度,是医院整体运行效率和质量的重要体现。流程优化要求医疗各个环节顺畅,明确各班职责,加强环节控制与质量监督,从而确保护理工作、医疗转运过程高效、安全。

二、手术室流程优化的方法

手术室流程优化以构建"以患者为中心、以临床需求为导向"的高效运行体系为核心目标,借助系统性方法论,致力于消除流程中的非增值环节,严格把控医疗风险,全方位提升资源使用效能,最终实现医疗质量、运营效率与满意度的协同提升。在现代管理理念与技术的推动下,手术室管理已实现从经验驱动向数据驱动的转变,形成了涵盖多种方法的流程优化体系,具体实施路径包括以下六大科学方法:

(一)PDCA 循环法:动态迭代的局部流程优化方案

PDCA(plan-do-check-act)适用于手术室局部流程优化的有力工具,尤其适用于亟待流程革新、缩短手术等待时长等紧急或特定优化项目。该方法秉持通过系统性、持续性的检测与改进,逐步优化现有流程,将不够完善的环节逐步优化至理想状态。PDCA 是指通过"计划 - 实施 - 检查 - 处理"的闭环机制驱动渐进式优化,形成螺旋上升的改进周期。四个相互关联、循序渐进的步骤构成。第一步"计划",要求医疗团队依据既定目标,深入分析并制定实现预期成果所需的详细流程,明确各环节的操作规范与质量标准;第二步"执行",针对每个细分流程进行针对性改进,将优化方案切实应用于实际工作;第三步"研究",运用科学合理的评估手段,对新流程的运行效果进行全面衡量,精准找出实际结果与预期目标之间的差距;第四步"处理",深入剖析实际与预期结果差异的根源,总结成功经验并将有效的改进措施标准化,对于尚未解决的问题,则纳入下一轮 PDCA 循环继续优化。

在手术室的实际应用过程中,PDCA 循环法取得了诸多显著成果。在提升术后患者健康宣教质量、降低术后长期住院比例、强化手术感染防控体系、增强医患沟通效果、缩短患者术前准备时间等方面,PDCA 循环法均展现出良好的适应性和有效性。

(二)六西格玛管理:数据支撑的标准化质量提升体系

六西格玛管理方法正逐步成为医疗行业提升运营效率、削减资源浪费、规范护理服务流程的重要手段,在手术室管理领域的应用也愈发广泛。该方法以数据分析为核心,通过严谨的统计学方法,致力于降低流程中的变异性和缺陷率,追求极高的质量标准。

在手术室的实际应用场景中,六西格玛管理从多个维度发挥作用。在提升护理工作效率方面,通过制定标准化操作流程,规范护理人员的工作行为,减少因人为因素导致的效率损耗;借助过程映射的方法,深入挖掘手术流程中的潜在优化点,例如:手术器械的准备、患者的转运等,从而提升手术室的整体运行效率。此外,六西格玛管理还能有效减少手术间隙外科医生的等待时间,缩短患者住院周期,严格控制医院感染发生风险,科学规范抗生素的使用管理,以及大幅提升手术准时开台率。

(三)精益管理:价值驱动的资源高效利用模式

精益管理的核心在于通过消除浪费、压缩等待时间、优化资源配置,为患者和医疗机构创造最大化价值。该方法是以患者需求为导向定义价值，严格区分流程中的增值活动与非增值活动，并尽可能减少非增值活动，确保每个流程环节都能为整体价值提升贡献力量。

在手术室管理实践中，精益管理的优势得到充分彰显。它能够通过优化手术器械消毒灭菌流程、规范手术室人员操作规范，有效降低医院感染发生风险；通过合理评估患者病情，精准把控抗生素使用指征，减少抗生素滥用现象，既减轻患者经济负担，又降低耐药风险；根据患者个体情况和手术特点，优化手术临床路径，精简不必要的检查和治疗环节，提高诊疗效率；显著缩短患者住院时间，加快床位周转速度，提升医疗资源利用效率。

（四）统计过程控制：数据监控的全流程质量保障

统计过程控制（statistical process control，SPC）通过收集、整理和分析统计数据，对手术室全流程进行实时动态监控，确保各个环节处于可控状态，保障流程的稳定性和一致性，进而实现质量提升、减少浪费和持续改进的目标。运用该方法时，要求医疗团队深入理解每个流程环节的内在逻辑和意义，准确把握流程变化的影响因素，在出现异常情况时能够迅速识别并及时采取改进措施。

SPC 在手术室的应用涉及多个关键领域。在缩短术前等待时间方面，通过分析患者信息录入、术前检查安排等环节的数据，找出导致等待时间过长的关键因素并加以优化；在控制术后住院时长方面，依据患者术后恢复情况的统计数据，制订个性化康复计划，促进患者早日康复出院；通过对手术室环境监测数据、器械消毒效果数据的分析，有效防控感染风险；通过对手术医生操作数据的统计分析，客观评估医生的工作表现，为医生的专业发展和绩效考核提供科学依据。

（五）全面质量管理与持续质量改进：系统化的全流程品质升级

全面质量管理（total quality management，TQM）和持续质量改进（continuous quality improvement，CQI）聚焦于对手术室全流程进行系统性优化，涵盖术前准备、术中操作、术后护理等各个环节，致力于提升患者体验和满意度，同时有效控制等待时间和手术成本。这两种方法强调全员参与、全过程管理和全要素控制，将质量意识贯穿于手术室工作的每一个细节。

在术前护理阶段，通过优化患者病情评估流程、完善术前健康宣教内容，提高患者对手术的认知和配合程度；在术后护理环节，加强患者康复指导和疼痛管理，提升患者的康复体验。同时，通过对手术流程的持续分析和改进，去除不必要的操作步骤，降低手术成本。

（六）协作质量改进方法：团队协同的流程优化体系

协作质量改进方法以手术室各岗位人员的紧密合作为核心，其核心要素包括质量数据收集、对医疗团队操作的及时反馈，以及在团队成员间实施流程改进策略，旨在实现医疗服务质量提升、医疗效果改善和成本有效控制的多重目标。该方法从团队协作与相互支持、手术室流程优化与质量提升两个维度出发，构建起一套综合性的流程管理体系。

在实际应用中，通过组建跨部门协作小组，打破科室之间的沟通壁垒，促进信息共享和协同工作。例如在处理复杂疑难手术病例时，外科医生、麻醉医师、手术室护士等组成联合团队，共同制定手术方案、应急预案，在手术过程中实时沟通进展情况，及时处理术中突发问题。这种协同工作模式不仅提高了手术成功率，减少了因沟通不畅导致的医疗差错，还通过优化资源调配,降低了手术成本。

上述六种手术室流程优化方法虽然侧重点各有不同,但都以数据分析为基础,以持续改进手术室流程为目标,能够有效解决手术室运行过程中出现的各类问题。这些方法的突出优势在于灵活性高,可以根据不同的时间、地点、患者群体和手术类型进行灵活运用,并且对流程的改进效果直接且稳定。在实施过程中,只需合理开展数据收集、统计和分析工作,配合科学的人员培训、有效的人员管理以及完善的反馈机制,就能以较低的资源投入实现手术室流程的显著优化,提升手术室的运行效率和服务质量。

需要强调的是,手术室流程优化是一个长期持续的过程,并非一朝一夕之功。持续的数据收集、及时的干预措施和不断的流程优化,是确保优化效果长期稳定的关键所在。同时,手术室管理团队的支持与参与至关重要,他们在资源协调、政策制定、跨部门沟通等方面发挥着不可替代的作用,是保障流程改进措施有效实施、推动手术室持续发展的核心力量。这些源于其他行业的流程改进方法,经过在医疗领域的适应性调整和实践应用,在手术室管理中展现出强大的生命力,通过缩短患者住院时间、减少并发症发生、持续优化流程,为医院节省了大量医疗成本,具有重要的临床应用价值和经济效益。

三、手术室流程优化的具体措施

(一)成立项目管理团队:统筹规划,精准定位问题

成立手术室服务流程优化项目管理团队,是流程优化工作顺利开展的首要前提。该团队以明确的架构和分工为基础,设立组长负责整体统筹协调。

首先,明确优化流程的主题和目的是一切工作的出发点。通过对手术室现有流程的全面调研和分析,结合医院的战略规划以及患者和医护人员的实际需求,确定如提高手术效率、降低感染风险、提升患者满意度等具体且可衡量的目标。其次,数据收集是团队的重要工作之一。通过收集手术时长、患者等待时间、设备使用频率、医护人员工作量等多维度的数据,运用统计学方法进行深入分析,从而精准定位流程中存在的问题。例如,通过分析发现某段时间内手术平均等待时间过长,进一步调查发现是术前检查流程繁琐导致。

在问题识别与解决方面,团队依据收集的数据和实地调研情况,对手术业务流程的各个关键环节进行梳理。运用价值流分析等管理工具,区分流程中增值活动与非增值环节。增值活动如手术操作、必要的病情诊断等直接为患者提供医疗价值,而非增值环节如重复的信息录入、不必要的物品搬运等则消耗资源却未带来实际价值。团队针对这些非增值环节深入分析,找出问题的根源所在。

此外,建立实施实时跟进机制是保障优化措施有效落实的重要手段。团队通过定期会议、现场巡查等方式,时刻跟踪各项优化行动的进展和实施效果。一旦发现改善障碍,如部门间协作不畅、技术设备支持不足等问题,及时协调各方资源予以解决,确保持续改善行动顺利推进。同时,团队还负责项目设计、任务分工、问卷表格制作、资料收集以及业务流程梳理等工作,为流程优化提供全面且坚实的基础保障。

值得一提的是,建立手术患者全节点追溯系统是团队工作的一大亮点。通过在手术室

各关键环节部署数据采集设备,将患者从进入手术室到离开的所有信息,如术前准备时间、手术开始与结束时间、术后恢复情况等,实时联动推送给病房医护工作站系统。这使得病房医生能够实时动态了解手术进展,便于提前做好术后护理准备,有效提升了医疗服务的连贯性和及时性。

(二)制作标准化流程示意图:规范流程,提升沟通效率

根据科室和专科手术类别的特点,制作标准化流程示意图是实现手术室流程规范化的重要举措。团队针对术前访问环节,制定了专科化的标准流程,并设计制作了一系列实用的标准化示意图,包括手术患者流程卡、手术体位卡和麻醉体位卡等。

在术前回访过程中,巡回护士携带这些标准化卡片,以直观形象的图片形式向患者详细介绍手术室环境、手术流程和术中体位要求。这种可视化的沟通方式,相较于传统的口头讲解,更易于患者理解和接受。例如,对于一些老年患者或文化程度较低的患者,图片展示能让他们更清晰地了解手术相关信息,有效缓解了患者的紧张和焦虑情绪。

(三)管理首台手术开始时间:抓住关键,提升整体效率

首台手术的准时开台对手术室一天的工作效率起着决定性作用。术前准备工作不完善和主刀医师未能准时到场是影响首台手术开台时间的两个最直接因素。此外,手术人员排班不合理、手术时间衔接不紧密以及对手术时长预估不准确等问题,也会严重干扰手术室的正常运行节奏。

深入分析造成首台手术难以准时开台的原因,涉及多个环节。在接患者环节,若患者术前准备未完成,如禁食禁水未达标、相关检查未做完,或者等待电梯时间过长,都会导致接患者时间延长;等待手术医生时间过长,可能是因为手术医生查房或交班时间超出预期;麻醉至开皮时间过长,往往是由于麻醉医生未提前完成麻醉前准备工作;对于特殊危重患者,因需要进行有创操作等复杂处理,也会不可避免地延长首台手术的开始时间。

为解决这些问题,需要从多维度进行分析并采取针对性的改善措施。若科室每日交班时间过长导致首台手术开台延迟,医院可明确规定晨交班的结束时间,并加强监督管理。同时,制定严格的术前准备时间标准,包括手术物品清点和准备完成时间、麻醉准备完成时间以及手术医师到达手术室的时间等。

(四)提高周转效率:优化衔接,挖掘资源潜力

手术室周转时间(turn around time)即从最后一名患者被推出手术室到下一位患者被推入手术室之间的时间间隔,是衡量手术室效率的重要指标。这段时间内手术室处于非手术服务状态,周转时间越长,可用于实施手术的有效时间就越少,手术室的利用率也会随之降低。因此,缩短周转时间不仅能提高手术室的运行效率,还对改善患者及员工满意度、增加医院收入、减少护理费用和节约成本具有重要意义。

影响手术室周转时间的因素众多,主要包括人员、手术室器械及设备、调度等方面。在手术排程和患者从病房到手术室的过程中,存在着诸多容易导致周转时间延长的环节。从患者进入科室到确定手术排程,涉及术前检查、身体状况评估、手术意愿沟通、手术间分配等多个阶段;而患者从病房到手术室,又包括呼叫患者、运输患者以及术前准备等步骤。这

些环节中的任何一个出现延误或衔接不畅,都会直接影响手术室的周转效率。

连台手术之间的间隔时间更是影响手术室周转效率的关键因素。若接台手术患者的术前准备在接患者后才开始,必然会延长术前准备时间,进而导致手术开台延迟,造成人力资源浪费和手术间使用率降低。同时,护理人员为了赶时间完成术前准备工作,容易出现紧张和混乱,影响护理质量,患者也会因术前准备仓促而感到不安。此外,若缺乏统一的标准,连台手术间隔时间可能过长或过短,过长会造成手术室资源闲置,过短则可能导致手术无法按时完成或剩余时间不足以安排一台完整的手术。

为解决这些问题,可通过科学研究确定最佳的连台手术间隔时间。例如,根据手术间不同的空气净化时间要求,结合实际手术类型和设备情况,经过反复测试和数据分析,得出适合不同手术间的理想连台手术间隔时间,以此指导手术安排,提高手术室的资源利用效率。

（五）人力资源的配置：科学调配,激发人员效能

对人力资源进行人性化管理和合理分配,是节约人力成本、提高手术室运行效率的重要途径。各手术专科人员由于对本专科手术流程更为熟悉,因此采取专科组长负责制,能够充分发挥其专业优势,提高工作效率。在排班制度方面,实施弹性排班是关键举措。根据当日手术量的实际情况,合理调整上班时间和人员配置。在手术高峰期,适当增加白班机动护士,确保有足够的人力应对繁忙的工作任务,避免因人员不足导致的差错事故发生。同时,在保证无缝交接的前提下,尽量减少交接班次数,减少因交接带来的时间损耗和信息传递误差。科学高效的排班制度对于提高手术量至关重要。在相同的人力资源配置下,合理的排班能够充分挖掘人员潜力,提高工作效率

（六）优化患者术前准备流程、手术物品准备流程,实现物品集中配送：整合资源,保障手术顺畅

对于连台手术患者,以往大多在手术间外的内走廊等候,这种方式存在管理混乱、患者缺乏有效关怀等问题。为改善这一状况,在手术室设置术前准备室是一个有效的解决方案。术前准备室配备专业的护士人员,对患者进行集中管理,为患者建立静脉通道、导尿,并协助麻醉医师进行麻醉准备工作。同时,护士还会对患者进行心理护理,通过与患者的沟通交流,减轻患者的心理负担,帮助患者以积极的心态配合手术。将部分操作在术前准备室内完成,不仅提高了工作效率,还减少了患者在手术间的等待时间,提升了患者的就医体验。

在物品准备流程方面,实施手术物品统一配送制度能够有效提高工作效率和保障手术顺利进行。设置手术器械敷料配送员以及高值物品配送员,由巡回护士在手术进行过程中列出术中预计使用物品清单,配送员定时收集清单并按需进行配送。术中如有急需物品,可通过电话通知配送员及时送达。这种专人专岗的配送模式,避免了巡回护士因外出联系病房、领取物品而离开手术间,确保了巡回护士对术中患者护理的连续性,提高了护士的在岗率。同时,也解决了洗手护士因连台手术准备物品时间长或物品不足而影响手术的问题,为手术的顺利开展提供了坚实的物资保障。

（七）设置专科手术间：优化布局,提高工作便捷性

将专科关联性较大的手术间设置在一起,并根据手术间净化级别、手术切口类别及各

科手术特殊仪器设备等因素,合理设置专科手术间,如骨科、心脏外科、神经外科、眼科及腔镜手术间等。这种布局方式能够充分考虑不同专科手术的特点和需求,提高手术间的使用效率和专业性。按照"5S"管理理念,在手术间内对手术所用常规物品进行定点、定位、定量放置,合理配置并及时补缺。将专科手术的仪器设备、体位支架等放置在手术间指定或临近位置,方便医护人员快速拿取,减少寻找物品的时间损耗,提高手术操作的便捷性和效率。例如,在骨科手术间内,将骨科专用的手术器械和牵引设备固定放置在便于操作的位置,手术时医护人员能够迅速取用,缩短了手术准备时间,提高了手术的连贯性。

(八)调动员工的积极性:凝聚合力,推动持续改进

手术室的工作是多科室、多部门协同合作的结果,其问题的解决离不开与相关科室、部门的良好沟通,更依赖于院领导及管理部门的重视和支持,同时也需要手术团队全体成员,包括麻醉医师、手术医师以及放射科、超声科、病理科等相关人员的共同努力。因此,调动员工的积极性是确保手术室流程优化工作顺利推进和取得良好效果的重要保障。

无论流程优化所带来的成果大小,都应及时进行庆祝和表彰。这种认可和激励方式不仅是对员工辛勤付出的肯定,更有助于激发医护人员的工作积极性和创新精神。庆祝的方式可以多种多样,如在布告栏张贴喜讯,展示团队的努力和成果,增强员工的荣誉感;提供奖金激励,给予员工物质上的奖励;通过院内通知等各种沟通渠道进行宣传,让员工感受到自己的工作价值得到了充分认可。在医院内部营造了积极向上的文化氛围,促进了团队协作和创新,为手术室流程的持续优化和医疗服务质量的不断提升奠定了坚实的基础。

综上所述,手术室流程优化的各项具体实施措施相互关联、相互支撑,共同构成了一个有机的整体。从项目管理团队的统筹规划,到标准化流程的制定;从时间管理的精细化,到人力资源的合理配置;从物品准备流程的优化,到员工积极性的调动,每一个环节都对提升手术室的运行效率和服务质量发挥着不可或缺的作用。在实际应用中,医院应根据自身实际情况,灵活运用这些措施,并不断总结经验、持续改进,以实现手术室流程的持续优化和医疗服务水平的不断提升。

四、手术室服务流程优化总结与展望

在医疗行业持续发展的进程中,传统手术室管理模式逐渐显露出其滞后性,工作效率低下成为制约医疗服务质量提升的关键瓶颈。手术医师、麻醉医师及护士长期处于高强度的工作负荷。这种超负荷工作不仅严重损害医护人员的身心健康,导致职业倦怠、身体劳损等问题频发,更在医疗操作过程中埋下巨大的安全隐患,增加了手术失误、用药错误等不良事件的发生风险。这些额外的资源消耗最终转嫁到患者身上,造成手术费用大幅攀升,加重患者经济负担的同时,也使得外科病房平均住院日延长,严重阻碍医院的整体周转效率,成为医院运营发展的瓶颈。

在此背景下,流程改善理念应运而生,并在医疗行业得到广泛应用与实践验证。其核心理念围绕减少资源浪费、降低运营成本、提升医疗质量、提高工作效率展开,通过将其引入手术室服务流程管理,能够实现人员管理规范化、物品管理规格化、服务流程标准化。通

过明确手术室各岗位工作流程、细化岗位职责、优化具体操作规范，有效促进各岗位之间的协作配合，推动精细化管理模式的形成。流程改善不仅是一种管理方法，更是管理思想与管理体系的深度融合，唯有从手术室工作的各个局部流程入手，持续优化改进，才能从根本上保障整体工作流程的顺畅高效运行。

手术室服务流程管理对于提升手术准时开台率、整体运行效率、医疗质量，以及缩短医护人员工作时间都具有不可忽视的重要意义。通过优化术前准备工作和手术周转流程，可显著缩短每台手术的术前准备时间和患者接送时间，让手术室工作更加有条不紊。当工作质量和效率得到切实提高，患者及其家属、医护人员对手术室工作的满意度也将随之大幅提升。

从医院整体运营层面来看，手术室作为承担患者抢救和治疗的关键场所，其手术护理管理和服务质量直接关系到临床救治效果，与患者的健康和生命安全紧密相连。同时，手术室在医院卫生系统支出中占据较大比例，但其作为医院主要收入来源的属性，又决定了其运营状况对医院盈利能力有着重要影响。因此，手术室无疑成为流程优化的重点对象，对提升医院综合效益具有极高价值。通过进一步减少手术相关过程中的低效医疗行为，持续提高护理质量，在避免不必要资源浪费的同时，着力提升患者及其家属对医疗保健服务的满意度。这不仅有助于改善患者的就医体验，增强医院的社会声誉，还能提高医院的运营效率和经济效益，实现医疗服务质量与医院发展的双赢局面。随着医疗技术的不断进步，如人工智能、物联网等新技术的应用，以及管理理念的持续更新，手术室服务流程优化必将不断深入发展，为医疗行业的高质量发展注入源源不断的新活力。

第七节 后勤服务流程优化

医院后勤服务之根本是为医院的临床、科研、教学等核心业务提供卓越的基础支撑和物资保障。这项工作涵盖范围广泛、包罗万象，涉及医院的衣食住行、消防保卫、冷暖供应等方方面面。后勤服务的优良与否直接关系着医院一线工作的质量和效率，进而决定着患者就医的满意度和医院的综合竞争力。对于以患者为中心的公立医院而言，后勤服务的重要性不言而喻。现代化医院需要现代化的后勤服务，随着社会的不断发展、医疗体制改革的不断深化、医疗服务要求的不断提高，医院后勤模式也必须进行一系列的改革才能适应当前国家所强调的公立医院高质量发展的要求。而在对后勤服务流程进行优化的过程中，应该秉持不断创新的管理理念，并积极探索如何将先进的数字化科技应用于实践。

一、医院后勤工作的定义与特点

（一）医院后勤工作的定义

后勤服务作为现今机关、企业事业单位无比重要的组成部分，最早起源于西方战争。"后勤"一词源于希腊词 Logistikos，意为"计算的科学"。在军事中，"后勤"常用于描述与计算、统筹和供应有关的军事活动，特别是与军队的补给和物资保障相关的任务。19 世纪 30

年代,政治和军事史学家 A.H. 若米尼首次使用了"后勤"这个概念,并在此后将其作为军事术语在战争中广泛运用。随着时间的推移,"后勤"这个概念逐渐扩展到其他非军事领域。在现代用法中,后勤指的是一系列综合性辅助服务,旨在满足组织内部除核心经营业务外所有的供应保障需求,以支持和促进组织的长久高效运作。

尽管所有机构的后勤工作本质上都是为一线人员提供服务和保障,但各行各业对后勤的具体职责、范围及其核心内涵的要求各有侧重。在医疗领域,医院后勤的职责范围包括但不限于以下几个方面。

(1)设备物资:负责对医院的医疗、科研、信息等相关设备进行全生命周期管理,包括对设备的采购、安装、维护和维修等具体工作,以保障医院业务的正常开展。此外,还须对医疗用品、器械和其他耗材的供应链、运输和库存管理负责,以确保物资供应充足且储存和使用符合安全和卫生标准。

(2)基本建设:负责对医院建筑、中央空调、供电、供热、给水和排水系统等基础设施进行新建、扩建或改造,以确保医院拥有良好的、安全的工作环境基础。同时,相关部门还须对院区能耗进行统计和监控,以实现医院降低运营成本、节能减排的目标。

(3)保洁消毒:负责对医院的各个区域包括病房、手术室、公共区域和设备器械间进行定期清洁和消毒,以及对医疗废物的处理、卫生被服的浆洗等。

(4)膳食供应:负责为院内患者、家属和职工提供高品质、安全和科学营养的膳食服务,具体工作包括对食品原材料的采购、食谱制定、烹调加工、膳食配送和营养管理等。

(5)治安保卫:负责医院整体安全管理,包括维护日常治安秩序,保障物资设备安全不被破坏,响应火灾、恐怖袭击等突发事件,建设并维护监控、门禁及报警系统,以及协调处理医疗纠纷事件等工作。

(6)其他辅助性服务:包括患者转运服务、药品物资配送服务、导医服务、电梯服务等。

(二)医院后勤工作的特点

1.服务性 医院后勤工作强调以服务为导向。而要充分体现此特性,被动地等待工作任务的到来显然是不够的。高质量的后勤服务需要相关后勤部门密切关注患者和医护人员的服务需求,并主动处理不安全、不合理、不合规的各种后勤事项。通过不断改进服务方式,拓展服务范围,提升服务意识,转被动服务为主动服务、超前服务、超质服务,从而做到真正让被服务对象感到省心和满意。

2.连续性 医院后勤保障工作具有和医疗行为相适应的不间断性。无论是白天还是夜晚,工作日还是节假日,后勤工作都需要持续进行,以保障院内各种供应的通畅和设备运行的平稳。这对后勤部门的应急管理提出了极高的要求,关键保障部门必须全天候值班,随时应对故障和紧急情况。在发生故障时,相关部门必须根据应急预案迅速抢修,以避免对医疗救助工作造成严重的影响。

3.专业性 在传统观念中,医院后勤往往被认为只是简单的维修和清洁工作,对人员的专业能力和文化素养并不看重。然而,随着社会的发展和科技的进步,医院的后勤越来越显现出专业性的特点。一方面,现代化医院的设施设备越来越智能和复杂,有效维护这些设备需要相关后勤人员对临床业务和标准有深刻理解且具备高度的专业能力和技术手段。另一方面，医院后勤关乎患者生命，且需要考虑传染病源控制、放射性废物处理等特殊情况，而国家对相关工作的要求也日益严格。这需要后勤人员学习并遵循相关的规范和安全要求，以确保工作开展符合政策法规。

4. 计划性 鉴于医院医疗工作的随机性较高，后勤服务必须具备计划性的特点。医院后勤的计划性主要体现在以下两个方面：第一，医院后勤服务需要制订长期和短期的发展计划。长期计划包括设施设备更新与升级、资源配置规划等，以确保医院后勤服务与时俱进，满足日益增长的需求。短期规划涉及每日工作流程、物资采购和库存管理等，确保后勤物资既能满足日常需求，又不发生积压和浪费。第二，医院后勤服务需要制订预防性和应急性的计划。预防性计划包括设备的定期维护保养、环境卫生的定期检查等，旨在提前预防问题的发生，确保医院运作的连续性和稳定性。应急性计划包括突发事件的处理和灾难应对计划，以确保在紧急情况下能够迅速响应和采取有效措施，保障患者和医务人员的安全。

5. 经济性 后勤保障支出在医院的投入中能占到很大的比例，因此，医院后勤服务必须要体现经济性的特点。在提供后勤服务的过程中，相关部门须加强成本分析，合理配置后勤资源，提高设备利用率。在保证医院业务工作质量的基础上，积极采取节约开支、防止浪费和废品回收再利用等措施，努力实现服务经济效益的最大化，为医院提供可持续发展的后勤支持。

二、医院后勤服务存在的问题与挑战

（一）后勤服务缺乏有效整合

医院后勤服务涵盖范围广泛，涉及众多专业分工。若要实现后勤整体功能最大化，首要工作就是要对医院后勤的各个组成要素进行有效整合，进而实现一加一大于二的协同效应。然而，传统医院的后勤部门大多各自为政，工作思想落后，主动服务意识不强；部门之间缺乏双向沟通，横向联动，合作共赢意识严重不足。尤其是在需要多个部门联合开展的项目中，很容易出现相互推诿的现象。对后勤服务的主要受众临床科室而言，后勤分属太多太杂也会造成临床科室很难将服务需求和对应的后勤部门进行精准匹配。一个简单的维修需求可能被重复传递多次后才能解决。加之后勤服务缺少规范的业务标准和工作流程，随意性较强，各后勤部门内部工作相对松散，这也造成了后勤服务的无序化，最终导致的结果就是医院后勤服务响应不及时，服务效率不高。

（二）后勤队伍缺乏人才培养

从医院内部整体来看，后勤人员相对来说受到的重视程度较低，以至于医院给后勤人才提供的培养机会远少于临床或其他职能部门。而这也直接导致了目前医院后勤队伍中专业化人才极度匮乏，后勤职工队伍学历层次普遍偏低，老龄化严重，业务技能与服务能力相对薄弱等问题。一方面，医院的基础建设和设备维保等工作日益复杂，需要多层次技术型人才进行有效的质量监管和跟进落实，而后勤人才的不足会对医院运营造成严重的安全隐患。另一方面，当今后勤服务正朝着智能化、信息化转型，医院后勤部门若要适应这一趋势并有效承担起现代化后勤服务和保障工作的重任，就势必要对当前的人力构成进行改进和提升。

（三）后勤工作缺乏信息化支撑

目前，大部分医院在后勤信息化建设方面仍处于初级阶段，这直接导致在实际后勤工作中形成了许多信息孤岛。由此产生的问题是后勤各部门缺乏信息共享和交互的能力，而在当前大数据时代，如果不具备收集、使用和共享服务信息数据的能力，那么就无法提供精准而高效的服务，同时也无法为科学决策提供有力的依据。此外，信息系统的落后也会导致后勤数据记录不完整、不规范或存在数据篡改、数据不一致等现象，从而无法有效追溯服务的有效性并从中探索服务提升的空间，最终会严重影响后勤的工作效率和服务水平。

（四）后勤管理方法落后

由于后勤工作很少能给医院带来直接的经济效益，医院管理层往往将重心放在临床而轻视后勤，导致后勤建设缺乏顶层设计，常常是等到问题暴露后才采取解决措施，这使得后勤部门在专业人才和技术力量等方面储备严重不足，设施设备老旧且更新缓慢，为服务质量的提升埋下隐患。在实际管理工作中，大多数管理者仍然过度依赖传统经验，对后勤服务缺乏科学的管理机制和管理手段，导致后勤管理相对粗放，缺乏精细化，最终阻碍后勤服务的可持续发展。

（五）后勤服务缺乏有效的评价机制

医院后勤的评价和激励机制不足，很多医院后勤没有建立科学的工作评价机制，吃"大锅饭"的现象普遍存在。医院后勤服务根据不同的特性可分为常规服务类（如保洁、运送、安保等）和技术服务类（如医疗设备、中央空调、能源设备系统维护等）。常规类服务院内考核主要依据院方及患者满意度进行，考核指标单一且主观性较强；技术类服务主要以服务成果为考核依据。然而，受限于专业技术壁垒及设备的高度复杂性，院方难以有效监督维修标准的执行过程，亦无法精准评估材料成本的合理性，致使考核流于形式。这种技术监督缺位不仅弱化了后勤管理人员对服务过程的监管效力，同时也可能导致安全隐患难以被及时识别和阻断。后勤人员绩效缺乏客观评价基准，会形成"干多干少无区分、干好干坏无差异"的困局，长此以往必然引发工作动力衰退、执行效率降低、服务态度消极的连锁反应，最终造成后勤服务质量系统性恶化。

三、医院后勤服务流程优化的重点与原则

国家近年为推动公立医院高质量发展提出了许多指导性建议，后勤服务作为提升医院运营的一个重要板块一直受到了高度的关注。对相关政策进行解读后可以发现，国家对医院后勤服务的建设和提升提出的要求主要分为三个阶段：在2014—2017年初的第一阶段，医院智慧后勤探索主要集中在后勤子系统信息化建设方面。该阶段以中央财政资金支持的医院建筑能耗监管系统项目为例，推动了医院后勤管理的信息化进程。大部分医院按照行业要求先行建设能耗监测系统，并在报修、巡检等后勤服务方面进行信息化建设，提高了服务满意度。2017—2019年的第二阶段，医院后勤服务探索重点转向后勤一站式服务中心的

建设。国务院办公厅发布的《关于建立现代医院管理制度的指导意见》明确提出了医院后勤管理提升的方向，包括一站式服务中心探索、社会化外包、万元收入能耗支出。政府部门相继出台相关政策，推动了后勤管理的探索和实践。医院积极打造一站式服务中心，通过智慧化和信息化手段，整合原有的后勤系统、业务和数据，并在统一的架构体系下进行业务运作和绩效管理。自 2020 年至今的第三阶段，医院智慧后勤探索进入高质量发展、运营和建设后勤智能综合管理平台的阶段。发布的智慧医院评价标准明确提出公立医院的运营管理要求，并强调需构建后勤智能综合管理平台，为医院智慧运营管理奠定数字化基础与计算能力支撑。相关政策的出台进一步明确了医院后勤改革的发展目标，将后勤管理纳入智慧医院的顶层架构中。医院开始设立专项资金进行后勤管理平台的建设，并围绕智慧服务和智慧管理的量化发展考核要求进行规划和探索。纵观国家的这些政策文件，医院后勤服务若要进一步提升，须遵循以下几项重点原则。

1. 强化信息化建设，探索智慧型后勤路线　医院后勤管理应加强信息化建设，通过引入智能技术和信息系统，实现后勤工作的自动化和智能化。这包括采用先进的设备管理系统、物资采购与库存管理系统，以及实施数字化的运输与配送管理系统，从而提高效率、减少人为错误，并提供更加便捷的服务。

2. 施行节能降耗管理模式，创建节约型绿色后勤模式　医院后勤服务应采取节能降耗的管理模式，通过科学的能源利用、设备调控和废物处理，减少资源浪费和环境污染。这包括采用节能设备、建立节能管理制度，优化供能结构，实施废物分类和再利用，推动医院后勤向绿色、环保的方向发展。

3. 建立标准化、科学化的管理体制，搭建一体化后勤平台　医院后勤服务需要建立标准化和科学化的管理体制，制订规范的工作流程和标准操作程序，以确保各项后勤服务工作的顺利进行。同时，需要搭建一体化的后勤平台，整合各个部门的功能，实现信息共享和协同工作，提高工作效率和质量。

4. 推进后勤服务社会化　医院后勤服务可以通过引入专业的外部服务机构或与其他医疗机构进行合作，实现后勤服务的社会化。这包括外包一部分后勤工作，如物资采购、运输配送等，以专业化的方式提供服务，减轻医院内部的工作负担，同时提高服务的专业水平和效率。

四、医院后勤服务流程优化的方法探索

根据国务院办公厅 2021 年发布的《意见》，公立医院要朝着内涵式、集约型的方向发展，为此，电子病历、智慧服务、智慧管理被结合起来，共同推动智慧医院的建设。其中，智慧后勤是一个核心组成部分。其主要采用新一代的信息技术，如人工智能、物联网、大数据和云计算，以智慧医院服务机构为支持，构建医院的"一站式智能管理与服务平台"。这个平台将涵盖面向医护人员和患者的智慧服务，面向工勤人员的智慧运维，以及面向医院管理层的智慧管理。自 2017 年起，很多医院开始创建后勤一站式服务中心，有专门的人员负责平台的报修内容统一回复和派工单发放，大幅提高了后勤保障的反应速度、工作效率和管理

水平。现在，医院后勤一站式平台的需求已经升级到数字化。升级后的软件能够全面提升医院后勤管理的细致程度和成本控制的监测水平，将智慧管理真实应用于后勤管理中，推动智慧医院的建设步伐。加速构建智慧后勤不仅是对智慧医院建设的积极响应，也是在信息化条件下，提升后勤管理部门服务保障能力和安全生产水平的必要途径。总体而言，这是一场旨在通过智慧化手段，提升医院后勤工作效率和管理质量的变革。

（一）智慧后勤的概念解析

智慧后勤是基于医院后勤管理的实际需求而设立的，它遵循国家相关标准规范，并充分利用医院后勤行为产生的大量数据。这个系统依赖于新一代的信息技术，如互联网、物联网（internet of things，IoT）、建筑信息模型（building information modeling，BIM）、人工智能（artificial intelligence，AI）和大数据。智慧后勤的目标是实现医院后勤部门与临床医技部门之间的智慧连接，以及医院后勤系统与医院信息系统、社会化外包公司系统之间的智慧链接。智慧后勤旨在打造一个全生态、全场景、全渠道、全智慧的后勤管理平台，以提升医院的整体运营效率。简而言之，智慧后勤是一个全面利用先进技术、数据驱动、智能互联的管理平台，致力于提升医院后勤服务的效率和质量，推动医院的整体运营水平提升。

（二）智慧后勤建设策略与思路

1. 强化顶层设计，优化智慧后勤建设计划　在深度结合医院高质量发展战略的前提下，需要完善智慧后勤的顶层设计。制订设备级、系统级、平台级和合伙人级的协同方案，以推进智慧后勤的建设。同时，要总结并借鉴智慧后勤建设的经验和做法，制定目标和内容相关的指导性文件。通过院长或书记为核心的领导小组，自上而下评估医院信息化水平和发展现状，详细制订智慧医院和后勤建设计划，明确总目标和分目标，找出现状与目标的差距，并按照"轻重缓急"原则逐步推进。

2. 借助信息技术，赋能智慧后勤建设与发展　新一代信息技术为医院智慧后勤建设的推进提供了强大动力。例如，我们可以利用"互联网 +"、物联网、大数据、人工智能等技术，构建集成化、一站式的后勤智能管理与服务平台。通过建立统一的数据标准体系，打通各业务系统，实现信息数据互联互通和共享，从而提升服务体验。此外，平台需要提供针对人力、财力、物力、安全、服务、品质等多维度的业务管理框架，并提供多样化的展示方式，如WEB 端、APP 移动办公、大屏展示等。

3. 创新管理模式，优化智慧后勤建设投入机制　智慧后勤的建设需要人力、技术和财力等多方面的投入。医院可以通过人才引进和自我培养等方式，建立跨专业团队，提升信息化人才队伍的建设与服务能力。同时，探索设立院内或部门内的人才培养项目，跟踪智慧后勤建设效果，并将其纳入医院领导干部选拔任用的评价考核体系中。在资金和设施方面，我们需要优化配套措施，强化关键支持，一方面可以通过医院全额出资，另一方面也可以尝试与知名第三方机构共同出资建设，通过共享、合作共建、共赢的投入机制，吸引社会资本参与智慧后勤建设。

（三）智慧后勤建设方案的创建原则

1. 坚持分步实施原则　信息系统建设须严格遵循既定计划顺序推进。鉴于数字化智

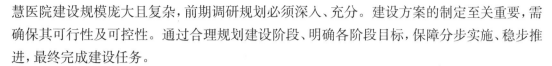

慧医院建设规模庞大且复杂,前期调研规划必须深入、充分。建设方案的制定至关重要,需确保其可行性及可控性。通过合理规划建设阶段、明确各阶段目标,保障分步实施、稳步推进,最终完成建设任务。

2. 遵循标准先行、安全优先的实施原则　随着新医改方案的实施和卫生信息化建设的深入进行,现行建设标准应引导医院加大建设力度。目前,智慧医院、电子病历系统评级已经建立,这为信息系统建设提供了明确的方向,使卫生信息数据共享成为可能,从而大幅提升业务能力和服务质量。在确保信息共享的同时,医院需要强化数据安全,防止患者隐私信息泄露。

3. 依靠智慧管理推动医院的科学发展　数字化智慧医院建设不仅需要提高医务人员的专业素养,还要实现智慧管理。我们要构建健全的智慧管理信息系统,精细化运营和服务。医院各部门应充分发挥医疗、护理、运营、服务等系统的作用,提高业务处理和数据核对的精确度。此外,智慧管理数据库的建设也应得到加强,实现自动化的指标生成和集成展示。这样可以更有效地利用医疗资源,实现医疗资源在各平台间的共享,从而达成医疗联动、协同发展的目标。

（四）智慧后勤示范：某三甲医院智慧后勤综合管理平台搭建

1. 平台建设背景　某三甲医院的后勤部门包括电工班、修理组、制冷组、后勤库房、食堂等多个小组,涉及医院的各个区域,并处理大量不同类型的设备。后勤工作的日常管理包含多个学科领域并且需要具备多种专业知识,这就对职员的专业能力和技术知识提出了高标准。然而,当前后勤职工的年龄结构过于老化,专业技术人才稀缺,职称级别普遍较低。此外,老院区的设备已经老化,这些因素共同导致大量工作必须依赖手动操作,从而限制了后勤管理信息化的快速推进。

为了提升后勤管理水平并优化管理流程,该院在规划新院区时,进行了深入的研究,并且对国内三级综合性医院的智慧后勤建设进行了实地考察。基于这些研究,制订了适合实际情况的智慧后勤实施方案,通过建立智慧后勤综合管理平台,实现了后勤人、财、物一体化管理。这个平台基于后勤业务流程管理、机电设备智能管控、智慧安防等模块,将科学和高效的管理理念融入后勤的日常管理中,形成了一套适应现代三级综合医院的后勤管理工具,从而推动了医院后勤管理的进步。同时,该院参考了《三级综合医院评审标准实施细则》和《JCI 医院评审标准》,建立了质量控制评价体系,对后勤服务的质量进行全面评估,以提升医院后勤管理的整体水平和效率。

2. 平台技术架构改革　该院智慧后勤平台按照"顶层规划、分步实施"的原则,遵循充分解耦、高度可扩展的架构理念进行分层设计。该架构自下而上可划分为以下六层:

（1）基础设施层:该层作为智慧后勤平台的底层物理支撑,集成通用与专用两类基础设施资源,为系统运行提供基础环境支持及原始数据采集能力。其中,通用基础设施通过服务器、网络设备（交换机 / 路由器）、存储设备等硬件资源及操作系统等系统软件,构建支撑全系统运行的通用硬件平台;专用基础设施则依托楼宇自控（DDC）控制器、智能水电表、电磁流量计、环境传感器（温湿度 / 空气质量等）、视频监控摄像机等专用硬件及其配套固件,为各专业子系统提供特定功能的监控与数据采集支持。

（2）采集层：数据采集层包含物联网采集子系统、智慧安防一体化平台、外部系统三部分。物联网采集子系统通过边缘网管支持各类基于 Modbus 协议的设备数据采集接入，如电表数据、水表数据等；平台通过 OPC 协议接口和定制化接口实现其余智能化系统的数据采集，如电梯运行数据等。物联网采集子系统负责数据的持久化时序存储，数据的规则判断，触发阈值告警，以及物理设备与逻辑设备之间的数据转换。智慧安防一体化平台通过各种标准协议或设备 SDK，实现门禁、一键报警设备、防盗门帘设备、视频设备的统一接入。外部系统如 HIS、医院集成信息平台等，均须按照双方协商接口，实现数据的接入。数据采集层在设备接入前，需要了解该设备的相关型号参数、设备的通信协议以及设备的上传数据频率等，以判断是否适合接入，设备本身的采购成本也是需要考虑的因素，在项目预算范围内，尽可能采购性价比较高的设备。

（3）数据层：数据层实现数据与上层业务系统的解耦，负责数据的清洗、映射、存储以及授权管理，提供完整的数据治理能力。数据层向下负责管理物联网采集子系统采集的数据以及其他业务系统交互对接的数据，向上通过数据资源目录提供的数据接口，满足各个业务系统的数据需求。数据层涵盖了大数据计算平台及人工智能支撑平台等，大数据计算平台为汇聚数据的分析提供基础的软硬件计算能力，人工智能平台包含常用的智能算法与模型，数据、算力、算法三者的有机结合，充分挖掘医院后勤业务数据的隐含价值，提升医院后勤管理效率，降低运营成本。

（4）应用支撑层：应用支撑层用于构建医院后勤业务子系统的基础运行环境，包括统一的消息推送中心，统一的报表引擎、流程引擎、规则引擎等，以及统一的应用运行环境，能规范业务子系统的建设路线，方便后期的系统升级，大大降低了系统运维的难度。

（5）应用层：应用层包括医院后勤业务系统和智慧安防系统，而后勤业务系统主要分为后勤运营管理和设备智能管控两大部分。通过数据层对各业务子系统的数据整合与算力算法支持，实现业务层的跨子系统的关联性分析和场景联动，并基于医院三维模型进行实时的动态交互。

（6）展示层：展示层是对业务运行数据的综合分析和展示，主要包括 PC 门户、移动门户和大屏全景展示，为智慧后勤综合管理平台提供统一的信息化应用入口。

此架构设计充分利用物联网、大数据、人工智能等新技术，支撑后勤业务流程的全闭环跟踪处置、各类结构化和非结构化数据的归集统一以及医院后勤业务管理知识的模型化，最终在实现医院后勤一体化智能管理的同时，通过后勤所有业务领域数据的关联性分析，达到自动化预警、精准化预测与智能化决策的目标。

3. 平台建设内容　智慧后勤平台通过一个大数据资源中心、一体化后勤业务综合管理集成平台以及多种类型应用服务系统，打造集成各类后勤设备数据资源、后勤业务办理信息、后勤人员信息、医院环境信息等的后勤大数据资源中心，形成集后勤运营管理、设备智能管控、智慧安防等模块于一体的后勤综合信息平台，基于平台实现各类对内对外应用服务的开发建设。该院在用的所有业务系统均部署在医院内网和互联网，而智慧后勤平台部署在设备网,目前设备网是单独管理的。设备网、医院内网、互联网三网是物理隔离的,可以通过配置网闸和防火墙进行定向访问。设备网在医院是第一次部署使用,对设备网的安全管控,目前使用了防火墙、网闸、杀毒软件等常规安全手段,并将设备网的数据定期进行备份,设备网的安全策略也是平台建设初期需要考虑的问题。后勤运营管理是整个后勤业务系统的指挥中心,涵盖了除医疗业务系统之外的方方面面,是整个医院平稳运行的基础支撑和坚实保障,具体包括维修管理、设备管理、订餐管理、被服管理、医疗废物管理、运送管理等诸多模块。设备智能管控通过物联网网关采集及系统对接的方式,实现对后勤设备的集中监控管理和智能化控制,包括照明节能管理、电梯安全管理、给排水管理、能源管理等模块,通过逻辑组态的方式实时监测系统运行状态,以可视面板方式显示各个系统的监测数据,建有集中告警中心,处理各设备的运行告警信息,并能实现部分告警的业务联动。智慧安防包括视频监控系统、防盗报警系统、电子巡更系统等安防子系统,能够充分利用成熟的物联网技术,不仅能实现院区内视频监控、报警、出入口控制等的统一监管,而且系统中融入了多种联动报警策略,真正实现了可连、可监、可控的安防目标。

4. 智慧后勤综合管理平台创新点

(1)后勤知识库的构建:建立后勤业务流程和后勤设备智能管控知识库,结合医院后勤运行中的维修、巡检、保养和其他后勤业务的内容和标准,对各类业务日常经验进行归纳总结,形成内容翔实、标准规范、自由扩展的后勤知识库,有效规范和指导现场作业,有效指导风险应急处置,做到知识归纳和有效传承。

(2)数据关联分析与模型预测:通过对医院后勤业务数据的关联性分析与模型预测,可以打破后勤各个业务数据之间的壁垒,进而挖掘数据的有效价值,如通过关联各水表用水数据与医院水表拓扑结构,及时发现后勤水系统的跑冒滴漏现象。通过对历史用电数据的分析,建立时间、空间维度用电模型,通过模型预测未来用电量。利用物联网技术实现对后勤机电设备的预防性维护,能够提前发现设备故障隐患,避免维护过剩或不及时,降低设备维护成本等。

(3)数字孪生医院:通过对整个医院进行三维建模,构建医院的数字化虚拟场景,通过采集层对各类传感器和监控设备的接入,数据层对各业务子系统运行数据的整合,建立起虚拟场景与物理世界的桥梁,形成整个医院的数据孪生体,在虚拟场景中,实时展示各类设备的运行状态,同时打破物理空间的限制隔阂,以更加直观、更加生动的方式展示联动事件关联处置,以全局视角总览整个医院的运行状态。

5. 智慧后勤综合管理平台的应用效果 该医院智慧后勤平台项目于2020年5月启动,至2020年10月30日基本完成了项目第一阶段的系统上线试运行,共8个一级功能模块,包括后勤业务流程管理、设备智能管控以及智慧安防等39个二级功能模块。在为期半年的项目建设过程中,为了保障项目能顺利上线运行,成立了专门的项目组,每周召开项目例会,推动项目的建设进程。

智慧后勤平台的上线显著提升了业务科室的工作效率。在数据层建设方面,平台严格遵循医院后勤元数据标准,构建了标准化的后勤业务数据库体系。这一改进有效促进了应用层各业务子系统间的数据协同，实现了信息在各应用子系统间的高效流转。同时结合支撑层报表引擎、BI分析引擎，实现医院后勤的跨业务综合分析，为管理层决策提供全方位的数据辅助。平台支撑层在统一消息中心、流程引擎及工单引擎的基础之上，规范了一整套工单流程开放接口及接入标准，使后勤已建或待建的业务子系统均能无缝接入同一工单流转系统，实现了整个医院后勤工单的一体化智能调度。

（张　铭　景旭辉　关巧稚　刘品舟　刘家铭　陈泠旭　程一川　杨　翠　黄　进）

第六章

医院资源配置评价

第一节 医院资源与运营管理概述

目前我国各地区医疗服务资源分布不均，不同级别卫生服务机构医疗能力具有差异，患者倾向于去往医疗资源集中的大医院看病，造成了患者在大医院等候床位，而基层医疗机构缺乏患者的窘境。这既加重了大医院的医疗压力，也削弱了基层医院的诊疗能力，对医疗资源造成了严重的浪费，也增加了患者就医的时间与金钱成本。要解决这一系列问题，不仅需要从宏观战略的层面建立科学合理的医疗服务体系从而提高资源配置效率，还需要从中观、微观的管理和运作层面提高医院运营管理的效率。这需要改变以往"重资源获取，轻资源配置"的观念，对医院资源实现科学的配置与调度，通过对医疗资源增量分配与存量调整达到供需平衡，同时要注重精细化管理，不断优化资源配置，提升医院信息化水平，在降低成本的同时为社会提供高效的医疗服务。

一、医院资源运营管理的意义

医院资源运营管理是将现代管理理念融入医院管理中，整合医院的各种资源，对资源进行统一的规划与管理。从广义上来说，医院资源包括硬资源与软资源两大类，硬资源指人力、物力和财力等有形资源，如医院的硬件设施、医疗设备、医务人员等；软资源指信息、政策与法规等无形的资源，如医疗信息、医疗技术、管理制度等。

医院资源运营管理对医院具有重要意义，主要体现在以下三方面：

1.提高医疗服务质量 合理配置和有效利用医院资源，有助于提升医院的医疗服务质量，满足患者的需求。

2.降低医疗成本 通过对医院资源的精细化管理，优化资源配置，降低医疗成本，从而减轻患者的负担，提高医院的竞争力。

3.提升医院管理水平 通过资源管理积累管理经验，形成医院资源运营管理方法论，提升医院的整体管理水平。

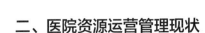

二、医院资源运营管理现状

医院资源运营管理包括医院资源的方方面面,下面将重点介绍其中四种资源运营管理现状,包括人力资源、设备资源、床位资源以及空间资源,本书将在后续章节继续探讨对以上四种资源的管理方法。

(一)人力资源管理

1. 概念与内涵 人力资源管理(human resource management,HRM)是指一种以人为本,以有效地激励、培养和管理组织内的人员为目的的管理理念、思想和实践。它是现代化企业管理体系中的重要组成部分,旨在通过制定和实施相关政策、规划和机制,充分调动和发挥企业内部人力资源的潜能,从而提高组织的绩效和核心竞争力。人力资源管理包括六大模块,即人力资源规划、招聘与配置、培训与开发、绩效管理、薪酬管理、劳动关系管理。人力资源管理的目标是改善企业的工作环境、提高员工的工作积极性和自我实现能力,并建立合理的激励和社会保障机制,以维护企业和员工的共同利益,实现"员工满意、企业成功"的共赢目标。

医院人力资源管理是指对医院的人力资源进行规划、组织、领导、控制和协调,以实现医院运营、发展目标的一系列管理活动。人力资源规划职能指医院需要根据人口结构、经济发展状况等因素,制订合理的医院人力资源规划方案,合理安排医护人员的组织结构、优化人员配置和实现岗位绩效目标,规避各种用人风险。组织架构设计职能指医院需要根据机构的性质、规模、类型、口碑以及拓展前景制定和调整各项规章制度,确定各项职责及权力,保证各个环节良好协同作业,协调资源,实现目标。招聘与绩效管理职能,指医院需要建立合理的招聘制度、职业实评标准、聘任决策流程,加强调查考评机制,控制成本。同时,还需要完善奖惩措施和相应绩效数据分析方法,科学定义激励机制,为员工提供高品质的工作和生活环境。薪酬福利体系职能,指医院需要在制定薪酬福利体系时,制定合理的薪酬标准、优化福利待遇,确立个体化的奖惩细节,以此增强员工的团队凝聚力,提升其责任感,提高员工的职业满意度。培训与职业发展职能,指医院需要针对员工的实际工作需要,有序开展培训和职业发展规划相关活动。通过为医护人员提供不同类型的岗前培训、进修、学术研究等成长机会,为员工搭建平台,促进他们的多元化晋升和成长,提升企业竞争力。

总之,医院人力资源管理是一种有关人力资源的全面管理活动,它不仅仅是一个管理方法或技术,而是一种共同的理念、目标和价值取向。在医院的发展中,人力资源管理的重要性不言而喻,优秀的人力资源管理,是医院长远发展的关键所在。

2. 历史发展及未来趋势 人力资源管理是 20 世纪 70 年代初期才逐渐成为独立学科的一个管理领域。其发展历程经历了劳动力管理阶段、人事管理阶段、人力资源管理阶段和知识管理阶段。20 世纪早期的劳动力管理阶段,企业只是劳动输入的机构,所有涉及的问题仅限于员工的数量和成本的控制。管理者只考虑如何让员工变得更加优秀来提高工作效率。20 世纪 50—60 年代的人事管理阶段,企业开始更加关注员工个人的发展,精心管理员工、评估员工绩效和薪酬福利等细节问题。人力资本被视为一种具有原则性的资产,这个时期的焦点在于发展一种基于人性的企业文化。20世纪70—80年代的人力资源管理阶段,企业开始重视员工的潜能,发展更加综合和系统化的人力资源管理模式。人力资源管理被看作是一种全面的管理活动,涉及职业发展、薪酬福利、员工关系等方面内容。20世纪90年代开始的知识管理阶段,随着信息技术的飞速发展和知识经济的出现,企业开始重视人力资源的知识和智力价值的创造和管理。知识管理阶段注重人力资源的创造、管理和利用,强调组织中全部知识成员的共同发展。人力资源管理是一个不断发展的过程,人力资源管理者应该经常调整其思维方式和管理理念,合理地运用现代管理理念和方法,不断加强人性化管理,提高企业的效益和核心竞争力。

医院人力资源管理追随学科发展历程。在医院人力资源管理初期,主要通过人力资源部门对人员的招聘、统计和资料等方面进行管理。过去很长一段时期我国实施计划经济,医院作为国家的卫生事业单位对其资源的管理也按照计划经济模式进行,当时各医院对医院资源的认知局限于物质资源和资金,缺乏对人力资源的深度挖掘,医院的人力被看成是一种单纯的劳动力,没有对人力资源的开发利用、有计划地经营与管理。总体而言,当时医院进行的是传统的人事管理,即人事部门主要执行国家相关的人事政策,人员进入也按照国家计划分配,单位缺乏管理自主性。人事部门对人员的工资、流动、绩效考核等都未按照现代人力资源管理的模式进行。

改革开放后,我国医院的人力资源管理吸收了国外的管理经验,开始逐步实施人力资源的科学与现代化管理,例如用人方面实行聘用制,公开招聘、择优录取,人员管理方面建立和完善岗位考核制度,人员退出方面有专门的解聘、辞聘制度,人员出口相比以往更加畅通。

随着智慧医疗的发展,医院的人力资源管理也面临更多的挑战,需要解决改革中遗留的问题:部分医院领导对人力资源重视程度不够,受计划经济影响较大,管理僵化,考核激励制度与人才培养体系不完善等。在互联网+智慧医疗的背景下,医院可以通过搭建人才培养平台,完善区域医疗资源整合共享机制,推进医联体社区和学科联盟建设,加强专业技术人才轮岗培养;人力资源部门制订分类的职业晋升路径,疏通人才成长渠道,合理规划不同人才的职业生涯;利用互联网资源开展培训课程,搭建线上学习平台,提高人才的综合素质和专业水平;人力资源部门逐步完善绩效考核制度,建立科学评价指标体系,可引入第三方机构参与指导指标设置,建立有效的绩效沟通和反馈机制等,引导员工主动发现问题,共同解决问题。

总之,未来医院人力资源管理将更加注重科技与人文因素等综合考量分析,发挥数据驱动的智慧管理功能,重视人员的素质和机制环境,促进医院服务质量和医患关系的进一步提高。

(二)设备资源管理

1. 概念与内涵　设备资源管理主要是指对医疗设备的采购、使用、维护、档案记录、计量等一系列工作的合理性、有效性进行管理。医疗设备管理的职责是为医疗、教学、科研工作及时提供技术物资装备，让医疗、科研、教学建立在最佳的物质基础之上。从宏观上看，设备管理需要院领导进行对医疗设备的目标管理，根据医院改革发展与战略规划，并结合医疗、教学、科研等工作的基本情况对设备配置制订整体计划，同时还要掌握国家对医疗设备管理的相关方针与政策，确保决策的科学性。从微观上来看，医院设备管理部门应对医疗设备进行计划、论证、购置、安装、验收、维修、医学计量、应用安全与质量控制、成本效益、资源节约、淘汰、报废等，进行全程的信息、技术、经济、质量管理，设备管理人员应了解现代医学技术、医疗设备发展现状及趋势以及医疗设备市场情况，以实现优质、规范化的设备管理。

随着医院的快速发展，目前医院对医疗设备的需求越来越大，医疗设备管理不再局限于对设备购入和发出的传统事务性工作，而具备较强的专业性、政策性和技术性。由于医疗设备科技含量高，且多学科交叉渗透发展速度很快，医疗设备管理应强化技术管理，实现规范化与标准化。

2．问题与解决方法 目前医院设备管理还存在一系列问题，例如设备管理体系及制度不完善，相关管理和维修人员缺乏，大型医疗设备使用率低等。从管理体系和制度上看，目前许多医院仍实行的是由使用科室提出申请、设备科汇总、院领导批准关于设备问题的办事程序，没有将设备管理作为医院的重要经济、效益管理内容进行统筹；除此之外，医院的医疗设备不良事件监测管理制度、采购管理制度、使用管理制度、大型医疗设备保养维护制度、设备报废制度、医疗设备档案管理制度等方面还需要进一步完善，尚未形成医疗设备"配置 - 申报 - 审批 - 监测 - 评价"完整的闭环管理。从设备维修保养方面来看，医疗设备维护保养不到位也是当前医疗设备配置的问题之一，在一些医疗机构中，医疗设备的维护保养不到位，导致设备的故障率增加，影响了医疗服务的质量和效益，高精尖医疗设备被临床广泛应用的同时，医院设备管理和维修人才较为缺乏，这些人员的水平高低直接影响医疗设备的使用，影响医院维修费用支出水平，因此医院需要重视工程技术人员的培养，减少工程技术人员的流失并吸引高素质毕业生来医院工作。医院医疗设备使用率关乎医院良性发展，从内部来看，设备使用率低的原因在于各科室更关注局部利益，部分科室以方便使用为出发点，片面追求完备的医疗设备配置模式，造成医疗设备重复购买；从外部原因来看，地区医疗市场有限，医院之间有为了吸引患者而购置大型设备的攀比现象，造成设备购置浪费。要提高设备的使用效率，医院需要积极推行和强化财务全成本核算制度，将设备折旧、人员、水电、维修以及其他耗材等纳入科室使用医疗设备的成本范围，促进科室重视医疗设备的使用和管理，引导科室合理配置设备资源，对于各科室通用的设备和用于急救的设备可以由医院集中管理、租赁使用、合理收费。

（三）床位资源管理

1．概念及内涵 作为医院资源的重要组成部分，床位资源的管理发挥着重要作用，并对提高医院资源的利用率有一定意义。床位资源管理需要对床位资源进行配置与调度，包括床位增量配置与床位存量调整。床位增量配置是基于医疗的需求，增加新的床位资源，在投入资源的过程中注重分配的合理性、公平性，改变过去不合理的分配结构。床位存量调整是指基于当前的床位资源使用情况,对现有的床位资源进行重新分配以实现最优配置。从范围上看,床位资源管理不仅包括医院内部的床位配置和调度,也包括区域内的床位配置和调度,后者相比前者更宏观,操作层面上医院自身只能管理医院内部的床位资源,区域内的床位配置还需要靠政府决策。

2.现状 过去十多年,我国床位资源规模随着医院的扩张而逐渐增多,截至 2020 年底,全国医疗卫生机构床位 910 余万张,每千人口床位数 6.46 张。虽然床位资源总量大,但床位资源分布不均。三级医院与一级医院的差距逐步扩大,三级医院床位数量增长速度高于一级医院,各地医疗服务市场呈现出大医院门庭若市,小医院门可罗雀的现象。患者就医倾向于到大医院,小病大治,加剧医疗总费用攀升。大医院与小医院在此局面下均无法发挥各自的比较优势,医疗资源浪费与不足并存。

医院对床位资源进行管理时不仅需要考虑科室间床位资源的分配,也需要合理控制医院的床位规模,提高床位运行效率。对公立医院来说要合理布局床位资源,结合自身定位,根据临床专科的发展特点优化床位配置;对民营医院来说,需要明确市场定位,发挥自身的服务优势,开设特色专科如:养老、康复、护理等,提供个性化的医疗服务,从而提升医院的床位使用率。

(四)空间资源管理

空间资源管理涉及空间资源配置,即对医院地域空间的合理布局和开发利用,以及根据医院内部需求变化对医院空间资源进行分析、评价、调配的过程。长久以来,医院一直被看成是单纯提供医疗活动的空间,对"人"的因素重视程度较低,且由于面积指标、造价等因素的限制,门诊、医技、住院等都只满足最基本的使用要求,在空间管理上反映为拥挤的就诊空间、冗长的就诊流程、迷宫似的布局等,造成了人们对医院的种种抱怨和指责。

1977 年,恩格尔在《科学》杂志上提出了一种新的医学模式"一种文化上的至上命令下的生物 - 心理 - 社会医学模式",于是医疗模式在经历了神灵医学模式、自然哲学医学模式、生物医学模式后,发展到了生物 - 心理 - 社会医学模式,原有的过度重视生物医学模式下产生的极端技术主义倾向也逐渐被取代,进步为更加重视人的心理与需求。在空间的管理上反映为医院对门诊重视程度的倾斜,在业务空间规划时考虑患者的便捷性和就医体验,增加有效的标识标牌数量、规范住院部护理单元设计、加强急救绿色通道的设计和优化抢救流程等。

总之,医院需要提升资源运营管理水平,通过科学运营管理提高资源的利用效率。首先需要优化资源配置,根据医院的实际需求,合理配置医疗设备、药品和人力资源,其次要提升信息化水平,加大医院的信息化建设投入,实现资源信息化管理。医院更应重视精细化运营管理,对医疗服务的流程实施精细化管理,减少资源浪费,提高服务质量。

三、资源运营管理未来发展趋势

随着科技的飞速发展,医疗行业也在不断地进行变革。特别是在医院资源的运营管理方面,未来将呈现出更加智能化、个性化、共享化和精细化的趋势。

（一）大数据和智能化

随着大数据与人工智能技术的发展，未来医院资源的运营管理将更加智能化，也更加依赖数据分析与预测。大数据技术的应用能够使医院更好地收集和分析海量患者信息、医疗资源使用情况等数据，实现对数据的深入挖掘，从而让医院的运营管理能更加精准地评估资源需求，制定合理的运营策略，实现资源的最优配置。人工智能、机器学习等技术的应用可以帮助医院实现智能管理，例如通过智能排班系统，医院可以将医生根据患者需求精准匹配，提高医院人力资源利用率，智能化技术也可以辅助医疗诊断、病例分析等环节，提高诊疗质量和效率。

（二）医疗资源共享平台

随着互联网技术的发展，医疗资源共享平台将成为未来发展重要趋势。医疗资源管理不仅仅是医院内部的事务，还需要与政府、保险机构、学术界和社区等各方合作。跨界合作可以促进信息共享和资源整合，避免重复投资和资源浪费。通过该平台，医院能够实现跨医院、跨地区、跨机构的资源共享，实现资源优化配置。患者也能够在医疗资源共享平台更加方便地获取医疗服务、咨询专家意见等，改善就医体验。医疗行业也可依托该平台，与其他领域（如：养老、健康管理、保险）进行跨界合作，实现医疗资源共享与优化配置。例如：医院可以和养老机构合作，推出医院的康养服务，为患者提供更专业的养老体验。保险机构可以提供有效的费用管理和医疗资源评价指标，推动医院提供高质量的医疗服务。学术界和社区可以提供专业知识和社会需求的反馈，为医院资源运营管理提供多元化的视角和建议。

（三）个性化医疗服务与资源配置

未来的医疗服务将更关注患者的个体差异，实现个性化诊疗。例如通过基因检测、生物医学信息技术等，使得医生能够根据患者的基因特征、生活习惯等因素为其提供定制化的治疗方案，提升治疗效果，减少医疗资源的浪费。医院还可以通过对患者数据的分析，对患者需求精准预测，从而实现医疗资源的个性化配置，提高患者满意度。例如：针对老年患者、慢性病患者等特定人群，医院可以提供更加个性化的贴心服务，如家庭医生、远程医疗等，合理精准调配资源以满足患者的特殊需求。

（四）精细化成本控制和服务

在医疗资源的运营管理中，精细化成本控制将成为重要趋势。通过对医疗成本的详细分析，医院可以发现资源浪费、低效使用等问题，从而采取有效措施进行改进。这将有助于降低医疗成本，提高资源配置效率。为提高患者满意度，医院将更加注重服务质量的精细化管理。通过患者满意度调查、医疗质量评估等手段，医院可以了解患者对服务的需求和期望，从而不断优化服务流程、提高服务质量。

总之，医院资源与运营管理密切相关。未来，医院资源方面的运营管理将呈现出智能化、个性化、共享化和精细化的趋势。大数据、智能化技术等将为医疗资源的优化配置和运营管理提供有力支持。医院需要紧密关注这些趋势，积极应对挑战，不断提高运营管理水平，以满足患者日益增长的医疗需求。

第二节　医院资源特点及分类

一、医院资源的特点

医疗行业的资源配置具有其他行业的基本特征,也有自身的特殊性。在零售业、制造业等行业,通过生产和订货的决策改变供给,对库存进行管理来应对不断变化的需求是让供需匹配的通用办法,但在医疗服务行业,其服务的供应能力是无法被库存的,且在短期内是相对固定难以扩容的,因此必须要对服务容量与需求进行合理匹配。当服务容量大于需求时,会造成资源的浪费与闲置,闲置的设备会存在折旧成本,人员会持续分摊人力成本;当服务容量低于需求时,又会造成患者的长时间等待,或者导致患者流失到其他医院。

医疗卫生行业的目的是为人民的生命健康服务,故具有很强的公共性。另外,与其他系统如制造业不同,医疗行业中完成特定的医疗服务需要的时间是不确定的,由于患者的个体情况存在差异,包括生活环境、遗传背景、个体健康行为等,都要求医疗服务必须具有一定程度的个性化,再加上患者的状态是在不断变化的,例如由于疾病发展或者受伤,患者的健康状态会产生动态演变,并且患者不总是能够按时就诊。需求具有的不确定性让医疗资源的使用也具有不确定性,供需匹配也更具有挑战。相比其他多数行业,医疗卫生行业的专业壁垒更高,例如从业人员一般需要经过长时间专业的医学相关培训等。

医疗行业既具有普通服务行业的特征,也具备自身的特殊属性,因此医院的资源管理也具有很大的挑战性和复杂度。医院资源的特点主要包括以下六种。

(一)稀缺性与有限性

医疗资源是稀缺且有限的,总量不足且分布不均,而资源的有限性和人们对健康需求的无限性之间的矛盾阻碍了国家医疗战略的实施,因此需要不断开发有限医疗资源的价值,提升资源配置的效率,以追求社会效益的最大化。

(二)专业性

医疗卫生事业涉及人类生命健康,需要具备专业知识和技能的医务人员、专业设备以及药品等资源。医院的人力资源如医生、护士等,须经过专业培养才能胜任,药品、设备等资源也需要经过专业制造过程才能投入使用,除资源自身的专业性外,医院资源的识别与配置均有较高的行业壁垒,需相关专业人士才能更好地运营管理。

(三)地域性

由于医疗服务与需求通常与地域分布密切相关,因此医院资源的配置和利用需要考虑地域特点与需求。例如医院的床位资源与其他空间资源配置应与所在地周边患者基数与需求息息相关,医疗药品采购类别与数量也与该地区的病种结构及患病人数有关。

(四)公共性

医疗卫生事业是公共事业,故医院资源的配置和利用需要满足全体人民的健康需求。例如医院的门诊窗口设置、收费流程安排等都需要考虑提升患者的就医体验,满足人民群众的需求。

（五）易逝性（时效性）

医院的服务产能虽然从长期来看是可以规划的，但短期是相对固定的，且具有易逝性。例如门诊医生的看诊时间，手术室、病床等资源在一定时间内未被使用，那么这段时间的价值就会消失，会造成有限资源的浪费。

（六）不确定性

从需求侧来看，由于疾病发生的不确定性，医院只能根据现有的信息配置资源，如患者数量、构成，疾病种类、结构、严重程度等，而资源的配置又会因为一些突发公共卫生事件或应急状态而动态变化，例如在地震、洪灾、火灾、传染病暴发等灾害性事件的状态下，需求是更加不确定的，这导致医院资源也需要随之变动，以满足社会需求。

从供给侧来看，医疗服务产出的质量或治疗效果具有不确定性，供给的来源与产能也具有不确定性。由于医院资源涵盖的类型众多且相互联系，导致不确定性更大，这也给资源供需匹配提升了难度。

二、医院资源的分类及介绍

医院资源按照不同的标准会产生不同的分类。按照资源的性质分类，可分为设备资源、人力资源、床位资源、空间资源、技术资源、信息资源等。按照资源功能分类，可分为诊疗资源、护理资源、康复资源、预防资源等。按照资源的来源分类，可分为政府投入资源、社会捐赠资源、自筹资源等。在医院运营管理中通常按照资源性质对医院资源进行分类，并着重探索人力资源、设备资源、业务与空间资源、床位资源的配置，下文将分别介绍以上资源的内涵与特点。

（一）设备资源

1. 概念与特征　医院拥有医疗设备的数量和质量体现了医院现代化的程度和规模。随着医院现代化建设的发展，医疗机构引进了许多先进的现代医疗技术与医疗设备，如何正确使用先进医疗设备，确保设备的安全性、有效性，充分发挥医疗设备的效能对现代医院管理十分重要。

医院设备可分为医疗设备、民用设备和信息设备等，医疗设备（medical device）指医院单独或组合使用于人体的所有仪器、装备、器具、机器、机械装置、植入物、体外试剂及其他产品，包括所需要的软件。医疗设备使用的目的是对疾病的预防、诊断、治疗、监护和缓解；对损伤或残疾的诊断、治疗、监护、缓解和补偿；对解剖或生理过程的研究、替代和调节；妊娠控制；通过对来自人体的样本进行检查，为医疗或者诊断提供信息。

医疗设备资源通常具备以下特征：安全性，有效性，经济性，标准化。医疗设备的使用效果直接关系到患者的生命安全，因此设备须具备安全性与有效性，这也是设备管理中需要放在首位的工作；经济性体现在医院的设备资源需要基于国家相关法律法规并结合医疗服务需求选择性价比最高的进行配置，管理过程中也会注意对设备进行经济效益的评估；标准化的重要性体现在设备资源关系到患者的生命健康，于是设备标准化引起人们的重视。1988年12月第七届全国人民代表大会常务委员会第五次会议通过的《中华人民共和国标准化法》以及 1990 年国务院发布的《中华人民共和国标准化法实施条例》等也反映了设备标准化的重要性。

2．现状及问题　医疗设备配置水平较低且不均衡。我国一些医疗机构中,医疗设备的数量和种类都很有限,无法满足患者的医疗需求。另外,医疗设备更新速度较慢,无法及时更新和替换老旧设备。这些问题导致医疗机构在提供医疗服务时存在一定的瓶颈和限制。

近年来,我国医疗设备配置数量呈现出逐年上升的趋势,部分医用设备的配置水平高出国家规划标准,但与欧美、日本等发达国家相比,我国医疗设备的单位人口拥有量仍存在不小差距,尤其是高端大型的手术机器人。

既往研究发现,医疗设备过度集中于东中部发达地区和城市大型三甲医院,地区间、医疗机构间设备配置的均衡性和公平性有待进一步提高。

（二）人力资源

1．概念与内涵　21 世纪社会经济的发展主要依靠知识,人是知识的创造者与知识的载体,在未来将取代企业所拥有的其他资源(如土地、原材料、房屋、机器等)成为最重要的战略性资源。人力资源指企业所拥有的能够进行劳动、以产生价值的全部人力资源要素,即包括员工的智力、技能、经验、态度、动力以及心理状态等方面的因素。医院人力资源是指医院拥有的所有员工,包括医护人员和非医护人员。医护人员主要指医生、护士、技师、药师等,非医护人员包括行政管理人员、财务人员、后勤服务人员、科研人员等。

人力资源包括数量与质量两方面,该资源的最基本方面包括体力和智力,从现实应用的状态,包括体质、智力、知识和技能四方面。

2．特点　人力资源包含以下六个特点,即能动性、双重性、时效性、社会性、连续性、再生性。能动性体现在人具有主观能动性,能够进行有目的改造外部世界的活动,其蕴含的人力资源也具备能动性;人力资源属于人类所有,是存在于人体中的"活"的资源,也能被人所运用,因此人既是生产者又是消费者,人力资源具有双重性;人力资源与其他物质资源如矿产资源不同,矿产资源通常可以长期储存,人力资源则不然,储存而不使用就会荒废与退化,故具备时效性;人力资源处于一定的时代背景和社会中,不同的社会和文化都会影响一个人的价值观念、行为方式、思维方法,故人力资源具有社会性,不能脱离当时的社会环境培养和开发人力资源;人力资源是可以连续不断开发的资源,人力资源的使用过程是开发的过程,培训、累积、创造也是开发的过程;人力资源同样具有再生性,通过人口总体内各个个体的不断替换更新和劳动力的消耗、生产、再生产过程可以实现人力资源的再生。

（三）床位资源

1．定义及内涵　床位资源是医疗资源的最小配置单元,同时也是医疗服务供给能力的重要体现方式。床位一般指医疗机构提供给患者住宿和接受治疗的设施,具有诊疗功能、设备和人员的设施。这些设施包括病床、产床等,同时还应该配备相应的医疗设备和技术设施,如心电监测仪、血压计、呼吸机等,以及专业的医护人员,如医生、护士、技师等。

医院床位数一般分为编制床位和实有床位。编制床位是指由卫生管理行政部门核定的床位数，即医院在取得《医疗机构执业许可证》时所核准的床位数，是根据医疗机构规模、设施、人员配置等因素，按照一定标准和指导意见确定的卫生机构合理的医疗床位数量。实有床位是指医院固定的可使用的床位，即医院各科每日夜晚12点开放病床数总和，不论该床是否被患者占用，都应计算在内，包括正规床、简易床、监护床、正在消毒和修理床位、因扩建或大修而停用的床位。实用床位不包括产科新生儿床、接产室待产床、库存床、观察床、临时加床和患者家属陪护床。

2. 特点 床位资源影响医院的人力、财力、设备等资源配置。床位数量是确定公立医院的人员编制、划拨卫生费、分配设备和物资等的重要依据。例如，医疗机构常用床护比作为人力配置的基本单位，据此进行护理人力资源合理分配。

医院床位也被用作衡量医院甚至卫生系统容纳量的指标。我国医疗卫生机构的床位包括医院床位，基层医疗卫生机构、专业公共卫生机构和其他医疗卫生机构的床位。

（四）空间资源

1. 概念与内涵 医院空间资源包括急诊、住院、医技、保障系统、业务管理和院内生活用房等七项用房（含道路、绿化等）。承担预防保健、医学科研和教学任务的医院，还包括相应的预防保健、科研和教学用房。医院空间资源根据医院功能组织划分为三个层级：部门、医疗功能单元和功能用房。以综合医院住院部为例：大型综合医院医疗部门包括门诊部、急诊部、医技部、住院部等部门；住院部包括若干个医疗功能单元，即护理单元；每个护理单元内部包括若干个不同功能的用房，如病房、护士站、治疗室、值班室、示教室、交班室、更衣室等。

2. 特点 医院的空间资源和其他的空间资源一样，具有不可移动的特性，医院管理者只能在无法移动的空间范围内对每块区域进行符合医院自身的规划。其次，业务空间资源也具备有限性，医院的建筑范围决定了医院的空间资源是有限的，不能无限延伸，所有相关业务都必须在有限的空间里完成，因此需要管理者精细化规划空间功能并布局，实现资源的高效利用；医院的业务空间资源还具有专业化、标准化的特性，医院的各个科室虽然在业务范围上有所差异，但整体规划需要满足医院感染防控规范和国家对医院空间规划的要求，不能抛开标准进行完全个性化的设计。

第三节 医院资源配置规划与评价

一、医院资源配置

（一）医院资源配置的背景和意义

医院资源配置问题源于卫生资源分配的问题。医院作为卫生服务提供者，其资源使用效率的高低直接影响到患者的就医体验和医疗服务质量。而传统的医院管理模式往往较为僵化，存在人员、设备和财务等多方面的资源浪费和不足，导致医疗服务的不稳定性和不均衡性。

随着经济社会的高速发展，城镇化和人口老龄化比例持续上升，我国正面临着迅速城镇化与人口老龄化的巨大挑战，并且城镇居民对医疗服务的需求较高，且普遍高于农村居民，而 65 岁以上的老年人对医疗服务的需求更是高于社会的平均水平，未来这两个因素（表 6-3-1）的叠加将使我国公民对医疗服务的需求持续增长，因此，医院资源配置的合理规划就显得极其重要。只有通过科学的资源配置规划策略，才能更好地满足人民群众对医疗服务的需求，促进卫生事业的可持续发展。

因此，医院资源配置的背景和意义在于优化医院资源使用效率，提高医疗服务质量和满意度，并促进卫生事业的可持续发展。

（二）医院资源配置定义

医院资源配置指的是医院将人力、空间、床位、设备、信息等资源有针对性地分配和调度，以达到最优的医疗服务效果、提高医院效益、满足社会公众的医疗需求的过程。医院资源配置管理是医院管理的重要部分，是保证医院正常运营和长期发展的关键，需要进行科学合理的规划和管理。

（三）医院资源配置的目的

医院资源配置的主要目的是通过划分、组合、调整和优化医院内外部的各类资源，使医院有效提高医疗服务质量和效率，符合患者、医生和医院等利益主体的利益需要，从而提高医院的服务质量、增加医院的效益、满足社会公众的医疗需求、提高医院的管理水平和员工的工作积极性，促进医院可持续发展。具体分为以下四个方面。

1. 提高医疗服务质量　医院资源配置可以对医疗资源进行有效规划和组合，使医院能够合理地运用各种资源，实现服务过程和结果的优化，从而为患者提供更加高效、快捷、安全的医疗服务。

2. 优化医院经营模式　通过医院资源配置，医院可以更好地规划、利用和整合资源，提高经营效率和经济效益，降低医院的运营成本，提高医院盈利能力。

3. 提高医疗资源利用效率　医院资源配置可以使医院更加合理地运用各种资源，避免资源的浪费，提高医疗资源的利用效率，从而减少医疗服务成本，并提高医院服务的覆盖面和均质化。

4. 促进医院管理和卫生政策制定　医院资源配置可以为医院的管理决策和卫生政策制定提供有益的参考和指导，帮助卫生主管部门和医院管理者更好地进行资源配置工作，并更好地满足和引导患者的医疗需求。

二、医院资源配置规划

（一）医院资源配置规划的定义

医院资源配置规划是指在考虑医疗服务需求和资源供给的基础上，合理配置医疗资源，达到优化医疗服务的目的。对于医院资源的规划，需要充分考虑人口和人群的年龄结构、性别比例、疾病谱和疾病负担等因素，以及医疗服务设备、人员、床位等医疗资源的投入和配置。

（二）医院资源配置规划的内容和原则

1. 医院资源配置规划的内容 医院资源配置规划是医院管理的基础性工作，其内容包括医院的规模、科室设置、医疗设备、人员配置等。首先，医院应根据自身情况确定规模，包括床位数、门诊量、病房数量等；其次，医院应根据患者病种和就诊情况设置科室，例如内科、外科、妇产科等；再次，医院还须根据科室设置医疗设备和药品，以满足患者的治疗需求；最后，医院应根据科室的规模和患者数量，合理配置医护人员，确保医疗服务的质量和效率。

2. 医院资源配置规划的原则 医院资源配置包括人员、设备、空间、床位、药品、资金、信息等，而规划是指在门诊、科室乃至整个医院甚至整个地区范围内的资源分配。在进行医院资源配置规划时，需要考虑各种需求，例如患者的就医需求、地域性的分布、人口偏好和其他非预期性的需求变化。因此为确保医院资源的规划和配置是科学合理的，从而达到较好的医疗服务水平，须遵守以下六个原则。

（1）持续性原则：该规划应该配备长期和短期的资源配置策略，并且应根据不断变化的需求进行周期性更新。

（2）目标导向原则：医院应该根据自身定位和使命，确定明确的发展目标和服务定位，并据此制订相应的资源配置方案。例如，综合性大型医院需要注重人才培养和技术升级，而基层医院则更注重社区服务和健康宣传。

（3）需求导向原则：医院资源配置规划应该紧密围绕患者需求展开，以患者为中心，建立全过程的医疗服务体系。医院需要根据患者的不同需求和特点，科学配置医疗设备、人员和药品等资源。

（4）效益优先原则：医院资源配置规划需要充分考虑效益与成本之间的平衡，以实现最大化的社会效益和经济效益。医院应该严格控制开支，合理运用资金和人力资源，提高服务效率和质量。

（5）科学决策原则：医院资源配置规划需要进行科学决策，采取客观、综合的评价方法，充分考虑医院内部和外部环境的变化及其影响因素。医院需要建立科学决策机制和评估体系，以确保决策的科学性和可行性。

（6）灵活适应原则：医院资源配置规划需要根据市场需求和患者需求的变化，灵活调整和优化资源配置方案。医院需要保持敏锐的市场洞察力和动态调整能力，优化服务流程，提高服务水平。

在医院资源配置规划中，需要将目标导向、需求导向、效益优先、科学决策和灵活适应等原则充分结合起来，推进医院发展和服务水平的提高，为患者提供更加优质的医疗服务。

3. 医院资源配置的规划方法 医院资源配置规划是医院发展战略和组织架构的核心，也是保障医院服务质量和效益的重要手段。医院资源配置规划需要采用科学的方法和手段，结合实际情况，制订合理的资源分配方案。下面将从目标设定、数据分析、环境评估和模拟优化等方面介绍医院资源配置的规划方法。

（1）目标设定：医院资源配置规划的首要任务是明确发展目标和服务定位，确定医院的核心竞争力和特色优势。在此基础上，医院需要制定相应的资源配置目标和指标体系，并建立度量和评价机制。医院资源配置目标和指标体系应包括以下方面，①服务质量目标：医院需要根据患者需求和市场竞争情况，制定相应的服务质量目标，如治愈率、复发率、满意度等。②经济效益目标：医院需要根据自身特点和市场需求，确定经济效益目标，如营业收入增长率、毛利率、成本控制率等。③资源利用效率目标：医院需要关注资源利用效率，如医疗设备利用率、人员利用率等。

（2）数据分析：医院资源配置规划需要进行量化分析和统计测算，以了解医院内部和外部环境的现状和变化趋势。医院可以通过以下方式进行数据分析，①统计分析：医院可以将历史数据和实时数据进行整理和分析，掌握市场趋势和服务需求，发现问题和机遇点。②市场调研：医院可以开展市场调研，深入了解患者需求和市场竞争情况，制订相应的战略和方案。③对比分析：医院可以将自身与同行业其他医院进行对比分析，发现优势和短板，引进先进技术、借鉴先进经验。

（3）环境评估：医院资源配置规划需要考虑到内外部环境因素对医院发展的影响和作用。医院可以采用 SWOT 分析法、PEST 分析法和五力模型等方法对环境进行评估，从而得出特定环境下最佳的资源配置方案。①SWOT 分析法：SWOT 分析法是一种常用的企业环境分析方法，通过对医院内部优势和短板，以及外部机会和威胁的分析，确定医院发展战略和资源配置方案。②PEST 分析法：PEST 分析法主要从政治、经济、社会和技术等方面对医院环境进行评估，帮助医院了解各种因素对医院资源配置规划的影响和作用。③五力模型：五力模型主要从竞争者、潜在竞争者、替代品、供应商和顾客等方面对医院环境进行评估，帮助医院了解市场竞争情况和市场需求。

（4）模拟优化：模拟优化是一种模拟仿真和优化算法相结合的方法，其主要目的是优化医院资源的配置方案。

医院资源配置的规划方法 - 模拟优化流程：①建立模拟仿真模型：首先，需要建立一个医院资源配置的模拟仿真模型。这个模型可以包括医院的各个部门、人员、设备和患者等信息，以及各项流程和规则；②收集数据和参数：为了使模拟仿真模型更加真实可信，需要收集大量的数据和参数，包括患者的就诊时间和就诊类型、医院的排班计划、医疗设备的使用情况等；③运行模拟仿真：在模拟仿真模型中，可以模拟不同的医院资源配置方案，并对每个方案进行模拟运行。这样可以得到每个方案的性能指标，如患者等待时间、医院工作效率等；④优化算法：在得到了多个方案的性能指标之后，可以通过优化算法来优化这些方案。优化算法可以根据指定的目标函数，自动寻找最优的医院资源配置方案；⑤评估和调整：最后，需要对优化结果进行评估和调整，以确保优化结果的可行性和有效性。如果需要，还可以对模拟仿真模型进行修改和调整，以更好地反映实际情况。

三、医院资源配置评价

（一）评价指标体系的构建原则

医院资源配置是保障患者健康的重要环节之一，如何建立科学合理的评价指标体系对于医院资源配置的优化和提升至关重要。医院资源配置的评价指标体系的构建原则需要考虑多个方面，包括客观性、全面性、实用性、可比性、时效性、动态性、科学性和合理性。只有建立起科学合理的评价指标体系，才能更好地优化和提升医院资源配置水平，为患者提供更好的医疗服务。

1．客观性和可操作性　评价指标必须基于实际数据和事实，能够量化反映医院资源配置的实际情况，而且评价指标的采集和计算应该是可行的和可操作的。

2．全面性和系统性　医院资源配置涉及多个方面，包括医疗设备、人员配备、药品和物资储备等。评价指标体系应该全面考虑这些方面，并且系统地进行评价，以便更好地反映医院资源配置的整体情况。

3．实用性和可比性　评价指标应该能够为医院管理人员提供实用的信息，帮助他们了解医院资源配置的优劣势并作出相应的决策。同时，评价指标也应该能够与其他医院进行比较，以便更好地了解自己的优劣势。

4．时效性和动态性　医院资源配置是一个动态的过程，需要不断地进行监测和调整。因此，评价指标体系应该具有时效性和动态性，能够及时反映医院资源配置的变化和发展趋势。

5．科学性和合理性　评价指标体系应该基于医疗卫生领域的相关理论和实践经验，同时也要考虑到医院资源配置的实际情况，以确保评价指标的科学性和合理性。

（二）评价指标体系的构建方法

医院资源是指医院能够提供的各种医疗、保健、教育、研究等方面的资源，包括医疗设施、医疗技术、医疗人员、医疗耗材、药品、医保等方面的资源。医院资源的有效配置可以保障医院的疾病防治和患者健康，同时也是医院提升经济效益、服务品质和维护良好社会形象的重要保障。因此，医院资源的评价指标体系的构建方法具有重要的意义。

第一，建立医院资源评价指标体系需要科学的方法论和理论支持。本体系应当具有科学性、可操作性、系统性和实用性。其构建过程需要依托医疗服务理论、管理学原理、统计学和经济学等研究领域的数学模型、科技手段和分析方法进行精细分析和科学论证。

第二，建立医院资源评价指标体系要注重整体性和分层次性。整体性指的是不同指标之间存在相互关联和相互作用，各项指标应当综合考虑，避免片面强调某一指标而引发其他问题。分层次性则是指建立的指标体系应当具有不同层次的细节和评价元素，同时也应当针对不同医院类型、不同治疗专业和不同患者需求做出相应的区分性评价标准。

第三，建立医院资源评价指标体系要考虑到不同利益主体的需求和期望。在构建过程中，要充分听取患者、医护人员等不同利益主体的意见和建议，建立集多元目的、多元要素于一体的评价指标体系，以满足不同利益主体对医院资源使用情况的要求和期望。

第四，建立医院资源评价指标体系时还需要考虑到实际操作的可行性和可操作性。这里的可行性不仅包括技术、经济和管理等方面，也要考虑到相关法律法规和监管的合规性。此外，在建立评价指标时还要考虑到数据的可获得性、采集与分析的成本等技术因素，保证医院资源评价指标的实际可操作性。

因此,建立医院资源评价指标体系是一项复杂而又科学的工作,需要充分考虑到不同的因素和要素的影响,同时采用科学的方法和理论进行系统性构建。只有这样,才能确保医院资源能够科学合理地配置,更好地防治疾病、提升服务质量,还能推动医院的可持续发展和良好社会形象的形成。

(三)前沿资源配置评价方法

资源配置效率量化一直是医院十分重要的部分,每种资源的配置都有个性化的评价体系与方法,但还需要掌握整体资源的配置效率,从而对医院整体的运营水平有更加清晰的认识,故研究整体资源投入与产出的量化具有重要意义。国外当前广泛应用的前沿边界法包括数据包络分析法(DEA)和随机前沿分析法(SFA)。

1. 数据包络分析法(data envelopment analysis,DEA) 是对具有相同投入要素、相同产出、相同功能实体的相对效率进行评价的一种有效方法。DEA 模型分为综合效率、纯技术效率和规模效率。综合效率为技术效率与规模效率的乘积,取值 0~1,当综合效率=1,表示该评价单元的效率为 DEA 有效,当综合效率小于 1,说明该评价单元的效率为 DEA 无效,数值越低表示相对效率越低。当纯技术效率=1,规模效率小于 1 时,表示该评价单元的效率为 DEA 有效。

在指标的选择方面,DEA 模型的样本容量需要指标总数不超过决策单元总数的 1/2,医院的投入指标可以制订为医院床位数、院区数量等;产出指标可制订为医院年诊疗人次数、医院病床使用率等。

2. 随机前沿分析法(stochastic frontier approach,SFA) SFA 是在 DEA 基础上发展起来的新的医院评价方法,是一种基于生产前沿面理论的参数方法,目前已越来越多地应用在医疗资源效率评价领域。与 DEA 不同,SFA 模型在确定生产性前沿的基础上,将决策单位相对于前沿面的偏离分解为两个因素:一是随机误差,包括观察误差、不可预期的消耗、维修和短期的病种构成改变等不可控因素;二是效率残差,即无效率,包括资源管理、资源利用和资源计划制订等方面的内容,它体现了与最优前沿面的差距,通过效率残差的大小来确定医院无效率的程度。因为每个决策单位的效率值都不相同,可将效率值与医院的特征变量如规模、所有制形式、地理位置等做相关性分析从而找到无效率的根源。基本模型如下:

$$Y_i = \beta X_i + (v_i - u_i) \quad i = 1, \cdots, N$$

Y_i 为第 i 个决策单元(decision making unit,DMU)的产出(或产出的对数);β 为未知参数向量;X_i 为第 i 个决策单元的 I×1 阶投入数量(或投入数量的对数)向量;v_i 为随机变量,假设其服从独立同分布 $N(0, \sigma_v^2)$,且独立于 u_i;u_i 为非负随机变量,用来说明生产技术无效性,通常假设其服从独立同分布 $|N(0, \sigma_u^2)|$。N 为决策单元数,I 为第 i 个决策单元投入数量的种类。

使用随机前沿分析法时,前面几个步骤依然参照一般经济学分析步骤,如文献分析、专家访谈等找到理论依据与筛选后指标,后续在统计分析阶段可采用 SPSS 进行数据整理、分层与描述统计,在效率评价时使用专用软件 Frontier 测算医院的技术效率和成本效率,对模型进行参数检验和似然比检验,对指标的降维采用 SAS 进行主成分分析,最后结合国内外文献中的效率值范围及实际情况选择指标。

我国目前正处于经济飞速发展的阶段，人民群众对医疗服务的需求日益增加，医院资源的合理配置和有效评价成为现代医疗体系中的重要课题。随着科技的不断进步和人口老龄化以及疾病谱的变化，医疗资源的紧缺和不均衡问题日益凸显，为了应对这一挑战，医院资源配置规划与评价将迎来数字化技术应用、医疗资源共享平台建设、跨界合作以及可持续发展等新趋势。

第四节　医院空间资源配置与评价

一、医院空间资源配置的概念

医院空间资源配置是指对医院地域空间的合理布局和开发利用，以及根据医院内部需求变化对医院空间资源进行分析、评价、调配的过程。医院空间资源配置主要包括三类：医院新建业务用房空间配置、因医疗业务发展而改建的空间配置和因整合优化资源而进行的空间配置。空间资源配置，作为医院资源配置的重要组成部分，是决定医院就医流程是否合理、人力和设备资源能否高效利用的前提因素，是医院运营管理的重要环节。

二、医院空间资源配置的内容

医院的空间资源配置，主要包含两个方面的内容：空间布局、面积配置。

空间布局，从整体层面来说，是指根据城市建设和医疗卫生事业发展规划，综合拟建设医院的性质、规模等，确定拟建设医院选址；从医院内部来说，是根据医院各部门、医疗功能单元及功能用房间的关系，确定功能用房的地理位置。空间布局解决的是医院选址及医院部门、医疗功能单元、功能用房三个层级最佳地理位置的问题。

面积配置是指根据医院或科室的规模、运营模式、需求等，结合未来发展需要，为医疗功能单元匹配相应数量的面积；面积需求解决医院"总面积配置多少、各部门面积配置多少、各医疗功能单元面积配置多少、各功能用房面积配置多少"的问题。

三、医院空间资源配置测算

医疗机构根据医院的性质、等级、建设规模（主要是指床位规模）、是否承担预防保健教学科研任务、运营模式、医疗流程等不同，面积需求不同。一般情况下，面积由净使用面积、交通面积、墙体面积三部分组成，以下所指各区域面积需求只针对净使用面积，设计单位或后勤基建部门根据净使用面积需求匹配相应的交通面积、墙体面积。

（一）医院总面积配置测算

根据不同医院性质参考相应的建设规范和规模匹配相应的面积。目前综合医院、中医院、部分专科医院有相应的建设标准，无相应建设标准的医院可参考综合医院建设规范执行。

以综合医院为例，综合医院建设面积采用"1＋N"模式；其中，"1"为急诊部、门诊部、住院部、医技科室、保障系统、业务管理和院内生活用房七项设施的建筑面积,"N"为根据实际需求,单独增加的建筑面积,包括大型医用设备、中医特色、感染疾病科用房,预防保健、科研、教学培训、文化活动、便民服务等用房及人防工程、连廊、地下通道和停车设施等建筑面积。

按《综合医院建设规范》(建标 110—2021)要求,医院建筑总面积根据医院床均建筑面积指标和其他单列建筑面积指标两方面综合确定。医院建筑总面积计算公式:医院建筑总面积 = 床均建筑面积 × 编制床位数 + 其他单列项目建筑面积。床均建筑面积应符合表 1-6-1规定。

表 1-6-1　综合医院床均建筑面积指标

床位规模	200 床以下	200～499 床	500～799 床	800～1 199 床	1 200～1 500 床
床均建筑面积指标	110m²/床	113m²/床	116m²/床	114m²/床	112m²/床

注:1 500 床以上的医院,参照 1 200～1 500 床床位规模的建筑面积标准执行。

其他单列建筑面积根据医院具体情况而各不相同,主要包括大型医用设备房屋建筑面积(表 1-6-2)、中医特色诊疗服务建筑面积、感染疾病科病房,预防保健、科研任务、教学任务、文化活动、便民服务用房面积等。

表 1-6-2　综合医院大型医用设备房屋建筑面积指标

设备名称	单列项目房屋建筑面积
正电子发射型磁共振成像系统(PET/MR)	600m²/台
X 线立体定向放射治疗系统(cyber knife)	450m²/台
螺旋断层放射治疗系统	450m²/台
X 线正电子发射断层扫描仪(PET/CT,含 PET)	300m²/台
内窥镜手术器械控制系统(手术机器人)	150m²/台
X 线计算机断层扫描仪(CT)	260m²/台
磁共振成像设备(MRI)	310m²/台
直线加速器	470m²/台
伽马射线立体定向放射治疗系统	240m²/台

注:1. 本表所列大型医用设备机房均为单台面积指标(含辅助用房建筑面积)。
　　2. 本表未包含的大型医疗设备,可按实际需要确定面积。

开展中医特色诊疗服务的综合医院,其中医特色诊疗用房、中药制剂室等可参照现行建设标准《中医医院建设标准》(建标 106—2021)另行增加相应建筑面积。

设置感染疾病科病房的综合医院应按感染疾病科每床 30m² 增加相应的建筑面积。承担重大疫情等突发事件救治任务的综合医院可根据实际业务需求单独报批。

综合医院的预防保健用房应按 35m²/人 的标准增加预防保健建筑面积。

承担医学科研任务的综合医院,科研用房面积按照 50m²/ 人的标准增加科研建筑面积。开展动物实验研究的综合医院应根据需要增加适度规模的实验动物用房。开展国家级重点科研任务的综合医院,国家级重点实验室按照 3 000m²/ 个的标准增加相应实验用房面积。承担国家、国际重大科研项目的综合医院可根据实际业务需求单独报批。

承担教学和实习任务的综合医院教学用房配置应符合表 1-6-3 的规定。

表 1-6-3　综合医院教学用房建筑面积指标

医院分类	附属医院、教学医院	实习医院
建筑面积指标	15m²/ 学员	5m²/ 学员

注:学生数量按主管部门核定的临床教学班或实习的人数确定。

承担住院医师规范化培训、助理全科医生培训的综合医院应增加 1 000m² 的培训用房建筑面积,并根据主管部门核定的培训规模,按照 10m²/ 学员的标准增加教学用房建筑面积,按照 12m²/ 学员增加学员宿舍建筑面积。

综合医院可结合实际情况建设图书馆等文化活动用房,并按照 0.6～1m²/ 人的标准增加建筑面积。综合医院宜设置便民服务用房,满足就医群众实际需求,按照 0.2～0.4m²/ 床的标准增加建筑面积。综合医院停车的数量、停车设施和电动充电桩的配建指标应按建筑项目所在地区的有关规定配设,并增加相应的建筑面积。需要配套建设人防工程的综合医院应按照平战结合和当地有关要求配设,并增加相应的建筑面积。根据建设项目实际需要,需设置风雨廊、连廊和地下通道等交通空间的综合医院,建筑面积根据实际需要增加。

各类用房占总建筑面积的比例符合表 1-6-4 规定,实际规划中,可根据地区和医院实际需求做适当调整。未来随着医疗改革的推进,各级医院各部分功能用房也会有所调整。

表 1-6-4　综合医院各类用房占总建筑面积的比例

部门	综合医院各类用房占总建筑面积的比例		
	综合医院建设标准值	未来各类用房面积比例趋势	
		核心医院	基层医院
急诊部	3%～5%	↑	→↑
门诊部	12%～15%	→	↑
住院部	37%～41%	↓	→↓
医技科室	25%～27%	↑	→↓
保障系统	8%～12%	↓	→
业务管理	3%～4%	↓	→
院内生活	3%～5%	↑	↑
预防保健、体检、日间诊疗等	另计	↑	→
大型设备单列用房	另计	↑	↓

注:教学、科研面积另计;↑表示上升趋势,→表示近似于标准值,↓表示下降趋势。

（二）门诊部配置测算

1. 门诊部功能组成　门诊部主要由核心医疗区、医疗辅助空间、办公辅助空间三大部分构成。

门诊部核心的医疗空间由多个不同的门诊功能科室组成。一般包括内科、外科、妇产科、预防保健科、儿科、眼科、耳鼻喉科、口腔科、皮肤科、麻醉科、中西医科、康复科等功能科室及配套的功能设施。在常见功能科室的基础上，综合医院通常还根据自身医疗条件建设特色科室，有条件的综合医院还可以根据具体的医疗任务进行细分。

门诊部医疗辅助空间主要是指公共服务、检查治疗等空间；办公辅助空间主要指医护工作人员的办公、示教、更衣、休息等空间（表1-6-5）。

表1-6-5　门诊部功能组成表

功能组成	诊区	检查治疗空间	医疗辅助空间	办公辅助空间
门诊部	各科诊室、处置室、治疗室、专科检查室等	门诊采血、门诊检验、门诊输液、门诊注射等	公共服务：综合门厅、办卡、挂号、问询、预诊、分诊、收费、候药厅、公共卫生间等 检查治疗：门诊采血、门诊药房、门诊检验、门诊输液、门诊注射等	办公室、示教室、更衣间、休息室等

综合医院门诊部功能用房配置应该符合《综合医院建筑设计规范》（GB 51039—2014）相关规定（表1-6-6）。

2. 门诊部面积测算　门诊部面积测算的核心是诊室区域，根据门诊量确定诊室数量和门诊单元数量，从而匹配相应的面积需求。再根据诊室数量、门诊单元数量，明确医疗辅助空间需求、医护工作人员数量，从而匹配相应医疗辅助空间、办公空间面积。诊室区域面积测算可分为五个步骤。

（1）确定日均总门诊量。

（2）确定各科日门诊量：

科室日门诊量＝各科室门诊占总门诊量的比例×日总门诊量

（3）确定单个诊间的日门诊量：因各专科特性不同，每患者问诊时间不同，各科医生每小时问诊数量也不同。单个诊室的日门诊量计算公式：

单个诊室日门诊量＝医生每日平均工作时间×各科医生每小时问诊数量

（4）确定各科室诊室的数量：

各科所需诊室数量＝各科总门诊量／单个诊室的日门诊量

（5）确定门诊单元数量及面积：

门诊单元数量＝各科门诊诊室数量之和／单个门诊单元诊室数

门诊单元面积＝各区面积之和＋交通面积＋墙体面积

（5）又分为三个小步骤。①一般一个门诊单元以10～12个诊室最适宜，一个诊间面积以12～15m²为宜。一个门诊单元共享护士站、库房、污洗间、储存室等医疗辅助用房及办

表1-6-6　综合医院建筑设计规范 - 门诊部用房相关规定

功能组成	应设置功能	应增设功能	可设置功能	可增设功能
通用型诊区	诊室、治疗室、护士站、污洗室		换药室、处置室、清创室、X线检查室、功能检查室、值班更衣室、杂物贮藏室、卫生间等	
妇科		隔离诊室、妇科检查室及专用卫生间		增设手术室、术后休息室
产科和计划生育科		术后休息室及专用卫生间		增设人流手术室、咨询室
儿科		预检、候诊、儿科专用卫生间、隔离诊查和隔离卫生间等用房		药房，挂号、注射、检验、输液用房
耳鼻喉科		治疗、手术、测听、前庭功能、内镜检查（气管镜、食管镜）等用房		
眼科		初检（视力、眼压、屈光）、诊查、治疗、检查、暗室等用房，宜设置专用手术室		
口腔科		X线检查、镶复、消毒洗涤、矫形等用房		资料室
门诊手术室	手术室、准备室、更衣室、术后休息室和污物室			
预防保健用房	宣教、档案、儿童保健、妇女保健、免疫接种、更衣、办公等			心理咨询用房

公辅助用房，包括医生休息室、护士休息室、更衣室、卫生间等；②确定每个门诊单元的公共区、治疗区、辅助区、办公区面积；③确定门诊单元面积，将各门诊区域面积、交通面积、墙体面积相加得到门诊单元总面积。

确定门诊部总建筑面积：

门诊部总面积=各门诊单元面积之和+交通面积+墙体面积

在后期诊间配置过程中，单个科室使用需求不能达到一个门诊单元诊室需求量时，则须对不同的科室进行整合，更加高效地利用空间。

（三）住院部配置测算

1. 住院部功能组成　护理单元是住院部的重要组成部分。护理单元内部一般包括病房、护士站、治疗室、处置室、库房、更衣室、值班室、配餐室、患者及医护人员卫生间、污洗间等。也可根据需要和条件配置示教室、患者活动室、换药室、患者家属谈话室等用房。

以上功能用房根据其用途和服务对象主要划分为患者区域、医疗辅助区域、医护办公辅助区域及交通设施区域（表1-6-7）。

表 1-6-7 综合医院住院部功能组成

功能组成	患者区域	医疗辅助区域	医护办公辅助空间	交通设施
住院部	病房、开水间、患者活动室等	护士站、治疗室、配药室、检查室、处置室、库房、污洗间、设备间等	值班室、会议示教室、更衣室、办公室、休息用餐室等	电梯、走廊、楼梯等

综合医院住院部功能用房配置应该符合《综合医院建筑设计规范》(GB 51039—2014)相关规定(表 1-6-8)。

表 1-6-8 综合医院建筑设计规范 - 住院部用房相关规定

功能组成	应设置功能	应增设功能	可设置功能	可增设功能
普通病房	病房、抢救室、患者和医护人员卫生间、盥洗室、浴室、护士站、医生办公、处置、治疗、更衣、值班用房、配餐室、库房、污洗间等用房		患者就餐、活动、换药,患者家属谈话、探视、示教等用房	
监护病房		仪器等用房		
妇科病房		检查、治疗用房		
产科病房		产前检查、待产、分娩、隔离待产、产期监护、产休等用房;同婴同室或家庭产房增设家属卫生通过区		手术室;待产室宜设专用卫生间
烧伤病房		换药、浸浴、单人隔离用房,重点护理病房及专用卫生间,护士室,洗涤消毒、消毒品贮藏等用房。入口处应设包括换鞋、更衣、方便和淋浴功能的医护人员卫生通道		处置室、洁净病房
血液病房		洁净病房应设准备用房、患者浴室和卫生间、护士室、洗涤消毒用房、净化设备机房。入口处应设包括换鞋、更衣、方便和淋浴功能的医护人员卫生通道		患者浴室、卫生间

2. 住院部面积测算 住院部的核心是护理单元,根据医院建筑规模的核定床位数,匹配住院部面积。住院部面积测算可分为五个步骤。

(1)确定特殊病房和普通病房床位数:因特殊病房床位和普通病房床位配置功能用房不同,设计规范不同,应先明确特殊病房床位数和普通病房床位数。特殊病房主要指各类监护病房(如 ICU)床位、妇科病房床位、产科病房床位、烧伤层流病房床位、血液层流病房床位。

(2)确定病房单元床位数:病房单元可按照特需病房、普通病房的标准,确定病区的床位数,单人间、双人间、三人间、六人间的数量,然后确定单个病区的床位数。①监护病房,病房适宜以单人间为主,单个重症病房床位以 8～12 张为宜,单间面积不小于 $12m^2$;②特需病房,病房以单人间为主,通常每护理单元 25～30 床;③普通病房,现新建医院每个标准护理单元以二人间或三人间为主,床位 40～50 张。部分可设置为 55 床,但不建议病房床位数超过 55 张。

(3) 确定护理单元数:

$$护理单元数 = 核定床位数 / 每病房单元床位数$$

病房单元床位数须考虑病区总床位数和病床单人间、多人间的配比,尽量将病房单元数量设置为整数。

(4) 确定护理单元面积: 护理单元面积 = 病房各功能区净面积之和 + 交通面积 + 墙体面积。

具体为:①分别确定患者区域、医疗辅助区域、医护办公辅助区面积。在我国传统设计中,护理单元面积一般为 1 500～1 800m²,容纳约 50 个床位,而家属陪护区往往在病房内部过道,医护人员办公区紧缺。国内病房标准层面积可以适当加大,结合新建筑规范,每个护理单元适宜达到 3 000m²;②统计各区域面积之和,加上交通面积、墙体面积,得到护理单元总面积。

(5) 确定住院部总建筑面积:

$$住院部总面积 = 各护理单元面积之和 + 交通面积 + 墙体面积$$

(四) 医技科室配置测算

医技科室主要是指放射科、核医学科、超声科、实验医学科、内镜中心、手术室、介入治疗中心、血液透析中心、消毒供应中心、病理科、静脉药物配置中心等。本部分以手术部为例进行介绍。

1. 手术部功能组成 手术部以手术间为核心功能空间,是医院中集合多学科诊疗技术和先进设备的重要医技科室。随着人工智能、数字一体化等先进技术和设备在手术室中的应用,手术室作为投资大、受限多、形式多样、要求严格的特殊功能区,已成为综合医院中组成最复杂的部门之一。

手术部医疗用房按照功能可以划分为过渡区、手术核心区、办公辅助区和污染区。过渡区主要由医护人员和患者从功能单元外部进入手术部的过渡用房组成,是保障手术核心区洁净程度的必要缓冲空间;手术核心区包括术前准备用房、术后恢复用房和手术部行使主要医疗功能的各手术室及其配套用房;办公辅助区除包含手术医师的办公、会议、示教等用房外,还宜考虑麻醉医生的办公、休息用房,部分综合医院在办公辅助区域内设置有较为独立的麻醉科(表 1-6-9)。

综合医院手术部功能用房配置应该符合《综合医院建筑设计规范》(GB 51039—2014)相关规定(表 1-6-10)。

2. 手术部面积测算 手术室按层流级别不同,分为百级手术室、千级手术室、万级手术室、十万级手术室。目前由于千级手术室的局限性,常直接将千级手术室设置为百级手术室,以提高手术室利用率。心脏外科、神经外科、骨科、整形外科、眼科等手术室为百级手术室,妇产科、日间、口腔科、耳鼻喉科、腔镜、普外科等手术室为万级手术室。百级手术室应设置在干扰较少的位置,并通过缓冲区与其他区域隔离。

表 1-6-9 现代医院手术部功能空间组成

空间区域			功能用房
过渡区	医护人员卫生通过区		医护人员换鞋、更衣、淋浴、方便等用房
	患者通过区		换车、换床间(感染性患者出入口宜独立设置)
	其他		家属等候区、手术监控室、谈话间等
手术核心区	术前术后区域	术前准备区	洁物准备用房	无菌物品库(含器械间、无菌辅料库等)、仪器间、麻醉物品库、一次性物品库(含脱包间)、药品库、储血间等
			患者准备用房	预麻间(麻醉准备室)
		术后恢复区		苏醒间、留观恢复室
	手术区		万级手术室、千级手术室、百级手术室、一体化手术室(含百级手术室、控制室、检查室、设备间、体外循环室)、感染手术室(含十万级手术室、负压前室、负压后室、设备间)、手术服务用房(如缓冲间、刷手间等)
其他	办公辅助区		医生办公室、护士长办公室、麻醉医师办公室、值班室、示教室、会议室、会诊室、用餐室、库房、辅料制作间、冰冻切片用房等
	污染区		污物暂存间、打包间、消毒清洗间、空调机房等

表 1-6-10 手术部用房相关规定

功能组成	应设置用房	可设置用房
手术部	手术室、护士站、麻醉医生办公室、男女更衣室、男女浴室和卫生间,以及供刷手、术后苏醒、换床、换鞋、无菌物品存放等的用房	洁净手术室、手术准备室、石膏室、男女值班室以及供冰冻切片、敷料制作、麻醉器械贮藏、教学、医护休息和家属等候等的用房

普通手术室净面积在 $40m^2$ 左右为宜。其中,妇产科、口腔科、五官科等宜为 $30m^2$ 左右,日间手术室宜为 $35m^2$ 左右,骨科、心脏外科等至少需要达到 $45m^2$。

大型手术室种类较多。其中,杂交手术室(MRI、CT、DSA 三种类型)净面积 $80\sim90m^2$ 较为合适,若为 CT 与 DSA 双杂交手术室则需要达到 $120m^2$。杂交手术室还要设置控制室、机房、体外循环室等。机器人手术室和数字一体化手术室较一般手术室面积更大,$63m^2$ 较为合适。

四、医院空间资源配置评价

医院空间资源利用的变化过程,实质上就是医院基于不同时期发展需求,主动调整空间资源的供给属性,并据此设计基于医院自身实际情况的资源配置体系的过程。空间资源配置评价的原则主要表现在以下三个方面。

(一)合理性原则

医院根据不同性质、定位、规模,按照医疗服务的实际需求情况开展医院功能布局规划并确定医院整体规模与各个学科功能的规模，保证医院功能布局规划与卫生规划及市场需求切合，避免出现部分功能科室资源不足，部分功能科室资源过剩。

（二）效率性原则

在医院所承载的社会责任基础上，随着国家医改政策的推进，医院面临巨大市场竞争，要保持良好的可持续发展态势，应结合医院自身的经济效益，对医院重点学科、特色专科、差异化发展竞争力强大且具有较强运营能力的优势学科和专科倾斜，在空间资源配置方面给予支持并为其预留发展空间，建立空间资源调配机制，根据实际需求进一步提升医院内部运营能力，以支撑医院取得竞争优势并持续提升运营水平。

（三）稳定性原则

空间资源的优化调整是对医院原有建筑、功能关系的组合与协调，可能涉及空间功能的重组或更新、室内室外空间的装饰改造，与建筑本身密切相关。在医院空间调整优化过程中，大多数情况是在维持医院正常运营的基础上进行改扩建或调整，建设需要一定的时间周期，同时可能带来严重的噪声、空气污染，不可避免会对医院某些功能产生影响，若没有周密的组织和替代措施，甚至可能造成局部功能的瘫痪。因此在空间资源配置过程中，应充分考虑医疗流程、规模增减、医疗技术改进等可能带来的空间需求调整，尽量避免运营中需要拆除改造调整的情况。

第五节　医院床位配置与评价

一、医院床位配置的基本原则

医院床位配置是医院资源配置的重要方面，其合理性直接影响到医院的治疗能力、经济效益和服务质量。床位配置的原则为自上而下，应符合国家卫生健康委规划，以及各级卫生行政部门的属地规划，按照医院等级合理规划配置。国家卫生健康委对接国家总体部署，每5年更新一次《医疗机构设置规划指导原则》，并根据监测评估的情况和当地社会、经济、医疗需求、医疗资源、疾病等发展变化情况，对所定指标进行修订。

（一）匹配需求

根据医院的临床需求计算：这种方法是针对具体医院的临床需求进行分析和计算的。首先需要确定医院的地理位置、医疗服务半径、服务对象人口数量及组成，然后根据疾病种类、诊断和治疗方式等因素，估算出医院不同科室的床位需求量。在计算过程中，还需要考虑到床位周转率、住院天数、手术量等因素。

（二）合理布局

医院床位应根据不同科室的需求进行合理布局。例如，急诊科室需要足够数量的床位来收治急危重症患者，而内科病房需要适当数量的床位来收治慢性病患者。应考虑到医院的专业特长和发展方向。例如，某些医院可能注重心脏病领域的治疗，在床位配置时应该适当增加心血管病病房的数量。

（三）充分利用

医院床位配置应充分利用已有床位资源,避免造成浪费。例如,同一个科室内部不同医疗组的床位分配应灵活,根据各医疗组收治患者的波动情况,实时调整。多个科室之间可以进行资源共享,例如将空余的床位对外开放,为其他科室的患者提供治疗服务。长期床位资源使用不充分的科室,可酌情考虑缩减床位,而已充分利用床位资源且等候患者较多,等候时间较长的科室可在综合评估之后,适当增加床位。医联体(医共体)牵头医院可与成员单位统筹床位资源,引导康复期、稳定期患者以及术后患者下转,提升各成员单位尤其是基层医疗机构的床位使用效率。

（四）综合统筹

此外,还需要考虑医院的运行成本和运行效率,兼顾医疗质量和医疗安全。考虑到医疗技术的发展和更新、医疗保险制度的影响等因素,及时调整和更新床位需求量的计算结果,确保医院的床位资源科学配置。

二、床位资源配置方法

医院的床位需求量是医院规划和设计的重要环节之一,床位数量的计算是一项重要的管理任务,其正确性关乎医疗资源的合理分配和优化运营。该过程需要考虑多种因素,例如住院时长、病房类型、患者疾病种类等。

根据人口统计学数据计算:通过对当地居民人口数量、年龄结构、性别比例、住院率、疾病类型、床位使用率、病床周转次数等因素进行分析,可以初步估算出该地区医疗服务的床位需求量。这种方法需要收集和分析大量的人口统计学数据,需要专业人员进行分析和计算。此外,床位配置还应考虑到医院的运营成本、收入和利润等因素。根据一些研究,床位使用过多或过少都会对医院的经济效益产生负面影响。如果床位使用过多,会导致床位资源浪费和医疗服务质量下降;如果床位使用过少,则会导致患者流失和医院利润下降等问题。

此外,由于人口结构和疾病谱的变化,医院床位配置也需要经常性地进行评估和调整。例如,在一些地区老年人口比例较高,就需要增加护理床位的配置数量;而在其他地区,手术和急诊科床位则更为紧缺。因此,医院管理人员应密切关注当地人口统计学变化趋势,及时调整床位分配方案,以满足不同患者群体的需求。

（一）普通床位计算

以下公式通过统计历史数据,计算出医院每个床位的平均使用天数和每个患者住院天数,从而推算出未来一段时间内所需的床位数量。普通床位数计算公式为:

$$床位数 = \frac{\sum(A \times B + C - D)}{病床使用率} \times \frac{1}{病床周转次数}$$

其中,$\sum$ 表示总和;A 表示以年龄划分的分层地区人口数(人口数应是户籍人口、暂住人口及流动人口日平均数之和);B 为以年龄划分的住院率,按每 5 岁划分年龄段;若没有分年龄组人口和分年龄组住院率,可以用总人口数与区域人群年住院率代替;C 为其他地区流入本区域的住院患者数;D 为本地区去外地的住院患者数。

各专科床位数的计算：按照上述公式中的住院率、病床使用率、住院患者数以各专科住院率、病床使用率、住院患者数替换即可。专科床位数包括专科医院床位和综合医院中的专科病房床位，按照人口总数及其构成、居民的专科疾病发病情况、服务半径、医疗卫生资源状况确定。尚未具备条件进行精细测算的，可以参照目标地区的现有专科资源在总资源中的分布情况进行估算。

各级各类医疗机构床位数的确定：根据分级诊疗格局，前瞻性论证不同级别医院应就诊的各专科病种，然后由各专科病种床位数分别计算出各级医院床位数，为应急突发公共卫生事件预留一定床位。同时按照不同类型机构功能定位明确床位数效率及床位数。

2020年全国医疗机构每千人口医疗卫生机构床位数为6.46张，2025年设置规划主要指标中，千人口床位数的指导性要求为7.4~7.5床。公立医院根据其功能定位和服务能力，合理设置科室和病区数量。县办综合医院适宜床位规模为600~1 000床，市办综合医院适宜床位规模为1 000~1 500床，省办及以上综合医院适宜床位规模为1 500~3 000床，承担区域医疗中心任务的，可根据医疗服务需求适当增加床位规模。每个病区床位规模不超过50张。

在设置审批三级综合医院时，引导三级综合医院提高重症医学专业床位规模及占比，合理配置临床科室资源。新增三级综合医院及其床位应当综合考虑病床使用率、平均住院日、收治病种难度等因素，原则上平均住院日过长的不得新增。

医院规模不宜过大，超大规模医院往往面临后勤困难，服务效率低，以及公共卫生隐患，加之灾害事故一旦发生，超大规模医院较难及时有效疏散。

（二）医院建设发展阶段床位测算模型

床位需求数量计算公式为：

$$bed = \frac{\sum(pop1n \times per1n \times An \times 0.8 + pop2n \times per2n \times Bn \times 1.1 + pop3n \times per3n \times Cn \times 1.3)}{病床使用率/病床周转次数}$$

床位需求系数 $R = \dfrac{bed}{实际开放床位数}$

公式中：pop1表示医院所在地市以年龄划分的分层地区人口数（人口数应是户籍人口、暂住人口及流动人口日平均数之和）。pop2表示医院所在省份（除去所在地市）以年龄划分的分层地区人口数（人口数应是户籍人口、暂住人口及流动人口日平均数之和）。pop3表示医院所在区域（除去该省）以年龄划分的分层地区人口数（人口数应是户籍人口、暂住人口及流动人口日平均数之和）。A表示医院所在地市以年龄划分的住院率，按每5年划分年龄段；若没有分年龄组人口和分年龄组住院率，可以用区域人群年住院率代替。B表示医院所在省份（除去所在地市）以年龄划分的住院率，按每5年划分年龄段；若没有分年龄组人口和分年龄组住院率，可以用区域人群年住院率代替。C表示医院所在区域（除去该省）以年龄划分的住院率，按每5岁划分年龄段；若没有分年龄组人口和分年龄组住院率，可以用区域人群年住院率代替。per1表示医院在所在地市的入院人数占比。per2表示医院在所在省份（除去所在地市）的入院人数占比。per3表示医院在所在区域（除去该省）的入院人数占比。n 表示不同年龄段。公式中的 0.8、1.1、1.3 为服务半径相对应的床位权重。

床位需求系数 R≤1，说明该医院以收治本地市患者为主，且医疗服务效率有较大提升空间，暂不适宜建设分院区。1<R<1.3，说明该医院现有床位数基本满足患者就医需求，重点是优化服务流程，提升服务效率。R≥1.3，说明该医院收治大量外埠患者，具有明显区域辐射能力，现有床位数难以满足患者就医需求，视情况发展分院区。

三、医院床位资源配置的评价

床位资源评价是确保医疗服务质量、提高医疗效率和降低医疗成本的关键环节。通过对医院床位资源进行评价，可以更好地发现问题，优化配置方案，提高医院的综合治理水平。同时，随着数据技术和分析方法的不断发展，基于数据模型的床位资源评价方法也得到了广泛应用，为医院床位资源配置提供了新思路和新手段。以下指标常用来衡量医院床位利用效率。

（一）床位利用指标

床位利用指标是医院管理中常用的重要指标之一，用于衡量医疗机构的床位使用情况和效率。在日益增长的患者需求下，如何合理配置和管理床位、提高床位周转率和利用率，既能满足患者治疗需求，又能有效控制成本，成为医院管理面临的重大挑战。床位利用指标可以帮助医院全面掌握床位资源的分布和使用状况，发现问题并做出相应调整，优化服务体系和提高医疗服务质量。下面将详细介绍床位利用指标的概念、计算方法及其在医院管理中的应用。

平均住院日：指所有入院患者的住院时间总和除以入院病例数，是衡量住院治疗效果和床位周转率的重要指标。平均住院日越短，床位周转率越高。

床位周转次数：指床位在一个特定时间段内被不同患者使用的次数，可以反映床位的使用频率和效率。计算公式为：

$$床位周转次数 = \frac{出院人次}{床位数}$$

一般来说，床位周转次数越高说明床位利用率越高。

实际占用床日数：指医院各科每日夜晚 12 点钟实际占用病床数（即每日夜晚 12 点钟的住院人数）总和，包括实际占用的临时床位，患者入院后于当晚 12 点钟以前死亡或因故出院所占用的床位。

床位使用率指医院在一定时间内实际使用的床位数占可用床位数的比例，通常以百分比表示。床位使用率可以反映医院床位资源的利用效率和经济性。床位使用率的计算公式为：

$$床位使用率（\%） = \frac{期内实际占用总床日数}{同期实际开放总床日数} \times 100$$

平均床位周转次数指在一定时间内，医院中所有床位被使用的次数的平均值，通常以年或月为计算周期。平均床位周转次数的计算公式为：

$$平均床位周转次数 = \frac{患者入住天数总和}{可用床位数}$$

其中,患者入住天数总和指某段时间内所有患者入住的总天数,可用床位数则指在同一时间段内医院实际可用的床位数量。

（二）床位资源评价方法

1. 病床工作效率法 病床工作效率指标可以比较医院内部不同病区、不同科室的床位使用效率,找出问题所在并采取相应措施进行改进,以提高整个病区的工作效率。

病床工作效率的计算公式为:

$$病床工作效率 = 病床周转次数 \times 平均床位工作日 = \frac{出院人数}{平均开放床位数} \times \frac{实际占用总床日数}{平均开放床位数}$$

$$= 出院人数 \times 实际占用总床日数 / 平均开放床位数^2$$

$$平均开放床位数 = \sqrt{\frac{出院人数 \times 实际占用总床日数}{病床工作效率}}$$

将医院的病床工作效率指标进行统计处理后,可得全院各科室病床工作效率均数、标准差、标准误,按 95% 置信区间计算病床工作效率的上控线和下控线,计算出各科室平均开放床位数的合理区间。

采用病床工作效率指标可将不同医院或者相同医院内部的不同科室分为四类:效率型（床位使用率高且周转率高）、压床型（标准化床位使用率高,但周转率低）、闲置型（床位使用率和周转率均较低）、周转型（床位使用率高,但周转率低）。

2. 层次分析法（TOPSIS） 层次分析法（TOPSIS）是一种常用的多属性决策分析方法,在医院管理中用于对病床工作效率进行综合评价分析。评价病床工作效率需要考虑多个基础指标,如病床使用率、病床周转次数、每床日平均住院费用、平均住院日等,首先需要对每个指标进行量化。接着,采用 TOPSIS 法进行评价,具体步骤如下。

构建评价指标矩阵:将每个病床的各项指标值放在一个矩阵中,该矩阵的行表示不同的病床,列表示各个评价指标。对指标值进行标准化:对每个指标值进行标准化处理,使得不同单位和量级的指标值可比较。确定权重:根据实际情况确定各个指标的权重,反映它们在整个评价体系中的重要程度。计算正负理想解:通过最大值和最小值确定正理想解和负理想解。计算各个病床与正理想解和负理想解之间的距离（欧几里得距离）。计算综合评价指数:基于病床距离的正理想解和负理想解的距离,计算每个病床的综合评价指数。进行排名:根据各个病床的综合评价指数进行排名,确定工作效率高低。

3. 秩和比法（RSR） 秩和比法是一种常用的非参数统计方法,可以用来评价病床工作效率。首先考虑病床使用的基础指标,确定评价指标体系后对每个指标进行量化。接着,采用 RSR 方法进行评价,具体步骤如下。构建评价指标矩阵:将每个病床的各项指标值放在一个矩阵中,该矩阵的行表示不同的病床,列表示各个评价指标。对指标值进行排序:对每个指标值进行排序,按照从小到大的顺序排列。计算秩和比:根据排序结果,计算每个病床的秩和比,即将每个病床的所有指标排名相加,再除以总的排名数。比较病床工作效率:将各个病床的秩和比进行比较,得出它们之间的工作效率高低关系。

RSR 方法是基于排序的分析方法,不需要对指标值进行标准化处理。同时,它也不受数据分布和异常值的影响,适用于样本数量较小或评价指标不符合正态分布的情况。

4. 病床竞争力指数　由于医院不同科室、治疗组在技术、特长、收治病例等方面存在差异,而 DRGs 的病例组合过程将疾病诊断、诊治过程以及患者情况均考虑在内,保证了评价对象之间的可比性,它赋予不同病例以评价量化指标上的同质性,解决了医疗行为的"标准化"问题。引入 DRGs 指标评价医疗资源配置能够结合患者的个性化特征,对消耗不同卫生资源、采用不同治疗手段的疾病进行分类,评价结果更为科学、合理。

病床竞争力指数反映了医院平均每张病床每年产出的 CMI 工作量,完善床位基于医保支付的效率和效能评价。病床竞争力指数越高,意味着医院床位资源配置的效率越高。CMI(病例组合指数)反映医院收治病例的平均资源消耗,能够在一定程度上反映收治病例的技术难度,间接体现医疗主体的诊疗水平。

$$病床竞争力指数 = CMI \times 病床周转次数 \times 床位使用率$$

为了便于医院管理者决策,通常将科室分为三类:病床竞争力指数 >65 的为一类科室;30≤病床竞争力指数≤65 的为二类科室;病床竞争力指数 <30 的为三类科室。病床竞争力指数最高的一类科室是 DRG 支付政策下优先增加床位、人员和医学装备等资源的战略型科室。在调整床位数量时,还需要综合考虑各医院的等级、定位、实际运营情况、科室患者类型、DRGs 病种和学科发展趋势等因素。

第六节　医院人力配置与评价

一、医院人力配置

(一)人力资源配置的内涵

人力资源配置是指根据企业的业务特点和战略目标,按照一定的规划和方法,合理地配置人力资源,以达到最优的企业效益和经济效益。医院人力配置是指根据医院的规模、性质、服务特点和业务量等因素,制订合理的人力资源计划,适时地对医疗人员进行配置和调配,以保证医疗服务的顺畅进行、实现医疗机构经济和社会效益的最大化。

医院人力配置包含医疗服务和管理过程中所需的人员数量、结构、素质和分工等方面的安排和调整。

1. 人员数量配置　根据医院的规模、业务量和服务对象等条件,合理配置工作人员数量,确保医院正常运转和医疗服务的需求得到满足。配置的人员类别包括医生、护士、技师、行政管理人员、财务人员、后勤服务人员、科研人员等。

2. 人员结构配置　不同岗位要求不同的职业素质和技能,医院人力配置应根据不同的工作岗位需求,配置合适数量和结构的工作人员,保证人员搭配的协调性。医院的人力结构合理,需要考虑职业分布、性别比例、年龄结构、学历结构、专业技能、工作经验等。

3.岗位职责分工 医院人力配置应根据不同岗位职责和业务要求,设计合理的工作职责和分工,保障医院运营的高效性和服务质量。

4.岗位素质要求 医院人力配置应根据不同岗位的职责和要求,确定相应的人员素质标准,保证人员素质能满足岗位的职业要求和服务对象的需求。

5.教育培训计划 医院人力配置要考虑到医务人员职业素质的提升和医院服务质量的不断提高,因此需要制订相应的教育培训计划,保证职工不断学习和成长。

总之,医院人力配置是医院经营管理的基础和重要内容,需要综合考虑医院的业务需求、人员数量、人员结构和人员资质等因素,为医院的事业发展提供合理、有效的人力支持和保障。同时通过医院人力资源的优化调配,确保医院医疗服务品质和医疗安全、提高医院的经济效益和服务质量、为患者提供更高质量的医疗服务。

(二)医院人力配置的意义

合理的人力配置可以使医护人员的工作任务更加明确、分工更加清晰、工作流程更加规范,有助于提高医疗质量和服务水平,并最大限度地满足患者需求。合理的人力配置可以调和人员与环境之间的矛盾,使得医疗资源能够得到更好地利用,使医疗设施、医疗器械更加充分地发挥作用,从而改善医疗环境,提高诊疗质效。合理的人力配置有助于医院资源得到更好地利用,从而提高医院产能和效益,降低生产成本,使医院能够获得更多的经济利益。合理的人力配置可以优化医院的管理结构和职能分工,使医院的管理更加科学、规范、透明,有效地降低管理成本,推行服务创新。

医院人力配置在医疗机构管理中扮演着重要的角色,合理的医院人力配置是医院管理决策中的重要环节,它不仅涉及医院的质量水平和服务满意度,也影响着管理效率和经济效益。只有医院管理者深入了解和理解人力资源配置的重要性,不断完善医院人力资源管理,才能更好地适应复杂的市场环境、节约成本、提升服务质量和效率。

(三)医院人力配置的原则

医院人力配置是保障医疗服务顺畅运行的重要环节。医院人力资源配置原则与规定通常包括以下内容。

1.适应业务需求原则 适应业务需求原则是医院人力配置的基本原则之一。它要求医院在配置人力资源时,必须具备针对医疗服务需求的敏感性和适应性。具体来说,医院需要根据自身发展战略、服务需求和业务规模进行人员数量和结构的合理配置,确保医院能够满足患者的需求,确保医院各项工作顺利开展。以适应业务需求原则为指导,不同类型、不同规模的医院,其服务特点都不相同,因此需要根据医院的服务特点,进行人力资源的合理配置。医院的业务量和规模是决定人力配置的关键因素。医院需要统计各科室的业务量、服务请求量、环节时长等数据,从而来确定人力资源的配置数量和结构。医院应该以患者为中心,通过对患者需求的了解,来合理配置医护人力资源,以满足患者的需求,提高患者满意度。在配置人力资源时,医院需要循序渐进,充分考虑各方面因素。

2.明确岗位职责原则 医院人力配置中,按照岗位工作职责和执业资格要求安排人员配置,是保障医院管理和患者治疗的关键要素。每个岗位都有自己的职责和工作范围,明确岗位职责能够使员工清楚了解自己的工作内容,避免工作重叠和职责不清等问题。明确岗位职责可以使员工快速理解自己的工作任务和目标,更好地完成工作,提高工作效率和工作质量。在明确了岗位职责的前提下,各部门之间的沟通和协作将更为有效和高效,从而优化工作流程,提高医院整体的工作效率。明确岗位职责有助于规范医务人员的行为举止和工作流程,从而确保医疗质量和安全。

3. 多元主体参与共同制定人力规划原则　多元主体参与共同制定人力规划是人力资源管理中的一项重要实践。它旨在让不同部门、职能、利益相关方以及员工都能够参与到人力规划中来,共同讨论并制定出符合整体利益的人力规划方案。不同部门、职能之间的信息不对称是进行人力规划时较为常见的问题。多元主体参与可以促进信息共享,减少信息障碍,使各方在相似的背景下工作,从而确保人力规划更为全面和准确。同时,由多元的主体参与进行人力规划,更可能避免依赖局部信息和主观看法所带来的失误和判断偏差,提高决策的质量和准确性。多元主体参与可以增加员工对人力规划的参与感,让员工了解规划的具体方向和期望,从而更好地投入自己的工作中,并获得更高的员工满意度。多元主体参与可以将不同部门和员工融合在一起,让组织文化更加开放、透明和公正,同时也增强组织凝聚力和自我治理能力。

4. 经济效益原则　在医院人才配置中,考虑经济效益是必要的。在当前医疗行业市场环境下,医院需要不断优化管理、控制成本、提高效益,而人才配置是影响医院成本和效益的一个重要因素。人才配置的质量与数量直接决定了医院的服务质量。合理配置人才可减少人力资源浪费,提高利用率,有效控制运营成本,从而提升医院经济效益。

5. 动态调整原则　医院服务的运转是一个长期的、不断变化的过程,因此医院配置的人力要考虑灵活性。具体来说就是,要根据患者的需求情况和医院服务中出现的特殊情况,动态、灵活地调整配置的人员种类和数量,以适应不同的需求和情况。医院的业务发展和人员流动率等因素都需要医院对人力资源进行重新分配和配置,这些变化是难以预期和掌控的,需要通过动态灵活地调整来适应。医院的服务种类繁多,需要不同的人才组合来完成不同的操作和任务,根据不同的服务需求灵活调整人才配置,以保证服务的可靠和合理性。随着医疗行业市场的变化和发展,各品牌和医院之间同样也在加强人力资源的竞争,若激烈的竞争中不能够灵活及时地调整人才配置,可能会在人才上形成竞争劣势。应该及时跟进市场和行业发展趋势,调整人才配置,以满足外界需求。

医院人力配置是一个系统性的工作,需要与医院的战略规划、财务预算等方面相匹配。在医院人力配置过程中,要将岗位工作职责与执业资格要求相结合,严格按照相关法律法规和医疗行业规范进行人员配置。此外,还要考虑到医疗技术的发展和改变、医疗卫生服务需求的变化、人员流动等因素,并及时对人力资源的配置进行调整和优化。医院人力配置的合理性直接关系到医院管理和治疗患者的质量,因此医院应该加强对人力配置方案的制订和实施的监管和评估,确保医院人力资源的高效利用和合理分配,为患者提供更好的医疗服务。

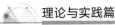

（四）医院人力配置策略

医院人力配置需要根据国家标准、岗位职能、服务流程和用工性质进行考量。不同岗位的人力配置方法和策略应根据该岗位的功能和特点进行选择。例如，医生和护士的工作特点与医院行政人员是有区别的，因此需要针对其特点设计不同的配置方法和策略。用工性质，如临时工、长期合同工和外包人员等，应根据性质的不同采用不同的人力配置方法和策略。例如，对于外包人员，应根据其承担的工作性质和工作时长合理配置任务，避免过重的负担和安排。医院的人力输入和输出应该是平衡的，避免过度招聘和过高的离职率。为了实现这个目标，应根据具体情况制订适当的配置方法和策略。

1. 根据国家政策标准进行人力配置　国家卫生行政部门发布了一系列的人力资源配置相关标准，如《医疗机构设置规划指导原则（2021—2025 年）》《三级医院评审标准（2020 年版）》《国家卫生健康委办公厅关于进一步加强医疗机构护理工作的通知》（国卫办医发〔2020〕11 号）等，这些标准是由一些专业领域的专家和研究机构综合考虑医院的业务需求、现实情况、人员素质等因素制定的。它们具有科学性、可操作性、可参考性等特点，能够为医院人力资源的科学配置、持续发展和创新提供有效的保障。医院的人力资源管理应以国家相关政策和法律法规为基础，结合医院实际情况进行合理配置。政策取向明确、合规合法的人力配置能够更好地体现医院的公益性，提高医疗服务效率和质量。

2. 根据岗位职能和业务流程进行人力配置　岗位职能指每个职位的工作内容、职责和目标。换句话说，它定义了一个员工的角色和在组织中所扮演的职能。医院的不同岗位具有不同的岗位职能。例如，医生的岗位职能包括患者的检查、诊断和治疗。护士的岗位职能包括监测和记录患者的生理状况、提供基本护理等。

业务流程是一个组织内部或组织之间的交互过程，它涉及众多活动、任务、角色、资源和信息的连接和协调，最终以实现特定业务目标为目的。业务流程是有序的、经过规划的、可重复的和可统计的工作流程，它可以确保每个阶段的交付，避免重复工作和不必要的等待，提高内部工作效率和客户满意度。医院业务流程是指医院的内部的服务、管理以及经营的一系列规范化的有序活动及流程。这些活动涉及医疗服务、患者服务、医院后勤和管理等方面，同时也包括人员、资源、信息、流程、技术等方面的协作，旨在确保医院的顺畅运转以及提供优质、高效、安全的医疗服务。医院业务流程具有规范性、协调性、效率性、可管理性等特点，为医院的管理和服务提供建设性的指导和支持。

医院是一个集医、护、技、行政后勤等多元主体参与的公共服务，涉及多且繁杂的业务流程，每个环节都需要不同职系工种或不同岗位的人员进行协调和配合，人力配置不足或过剩都会影响业务流程的顺畅。因此，岗位职能和业务流程对医院人力配置规划的重要意义。明确岗位职能可以为医院优化岗位设置提供参考和依据，避免出现重复或者无效的职位设置，进一步提高工作效率和经济效益。明确业务流程可以精确人力资源需求，通过了解各业务部门的工作量和工作时间分配，避免人力资源浪费，调整资源错配现象，从而制订更合理的人力资源配置方案。

根据岗位职能和业务流程配置人力，首先要明确各职系、岗位的职能。在这个过程中，要依据医院的规模、特点和发展战略等因素，细化各部门、各岗位的工作内容、工作要求和岗位职责。同时，要做到使得各岗位之间的职责分工明确，有效地协作配合完成复杂的医疗任务和管理任务。其次要对医院的岗位设置和业务流程进行全面的梳理和分析，了解各个部门、科室在医疗服务中的职责和作用，分析各个部门的业务工作时间和节奏，以及工作匹配的最佳规划方案。然后要根据岗位的工作内容和特点，明确不同职能的岗位分类，各个岗位应该有明确的职责和使命，并根据各个患者处理环节逐步分配不同人员，其中每一环节逐渐紧凑，确保每一环节都紧密相连且高效。最后根据实际情况分析配置人员的数量和结构，针对不同的环节以及业务流程的特点，进行务实地规划。根据患者需求和服务量分配人员，确保人员数量能够满足患者的需求，并且能够保持服务的连续性和高效性。

3. 根据工作负荷进行人力配置　工作负荷是指工作任务、数量、复杂程度、时效性、情境要求等综合因素对工作人员的压力。工作负荷的内涵包括工作的任务量、复杂程度、时效性以及情境要求。工作任务量是指一个工作人员需要完成的工作任务数量。任务数量多少决定了一个人在一定时间内需要完成的工作量大小。工作复杂程度是指一个工作任务的难度和复杂性程度。任务的难度与复杂性越高，对思维与创造力的要求也就越高。工作时效性是指完成工作任务的时间限制。任务期限越紧，需要快速而准确地完成任务，工作压力自然就越大。工作情境包括物理环境、人际关系、工作氛围以及个人素质和能力等各种情境因素。各种情境因素对于工作负荷的大小有很大的影响。

运用工作负荷进行人力配置可以使资源配置更合理。通过分析工作负荷，了解各个岗位的工作需要，量化工作负荷指标，可以更准确地评估需要的人力资源数量。这样可以避免过度配置或不足配置的情况发生，从而提高人力资源的利用率，降低人员成本。运用工作负荷进行人力配置可以提高工作效率。恰当的工作负荷可以让员工在适度的工作压力下，发挥出更好的工作能力和水平。通过科学的工作负荷配置，可以让公司在合理的资源配置下，达到最优化的工作效能。因此，使用工作负荷进行人力配置是高效、科学和体系化的方法，可以提高人力资源的利用效率，达到企业目标和员工需求的双赢结果。

运用工作负荷指标进行人力配置首先要根据科室的业务以及历史数据和经验等，制订评估每个岗位工作负荷的指标。这些指标可包括岗位的任务需求、工作量、时限、工作难度和复杂度等。然后采用专业的工作负荷评估工具，对每个岗位进行评估，量化工作负荷。在评估中，应综合考虑每个岗位的要求，如岗位的复杂度、工作时限、临时需求等等。最后根据评估结果，制订每个岗位的人员配置方案，包括人员数量、档次或层级等需求。在制订方案时，还须充分考虑实际环境，如员工流动、岗位的调整以及科室规模等。

尽管根据工作负荷配置人力是一个科学和有效的方法，但这种方法也有自身的局限性。在实际操作过程中，由于工作负荷的变化、新项目的启动等原因，可能需要对人力资源进行灵活调整，但严格遵循工作负荷配置，可能无法灵活适应这些变化。同样的任务可能会因为不同人员的工作效率不同，而引起任务完成情况的差异。因此，完全根据工作负荷配置人力，可能无法对不同人员的工作效率进行全面地考虑。因此，在人力配置过程中需要根据实际工作审慎评估和调整。同时，人为的因素和变化的风险也需要纳入考虑，以便确保工作负荷配置的最终结果是符合企业目标并且能够持续优化的。

综上所述，在医院人力配置中，不同的人力配置方法各有优缺点。根据国家政策标准配置人力能够提供较为稳定的数据依据，但也可能忽略医院的特殊需求和患者规模等因素。根据岗位职能和流程配置人力需要注重质量、工作流程和效率等方面的考虑，但也可能出现岗位间协作交流困难的情况。根据工作负荷来配置人力能够平衡工作量和人力资源，但也可能会出现难以预期的情况，需要快速对人力资源进行调配。

因此，在实际运用时，需要根据科室人力资源的实际情况，综合运用不同的人力配置方法，以达到最佳效果。医院可以通过多方面的数据分析和监控，获取科室的工作量、服务时间、服务对象等信息，然后根据实际情况和任务需要，选择适宜的人力配置方法，确保科室的服务质量和工作效率。此外，还需要根据不同部门和岗位的实际需求，进行合理的人力资源配置，及时进行优化和调整。这一综合运用的方法，不但能够充分利用不同的人力配置方法的优点，而且能够避免其缺点和限制，使得医院的人力资源得到更好地运用和管理，同时也能够更好地满足患者和医务人员的需求。

二、医院人力配置评价

（一）医院人力配置评价的内涵

人力配置评价是指对一个组织或企业所配置的各个部门、岗位和团队中人员数量、能力和分配的合理性等方面进行系统性的综合评估，以确定其适当性、效率性和有效性，并以此为基础进行优化和提升。这个评估过程需要考虑到诸多内外部因素，包括组织内部的战略目标、业务需求、招募和雇用成本、员工能力和潜能等，以及外部的行业趋势和竞争压力等。通过对人力配置的评价，组织能够更加有效地利用和管理人力资源，优化团队构建和员工素质，最大限度地提升绩效和竞争力。

医院人力配置评价是对医院人力资源进行客观、科学、全面的量化衡量和分析，以探究人力资源配置与管理的有效性和偏差，发现并提供优化人力资源配置的意见和建议的过程。它的主要目标是确保医院有足够的人力资源来实现其业务目标，同时保持合理的财务效益和员工绩效。医院人力配置评价的具体内涵通常包括以下内容。

1. 人员数量的评估　评估医院各个职能部门的人员数量是否符合需求，是否过多或过少，并根据业务发展趋势和规划进行预测。

2. 岗位设置的评估　对医院各个职能部门的岗位设置进行评估，看是否有人员冗余或缺失的岗位，是否符合业务需求和职责。

3. 员工能力的评估　评估员工的能力水平、培训、发展机会等，以便更好地配置和使用人力资源。

4. 业务效率的评估　评估医院各个部门及员工的工作效率和效能，发现和消除工作中的瓶颈和阻碍。

5. 财务效益的评估　评估医院的财务状况和成本效益，确定一定范围内人力资源的适宜投入和控制策略。

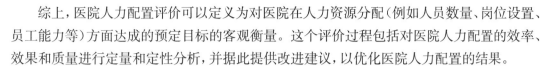

综上,医院人力配置评价可以定义为对医院在人力资源分配(例如人员数量、岗位设置、员工能力等)方面达成的预定目标的客观衡量。这个评价过程包括对医院人力配置的效率、效果和质量进行定量和定性分析,并据此提供改进建议,以优化医院人力配置的结果。

(二)医院人力配置评价的意义

医院作为一个特殊的组织体系,其运转离不开合理的人力资源配置。人力资源配置评价是保证医疗机构正常运行的关键步骤之一,可深入挖掘机构管理信息、管理效率、服务质量、经济效益和员工满意度等多方面信息。医院人力资源配置评价的意义在于,它可确保医疗机构拥有足够的、合适的和适应性强的人力资源来开展业务,同时也可为医疗产业的可持续发展作出贡献。

首先,医院人力资源配置评价可提高医院管理效率,从而推动其发展。评价的结果将揭示医院不合理的管理制度和人员配置,提供看见问题和改进的契机,指导医院管理人员做出相应的调整,以期实现优化医院管理模式、提高机构与员工的稳定性和发展性的目标。

其次,通过人力资源配置评价,可以提高医院服务效率和质量。评价是建立在量化分析基础上的,它的好处在于可以客观地评估医院的服务绩效,并指导医院管理人员规划服务目标和制订服务计划。评价的结果可帮助医院管理者调整员工安排、拓宽服务渠道、完善管理流程、提升服务质量和安全性,为医院提升其竞争力奠定坚实的基础。

再次,人力资源配置评价对于员工的发展和增强其归属感也有极其重要的意义。评价可通过评分、讨论、建议等方式,突出人才,对员工作出公平、客观又及时的评价,并规划员工职业生涯发展,提升员工参与度、培养素质,降低员工流失率、缩短培训期,从而降低人力资源成本,提高劳动生产率。

最后,人力资源配置评价也可以确保医院财务可持续发展。医院作为经济实体,需要确保资金投入和收益的平衡。进行评价后,可以更准确地掌握医院的人力资源使用情况,规划人力成本投入,落实节约措施,确保资金得以合理使用,同时实现医院与患者之间的双赢。

总之,对于提升医院运营和服务水平,增强员工归属感和发展意愿,实现医院财务持续增值和业务可持续发展,医院人力资源配置评价具有无法替代的意义,它在医院全面升级与转型的过程中起到关键作用。对此,我们应该深入研究和了解,充分发挥人力资源配置评价的作用,推动医疗产业的持续发展。

(三)医院人力配置评价的基本原则

医院人力配置评价是评估医院管理、服务和运作的重要工具,通过评价各项指标,从而帮助医院管理者和政策制定者确定医院人力资源配置的优劣,并为优化医院的人力资源配置和管理提供有效参考和指导。有效的医院人力配置评价需要遵循多方面的基本原则,如科学性、客观性、透明性、全面性和可持续性等。

1. 科学性原则 科学性要求医院人力配置评价过程必须严格遵循科学的方法论和原则,按照实际的数据和信息进行评价,如量化指标、标准和统计数据,并从全过程中进行有效的分析和解释,确保评价结果的科学、准确与有效。评价者需要具备专业的知识和技能,能够理解和应用适当的数据分析方法,确保评价的科学性。

2.客观性原则　客观性要求医院人力配置评价过程持有公正、客观和独立的态度,避免人为因素和个人主观因素的干扰,确保评价的合理和有效性。评价者需要完全遵守相关的行业标准和合法规定,确保评价过程公平与公正。

3.透明性原则　透明性强调医院人力配置评价过程和结果需要公开和透明,以便各方面利益相关者能够理解和评价评估结果。评价者应向医院管理部门和相关人士提供详细、清晰的评价报告和指导意见,包括评价过程、数据来源、分析方法和结果的完整信息,以确保评价的真实和可信性。

4.全面性原则　全面性强调医院人力配置评价要全面覆盖不同的医院区域和管理职能,包括医院各个部门和职能区域,以及员工的不同职责和机构差异。全面性要求评价者在评价过程中对医院的外部和内部环境、社会经济和政策因素、员工的满意度和相关人士意见进行分析和考虑,以形成全面而准确的评价内容,为医院提供决策依据。

5.可持续性原则　可持续性意味着医院人力配置评价过程和结果要有长久维护和可持续发展的能力,确保评价的结果和建议适用于医院的长期发展和改进。评价建议方案不仅要考虑到目前的合理性和实际可行性,同时也要考虑未来人力需求可能的变化和调整,以期对医疗机构的未来可持续性发展进行优化和改善。

总之,遵循医院人力配置评价的基本原则,目的是保证评价结果准确可靠,既能够满足医院的实际需求和目标,又能够为医院的团队成功和可持续发展提供有效的指导和建议。因此,评价者应该借助科学的工具和方法,在评价过程中始终保持严谨的态度,确保评价过程和结果的公正透明和可持续性,以便为医疗机构提供更好的管理决策和运营支持。同时,在评价中也应该考虑相关因素的多样性和多维度分析,以更好地反映医疗机构和员工的实际需求和特点,提高评价结果的实用性和可操作性。只有在这些基本原则的指导下,医院人力资源配置评价才能实现其目标和效果,发挥出其在医疗行业中的重要作用。

(四)医院人力配置评价策略

医院人力配置评价是定期或不定期对医院人力资源配置进行的评估活动,以确保医院人员配置符合职责和工作定位。评价过程中需要使用科学的方法和技术,以收集、分析和解释各种数据和信息,得出合理的结论和建议,以便为医院提供优质的服务,帮助其实现良好的运营。医院人力配置评价主要有以下几种方法。

1.职责量化法　在医院人力配置评价过程中,职责量化法是一个常用的评估方法,它主要通过对医院职责要素的量化评估,来评估员工的胜任能力。职责量化法的评价依据是将职责所需的技能、知识、经验、教育等因素转换为量化的标准,以比较医院员工的实际绩效和标准差异,以评估其能否胜任相应岗位。主要包含以下步骤:

(1)确定医院职责要素:职责要素是指该岗位所需要的关键技能,如独立工作能力、语言能力、沟通技巧等。

(2)编制评估标准:评估标准是指根据职责要素,编制量化的参照标准,如能力、知识、技能和表现等要素。

（3）评估实际绩效：评估员工绩效的方法为根据评估标准，评估他们的实际绩效，并记录相关数据。

（4）分析评估结果：通过对比实际绩效和评估标准的差异，对评估结果进行分析，以确定人员是否具有匹配岗位的技能和知识。

（5）提出建议：基于评估结果，提出相关的建议，调整或完善相应的人力资源配置，以优化医院员工配置。

职责量化法在医院人力配置评价过程中，以其高效、标准化和灵活的特点，获得了广泛应用和认可。职责量化法可以准确地衡量员工在具体职责上的胜任能力，量化评估标准可以减少评估过程中主观因素的干扰，提高评估结果的可信度和准确性。在实践中，职责量化法可以有效地辅助管理人员进行岗位设计和人员招聘，合理进行医院人力资源规划，提高组织效率和职能。职责量化法适用范围广，不受科室、专业等限制，是一种非常灵活的评估方法，可以根据不同的岗位领域、任务类型等因素来适应变化的需求。

然而，职责量化法也存在一定的不足。这种方法更注重员工的任务完成程度，并没有考虑员工情感、态度等其他因素，这些因素很容易受到个人体验和主观认知的干扰，局限了评估的全面性和准确性。职责量化法的量化过程存在一定的难度，尤其是在建立评估标准和实施评估过程中，可能需要耗费大量的时间和资源。职责量化法较难反映员工的潜在能力和创造性思维，有时可能会忽略员工未来存在的学习能力和适应性，损失了人才的潜在价值。

2. 成本效益分析法　在医院人力配置评价过程中，成本效益分析法主要通过评估医院不同人力资源配置方案的成本和效益来确定人员配置是否合理。具体操作步骤如下：

（1）确定目标和指标：在评价过程中，目标和指标的确定至关重要。医院管理者需要根据具体情况，确定人力资源配置的目标和相关指标，如服务质量、成本、员工满意度等。

（2）收集数据：为了进行成本效益分析，收集数据是非常重要的。这些数据可以来自多个渠道，并包括不同的资源配置方案的财务、人力和物力数据，如直接成本、间接成本等。

（3）数据处理和清洗：在收集数据后，需要对数据进行处理和清洗，确保数据的准确性和可靠性。这些处理和清洗可能包括去除异常值、填补缺失值等，以及将数据转换为需要的分析格式。

（4）确定评估模型和算法：确定评估模型和算法是成本效益分析的核心。常用的方法包括成本效益（cost-benefit）、成本效用（cost-effectiveness）和层次分析法（AHP）等，根据实际情况选择合适的评价方法。

（5）进行成本效益分析：利用预处理得到的数据和确定的评估模型和算法，进行成本效益分析，对不同的人力资源配置方案进行比较。最后，根据分析结果和目标指标选择最佳的人力资源配置方案。

（6）制订工作计划和实施方案：根据实际情况以及成本效益分析结果，制订相应的工作计划和实施方案。这些方案可能涉及资源配置、人才储备、员工培训等活动，旨在最大化效益和控制成本。

（7）监测和评估：在实施人力资源配置方案后，需要定期监测和评估其实施效果。这可以确保该方案的可持续性，同时提供动态的反馈和调整建议，以提高资源配置效率和质量水平。

成本效益分析法是一种科学的决策方法，使用其进行人力配置评估可以帮助医院管理人员在选择不同的人力资源配置方案时作出明智的决策，提高决策的精度和效度。通过对医疗方案成本和效益的比较，可以识别医疗消耗的成本因素，促进医院在整个体系中优化和提高资源的利用效率和成本控制能力，降低医疗成本。成本效益分析法可以全面评估资源配置方案的成本和效益，可以考虑各种因素，如人力资源的量、质、能力等，为医院提供多方面的管理参考。成本效益分析法比较成熟，评估过程相对较为简单，管理人员可以较容易地进行操作和实施。

然而，成本效益分析法需要大量的数据支持，但有些数据无法获得，如技能和创新等方面的数据，可能导致评估结果的不准确。评估过程中有些数据存在主观性，可能存在不同的评估标准和关注点，人为干扰的因素可能导致评估结果的偏差。成本效益分析法只考虑了当前情况，对于长期决策难以做出准确的预测，不具备长期发展的预测性。成本效益分析法适用范围相对较窄，主要用于制订具体计划、项目或投资的决策，而对于一些复杂的人力资源配置问题或人力资源发展规划，其应用还存在局限性。

3．岗位分析法 岗位分析法是医院人力资源配置评价中一种重要的方法，其主要目的是对每个医院岗位和相关职责进行详细分析和评估。具体的步骤包括以下几个方面：

（1）职责描述：对医院各项职责进行详细描述和分类，并根据其层级角色进行分类，以便更清楚地了解其功能和职责。职责描述可以具体到某一岗位的具体职责，从而可以提供一个更全面、准确的描述。

（2）工作分析：对每一项职责所需要的技能、知识和经验进行详细分析和描述，并将其转化为实用的评估指标。工作分析需要考虑到多个方面，包括对任务执行过程和所需的时间、作业环境和工具、工作流程等详细分析。

（3）技能评估：通过评估职责中所需的技能，包括技能重要程度、需要的先决条件等，来确定岗位对特殊技能和知识的需求。技能评估需要考虑到不同的技能和知识等特定条件，以便根据具体技能水平要求做出相应的评估。

（4）工作价值评估：针对职责的价值，包括时间、贡献、任务质量、风险、工作环境等因素进行评估。工作价值评估可以评估每个医院职责和其他职责之间的关键因素，并确定这些因素对组织的影响力。

岗位分析法可以全面评估员工绩效，较全面地考虑员工各方面表现和特点，可以识别某些对组织或某职位极其重要的技能或教育经验等。该方法可以根据特定的岗位职责，为医院人员配置提供多方面的管理参考，并促进管理人员更加科学合理地制订工作计划和目标，针对某些岗位提供相应的培训和教育。同时，岗位分析法能够较全面地评估员工绩效、胜任能力，评估过程和方法比较成熟，也相对容易上手和实操。

使用岗位分析法评估医院人力资源配置具有一定的局限性。由于分类标准可能存在歧义和多样性，并且在实际操作中，不同岗位分析者可能会有不同的分类标准和侧重点，导致评估结果存在一定的主观性。岗位分析评估的耗时相对较长，评估费用也相对较高，由于岗位分析法更侧重于工作职责，较易忽略员工的潜力和创造性思维，并且难以反映员工在快速变化的工作环境和技术领域中不断变化的技能要求。

4. 总结　人力资源配置对持续发展的医疗行业而言至关重要。不同的医院或病区之间，其人力资源配置方案因管理水平、技术水平、医疗需求等方面的差异而存在着显著差异，因此，医院管理者在进行人力资源配置评价时，应根据自身情况和目的，选择合适的方法进行评估。在实际运用这些评价方法时，第一，要有清晰明确的评价标准。在使用方法前，需要对目标和指标进行清晰明确的设定和确定，对指标的测量标准、权重和算法应严密审慎。第二，要保证数据的收集质量。用于评估的数据必须真实可靠、翔实准确，能够代表医院真实情况，在数据的收集和整理过程中要保证数据的准确性。第三，要确保评估者的专业性和公正性。在将评价标准和数据带入模型中计算时，必须保证评估者具备必要的专业知识和技能，评价过程一定要严格、独立且客观。第四，人力配置评价须有合理的评价周期。评价周期应根据具体情况进行选择，确保周期不能太短而导致数据的不真实或不准确，同时也不能太长而导致信息的滞后或遗漏。最后要将不同方法结合使用。各种评价方法不是孤立的，可以相互结合，充分利用各自的优点来提高评估结果的准确性和全面性。比如，可以采用成本效益分析法和岗位分析法相结合来更准确地评估医院服务管理水平。

在实际对策运用中，医院管理者应灵活运用多种人力资源配置评价方法，充分利用各自的优点来全面地评估医院的人力资源配置策略，并根据评估结果，对医院内部的机制、职能部门、员工等方面进行调整和完善，使得医院的人力资源配置达到最优水平，提升服务质量和管理效能。同时，医院管理者还要注重定期对人力资源策略进行评估，对于评估中存在的不足及时发现和加以改进，从而对医院的人力资源配置进行持续地优化和升级。

第七节　医院设备配置与评价

医院设备品类繁多，配置标准各不相同，评价体系大相径庭。本节主要围绕医疗设备展开，通过科学合理的实施方法和有效的评价体系，可以提高医疗设备配置效果评价的科学性和客观性，为患者提供更好的医疗服务及为医院提供更好的经济效益。

一、医疗设备配置概述

医疗设备配置的影响因素

医疗设备配置的影响因素包括医疗机构规模、医疗机构类型、人口数量、经济水平、医疗服务需求等。医疗设备配置的影响因素很多，下面将重点介绍以下因素。

医疗保健需求　医疗保健需求是医疗设备配置的重要影响因素之一。不同地区、不同人群、不同疾病的医疗保健需求各不相同，需要根据实际情况进行科学的医疗设备配置。例如，在一些发达国家，年龄结构老化，需要更多的医疗设备来满足老年人的医疗需求。而在一些发展中国家，由于基础设施薄弱、经济条件有限等因素，需要更加注重医疗设备的经济性和实用性。此外,不同疾病的医疗设备需求也有所不同,例如,心血管疾病需要心电图机、超声心动图机等医疗设备,而肿瘤疾病需要放/化疗设备。

医疗技术进步 医疗技术的进步对医疗设备的配置有着深远影响。随着医疗技术的不断进步和更新,新医疗设备不断涌现,旧设备逐渐被替代。例如,新型医疗成像设备(如CT、MRI等)已经成为医疗保健中不可或缺的重要设备,而老旧的X线机已逐渐淘汰。此外,随着人工智能、大数据等技术的应用,医疗设备也逐渐向智能化、数字化方向发展。

医疗机构规模和特点 医疗机构的规模和特点也是重要的影响因素之一。不同规模和特点的医疗机构需要不同类型和数量的医疗设备。例如,大型综合性医院需要更多的高端医疗设备和较大数量的基础设备,而小型社区卫生服务中心则须更加注重医疗设备的适用性和实用性。此外,不同特点的医疗机构也需要不同类型的医疗设备,例如,专科医院需要更多的专业医疗设备,而综合性医院需要更加全面的医疗设备。

医疗服务模式 医疗服务模式的不同也会对医疗设备的配置产生影响。例如,在传统的门诊模式下,医疗设备的配置主要以基础设备为主,而在日益普及的远程医疗模式下,更需要涉及远程医疗设备和信息技术设备的配置。此外,随着社区卫生服务的普及和推广,社区卫生服务中心需要更多的家庭医疗设备,以便更好地开展家庭医疗服务。

医疗设备经济性和实用性 医疗设备的经济性和实用性也是重点考虑因素。在医疗设备的选择和配置过程中,需要综合考虑设备的价格、使用成本、使用效果和维护保养等因素,需要根据实际情况进行科学配置,以达到经济、实用和高效的目的。同时医疗设备的实用性应当位居考虑之列,需要充分考虑设备的使用范围、使用效果和维护保养等因素。

法律法规和标准 医疗设备配置需要符合相关的法律法规和标准,确保设备的安全性和可靠性,保障患者的健康和安全。例如,医疗设备生产和销售、使用和维护各环节均需要符合相关的法律法规和标准要求。

综上,医疗设备配置的影响因素很多,需要根据实际情况进行科学的配置和管理,结合医疗保健需求、医疗技术进步、医疗机构规模和特点、医疗服务模式、医疗设备经济性和实用性等多方面因素进行综合考虑,以满足不断变化的医疗保健需求和服务模式,提高医疗服务水平和质量。

二、医疗设备类型及其应用

医疗设备因涉及多学科、多部门而属于综合性产品,随着科技水平的不断提高,医疗设备品类繁多,从医院使用较多的范围看,主要分成两大类:通科设备和专科设备。

(1)专科设备:医院里专门针对某一科室或某一亚专业独有的,仅能实现一项或几项功能的设备,如中医针灸类设备。

(2)通科设备:医院各科室均会使用到的设备,如生命支持类医疗设备。生命支持类医疗设备是指具有生命支持功能与急救功能的医学设备,如心电监护类医疗设备、呼吸支持类医疗设备、除颤仪等。目前,某些医院实行了配置一定量的此类设备的政策,使用过程中全院统一调配。

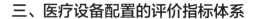

三、医疗设备配置的评价指标体系

（一）构建原则

医疗设备配置是医疗服务构建原则中的重要组成部分。构建原则是为了保证医疗服务的质量、安全和效益，从而更好地满足患者的医疗需求和提高医疗保健的水平。医疗服务的质量、安全、效益均来自医疗机构、医护人员、医疗设备和患者四个主体，因此，在医疗服务构建中，需要采取措施保证医疗服务的质量、安全和效益，一是加强医疗设备的质量和安全监管，加强医疗设备的质量控制，严格按照相关标准和规定进行检测和认证；二是加强医疗设备的安全管理，加强医疗设备的安全检测和维护保养，及时更新老旧设备，确保医疗设备的安全和稳定性；三是加强医疗设备的效益管理，提高医疗设备的使用效率和使用寿命，降低设备使用成本和维护成本。这些措施可以有效地优化医疗设备的投资回报率，提高医疗服务的质量和效益。

（二）构建方法

医疗设备配置应用评价可采用层次分析法、主成分分析法、卫生技术评估等方法，结合专家意见和实际情况构建医疗设备配置的评价指标体系。

在构建医疗服务评价指标体系中，确定评价目标和层次结构是评价体系构建的第一步。

评价目标是指对医疗服务进行评价时所关注的方面和目标，通常包括医疗服务的质量、效率、安全、可及性、满意度等多个方面。评价目标的确定需要充分考虑医疗服务的特点和社会需求，同时也需要考虑不同利益相关者的需求和利益。在确定评价目标后，需要将评价目标分解为若干个层次，形成层次结构。

层次结构是指评价目标之间的层次关系和结构分布，通常由目标层、准则层和指标层组成。目标层是最高层次，表示医疗服务的总体目标和方向；准则层是中间层次，表示达到目标所须满足的条件和标准；指标层是最底层，表示具体的评价指标和量化标准。

确定评价目标和层次结构需要综合考虑医疗服务的多方面需求和利益，同时也需要参考相关的文献和专家意见，以确保评价体系的科学性和实用性。评价目标和层次结构的确定不仅对后续的指标选择和权重计算有重要影响，也对最终评价结果的可信度和有效性有决定性作用。

因此，确定评价目标和层次结构是医疗服务评价体系构建中的关键环节，需要进行认真的思考和分析，以确保评价体系的科学性和实用性。同时，也需要不断进行修正和完善，以满足不断变化的医疗服务需求和社会发展需求。

（三）评价核心指标

根据文献研究显示，医疗设备配置和应用割裂不利于医疗设备配置的评价和绩效的管理。为此，应围绕国家宏观规划、地方诊治需求、公立医院绩效考核等多层次决策目标，以卫生技术评估方法为基础，构建医疗设备配置合理性和应用适宜性的综合指标评价体系。

首先，从医疗卫生机构视角出发，构建的评价指标应兼顾区域卫生资源规划和国家医改的各项要求，着重强化医疗设备作为重要医疗资源和重大诊治技术的双重属性，应充分满足设备全生命周期管理、医疗技术管理和临床诊治服务规范等要求。

其次,不同类型医疗机构的考核侧重点不同。如国家和区域医疗中心、临床研究中心具有其特殊性,应兼顾教学和科研需求;对于高端的私营医学中心,则侧重多样化诊疗服务。

最后,医疗设备始终以临床诊治价值为核心,应将设备的安全性、有效性、经济性、适宜性作为贯穿始终的价值导向,进行综合、系统的有效评价(表1-6-11)。

表1-6-11 医疗设备配置评价核心指标

维度	类别	具体指标
设备	技术指标	质量安全、性能和用途、分型(临床研究和临床应用)、设备运行稳定和可靠性
	国内外技术发展趋势	设备工作原理和发展前景、技术更新换代周期、设备市场占有率
	购置管理	购置/验收时间、软件升级可能性
	维保服务	保修期的规定、故障后排除故障的耗时长短、常用备件及消耗品的供应情况
医院	医院定位和发展规划	性质和规模、功能定位、医疗服务能力、长远发展规划、学科建设
	医院配套及环保要求	总体布局、排污、放射隔离、配电、通风、降温等配套措施是否达标
	医教研要求的符合程度	重点学科或实验室、高级别课题总数、科研论文数、新技术量、科研成果和奖励情况、教学任务
	专科建设和人才条件	高级别重点专科数、专科综合实力、人才队伍基础
	病源数量及需求变化趋势	运营指标(门诊、出院、手术量)、患者来源、服务量与床位比
	现有同类设备使用情况	利用率、设备服务频次的年增长率、检查阳性率
	资金来源	自筹、财政、科研及其他基金
	成本-效益分析	直接、间接、社会效益
社会	资源配置和学科发展建设	区域内年检查量均值、配置数量
	服务区域地理环境	区域辐射范围(地理位置、区域性质、辐射面积)
	经济发展及居民负担水平	居民收入、社会保障水平
	辐射人口数量及结构	区域人口数量、发病率、医疗服务需求

四、医疗设备配置的成本效益分析

医院须根据其功能定位和发展规划,做好医疗设备使用、功能开发、社会效益、成本效益等分析评价。

(一)定义

医疗设备配置的成本效益分析是指在医疗设备配置过程中,通过对成本和效益进行测算和分析,确定医疗设备配置方案的可行性和优劣势的过程。

成本效益分析,其核心是在投入和产出之间寻找平衡,以确定医疗设备配置方案的实际效益。成本效益分析的主要目标是通过对投资、维护、保养等成本的测算和分析,评估医疗设备配置方案的经济效益,并确定最优的医疗设备配置方案。同时,成本效益分析还可以帮助医院合理分配资源,提高医疗服务质量和效率,降低医院的运营成本,提高医院的经济效益。

在进行成本效益分析时,需要综合考虑医院的实际情况,包括医院的财务状况、设备使用情况、医疗服务需求等因素。同时,还需要对医疗设备的性能、价格、维护保养成本、使用寿命等方面进行全面分析,以确定最优的医疗设备配置方案,提高医院的经济效益和医疗服务质量。

(二)方法

医疗设备配置方案进行成本和效益的测算和分析是确定最优医疗设备配置方案的重要步骤之一。成本效益分析核心在于通过比较不同医疗设备配置方案的成本和效益,确定最优的医疗设备配置方案,具体要素如各项成本(购置、维修维保、人力等)、既定效益、对比择优。常用的测算和分析方法主要包括投资收益率法、本量利分析法和投资回收期法。

1.投资收益率法　一种不考虑货币时间价值的静态投资分析方法,即将购置医用设备投产后正常年度的平均收益除以投资总额,再将其与预定的设备收益率进行比较。投资收益率可以衡量项目的盈利性,收益率越高,代表其经济效益越好。公式如下:

$$投资收益率 = (总资金收益 - 总资金成本) / 投资总金额$$

2.本量利分析法　是在区分成本习性的基础上,运用数学模型对医疗设备的业务量、成本、利润三者间的关系进行分析的方法。根据成本的习性,将人员支出、设备折旧、管理费用、材料费用、水电气等成本费用分为变动成本和固定成本两类。边际贡献 = 收入 - 变动成本,设备损益平衡点收入即保本点收入,当设备达到保本状态(利润为零),其具体计算方法:固定成本 / 边际贡献 × 设备业务收入。因此,当设备业务收入超过设备损益平衡点收入时,设备就能盈利;反之则亏损。此方法可用于企业经营活动和营运决策等方面。

3.投资回收期法　一种最常用的分析方法,即医疗设备在投入使用后获取的利润总额和购入设备的投资总额相同,需要的年限或时间。投资回收期数值越低,则医疗设备的经济效益水平越高。

(三)实施步骤

评价医疗设备配置的优化效果虽然需要从医疗服务质量、设备管理和使用成本、医院经济效益和医疗服务满意度等方面进行综合评价,但成本和效益势必关乎医疗设备配置的核心要点,通过科学合理的实施方法和有效的评价体系,可以提高医疗设备配置的效果评价的科学性和客观性,让医院提供更好的医疗服务,产生更多的经济效益。具体步骤如图1-6-1所示。

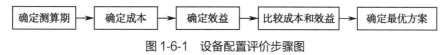

图1-6-1　设备配置评价步骤图

总之,成本效益分析的不同方法都有其优缺点。医院在选择测算和分析方法时,应综合考虑不同方法的优缺点,根据实际情况选择最合适的方法。

医院设备配置与评价是医院管理的重要组成部分，对于提高医疗质量和医院管理效率具有重要作用。在医疗技术不断发展和更新的背景下，医院设备配置与评价的重要性更加凸显。本章剖析了医院设备配置的现状和问题，介绍了医疗设备影响因素和构建评价指标体系的原则及方法，希望能够为医院管理者和医疗设备从业人员提供参考和指导。在实践中，应该根据医院的实际情况和需求，合理配置设备，确保设备的安全可靠性和质量，提高医院的管理效率和服务水平。同时，也应该注重设备使用效果的评价和成本效益的分析，确保设备的投资价值和回报。通过不断完善医院设备配置与评价机制，可以进一步提高医疗服务质量和效率，满足人民群众日益增长的医疗需求。

（吴昭琪　卫柳君　舒　红　雷莉媛　李盈盈　黄雲瑛　张梅龄　刘万利　程永忠）

第七章

医院服务质量管理

国务院办公厅发布关于推动公立医院高质量发展的意见，要求各地要把推动公立医院高质量发展作为深化医药卫生体制改革的重点任务。医疗服务关乎群众利益和国计民生。随着人民群众健康意识的增强，医院必须积极改善服务流程并提高服务质量，以实现健康、持续、高质量的发展。本章将基于经典的服务质量管理理论和方法，结合现代医疗服务的特点，介绍医院服务质量的概念和特点、医院服务质量评价方法和医院服务质量管理原则及策略。

第一节 医院服务质量概念

本节将从医院服务质量的定义入手，明晰其与医疗质量以及通用的服务质量概念之间的异同，并介绍其具体的构成和维度。

一、医院服务质量定义

要了解医院服务质量的定义，首先应该知道什么是服务质量。服务质量区别于有形产品的质量，后者在国际标准化组织发布的 ISO 9001:2015 质量管理体系标准中被定义为"客体的一组固有特性满足要求的程度"，而服务质量的概念则由于服务所具有的多重复杂属性，以及消费者对服务质量的感知不仅取决于服务的结果还与服务过程密切相关等原因而较难界定。目前公认比较权威的定义是北欧学者格鲁诺斯于 1982 年所提出的顾客感知服务质量（perceived service quality，PSQ），他认为所谓的顾客感知服务质量就是顾客期望（expectation）的服务质量与体验（perceived performance）的服务质量之间的比较。而我国在《服务质量评价通则》（GB/T 36733—2018）中则将服务质量定义为"组织能够满足规定、约定以及顾客需求的特性的程度"，因此，服务质量就是服务提供者能够在多大程度上满足现行标准或消费者需求。

同服务质量的概念一样，由于不同学者的关注点各有侧重，同时，社会和科技的飞速发展使得医院服务的形式、内容在不断变化，目前对于医院服务质量的概念尚无定论。本书按照格鲁诺斯经典的服务质量定义以及我国国家标准对服务质量的定义，从患者和医院的角度分别定义医院服务质量：从患者感知角度来说，医院服务质量就是患者期望在医院获得的服务质量与其在实际就诊过程感知到的服务质量之间的比较；而从医院这个服务提供者的角度来说，医院服务质量就是医院提供的各类服务能够满足现行医疗准则以及患者需求的程度。不难看出，医院服务质量其实是通用服务质量在医院场景的具体体现。

需要注意的是，医院服务质量很容易与医疗服务质量/医疗质量相混淆，实际上两者还是存在一定区别的。医院的服务按照具体内容大致可分为医疗服务和非医疗服务两类，其中医疗服务是指医院以患者为主要服务对象，以医学知识和技术为主要服务手段，为服务对象提供的满足其医疗保健需求的服务；而非医疗服务则是医院为了支持医疗服务顺利开展而开设的其他辅助性服务，如挂号、前台导引、缴费以及住院等。区分了医院的服务类型后不难发现：医院服务质量是包含了挂号、收费、诊断、治疗、配药等全流程医院服务的服务质量，而医疗服务质量/医疗质量则仅指运用医疗技术手段为达到减轻患者病痛这一目的而提供的医疗服务的质量，因此，医院服务质量实际上包含了医疗服务质量，是更为宽泛的概念。

另外，还应该注意辨别医院服务质量和患者满意度的关系。现代营销学之父菲利普·科特勒将顾客满意度（customer satisfaction）定义为一个人通过对一个产品的可感知效果与他的期望值相比较后，所形成的愉悦或失望的"感觉状态"。但从定义不难看出，服务质量与顾客满意度都是从顾客感知层面出发的，两者有着很深的联系。然而，服务质量并不能简单地等同为顾客满意度，两者是不同维度的概念，服务质量虽然也是由顾客感知形成的，但是其仍然具有客观的属性，而顾客满意度则仅是一种主观体验和心理状态。从很大程度上来说，患者满意度的高低反映了医院服务质量，是医院服务质量的一个重要指标。

二、医院服务质量构成

格鲁诺斯提出的感知服务质量模型认为，顾客感知服务质量由顾客期望质量与实际体验到的服务质量之间的比较形成。而顾客实际体验到的质量则是由技术质量、功能质量经过企业形象的过滤作用所生成（图 1-7-1）。按照这一理论，医院服务质量也可以被分解为图 1-7-1 所示的几个构成部分。

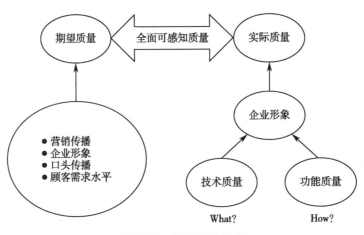

图 1-7-1　服务质量构成

（一）期望质量

患者的期望服务质量就是指患者在医院进行实际的就诊活动之前所预期会接受到的服务质量。患者的期望服务质量受到医院营销宣传、医院在社会中的整体形象、患者之间的口碑以及患者自身对医院服务需求水平的影响。如果患者的期望服务质量较高，而实际体验到的服务质量低于期望，则患者将感知到不可接受的、糟糕的服务质量；反之，如果期望质量较低而实际感知质量较高，那对患者来说就是令人惊喜的服务质量。

（二）实际质量

患者所感知到的实际服务质量是受到技术质量、功能质量以及企业形象三个方面综合影响所产生的。

1. 技术质量　又称为结果质量（outcome quality），是患者在接受医疗服务过程中所得到的结果，常常以有形的方式存在。技术质量回应了患者在服务过程中"得到了什么（what）"的疑问，通常可以通过检测指标等客观的方式进行衡量。技术质量在患者对服务感知质量中扮演着关键角色，然而，由于医院服务是在与患者相互作用的过程中实现的，技术质量并不能完全代表患者感知的整体医院服务质量。在医院服务质量中，最为核心的技术质量实际上就是医疗服务质量，即患者能够通过医院提供的医疗设备和技术治疗其疾病的程度，它不仅包括患者在就诊过程中使用的医疗设备等硬件设施，还包括医生诊疗水平以及护士护理水平的质量。此外，医院服务的技术质量还包括患者就诊流程中其他有形结果质量，如医院的自助服务设备等信息化设施所提供的服务质量等。

2. 功能质量　又被称作过程质量（process quality）或职能质量。患者在接受医院服务的过程中对于服务质量的感知不光会受到技术质量的影响，还会受到技术质量在功能上的转移方式的影响，即患者接受服务的方式及其在就医过程中的体验。功能质量解答了患者"如何获得服务（how）"的问题。然而，功能质量并不像技术质量一样能够被客观地评估，事实上，它是以一种高度主观的方式被患者所感知的。在医院服务中功能质量体现在医疗服务人员在服务过程中的行为态度、医院的装修环境以及整个医疗服务流程是否便捷通畅等细节之处。功能质量反映了患者所体验到心理上的满足感、信任感以及其他附加利益。

3. 企业形象（医院形象）　当患者实际感知服务质量时，医院形象起到了一个"过滤器"的作用，技术质量和功能质量在传递到实际感知质量的过程中，均会受到医院形象的影响，在医院服务质量背景下，医院形象即为医院在公众舆论环境中所塑造的印象，如果医院有着良好的形象口碑，即使其技术质量和功能质量没有达到应有水准，患者也会感知到比实际更高的服务质量；反之，如果医院形象不佳，任何小的瑕疵都会得到放大，最终影响患者的实际体验。

三、医院服务质量维度

1985 年，服务营销学家帕拉休拉曼（A. Parasuraman）、赞瑟姆（Valarie A. Zeithaml）和贝利（Leonard L. Berry）（以下简称 PZB 组合）借助对包括但不限于机械维修、零售、银行、电信服务、证券服务、信用卡服务等多个服务领域的广泛调查研究，提出了决定服务质量的十个关键要素。这些要素包括可靠性、响应性、能力、易接近性、礼貌、沟通、可信性、安全性、理解以及有形性。1988年他们又将这十个要素进行了合并，并按照重要性由高到低进行了排列，最终提出了服务质量的五个维度：可靠性、响应性、保证性、移情性和有形性。医院服务质量也能够通过这五个维度进行衡量和评估。

（一）可靠性（reliability）

可靠性就是服务企业准确而可信地履行其所承诺服务的能力。在各项要素中，可靠性居于首位，它意味着企业能够按照承诺，以同样的方式，无差错并准时完成服务。对于医院来说，其服务质量的可靠性体现在医生能否准确地诊断出患者疾病并给予相应治疗，很显然，如果医生错误诊断病情导致延误治疗，患者将感受到糟糕的服务质量，甚至会危及生命，带来不可挽回的伤害。

（二）响应性（responsiveness）

响应性指的是医院服务人员在帮助患者并及时提供服务方面的意愿。其强调在患者有疑问、投诉或需求时，医院能够迅速响应并提供及时有效的医疗服务或解决方案，优先考虑患者的利益。在服务过程中，及时性对患者而言非常重要，过长的等待时间会对患者感知服务质量产生不利影响，因此医院需要迅速响应并处理患者的要求，这就要求医院通过减少门诊就诊流程的排队时间、为住院患者设立呼叫按钮以及为急诊患者开设绿色通道等措施及时提供医疗服务。

（三）保证性（assurance）

保证性涉及服务企业员工所具备的知识、礼仪以及赢得顾客信任的能力。它体现在员工履行任务的能力、与顾客互动的礼貌和尊重、与顾客有效沟通并关注顾客最关切问题的能力。员工对自身能力的自信将增强顾客对企业的信任和安全感，尤其在医院等高风险服务领域显得尤为重要。医院服务质量的保证性体现在医护人员所具备的医疗技能、与患者及时有效的沟通以及对患者的人文关怀等方面。

（四）移情性（empathy）

移情性指的是服务企业能够设身处地为顾客着想，对其提供特别的关注和个性化服务。这一概念强调让顾客感受到企业的重视和关心，使每位顾客都感到自己是特别的。移情性在于企业向顾客展现人性化的关怀，以及提供周到入微的个性化服务。对医院来说，移情性不仅表现为医护人员针对不同患者的病情给予个性化的治疗，更体现为要时时刻刻为患者及其家属提供人性化的关怀。

（五）有形性（tangibles）

有形的环境条件是服务人员向消费者展现更为周到照顾和关注的具体体现。虽然服务过程本身是无形的，但顾客，特别是新顾客，很可能将对服务质量的感知扩展到所提供的有形物品上。医院的医疗设备、自助设备、指示性标识、病房环境、餐饮服务等都是医院服务质量有形性的体现。

第二节　医院服务质量特点

服务具有有形产品所不具有的特征,正是这些特征决定了服务质量与产品质量的不同,而医院作为一个特殊的服务业,其服务质量与通用的服务质量也存在一定差异,总的来说,医院服务质量具有以下特点。

一、医院服务质量具有很强的差异性

与标准化的产品不同,医院服务特别是医疗服务在传递过程主要由医护人员完成,医院服务质量很大程度上取决于医护人员的个人素质、技术能力以及服务态度等;与此同时,由于每名患者的身体条件和所患疾病也各不相同,其医疗服务的结果存在很大的差异性,即使是同一位医生给同一位患者进行多次治疗,其治疗效果也受到病情发展的影响;另外,患者能够感知到的服务质量还受到其主观期望和心情的影响。因此,医院服务质量具有很强的差异性。

二、医院服务质量是"客观质量"和"主观质量"的结合

患者来医院最重要的目的是治疗疾病,因此,医疗服务的效果作为一种技术质量是能够通过检验检测等技术手段被客观观测到的。但同时,除了医疗服务本身,医院还提供挂号、缴费、配药等全流程服务,每一个环节都有患者参与。患者作为服务质量感知的主体,其具体对服务质量的感知受到自身身体条件、性格、心情等因素的影响,具有很强的主观性,因而,医院服务质量同时也是一种"主观质量"。医院在设计服务流程时必须考虑到患者的因素,不能忽视患者的主观体验。

三、医院服务质量在医院与患者互动的真实瞬间实现

与有形产品相比,服务生产和消费的同时进行决定了顾客会参与服务的生产过程。服务质量是在顾客与服务人员的互动过程中形成的,这一点是服务质量与有形产品质量一个很大的区别。对于医院来说,只有患者积极参与和紧密配合,服务才能顺利进行,如果患者不配合检查,再好的医生也无法做出正确的诊断,所以患者是否积极配合对医院服务质量有显著的影响。如果患者不能正确表达自己的病情和需求并及时主动反馈,服务过程就可能失败。

第三节　医院服务质量测评方法

前两节详细介绍了医院服务质量的定义、要素,以及医院服务质量的特点,这些构成了医院服务质量管理的核心概念框架。然而,仅有概念还无法充分解决实际的医院服务质量管理难题。为了更加科学有效地管理和改进医院服务质量,我们必须深入了解如何对医院

服务质量进行量化评估。在本节中，我们将深入探讨几种经典的服务质量测评方法，并将这些方法运用于医院服务质量测评，为我们提供在医院服务质量进一步改进和管理过程中的有力参考依据。

一、医院服务质量测评方法概述

"健康中国"战略背景下，人们对医疗健康的需求更加多样化。医院服务质量管理扮演着至关重要的角色。无论是患者的治疗体验，还是医院内部的协调与效率，都直接关系到医院的服务质量。医院服务质量作为衡量医院水平的重要指标，其评价方法备受关注，目前学术界对医院服务质量的测量方式以通用的服务质量测量方法为主，并结合医院自身特点进行改进。

医院服务质量测量是医院服务管理的重要手段，贯穿于服务过程的始终，是一项系统工程，可以客观地反映服务质量和效果，分析发生问题的原因，寻找改进的机会，进行持续改进，从而不断提高服务质量水平。测量评价步骤大致为：设置质量目标、建立医院服务质量测量评估体系、设置测量分值、数据收集与结果处理。

众多学者和服务业从业者探索了多种测量服务质量的方法，按照关注的目的可以将其分为以结构质量为导向的测量评价、以过程质量为导向的测量评价以及以结果质量为导向的测量评价。其中，以结构质量为导向的测量评价是对构成医院服务结构质量的基本内容进行的评价，以过程质量为导向的测量评价指的是以医院服务流程的设计、实施和改进为导向对医院服务质量进行评价，以结果质量为导向的测量评价指的是对患者最终的服务效果的评价，主要是从患者角度进行。另一种分类方法则是将其分为软性测量方法和硬性测量方法两大类，其中硬性测量通常是指针对医院的运营流程或结果指标进行的评价，需要按照医院开展的具体医疗服务进行指标选取和评估。软性测量方法则主要依赖通用服务质量测评方法如企业服务质量调查、目标顾客群体访谈等，涉及的软性测量工具有SERVQUAL（service quality）量表和SERVPERF（service performance）量表，下面将详细介绍这两种测评方法。

二、SERVQUAL 测量方法

SERVQUAL 模型最初由美国市场营销学家帕拉休拉曼等提出，其理论核心是"服务质量差距模型"，即服务质量取决于用户所感知的服务水平与用户所期望的服务水平之间的差别程度（因此又称为"期望—感知"模型）。SERVQUAL 将服务质量分为五个层面：有形设施（tangibles）、可靠性（reliability）、响应性（responsiveness）、保障性（assurance）、情感投入（empathy），每一层面又被细分为若干个问题，通过调查问卷的方式，让用户对每个问题的期望值、实际感受值及最低可接受值进行评分。SERQUAL 模型可用于不同行业，测量用户感知和期望的服务质量，多用于企业服务质量评价。近十年来，该模型已被管理者、学者广泛接受和采用，是评价服务质量和用来决定提高服务质量行动的有效工具。

该方法是从消费者角度评价服务质量的方法，即通过消费者对所提供服务的期望和实际感觉之间的差距来反映服务质量的好坏。由于在评价服务质量时,不同的服务要素和指标重要性也不同,故根据是否对各指标设定权重,将服务质量计算公式分为不计权重和计权重两种。不计权重的计算公式将每项服务的实际得分减去期望得分,即可得到每项的差值,再对差值进行求和,得到五个要素的整体差值。具体公式如下:

$$SQ = \sum_{i=1}^{n}(P_i - E_i)\#$$

其中 SQ 为感知服务质量;n 表示题项数;P_i 表示对第 i 个问题顾客实际感受的得分;E_i 表示对第 i 个问题顾客期望感受的得分。

由上式获得的 SQ 是在五大属性同等重要条件下的单个顾客的总感知质量,但是,在现实生活中顾客对决定服务质量的每个属性的重要性的看法是不同的。

因此,通过顾客调查后,应确定每个服务质量属性的权重,然后加权平均就得出了更为合理的 SERVQUAL 数,计算公式如下:

$$SQ = \sum_{j=1}^{R} W_j \sum_{i=1}^{r} w_{ji}(P_i - E_i)\#$$

其中,W_j 和 w_{ji} 分别表示维度和评价指标权重。将此时的 SQ 分数再除以因素数 n($n=22$)、就得到单个顾客平均的 SERVQUAL 分数。最后将调查中所有顾客的 SERVQUAL 分数加总再除以顾客数目 m 就得到某企业该项服务产品平均的 SERVQUAL 分数,即:

$$SERVQUAL = \frac{\sum_{i=1}^{m} SQ_l}{m}\#$$

正值差距(positive gap):如果某个维度的实际得分高于期望得分,即实际体验比期望好,那么该维度的正值差距表示服务提供者在这个维度上表现良好。

零值差距(zero gap):如果某个维度的实际得分等于期望得分,即实际体验与期望一致,那么该维度的零值差距说明服务提供者在这个维度上达到了顾客的期望。

负值差距(negative gap):如果某个维度的实际得分低于期望得分,即实际体验不如期望,那么该维度的负值差距表示存在服务质量问题。

下面将简单以测量医院服务质量为例,介绍设计 SERVQUAL 量表时应如何结合具体行业特征进行合理改编。

对于医院服务质量而言,医院需要认识、弥合患者期望与感知之间的差距。一般而言,服务涉及提供服务的组织、顾客、与顾客接触的员工。据此分析,医院服务主要涉及医院、患者、医务人员。通过对现有的医疗服务质量评价标准的特点及测量指标的对比分析,在吸收借鉴已有研究的基础上,对 SERVQUAL 量表中的五个维度,共 22 个问题进行修正,确定医院服务质量评价具体维度及其组成项目,如表 1-7-1 所示。

表 1-7-1　医院服务质量评价量表

评价维度	组成项目
有形性	医院环境整洁、舒适 医院有清楚明确的就诊指示牌 医院的医务人员着装整洁大方，并且有足够的医务人员提供服务 医院的医疗设施满足其所提供的服务
可靠性	医院对患者疾病提供了有效诊治 医院提供的医疗服务有统一的规范 您相信该医院的治疗技术 医院能准时提供所承诺的服务 医务人员准确记录患者的病情变化及其所接受的诊治
响应性	医务人员能够告诉患者将要提供的准确的手术时间、检查时间等 医院能够提供及时有效的服务 患者遇到困难时，医院工作人员总是能愿意帮助患者 医务人员总是能及时响应患者
保证性	医院医务人员的医疗水平值得信赖 患者在就诊过程中感到放心 医务人员总是对待患者态度友好、举止礼貌 患者对医疗问题的提问总是能够得到解答
移情性	医院能够根据患者不同需要，针对性提供服务 医务人员能对患者病情进行关怀 医院或其医务人员了解患者的特殊需求 医院或其医务人员重视患者利益 住院期间，24 小时都有医务人员提供服务

注：来源刘秀红，刘欣欣，纪润佳等《基于 SERVQUAL 模型的医疗服务质量实证研究》，2021 年发表于《品牌与标准化》。

三、SERVPERF 测量方法

SERVPERF 最初由 PZB 组合在 1988 年提出，强调通过比较顾客期望和实际体验之间的差距来评估服务质量。SERVPERF 方法可以视为对 SERVQUAL 方法的一种扩展。它们之间的关系和区别为：SERVQUAL 方法强调了顾客的期望（expectations）和实际体验（perceptions）之间的差距，通过比较这两者来揭示服务质量的差异。它关注服务质量的主观感受，即顾客对服务的主观评价。SERVPERF 方法则关注实际体验的表现，即顾客的实际感受，而不考虑他们的期望。它直接衡量顾客的满意度，不涉及与期望的比较。

该方法通常包括以下步骤。

1. 维度选择　研究人员会选择与服务质量相关的关键维度，这些维度可能包括可靠性、响应速度、员工态度、服务结果等。

2. 指标设计　对于每个选定的维度，研究人员会设计一系列具体的指标，用于衡量顾客在该维度上的实际体验和满意度。

3．数据收集 研究人员会收集顾客关于实际体验的数据，这可以通过问卷调查、面谈、观察等方式获得。

4．数据分析 收集到的数据会被汇总和分析，从而得出顾客在各个维度上的满意度得分。

5．结果解释 通过分析满意度得分，服务提供者可以了解在哪些方面表现良好，以及哪些方面需要改进。这可以帮助他们针对性地优化服务流程和提升满意度。

综上，SERVPERF 方法是一种强调实际体验的服务质量测量方法，它在一定程度上弥补了 SERVQUAL 方法的不足，特别是在顾客期望不明确或不稳定的情况下。通过关注顾客的实际满意度，SERVPERF 方法为服务提供者提供了更直接的服务质量反馈。

第四节 医院服务质量管理策略

国务院办公厅印发《意见》，医院服务质量管理已经成为医院高质量发展的核心工作。在熟练掌握医院服务质量概念特点和测量方法等知识，拥有了正确的质量观和客观的评判标准的基础上，还应该从质量保证、质量控制、质量改进等角度拓宽医院服务质量管理策略原则和方法。在保证医院服务质量管理技术标准化的前提下，立足医院高质量发展的新要求，追求更完善的医院服务管理策略的原则和方法。

一、医院服务质量管理原则

医院服务质量管理是医院管理的核心内容之一，在开展医院服务质量管理时，应始终坚持如下原则。

（一）服务至上，以人为本，保证质量

全面质量管理强调"人的因素第一"。医院的存在依赖于医院的内部顾客——医务人员，在制订和实施标准的过程中，应注重调动医院全员参与质量管理的积极性、主动性和创造性，强化质量文化建设，增强服务管理意识，使质量管理成为全员的管理，对争创优质服务的医务人员给予适当的表扬和鼓励，对缺乏服务质量意识的给予一定惩罚，从而在全院形成一个质量就是生命，质量就是效益的共识。同时，以顾客为中心是 ISO 质量管理的核心思想，患者是医院的外部顾客，也是医院存在的依赖，医院应围绕"以患者为中心"开展工作，在治病救人的基础上，尽可能地向患者提供更好的服务。从市场发展角度来看，医院应理解患者的需求，满足并超越患者的期望，只有医院服务质量提升了，才能获得人民群众的信赖，进而让医院保持良好的形象和口碑，才能在日益激烈的市场竞争中凸显自身的优势。因此，医院在完善质量管理体系时也要始终秉持人本理念和服务意识。以过硬的医疗技术水平为内在，以优质的医院服务质量为外在，提高医院全员的素质来服务好每一位患者，从生理上减轻患者的痛苦，又从心理上让患者满意。

（二）预防为主，防控结合控制质量

医院服务质量有其特殊性和不可逆性，在医疗服务中，一旦出现了差错不仅会给患者

造成伤害，而且对医院本身的形象也带来不良影响。因此，完善的质量管理体系应当强化源头管控意识，始终坚持预防为主、防控结合的原则。从指导思想上，加强责任意识教育等，让医护人员将预防工作放在首位，对医院服务质量进行风险的识别；从具体行为上，通过定期开展业务培训，使医务人员具备更强的业务能力，杜绝因为业务不熟练、技能不过关而引发的质量问题。除了做好源头防范、防微杜渐外，医护人员还要具备缜密的心思、认真的态度，时刻提醒自己，避免疏忽懈怠，应当具备对危急情况、突发质量问题的应对能力，从多个方面加强对全院员工质量的控制。无论由于何种原因出现了质量问题，第一时间启动应急预案，将问题的负面危害控制到最低，并及时解决问题。

（三）统筹规划，循序渐进改进质量

医院经过多年的发展，逐渐探索出一套适用的质量管理制度。这套质量管理制度在特定的时期确实发挥了一定的作用，但是随着医院改革的持续推进，患者对于医院服务质量的要求和期望不断变化，该制度的实用性不断降低。针对这种情况，医院有必要贯彻持续改进的原则，在内容上优化现有的质量管理制度，持续改进医院服务质量，以适应不断变化的需求，使其始终与医院的发展相协调。在整个医疗过程中，患者就医全过程的各个环节都直接影响和决定医院服务质量。因此，首先要由医院的领导人员结合经营方针、发展战略，做好顶层设计、统筹规划，为质量管理体系的建设提供一个方向性的参考。在此基础上，还要具体到各个部门、各个科室，制订更加详细的制度和方案，进一步丰富质量管理体系。定期召开质量分析会，总结经验教训、发现问题、提出改进意见，循环往复、有步骤、分阶段地完成对医院质量管理体系的补充完善，以追求更高的效率和质量为目标，实现医院服务质量渐进式提升。

二、医院服务质量管理方法

医院服务质量管理方法是在医院服务质量管理理论的基础上，为实现医院质量管理目标，保证医院服务质量管理活动开展而运用的手段、方式、途径和程序等的总称，是质量管理方法学在医院服务质量管理方面的具体应用。常见的医院服务质量管理方法如下。

（一）临床路径法

临床路径法是一种从医疗质量角度入手的医院服务质量管理方法，它是针对一个特定病种，由临床医师、护士以及医院管理者等各专业技术人员共同制订的医院内医务人必须遵循的诊疗模式，使得患者从入院到出院依照该模式接受检查、手术、治疗、护理等医疗服务，规范医疗行为，最终达到提高医院执行效率、降低成本和提高医院服务质量的目的。临床路径的实施过程包括了以下几个阶段。

1. 计划准备阶段　全员接受教育，成立临床路径实施小组，协调相关部门及人员合作，收集基础信息，分析和确定实施临床路径的病种或手术。应当按照以下原则选择实施临床路径管理的病种：常见病、多发病；诊断治疗方案明确，技术成熟，疾病诊疗过程中变异较少；优先选择国家卫生计生委、国家中医药局已经印发临床路径的病种。

2. 临床路径制订阶段　选择制订路径的方法；确定路径样式；绘制临床路径表；制订

与临床路径相配套的诊断治疗标准；确定临床路径的效果评价指标。

3. 实施检查阶段　事前教育与培训；执行和记录路径。

4. 评价改造阶段　在临床路径实施一定时间以后，将路径实施后的结果与实施前的数据进行对照并加以分析。内容主要包括：工作效率评价、医疗质量评价、经济指标评价以及患者满意度评价，通过评价改进原有路径或使用改进后的新路径，使临床路径不断完善，更符合临床实际。

（二）三级质控体系

医疗质量三级质控体系是建立在医疗质量管理基础上的一种层层递进的质量管理体系，其包括了组织层面的质控、技术层面的质控和结果层面的质控 3 个层次，以确保医疗服务的全面质量和安全性，并提高医疗服务效率和成本效益，保障患者的权益和满意度。具体内容如下。

1. 组织层面的质控　是在医院管理层面实施的质量控制，旨在保障医疗机构组织的良性发展和服务质量的全面提升。主要任务包括建立和完善医院质量管理制度、建立完善的医疗质量管理体系和保障患者安全管理系统等，还包括对医护人员的培训和考核，确保医务人员的专业技能和合作能力，提高服务质量和患者满意度。

2. 技术层面的质控　是医疗技术服务层面实施的质量控制，着重保证各项医疗技术服务的质量和安全性，通过制订技术操作规范、建立技术工作组、实施技术培训和考核等方式确保医疗技术服务的准确性、规范性和专业性，采取科学的技术评估和监控方式，以及建立科学的技术管理和保障体系，确保医疗设备的有效运转和使用。

3. 结果层面的质控　是通过对医疗服务结果的监测和评价，最终实现提高医院服务质量和效率的目的，涵盖临床诊疗安全和效果、医疗资源的合理利用、医疗服务满意度等方面。通过收集、分析和评价各类医疗服务相关数据，建立科学的结果管理和质量监控体系，以期持续改进医院服务质量和安全性并满足患者的需求。

（三）5W1H 分析法

5W1H 分析法，是一种问题分析方法，它是对选定的项目、业务或流程，从原因（何因 Why）、对象（何事 What）、地点（何地 Where）、时间（何时 When）、人员（何人 Who）、方法（何法 How）六个方面提出问题进行思考。将 5W1H 分析法运用到医院服务质量管理中可进行如下分析：针对医院服务质量管理过程中存在的问题进行原因分析；针对医院服务质量管理问题的本质或实质进行定义和解释；针对医院服务质量管理问题所需要的资源、场地和技术准备进行规划；针对医院服务质量管理问题的任务分配进行时间计划和排程；规划医院服务质量管理问题涉及的团队成员、相关部门、质量管理人员等在解决问题中应当承担的责任和任务；针对医院服务质量管理问题，进行如何改进服务质量的解决方案的探讨。在运用时，应针对不同性质、不同类型的不同质量问题进行发问，使得思考的内容更加科学、深入与完善，进而能使工作得到有效执行，从而提高医院服务质量。

（四）PDCA 循环

PDCA 循环是全面质量管理的思想基础和方法依据，是开展所有质量活动的科学方法，

是管理活动中为提高质量和效率而进行的计划、执行、检查和处理等工作的循环过程。PDCA循环的运行步骤如下。

1. 计划阶段（P） 通过问卷调查、患者访谈等方法，摸清患者对医院服务质量的需求与要求，结合医院的方针政策，确定质量政策、质量目标和质量计划等，具体内容包括医院服务质量的现状调查与分析，找出医院服务质量存在的问题；分析产生该质量问题的原因或影响因素，找出主要因素；提出医院服务质量改进的管理或技术措施，制订改进方案与计划，并预测实际效果。

2. 执行阶段（D） 按照预定的医院服务质量改进计划内容、目标要求、具体措施和分工，在进行宣传、试验及计划执行前的人员培训后，实地落实所提出的医院服务质量改进的管理措施和计划。

3. 检查阶段（C） 在计划执行过程之中或执行之后，检查医院服务质量改进的管理措施和计划的执行情况，评估比较是否符合改进方案的预期效果或达到预期的目标。如果没有达到预期效果，应该确认是否严格按照医院服务质量改进计划实施对策，如果是，就意味着所制订的医院服务质量改进对策失败，那就要重新进行医院服务质量改进的最佳方案的确定。

4. 处理阶段（A） 根据检查结果，采取相应的措施。对已被证明的有成效的医院服务质量改进措施，巩固成绩，将成功的经验尽可能纳入医院服务质量改进标准，进行标准化与制度化，制定成医院服务质量管理的标准、制度或管理规定；对于医院服务质量改进计划实施过程中遗留的问题，则转入下一个 PDCA 循环去解决，周而复始，最终实现医院服务质量的螺旋上升。

（付　颖　余露云　杨　晨　罗　利）

第八章

信息化支撑医院运营管理

第一节 医院运营管理信息化概述

为推动公立医院高质量发展，建立健全现代医院运营管理制度，形成现代化、信息化、智慧化的医院运营管理模式，国家卫生健康委联合国家中医药局发布《国务院办公厅关于推动公立医院高质量发展的意见》(国办发〔2021〕18号)、《国务院办公厅关于建立现代医院管理制度的指导意见》(国办发〔2017〕67号)、《公立医院运营管理信息化功能指引》，要求公立医院健全医院运营管理体系。医院运营管理信息化是顺应时代要求、适应业务发展需要、支持区域医疗中心建设的必然选择。然而，在信息化建设过程中也会面临着一些困难及挑战，如医院业务迅速膨胀，运营管理信息化建设相对滞后；区域医疗中心建设缺乏统一的运营管理标准；业务量的增加给存储资源及算力带来的压力；信息化快速发展为医院网络及数据安全带来的隐患等问题。因此，为了满足现代医院运营管理信息化建设要求，一系列的医院运营管理信息化平台应运而生。其目的在于以信息化为手段，以数据为驱动，推动医院精细化运营管理，提升医院医疗质效，改善群众就医体验，助力医疗体系的现代化和可持续发展。

医院运营管理信息化是通过应用现代信息技术，对医院各个运营环节进行科学、高效、规范的管理。核心目的是优化资源利用、提高工作效率、改善医院服务质量、降低运营成本，并为患者提供更好的医疗体验，从而提升患者满意度。医院运营管理信息化是贯穿医院运营全流程，以业务为基础，数据为驱动，管理者共同参与的综合性管理模式。医院运营管理信息化是一个综合性的、多层次的过程，涉及技术、管理、政策和文化等多个方面。最终目的是利用信息技术提高医疗服务的效率、质量和安全性。然而这一过程也面临诸多挑战，如数据安全、隐私保护、系统集成等问题。

医院运营管理活动所涉及的数据内容涵盖医院方方面面，包括医院信息系统(hospital information system，HIS)数据、电子病历(electronic medical record，EMR)数据、医学影像系统(picture archiving and communication system，PACS)数据、实验室信息系统(laboratory information system，LIS)数据、放射信息系统(radiology information system，RIS)数据等。基于大数据的运营管理是通过大数据平台收集、整合、存储、分析和利用医院的数据，并提

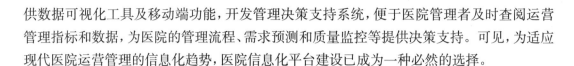

供数据可视化工具及移动端功能,开发管理决策支持系统,便于医院管理者及时查阅运营管理指标和数据,为医院的管理流程、需求预测和质量监控等提供决策支持。可见,为适应现代医院运营管理的信息化趋势,医院信息化平台建设已成为一种必然的选择。

一、国内外医院运营管理信息化发展现状

医院运营管理信息化的发展历程在全球范围内呈现出一种逐步深化和完善的趋势,但具体的进程在不同国家和地区会有所差异。国际上,许多国家的医院已经实施了信息化系统,涵盖电子病历、医学影像系统、实验室信息系统等。这些系统的应用显著提高了医院的运营管理效率和医疗服务质量。在一些国家,不同医疗机构之间建立了数据共享平台,以支持医疗数据的互通互联。这有助于提高医疗服务的协同性。美国及欧洲的很多医院已经迈入数字化时代,患者可以通过移动医疗应用获得医疗服务。中国的医院运营信息化建设正处于加速阶段,越来越多的医院引入云计算、大数据和人工智能技术。数字医疗应用如在线预约、远程诊断、患者自助服务等越来越受欢迎,使医疗服务更加便捷。医疗大数据的积累,有助于医疗科研、流行病学研究和健康管理。智慧医院、智慧服务、智慧管理引领医院运营管理快速发展,推动公立医院高质量发展。国际和国内的医院运营信息化发展受到多方面的推动,包括科技进步、政策支持等。未来,信息化建设将继续在医疗领域发挥关键作用,进一步提升医疗服务的效率和质量,为全球医疗体系的现代化和可持续发展提供重要支撑。

二、医院运营管理信息化面临的挑战

国内医院运营信息化建设已取得一定成就,但仍然面临着信息化现状滞后于需求、数据安全隐患、系统孤岛等挑战。这些难题的破解将有助于提高医院运营管理的效率和质量,促进医院运营管理的现代化发展。

(一)医院业务迅速膨胀,运营管理信息化建设相对滞后

随着医院业务规模的迅速扩大,传统的医院运营管理信息化建设的问题逐渐暴露,运营管理信息化建设滞后于业务的迅速发展。暴露的问题主要体现在以下几个方面。首先,业务膨胀暴露出运营瓶颈,随着医院业务规模的迅速增加,医院运营管理需要更高效、更快速的流程,以适应业务的增长。然而,滞后的信息化建设,例如部分业务的手工操作,多系统信息不同步等问题导致患者等待周期长、诊疗体验差,医务人员服务压力大,医院运营效率无法提升。其次,信息化的滞后影响管理决策,高效准确的运营管理决策需要医院大数据的支撑,数据的实时性、准确性显得尤为重要,它有助于管理者及时发现并处理业务问题,更好地分配医疗资源,提高医疗服务质量和患者就医体验。可见,信息化是实现医院高效运营管理的关键,应改进信息系统,建立高效的运营管理流程,提高医院的运营效率。

(二)区域医疗中心建设缺乏统一标准,医院运营管理信息化面临挑战

若想实现跨区域的医疗统一管理,就必须以信息化为支撑、以数据为驱动、提升医院精细化管理能力。但不同医疗机构的建设标准不一,医院运营管理信息化水平也不尽相同,

运营管理流程存在差异，导致了资源的浪费，还使得运营管理信息化难以跨越多个中心。缺乏一致性标准的情况下，难以实现运营管理的整体协同。因此，医院运营管理信息化需要统一标准，以确保不同中心的信息系统能够互操作和整合。由于医院信息系统建设差异，实施信息化系统时面临复杂的集成问题，不仅增加了成本，还延迟了信息化建设的进程。在信息系统标准不统一的背景下，为了实现区域医疗中心的跨区域跨机构的运营管理，可先从数据层面通过建立统一的数据标准，实现数据层面的统一，支撑运营管理的统一，从而提升运营质效，推动医院高质量发展。

（三）医院运营信息化快速发展，数据存储与算力需求日益增长

随着医院运营信息化的快速发展，运营管理面临着前所未有的机会和挑战。在这个信息化时代，我们必须更高效地管理医疗流程、资源分配、人员安排等关键方面。数据存储和算力需求的增长是我们实现高效运营的关键因素，也是我们需要应对的挑战之一。数据是运营管理的关键资源，海量的医疗结果数据和过程数据（如医学影像、基因测序等）的生成速度和存储需求都在迅速增长，且医疗数据必须确保历史数据不被损坏或丢失，由此给医院数据存储带来极大的压力。另外，医院的科研需求日益增加，医学科研高度依赖计算技术，尤其是在基因组学、生物信息学、医学影像学、药物设计等领域，数据处理、分析与存储需要巨大的算力；辅助科研的医学研究工具或软件的使用，可能也会影响算力的使用效率。为应对数据存储与算力需求的增长，医院需要进行综合规划，根据具体需求和可用资源，制订合理的数据存储和算力资源配置方案。加强运营信息化建设，需升级数据存储设备、构建高性能的数据中心、投资云计算资源，并确保数据的安全和隐私保护，为运营管理提供更强大的支持，从而实现医院运营管理的高质量发展。

第二节　医院运营管理信息化建设架构体系

为适应医院运营管理信息化发展及政策要求，满足业务发展需要、支持区域医疗中心建设、保障数据安全工作，医院运营信息化建设与发展迫在眉睫，急需基于医院运营信息化建设框架及规划建立一个多层次、多功能的医院运营信息化管理平台，集成医院各个层面的信息，包括医院运营管理基础业务系统、数据中心、管理应用等。该平台的建设目标是提升医院运营效率、提高医疗服务质量，为管理提供数据支持，形成精细化、智慧化的现代医院运营管理模式。

一、医院运营管理平台建设框架

参考《公立医院运营管理信息化功能指引》，结合三级医院常见的运营管理场景，医院运营管理平台建设主要围绕医院运营管理基础管理层、医院运营管理数据中心层、医院运营管理应用层及医院运营管理决策层几个层级进行建设（图1-8-1）。其中医院运营管理基础管理层的建设主要从云资源、算力中心及基础管理功能等维度着手，为平台提供支持；数据中心层包含数据中心、数据集成、数据湖、数据治理、数据标准、数据管理等；应用层涵盖

综合管理域、业务域、事项域、人力域及其他域，满足不同部门的需求；医院运营管理决策主要体现在资源配置管理与分析、专项运营分析及综合决策分析几个方面。该平台在不同层级、不同维度间建立紧密联系，实现技术支持、数据资源、业务应用和决策支持的有机结合。这种综合性架构有助于提高医院的运营效率、服务质量和整体竞争力。

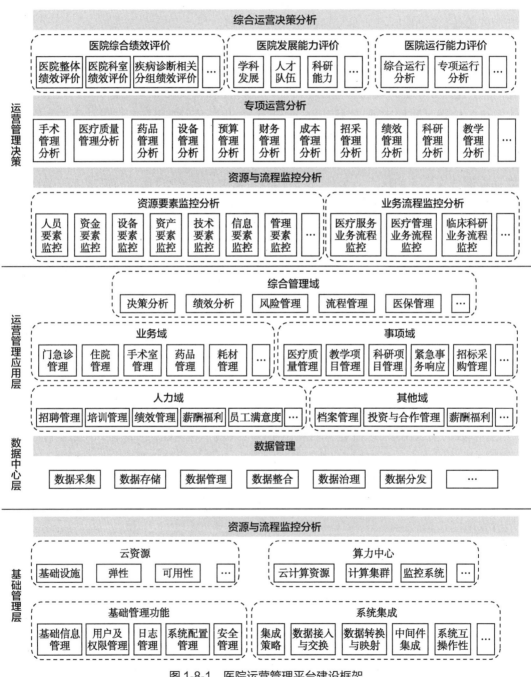

图 1-8-1　医院运营管理平台建设框架

二、医院运营管理基础管理层

医院运营管理平台的基础管理层是整个架构的核心，综合考虑云资源、算力中心及基础管理功能等要素，以确保信息系统的稳定性、安全性和高效性。云资源为算力中心提供了必要的计算和存储资源。算力中心通常需要处理计算密集型任务，如数据分析、机器学习和模拟。基础管理功能包括操作系统管理、虚拟化、网络配置、安全性和访问控制等。

（一）云资源

云资源架构主要包括云计算基础设施、弹性扩展、可用性及安全性等，选择合适的云计算提供商，建立涵盖虚拟服务器、存储、网络和数据库服务的云基础设施；选择具有良好可扩展性的云平台，根据需求灵活调整资源，利用云的弹性计算功能，确保系统高可用性。云资源可以在需要时提供更多的计算能力，以支持这些任务。此外，云资源还可以用于存储和备份算力中心生成的数据。这有助于确保数据的安全性和可用性。云资源提供了基础管理功能所需的计算和存储资源，包括虚拟服务器、存储容量、网络带宽等，用于托管和运行医院的信息系统和应用程序。建立云资源管理系统，实时监测和优化云资源使用，以降低成本并提高效率，为医院运营管理智慧化建设提供基础支撑和资源保障。

（二）算力中心

算力中心拥有高性能计算资源，以支持临床研究、生物信息学和医学模拟等计算密集型任务。整合人工智能和机器学习平台，用于自动化数据分析、图像识别和患者风险评估。

（三）基础管理功能

基础管理功能在医院运营管理基础管理层起着至关重要的作用，涵盖了多个方面，包括基础信息管理、用户及权限管理、日志管理、系统配置及安全管理等。基础信息管理主要包含人员、设备、药品及耗材等信息建立与维护；用户及权限管理可通过用户的角色分配相应的权限，实现细粒度的权限控制，一定程度上保证访问的安全性。日志管理，包含日志记录、日志查询、日志存档等，日志主要记录系统的所有活动和事件，并提供界面或应用程序编程接口（application programming interface，API）查询和分析日志，此外，还对旧的日志进行存档，以优化存储资源。通过系统操作及事件的日志，记录操作的过程，也可利用日志数据进行分析，及时发现异常行为和潜在的安全威胁。配置管理，包括参数设置、版本管理及插件与扩展管理等，允许管理员设置和调整系统的运行参数，并记录和管理系统的各个版本，支持版本回滚。安全管理主要包含防火墙与侵入检测、数据加密与保护、安全审计等，防火墙为保护系统不受外部攻击；定期进行安全检查和审计，确保系统和数据的安全性，制订和实施安全策略，定期检查和修补系统中的漏洞，以防止潜在的安全风险。制订紧急响应计划，以便在发生安全事件时迅速采取措施，减少损害。系统监控与报警，实时对系统的性能及运行状态进行监控，如 CPU 使用率、内存使用量等；自动进行故障检测，及时发现异常或故障，并及时报警；监控非法访问和攻击，保护系统和数据的安全。资源管理，主要涉及存储管理、计算资源管理、网络资源管理等，实时监控和优化数据存储资源，如硬盘使用率；分配和调整计算资源，如 CPU 和 RAM，并监控和优化网络资源，确保数据传输的速度和稳定性。备份与恢复,如定期备份、一键恢复、数据迁移等。对关键数据和系统配置进行定期备份,在系统发生故障时,提供一键恢复到上一个正常状态的功能,提供数据迁移功能,即数据可从一个系统或平台迁移到另一个系统或平台的功能。医院运营大数据平台的基础管理功能是确保整个系统的正常、安全和高效运行的关键。

(四)系统集成

医院运营大数据平台集成多个系统、应用和数据源,提供一个统一的视图和分析环境。医院运营大数据平台的系统集成主要包括:①集成策略,数据集成主要体现为两个维度,一是深度集成,对现有系统进行深度定制,确保无缝集成;二是宽度集成,确保与医院内的所有相关系统和外部的合作伙伴系统都能够通信和交换数据。②数据接入和采集,利用API、Web Service或其他标准接口与现有系统通信,从源系统定期或实时抽取数据到大数据平台。③数据转换和映射,使用ETL(extract, transform, load)工具转换和加载数据,并将源数据映射到目标数据模型,对集成的数据进行质量检查,处理缺失值、异常值和冗余数据。④中间件集成,选择适合的中间件,如消息队列、数据流处理框架等,来支持实时或批处理的数据集成。⑤系统互操作性,使用标准的通信协议和数据格式,如HL7、FHIR等,确保医疗系统之间的互操作性;考虑使用集成平台或企业服务总线(ESB)来简化集成过程。⑥系统维护和监控,通过集成日志记录集成过程中的所有活动,方便后续的审计和故障排查。实时监控数据流和集成服务的状态,确保系统的稳定和高效运行。

基础管理层是医院运营管理平台建设的核心,为医院提供了必要的工具和机制,以确保信息系统的稳定性、安全性和合规性。通过资源整合、算力支撑及功能加持,医院能够更好地支持患者护理、管理资源,为医院运营管理提供基础的资源支撑和功能保障。

三、医院运营管理数据中心层

医院运营管理数据中心层的建设目标是构建一个完整且高效的数据生态系统,实现数据的有效管理、整合、分析和应用,以支持医院运营和患者服务的不断改进。作为医院信息化体系的核心,数据中心层负责医院运营数据的采集、存储、管理、整合及分发等工作,为医院运营、临床决策、患者服务提供数据支持,促进决策制定和医学研究。

(一)数据采集

数据采集是数据中心的基础,主要包括数据采集和数据验证,数据采集通过与其他系统的接口或API实时或定期自动获取数据;数据验证,在导入过程中验证数据的格式和内容,确保数据质量。

(二)数据存储

医院数据中心层包括大规模的数据存储设备和系统,用于存储医院内产生的各种数据。这些数据可以是结构化的数据(如电子病历、实验室结果、患者信息)、半结构化数据(如报告、表单)和非结构化数据(如医学影像、病历文档)。

(三)数据管理

数据中心层负责管理数据的整个生命周期,包括数据的采集、存储、清洗、转换、整合、备份、恢复和销毁、校验,通过预定的规则和逻辑检查数据的正确性。形成数据质量报告,为各级管理者提供数据质量的定期报告和仪表盘;数据修复,发现数据质量问题后,及时采取措施修复或标记问题数据等。确保数据完整性、准确性、一致性、可用性等。

(四)数据整合

数据中心层通过ETL(抽取、转换、加载)等过程将来自不同数据源的数据整合到一个统一的数据存储中。这有助于建立全面的数据视图,支持各种应用程序和分析需求。

(五)数据治理

数据目录与元数据管理,创建和维护一个数据目录,列出所有可用的数据资产,包括数据的来源、数据的含义等信息,并做好元数据管理,维护数据的描述信息,如数据结构、数据类型、数据关系等。数据标准化与统一性,如数据标准定义、数据映射与转换等,为常用的数据元素,如患者信息、诊断代码等,定义统一的数据标准;医院的数据来源于不同的源系统,为确保数据的统一性和一致性,必须进行数据映射与转换工作。

(六)数据分发

数据中心层允许其他医院系统和应用程序访问和检索所需的数据。这可以通过API、数据仓库、数据湖等方式实现,以满足不同部门和用户的需求。

医院数据中心是智慧医院建设的关键组成部分,它为医院运营管理提供了数据管理和分析的基础设施,促进了院间协同工作、决策制定和患者运营管理质效的提高。数据中心的建设和有效运营对于医院运营管理的成功和持续发展至关重要。

四、医院运营管理应用

医院运营大数据平台的管理应用通过充分利用数据资源,针对不同的管理需求和领域,提供决策支持、优化运营和提高效率的解决方案。这些应用覆盖综合管理、业务管理、事项管理、人力资源管理等关键领域,旨在提升医院整体运营效率、医疗质量和患者满意度。使用这些系统时需要注重数据安全和隐私保护,遵循相关法律法规,确保数据的合法合规使用。

(一)综合管理域应用

医院运营大数据平台的综合管理域为医疗机构提供一个全局的视角,确保运营决策是基于准确、实时和完整的数据。这有助于管理层更好地理解医院的整体运营情况,发现瓶颈,制订策略,并持续优化。医院综合管理应用主要包含决策分析、绩效分析、风险管理分析等。

决策分析为管理人员提供综合的数据看板或报告,显示医院的关键绩效指标(KPI),如就诊量、手术量、床位使用率、入院量、出院量等,并提供丰富的报告功能,如日/周/月/年报告、部门报告、专业报告等,医院管理者可快速了解医院的运营状况,为医院管理决策提供数据支持。分析医院资源使用情况,如床位、设备、人员的使用率,根据数据分析结果,优化资源的分配,确保医院资源的高效利用。基于数据分析的结果,为医院制订中长期的运营策略。监控策略执行的情况,如策略达成的进度、效果等,并及时调整策略。

绩效分析主要根据设定的目标和实际的运营数据，监控医院的关键绩效指标（KPI），如患者满意度、医疗质量等，提供绩效的比较功能，如与上个月／上一年的比较、与其他医院或部门的比较，评价医院的运营绩效，并提供优化建议。基于绩效结果，制订激励和培训计划，提升员工的工作能力和工作满意度等。

通过风险管理可识别、评估及预测医院的各种风险，如医疗事故、设备故障等，并制订防范措施。通过分析历史数据，识别医院的运营趋势，为未来的策略制订提供依据；通过实时数据分析，及时识别医院运营中的风险点，如设备过期、药品库存不足、人员短缺等。利用大数据技术，对未来的患者流量、疾病发病率等进行预测，帮助医院提前做好准备。制订风险应对策略，并进行风险监控，确保医院的稳定运营。

流程优化与再造，分析医院的运营流程，如患者就诊流程、药品采购流程等。通过数据支持，对低效或冗余的流程进行优化或再造，提高医院的运营效率。

医院运营大数据平台的综合管理域应用为医院提供了一个数据支持的决策环境，帮助医院实现科学管理，提高运营效率和医疗服务质量。通过综合管理域应用，医院不仅可以更加科学、高效地运作，更可以不断提升服务质量和患者满意度，进一步推动医疗服务的发展与创新。

（二）业务域管理应用

医院运营大数据平台的业务域管理应用主要关注医院的核心业务活动，确保这些活动高效、安全地进行，同时最大化患者的满意度和医院的经济效益。医院业务域包括但不限于门急诊管理、住院管理、手术室管理、药品和耗材管理、诊疗流程优化等。

门急诊管理主要包括患者流量监控、医生工作量管理及预约管理等。实时追踪门急诊患者的数量、流动路径以及停留时间，分析现有的诊疗流程，找出瓶颈及低效环节，提供流程优化建议，不断优化患者就诊流程，提高患者的就诊效率。基于历史数据预测患者需求，调整医生的排班，确保资源的合理分配。智能预约系统使患者能够方便地预约医生和检查，减少患者等待时间。

住院管理通过分析住院患者的数据，如住院时长、床位使用率等，支持住院部门的优化管理。实时监控床位的使用情况，预测床位需求，优化床位分配，减少床位浪费。分析患者的健康状况和需求，为患者提供个性化的护理方案。通过数据分析，缩短患者的出院时间，提高床位周转率。

手术室管理主要涉及手术排程、手术团队配置及手术质量监控等几个方面。基于手术室的实际使用情况和手术需求，进行手术排程优化。确保手术团队的人员、技能和设备都与手术需求相匹配。收集和分析手术过程中的各种数据，如手术时间、并发症发生率等，以确保手术的安全和质量。

药品和耗材管理主要包括药品库存监控、药品智能采购及药品或耗材使用优化等。监控药品和设备的库存、使用和维修数据，提供采购和维护的建议。药品库存监控，即实时追踪药品的库存情况，预测药品需求，避免药品短缺或过期。智能采购，即基于历史数据和预测数据，自动化生成采购建议，确保药品和医疗耗材的供应。药品使用优化，即分析药品的使用情况,如过量使用、不合理处方等,提供优化建议。

在医院运营大数据平台的支持下,医院可以通过分析大量的业务数据,不断优化各个业务领域的管理和服务,提升医院的运营效率和患者满意度,进一步推动医疗服务的发展与创新。

（三）事项域管理应用

医院事项域管理应用主要关注医院日常运营中的各类事务和任务,确保它们得到及时处理,并满足既定的标准。这包括医疗质量管理、紧急事务的响应、任务的分配和监控、招标采购管理、财务管理、教学管理、科研管理等。

医疗质量管理通过实时监控医疗过程和结果数据,对医疗质量进行持续评估。通过数据分析,如手术成功率、医疗事故发生率等,识别改进领域和方法,优化医疗流程和治疗方案。

紧急事务响应主要有危机管理、安全事故处理等。危机管理指对于突发的危机事件（例如设备故障、疫情暴发等）,系统能够实时发出警报,并推送相关的响应策略或标准操作流程。另外,当发生患者安全事故时,能够快速启动事故调查、分析原因,并制订预防措施。

任务管理与分配基于员工的技能、经验和任务紧急程度,自动为员工分配任务,并开展任务进度监控,实时查看各个任务的完成进度,预测可能的延误,并及时调整资源或策略,提高工作效率。决策支持根据事项的优先级排序,为每一个事项或任务设定优先级,确保关键或紧急的事项得到优先处理,提供基于历史数据和预测分析的建议,建立数据驱动的决策模型,帮助管理层做出决策。优化医院的战略规划和运营管理。

招标采购管理主要包括库存监控、供应商评估与智能采购等。实时监测药品和医疗设备的库存,确保关键物品的供应。评估供应商的性价比、交付时间和质量,以选择最佳的供应商。基于库存数据和使用预测,自动化采购流程,避免物品短缺或过量存储。

财务管理主要包括收入分析、费用分析、预算计划与监控等。分析医院的财务数据,如收入、成本、利润等,提供财务优化和风险控制的建议。收入分析指对医院的收入来源进行分析,如住院、门诊、手术等,识别高收入和低收入的部分。费用分析指监控各部门或项目的支出,识别可能的浪费或过度开支。预算计划与监控指基于历史数据和未来的业务预测,制订预算,并在执行过程中进行实时监控。

医院运营大数据平台的事项域管理应用不仅可以提升医疗服务质量和效率,还能为医院的管理决策提供数据支持,帮助医院在合规、风险管理等方面做得更好。

（四）人力域管理应用

人力资源是医院运营的关键组成部分。针对医院的特定需求,大数据平台可以提供深度的人力资源管理工具,确保最佳的员工配置、培训、满意度和绩效。人力管理主要围绕人员招聘与配置、培训与发展、绩效评估、员工满意度、薪酬及福利管理等方面开展。

（1）招聘管理:根据患者数量、科室需求等数据,预测医院在特定时期对医生、护士和其他医务人员的需求。通过算法分析候选人的简历、技能和其他相关数据,帮助人力资源部门找到最合适的候选人。

（2）培训管理:根据员工的职位、职责和绩效评估,确定他们的培训需求,分析人力需求和人员能力数据，提供招聘和培训的建议，通过后续的绩效评估和实际工作表现，评估培训的效果。

（3）绩效管理：收集和分析员工的绩效数据，如工作量、工作效率等，为员工绩效评估提供比较全面、客观的方法。一种是360°评估，允许同事、上级、下级和患者对员工的工作表现进行评价，提供全面的绩效反馈；另一种是智能绩效分析，使用算法对员工的工作量、工作质量、患者满意度等数据进行分析，提供客观的绩效评估。

（4）员工满意度：定期进行员工满意度调查，了解员工对工作环境、薪酬、职业发展等方面的看法。根据员工的工作表现、满意度和其他相关数据，预测员工的留存率。并对离职员工进行调查，了解他们离职的原因，为人力资源策略提供反馈。

（5）薪酬与福利管理：根据员工的职位、工作表现、行业标准等数据，提供薪酬策略建议。分析福利项目的投入与输出，确保福利项目对员工满意度和留存率的正面影响。

医院大数据中心可以通过对人力资源相关数据的深入分析，帮助医院在人力资源管理各个环节实现优化，不仅可以提升医务人员的工作效率和满意度，还可以帮助医院更为精准地进行人才的选拔和培养，进一步提升医疗服务质量。

（五）其他域管理应用

在医院运营大数据平台中，除了前面提到的核心运营管理应用领域外，还有一些其他的管理应用领域，可能涵盖医院的特定功能或为某些特殊任务提供支持。患者关系管理通过定期或在特定服务后进行满意度调查，了解患者对医院服务的评价。通过患者的重复访问、推荐和其他数据，评估患者的忠诚度。环境健康与安全管理通过监测医院环境的空气质量、噪声、辐射等因素，确保医院环境的健康和安全。当发生安全事故时，如火灾、化学泄漏等，实时发出警报，并启动应急响应程序。

五、医院运营管理决策

医院运营管理决策集合各个运营管理应用产生的数据，精准管理与分析医院的资源配置情况，通过专项运营分析全面了解医院的运营状况，对医院运营中的特定领域或问题进行数据分析与问题剖析，形成综合性的决策思路与解决方案。提高医院的运营效益、质量和成本控制水平，实现更高水平的运营管理。

（一）资源配置管理与分析

医院运营管理决策在大数据时代已经变得更加智能化和精确。特别是在资源配置管理与分析方面，准确的决策对于医院的运营效率、成本控制、患者满意度和整体服务质量至关重要。医院资源配置管理与分析主要包括资源定义与识别、需求预测、资源分配优化、资源利用效率分析、资源成本管理等。

1. 资源要素监控分析

（1）人员资源监控分析：跟踪各科室和服务区域的人员配置，以确保满足患者的需求。分析工作量，以适应患者流量的变化。监控医务人员和工作人员的绩效，包括医疗质量、患者满意度和工作效率。评估医生、护士和行政人员的工作表现。定期收集员工满意度数据，

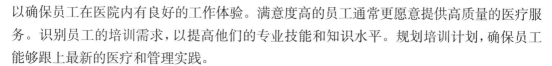

以确保员工在医院内有良好的工作体验。满意度高的员工通常更愿意提供高质量的医疗服务。识别员工的培训需求，以提高他们的专业技能和知识水平。规划培训计划，确保员工能够跟上最新的医疗和管理实践。

（2）资金资源监控分析：监控医院的财务状况，包括收入、支出、资产和负债。评估医院的财务健康，确保可持续经济发展。管理和监控医院的预算，以确保资金合理分配和开支控制。分析成本结构以降低不必要的开支。跟踪资金的流动，包括医疗保险支付、政府资助和患者自费。确保资金流动稳定，以支持医院运营。

（3）设备和资产监控分析：监控医疗设备的维护状态和使用率。确保设备正常运行，减少维修停机时间。跟踪医院的资产，包括房地产、设备、车辆和其他物资。管理资产以确保其最大限度地发挥作用。

（4）技术和信息监控分析：监控医院信息系统的性能，包括电子病历系统、医学影像系统、实验室信息系统等。确保系统稳定可靠，以支持医疗服务。确保患者数据和医院敏感信息的安全性，监控网络和数据安全风险。跟踪技术的发展和更新，确保医院采用最新的医疗技术和信息系统。

2. 业务流程监控分析

（1）诊疗服务业务流程监控分析：跟踪患者就诊流程，包括挂号、门诊就诊、住院流程等。分析患者等待时间、就医体验和流程效率，以改进就诊流程，减少等待时间。监控医疗服务的质量，包括医疗操作规范、患者护理质量和手术成功率等。分析数据以提高医疗服务的质量和安全性。定期评估患者满意度，了解患者对医疗服务的评价。根据反馈数据进行改进，提高患者满意度。

（2）运营管理业务流程监控分析：监控医院行政管理流程，包括人力资源管理、财务管理、设备维护等。分析业务成本和运营数据，以提高行政管理的效率和降低运行成本，对管理决策进行后效评价，确保管理决策的有效性。

综上，医院运营管理平台为医院运营的高效性和诊疗服务的高质量提供了科学决策的数据基础。

（二）专项运营分析

专项运营分析主要针对医院运营中的特定领域或问题进行深入的数据分析，以提供针对性的洞察和解决方案。这种分析旨在解决具体的运营挑战，优化流程，并为决策者提供可行的建议。

（1）患者流分析：住院患者根据流程可划分为入院患者、转科患者及出院患者。根据患者来自门诊、急诊或经其他途径入院的流程，分析每个途径入院过程中存在的问题及导致等待入院时间延长的因素，逐个解决相关问题，从而提高患者就诊的效率。在院患者可能发生转科，分析患者从一个科室转到另一个科室的流程中遇到的问题，可确保顺畅的过渡和沟通。分析患者出院的流程，包括医疗建议、药物处方、后续随访等，确保患者得到持续关怀。

（2）手术管理分析：手术室管理主要包括手术预约、手术延误及患者恢复等。手术预约过程分析手术预定流程和时间表，确保最大化手术室的利用。研究导致手术延误的原因，如设备问题、人员不足或其他日常中断，针对性提出解决方案，提高手术准时开台率。监测手术后的恢复流程，确保患者安全和舒适地从手术室转移到恢复室，提高手术成功率。

（3）药品管理分析：药品管理分析通过综合评估药物的使用效果、副作用、治疗方案的合理性以及药品成本，为医院提供了科学的药品管理决策支持。这不仅有助于提高治疗效果和患者安全性，还能有效降低医疗药品成本。

（4）医疗费用与健康保险分析：详细了解医疗费用的组成，如药物费、检查费、手术费等，分析医疗费用的结构及其占比合理性，控制医疗花费。分析与健康保险相关的索赔，包括索赔率、拒赔原因等，以优化医疗服务和降低拒赔率。

（5）医疗设备使用与维护分析：监测医疗设备的使用情况，识别过度使用或闲置的设备，避免资源闲置或者浪费。分析每台设备的使用情况，监测分析设备故障和维护的频率，分析设备故障的原因，制订预防性维护计划。

（6）医疗质量与患者满意度分析：医疗质量控制与管理是提升医院医疗质量的重要管理措施，主要针对日常医疗行为过程的控制、分析医疗事故的原因和后果，提供预防措施。从患者端收集和分析患者反馈，了解他们对医疗服务的满意度和建议，从而提升医院医疗质量与患者的就医体验。

（7）健康数据与研究分析：医疗过程中产生患者的健康信息，可为研究和治疗提供数据支撑及医疗决策支持。除此之外，通过科学研究与临床试验，评估新药或新治疗方法的效果和安全性，为医疗提供新的方案及疗法。

通过专项运营分析，医院运营大数据平台可以为决策者提供具体、实用的建议，帮助他们解决运营中的特定问题，提高医疗质量和患者满意度。

（三）综合运营决策分析

综合运营决策分析在医院运营管理中起到核心作用，它不仅关注单一领域的优化，而且尝试在多个领域和层面上整合数据，以实现医院战略目标和提升整体效益。医院运营管理平台的综合运营决策分析是一项关键的工作，主要围绕医院的综合绩效评价、医院发展能力评价和医院运行能力评价展开。

1. 医院综合绩效评价　医院运营管理平台通过综合分析患者就诊流程、医疗服务质量、患者满意度等数据，对医院的整体绩效进行评价。包括医疗质量指标、患者治疗满意度、医疗效率、临床质量指标等方面的数据。绩效评价有助于医院了解自身的强项和弱点，以及改进的方向。在进行整体评价的同时，对科室进行绩效评价，运营管理平台可以分析各个科室的绩效数据，包括临床科室、行政科室、医疗质控科室等。科室绩效评价有助于科室间的比较，促进知识分享和最佳实践的传播。针对重点病种，进行疾病诊断相关分组（DRG）分析，DRG 是一种将患者按照病情进行分组的方法，用于分析医院治疗效果和成本效益。运营管理平台可以对 DRG 数据进行分析，帮助医院更好地管理疾病治疗和控制成本。

2. 医院发展能力评价　医院运营管理平台会评估医院的学科发展情况，包括各类临床和科研学科的建设情况。通过分析学科的产出、科研项目数量和质量等数据，医院可以了解学科的实力，为学科建设提供依据。运营管理平台可监控医院的人才队伍，包括医生、护士、管理人员等。通过分析人员的能力、教育背景和绩效数据，医院可以评估自身的人才储备情况。医院的科研能力评价包括科研项目的数量和质量、研究成果和创新能力等。运营管理平台可以通过数据分析帮助医院了解科研潜力，为科研发展提供支持。

3.医院运行能力评价　运营管理平台提供综合分析，将医院的绩效、发展能力和运行能力数据整合在一起，为医院管理层提供全面的决策支持。医院运营管理平台可以进行专项分析，根据具体的需求分析不同领域的数据。这有助于解决特定问题和挑战。通过综合运营决策分析，医院管理层可以更好地了解医院的整体情况，制定策略和政策，提高绩效、发展能力和运行效率。这有助于医院提供更高质量的医疗服务，推动医疗科研的进展，同时确保医院的可持续发展。

第三节　医院运营管理数据集成与治理

医院运营管理数据集成与治理是提升医疗服务质量和效率的关键环节。在当今信息化的时代，医院每天会产生大量不同种类的数据，如患者病历、医疗设备数据、人力资源信息等。有效地整合和管理这些数据对于提升医院决策能力、优化资源配置以及提高患者满意度至关重要。

数据集成是将来自不同业务系统的数据整合到统一平台上，实现数据一体化管理的过程，以便对医疗过程进行全面监控和分析，提高医院运营效率和医疗服务的质量。数据治理则是在数据集成的基础上，建立一套完善的数据分类、转换、归档以及生命周期管理的规则和机制，确保数据的可用性和高质量，以便在需要时能够快速检索和分析数据。医院运营管理数据集成与治理是现代医院数据管理的重要组成部分，它为医院的业务分析和预测能力提供数据基础，从而实现精准决策和规划。

一、数据集成

（一）多源异构数据概况

多源异构数据是指来自不同系统、不同格式、不同类型，具有不同结构和语义的数据。这些数据可能包括患者病历、诊断报告、医嘱、药品信息、检验报告、影像数据等。多源异构数据主要体现在以下四个方面。

1.数据来源　医院运营管理在精细化管理过程中，需要大量业务系统的数据进行综合分析，例如 HIS、LIS、RIS 等。每个系统可能使用不同的数据库技术和数据格式来存储数据。

2.数据格式　医院数据可能以不同的格式存在，如结构化数据、半结构化数据和非结构化数据。其中，结构化数据是以表格形式存储的，如数据库中的患者基本信息；半结构化数据是具有固定模式或标签的数据，如 XML 格式的影像报告；非结构化数据没有固定格式，如医生的临床病历文书或患者的影像数据。

3.数据结构　医院数据的结构可能是层级结构和关系结构，如患者和其多次就诊记录的层级结构，或者医生和患者之间的关系结构。

4. 数据语义 医院数据的语义可能因为不同系统、不同部门和不同人员的理解差异而产生不一致性。例如，不同系统对同一诊断的编码和命名可能不同，使得数据的语义不一致。

医院数据的多源异构性给医院数据管理和分析带来了一系列的挑战。首先，不同系统和数据格式的存在使得数据整合变得困难，需要进行数据转换和映射。其次，不同系统之间可能存在数据冗余、重复和不一致，需要进行数据清洗和校验。此外，多源异构数据增加了对数据分析技术的要求，需要采用不同的技术处理不同形式和结构的数据，以提取有用信息。因此，为了有效管理和利用医院数据，必须采取适当的数据采集、融合、存储方法，以提高医院数据质量，为医院运营管理与决策夯实数据基础。

（二）数据采集与融合

数据采集是指从不同的数据源中获取数据的过程。其目的是收集所需的数据，以便在后续的数据融合和集成中使用。数据管理员需要将不同系统的多源异构数据汇聚到医院数据中心，常见的数据采集内容包括患者基本信息（如姓名、年龄、性别）、就诊记录、诊断结果、医疗影像、实验室检验结果、药物处方和用药信息等。此外，还可能采集财务数据、人力资源数据、外部数据等，并基于这些数据进行后续的整合、计算、分析，真实地反映业务运行情况，支撑医院运营管理决策。

数据采集可以根据数据源的类型和采集方式进行分类。根据数据源的类型，可以将数据采集分为内部数据采集和外部数据采集。内部数据采集是指从医院内部的系统和数据库中获取数据，如电子病历系统、影像系统、实验室信息系统等。外部数据采集是指从外部机构获取数据，如公共卫生部门提供的疫情数据、医保机构提供的费用数据等。根据采集方式，数据采集可以分为手动采集和自动采集。手动采集是指人工从数据源中逐个提取数据，并进行整理和转换。自动采集是利用技术手段，通过编写脚本或使用自动化工具从数据源中自动提取数据。在业务中实现自动采集可以提高效率和准确性，减少人工错误。

数据采集是医院数据集成的重要环节，它决定了后续数据融合和集成的质量和效率。在进行数据采集时，需要考虑数据的准确性、完整性和一致性，确保采集到的数据能够满足后续的分析和应用需求。

（三）数据仓储管理

医院数据仓储管理是指将医院数据集成到一个统一的数据库中，并进行有效的数据存储和管理。数据库中数据的存储是具有一定的组织结构，而且这些数据不仅可在一定范围内为多个用户共享，还具有较高的数据独立性、尽可能小的冗余度和易扩展性的特点。数据库中的数据集合须符合尽可能不重复的原则，其数据结构与使用它的应用程序互相独立，通过最优方式为某个特定组织的多种应用服务。

此外，数据存储需要根据应用场景支持多种数据类型存储，既有结构化数据也有非结构化数据。数据种类包括文本、图像、视频等。因此，需要多种不同类型的数据存储组合使用，以应对多源异构的数据存储需求。

在医院数据仓储管理中，常用的数据模型是关系型数据模型，即把复杂的数据结构归结为简单的二元关系(即二维表格形式)的数据库模型。关系型数据模型使用表格来组织数据,每个表包含了多个列(字段),每行(记录)代表一个实体或事物。数据模型的设计需要根据医院的需求和数据特点进行,常见的数据模型包括患者基本信息模型、就诊模型、诊断模型等。

医院数据中心数据仓储管理的整体架构包括数据湖、数据中心、领域数据中心三部分。数据仓储管理的上游业务系统负责生产数据,下游应用系统负责支撑医院运营(见图1-8-2)。

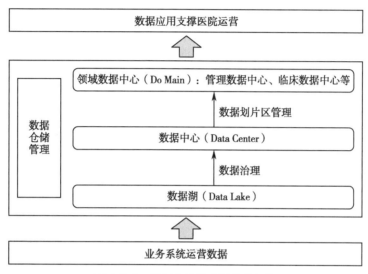

图 1-8-2　数据仓储管理的整体架构

(1)数据湖(data lake):是医院数据中心中所有医疗(及相关)行业贴源数据的主要存储载体。狭义来说,数据湖就是一个巨大的融合数据库,它通过实时/非实时方式采集各种业务数据,分门别类地进行快速落地和存储,其本质是解决医疗行业数据孤岛和数据烟囱的现象,将不同数据资源以统一的方式存储并管理起来。

(2)数据中心(data center):贴源层的各种数据资源在经历了数据湖统一存储管理后,通过数据治理模块将数据有序地组织进入数据中心,数据中心按照各业务数据的特点,分门别类地进行存储和管理。

(3)领域数据中心(domain):是建设在数据中心之上、面向不同应用和服务领域而设计的。与数据中心的不同点在于,数据中心中的所有数据资源不分领域,只关注数据的特点和数据之间的关联关系。而领域数据中心的数据资源是为不同领域服务的,领域不同,数据资源也不尽相同,并且数据资源组织的方式也可以不同。如果数据中心的数据资源是一片大海,那么领域数据中心更像是与大海共生的巨大人工岛屿。这些人工岛屿有大有小,服务于不同目的,每个岛屿都有自己的生态和生命周期,大海源源不断地提供资源,持续为这些岛屿提供养分。

医疗卫生行业常见的领域有医疗临床领域、医学科研领域、医院管理领域等。各个领域根据自身特点,从数据中心将领域所需要的数据资源进行抽取,并在自身领域内根据需要进行拼接和组装,形成领域数据中心。整体数据仓储中心通过领域数据中心对外提供数据服务。针对医院运营管理信息平台的应用所需数据,构建管理数据中心对其提供数据服务。

二、数据治理

(一)概述

医院数据治理(data governance,DG)是现代医疗机构管理的必要组成部分,它涉及医院内部的数据收集、存储、分析和使用过程,保证医疗数据的质量、安全和合规。数据治理是企业涉及数据使用的一整套管理和技术规范。而医院数据治理是指医疗机构对其所收集、管理和使用的数据进行规范化和有效管理的过程。它旨在确保医院数据的质量、一致性、安全性和可靠性,并为医院运营决策提供支持。

医院数据治理的对象是医疗机构内的数据资产,是对医疗机构数据资产的清洗、整理、整合。医疗数据资产一般包括临床诊疗数据(如诊断、手术、医嘱、检验检查、临床文本、药物管理等数据)及医院运营数据(院内收费系统、挂号系统、账单系统、人力资源系统、资源调度系统数据)。这些数据之所以是医院重要的数据资产,在于其可用于医疗及运营决策,如评估患者治疗结果、生命质量以及健康的提升状况;评估医疗业务流程是否达到了既定的诊疗效果;评估医疗质控措施、减少医疗安全漏洞;评估医院财务稳定性;评估人员配置、预算、供给;控制医疗及医院运营成本等。

医院数据治理的内容广泛,包括数据规范管理、数据标准管理、数据质量管理、数据安全保护等方面。医院数据涉及各种类型,包括患者个人信息、医疗记录、诊断结果、实验数据等。通过制定规范,医院须尽可能确保不同数据来源的一致性,减少数据错误和冗余,提高数据可靠性和有效性。其关键技术包括元数据管理、主数据管理、术语集、数据标签等。另外,医院收集的数据往往存在不完整、不规范等问题,这可能对医院决策和临床实践产生影响。因此,医院需要建立数据质量管理机制,包括数据验证、清洗和修复等步骤,保证数据的准确性和完整性。此外,医疗数据具有敏感性和隐私性的特征,其安全保护也不容忽视。医院应制定数据安全政策,确保数据的机密性和完整性。保护数据安全的措施可以包括访问控制、加密、备份和灾难恢复等。

医院数据治理还须与医疗行业的发展趋势和标准相结合。医疗行业正快速发展,出现了许多新的技术和治疗方法。数据治理应与医疗标准、规范和政策相一致,确保数据的一致性和互操作性。这也有助于不同医疗机构间的数据共享和交流,提升整个医疗体系的效率和质量。

(二)数据规范管理

医院运营管理中的数据规范管理是一项非常重要的任务。通过制定和实施科学合理的数据规范,可以确保医院内部数据的一致性、准确性和可靠性。医院内部存在着各种各样的数据来源、格式和命名规则。如果没有统一的数据规范来管理这些数据,就可能会导致数据的不一致性和错误。通过建立统一的数据规范,可以规范数据的录入、传输和存储方式,从而提高数据的一致性和准确性。同时,数据规范管理对于数据的准确性和可靠性也非常重要。在医院中,数据的准确性直接影响到医疗人员的临床决策和治疗效果。因此,数据的录入和审核必须经过精细的管理流程并遵循严格的标准。通过定期的数据质量检查和数据规范的更新,可以及时修正和调整数据的错误和不足,进一步提高数据的准确性和可靠性。

医院数据规范管理的关键技术主要包括元数据管理、主数据管理、术语集管理、数据标签管理等。医院元数据管理是指对医院系统中的各种数据元素进行定义、描述、组织和维护的一种管理方法。通过进行元数据管理,可以更好地理解和管理医院数据的结构、语义和关系,提高数据的质量、一致性和可信度,为医院决策和业务运作提供可靠的数据支持。数据元素可以包括医院的患者信息、医生信息、药物信息、诊断信息、疾病信息等。元数据定义了这些数据元素的含义、属性、关系和限制等信息,从而使得医院系统中的数据能够被准确地理解和使用。它通常包括数据元素的名称、标识符、定义、数据类型、长度、格式、取值范围、关系规则和业务规则等。通过这些内容的描述和定义,可以对医院系统中的数据进行准确地表达和理解。同时,医院元数据还可以包括数据的来源、变更历史、所有权和使用权限等信息,为数据的追溯和控制提供支持。

医院主数据是指被广泛使用且共享的核心数据集合,包括患者数据、医生数据、药品数据等。这些数据是医院各个业务领域的基础,对医院的日常运营和决策起到关键作用。举例来说,患者的基本信息是医院主数据中的重要组成部分。这些信息包括患者的姓名、年龄、性别、联系方式等。在患者就诊时,医院主数据中的患者信息可以帮助医生快速获得患者的基本背景,进行针对性的诊疗。例如,当某个患者的基本信息中标识为过敏体质时,医生在开药或进行治疗时就需要避免使用那些可能导致该患者过敏的药物,以确保患者安全。此外,医生的信息也是医院主数据的重要部分。医生的信息包括医生的基本情况、执业证书、资质证书等。医院主数据的管理对于提高医院运营管理的质量和效率非常关键。

医院术语集是医疗机构为统一和规范医疗术语而制定的标准化术语集合。它包含了对医疗领域中各种概念、诊断、治疗、手术和药物等进行准确定义和描述的专业术语。它的使用有助于消除医疗信息交流中的歧义和误解。通过统一定义和描述医疗术语,可以确保医疗信息的准确传递和理解,避免因语言差异导致的误诊、漏诊或不必要的重复检查。医院术语集中可能包括疾病的分类和编码,比如国际疾病分类(ICD),它使用统一的编码体系对各种疾病进行分类和命名。例如,ICD-10 编码系统将艾滋病归类为 B20,这意味着无论医生和医疗机构的地理位置如何,只要使用 ICD-10 标准,都会对艾滋病使用相同的编码。这样,无论是在临床记录、病历归档还是疾病统计和研究中,我们都可以准确地识别和比较不同医院和地区的艾滋病情况。

总之,数据规范管理在医院运营管理中具有重要意义。它能够规范数据的一致性、准确性和可信度,提高数据的可用性,为医院运营管理和决策提供可靠的数据支持。医院应该高度重视数据规范管理,不断完善和强化相关制度和流程,确保数据管理的科学性和规范性。

（三）数据标准管理

医院数据标准管理指的是针对医院业务和数据需求，制定和管理统一的数据标准，以确保医院数据的一致性、可比性和可用性。数据标准是对数据元素的命名、定义和分类体系等内容进行规范化和标准化的结果。

1. 医院数据标准管理的内容

（1）数据命名规则：对医院数据元素进行命名的规则和原则。命名规则应明确、简明，避免歧义和冲突，便于数据的比对和整合。

（2）数据定义规范：对医院数据元素的定义进行明确和统一的规范。定义规范应包括数据元素的名称、含义、属性、数据类型等信息，确保数据的准确性和一致性。

（3）数据分类体系：对医院数据进行分类和编码的体系。分类体系应考虑医院的业务和管理需求，实现数据的层次化和有序化，便于数据的组织和管理。

（4）数据编码规范：对医院数据进行编码的规则和约定。编码规范应确保编码的唯一性、简明性和可扩展性，便于数据的标识和检索。

2. 在医院数据标准管理中，需要采用一系列的管理方法来确保标准的有效实施和运行

（1）标准制订与修订：通过专门的标准制定机构或委员会，制订医院数据标准，并定期对标准进行修订和更新，以适应医院的业务和管理需求。

（2）标准宣传与培训：定期组织培训和宣传活动，向医院相关人员宣传标准的重要性和应用方法，提高医院工作人员对标准的理解和遵守程度。

（3）标准落地与应用：通过修改和完善医院系统，将标准纳入系统中的数据管理流程和操作规程中，确保标准的落地和应用。

（4）标准监督与评估：建立标准的监督和评估机制，对医院数据的命名、定义、分类和编码进行监督和评估，及时发现问题并加以解决。

医院数据标准管理的意义在于提高医院数据的一致性和准确性，促进数据的共享和集成，提高数据的可比性和可用性，为医院的决策和服务提供可靠的数据支持。同时，医院数据标准管理还可以降低数据管理的复杂性和成本，提高医院的运营效率和服务质量，为医院的信息化建设和发展提供强有力的支持。

（四）数据质量管理

医院数据质量管理是确保医院数据准确、完整、一致和可靠的过程。为了建立有效的数据质量管理体系，医院可以采取事前、事中和事后的数据质量管理方式。

1. 事前数据质量管理 包括规范数据采集和录入规程、设立数据质量标准和指南，并提供相关培训和指导。医院可以制定明确的数据采集和录入标准，包括数据格式、单位、缩写等要求，以减少人为错误。例如，在患者病历的数据采集阶段，医院可以要求医生按照统一的病历格式记录病情和治疗方案，确保数据的一致性和可比性。

2. 事中数据质量管理 涉及数据监控和验证的过程。医院可以使用数据验证规则和算法，进行数据的实时监控和校验。例如，医院可以设置数据输入范围检验，确保数据的准确性和完整性。此外，规定定期的数据质量检查和评估，及时发现和纠正数据质量问题。

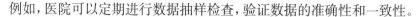

例如,医院可以定期进行数据抽样检查,验证数据的准确性和一致性。

3．事后数据质量管理 涉及数据纠正和改进的过程。医院应建立数据纠错和修复机制,对数据质量问题进行分析和处理。例如,医院可以设置数据纠错流程,当发现数据错误或遗漏时,及时通知相关人员进行修正。此外,医院还应建立数据质量反馈和改进机制,充分利用用户反馈和数据分析来不断优化数据质量管理流程。

综上,医院数据质量管理是一个全面的过程,涉及事前、事中和事后的数据质量管理措施。通过建立有效的数据质量管理体系,医院可以提高数据质量,为医疗决策和患者安全提供可靠的数据支持。

（五）数据安全保护

医院数据安全保护是医院在处理和保存数据时所采取的措施,旨在保护医院数据的机密性、完整性和可用性,防止数据泄露、篡改和丢失。数据安全管理方式包括访问控制、数据备份和恢复、加密和审计等。

1．访问控制 这是保护数据安全的基本方式,通过在系统内部对用户、角色、权限进行管理和限制,确保只有经过授权的人员能够访问和操作数据。访问控制可以采用身份验证、访问权限分配、多层次授权等手段来实现,以确保数据仅能被合法用户访问。例如,医院可以运用访问控制管理方式来保护患者病历数据的安全。只有经过授权的医务人员才能访问患者病历信息,且每位医务人员的权限根据其职责范围进行设定。此外,医院可以对病历数据进行加密存储,并使用密钥加密算法,确保数据只能被授权人员解密和访问。定期审计和监测数据访问日志,及时发现异常行为并采取措施。

2．数据加密 数据加密是一种常用的保护数据安全的方式,通过使用密码学算法将数据转化为不易被理解的形式。可以使用对称加密算法和非对称加密算法对数据进行加密,确保数据在传输和存储过程中不会被非授权人员访问。

3．备份与恢复 数据备份与恢复是确保数据安全和可恢复性的重要手段。定期对数据进行备份,将备份数据存储在安全的地方,以防止数据丢失或损坏。在数据发生意外丢失或损坏时,可以通过备份数据进行恢复,确保数据的完整性和可用性。例如,医院使用数据备份和恢复策略来保护临床试验数据的安全。医院可以定期对临床试验数据进行备份,并将备份数据存储在安全的位置。在发生数据丢失或损坏时,可以通过恢复备份数据及时恢复数据完整性,保证临床试验数据的可用性和一致性。

4．审计和监控 通过建立数据访问日志和监控系统,对数据访问和操作进行实时监控和审计,以便及时发现和解决异常行为和安全事件。监控可以涵盖对用户行为、数据传输和系统漏洞等的检测,通过持续的监控来提高数据安全的防护能力。

5．培训与安全意识提升 数据安全是一个需要全员参与的工作,医院可以通过组织培训和提升员工的数据安全意识,加强对数据安全的重视和理解。培训可以包括数据安全政策和操作规范的介绍,数据安全意识教育和社交工程的防范等,从而提高员工对数据安全的重视和警觉性。

三、医院运营管理数据治理实践案例

在医院运营管理数据治理实践中，就诊、收入、病案和手术等方面的数据治理都是非常重要的环节。医院可以根据不同数据的业务性质，对数据进行集成、治理，建立不同的数据主题，实现数据的领域管理，显著提升运营分析效率。

就诊数据治理方面，在业务端医院可以采取多种措施优化数据管理流程，如建立完善的门诊、住院数据分类和标准规范，规定医生门诊病历书写规范和审核流程等，同时通过使用医院信息化系统优化就诊流程，例如线上预约诊疗系统，统一管理患者挂号就诊、检验检查预约等业务，对失约率、挂号费用等进行监测分析，提高数据质量和规范化程度。同时，管理人员在后端数据库进行业务数据采集、整合，将运营管理常用数据凝练组建为就诊数据主题，通常包含患者基本信息，挂号、诊疗等信息，基于就诊主题开发就诊管理报表、支撑运营管理驾驶舱等应用，为医院就诊业务管理提供支撑，以优化就诊流程和提升医疗服务质量。

在收入数据治理方面，医院须重视对收入相关数据的统计、整合和分析，及时发现异常数据和漏洞，加强数据核查和审计工作，规范业务操作流程，促进收费、退费等财务行为的合规性，以提高收入数据治理的有效性和精确性。例如，医院可建立相应的收入数据主题，通常包含患者基本信息、就诊信息、医嘱信息、开单收费和退费等信息，通过程序化语言实现收入数据的集中管理和自动化核对。支撑相关应用生成收费、票据等财务报表，保证了财务数据的准确性和及时性。医院还应建立审计部门，定期开展收入数据的审查和核实，防止收费漏洞和违规行为。

在病案数据治理方面，医院应该保证病案数据的完整性和准确性，定期开展病案数据质量评估和监测工作，对病案首页和相关资料进行审核、修正和补充，及时核对与确认各项数据指标，建立并逐步完善病案归并和数据主题，实现全面科学分析和利用病案数据。

在手术数据治理方面，医院需要建立完善的手术数据采集、审核和分析系统，对手术相关的信息，如手术登记表、麻醉记录表、术中用药表、术中生命体征表等数据进行统一管理和数字化存储，依据操作规范实现各项指标的标准化采集和分析，从而保证手术数据的真实性和可信度。

总之，业务数据治理对于支撑医院运营管理至关重要，除上述 4 个方面的运营数据外，还有医保、互联网在线诊疗、入院等数据均应给予重视。医院应该制定更加详细全面的数据治理规范，建立科学合理的数据管理流程和标准，加强数据采集、编码和统计标准，保证数据的完整性、一致性、准确性和安全性，以更好地支持临床决策和医院管理决策。

第四节　信息化支撑医院运营管理的实践分享

信息化对于医院的高效运营管理具有重要的支撑作用。通过有效的信息化系统和技术应用，医院可以提升管理效率、优化资源配置、提高服务质量，从而更好地满足患者的需求。

在诊疗过程中,医院通过信息化系统可以实现对患者的病历和诊断信息进行准确记录和分类。这为医院在分病种付费模式下的费用核算提供了可靠的依据。同时,信息化支撑还能帮助医院建立科学的分病种标准及收费规范,使得费用计算更加公平、透明。在运营管理方面,信息化系统可以实现对医院资源的全面管理和调度。例如,通过数据集成,医院可以实时监控各科室的就诊情况,合理安排医生和护士的工作量。此外,信息化系统还可以协助医院进行库存管理、设备维护等工作,提高资源利用率,降低运营成本。信息化技术在绩效管理方面也发挥着重要作用。医院可以通过信息化系统对医务人员的工作量、服务质量等指标进行评估和跟踪。这不仅有助于激励医务人员提高工作效率和服务水平,也为医院制定薪酬、晋升等方面的管理决策提供了依据。在管理决策支撑方面,信息化系统提供了大量的数据和分析工具,帮助医院进行科学决策。利用数据分析技术,医院可以对患者的就诊需求、病种分布趋势等进行深入研究,制定更精准的医疗服务规划和发展战略。同时,在风险评估和预警方面,信息化系统的应用也能够帮助医院及时发现并应对潜在的风险和问题。针对以上提到的信息化系统,下面我们分享一些实践案例,为医院信息化运营管理提供一些思路。

一、DRG 信息系统实践案例

DRG 信息系统是以电子病历为核心的新型医院信息运营管理系统。引入疾病诊断相关分组管理工具,应用于医疗绩效评价。在院内通过对服务广度、技术难度、工作效率、医疗质量、患者安全进行评价,既可以对医院内部科室进行横向、纵向比较,还可以对病组、单病种进行横向、纵向比较。通过数据的挖掘、对比,可以找到管理中的差距和薄弱环节,有针对性地完善管理措施,促进医院科学运营管理。

为有效解决医疗服务评价中"可比性"问题,DRG 信息系统在疾病分组中充分考虑病例的个体特征,将临床过程相近、费用消耗相似的病例分到同一病组中,从而不仅能客观反映治疗效果,而且能有效区分不同疾病的病例类别之间难度、资源消耗的差异程度,通过DRG 相关指标对不同临床科室的临床能力进行评价,为医疗服务评价、临床奖金分配、级别晋升等医院运营情况提供科学、有力的数据支持。以下以某大型三甲医院上线的DRG 信息系统为例进行介绍。

(一)作用及意义

1. 有利于推进医院运营精细化管理 以往医院对科室评价往往比较粗放,使用平均住院日、次均费用、出院人数等指标。医院使用 DRG 信息系统后,引入与 DRG 相关的多个指标,比如:CMI、总权重、入组数、时间消耗指数、费用消耗指数、低风险死亡率等。从产能、效率、安全三个层面,建立 DRG 医保控费评价数学模型,任务维度实现从科室到病组到患者三层钻取,时间维度实现月监测、季度监测、年监测。最终通过 DRG 相关指标对不同临床科室的临床能力进行评价,为医疗服务评价、临床奖金分配、级别晋升等提供科学有力的数据支持。

2. 加强医疗成本管理 长期以来,由于我国卫生事业的福利性质,医疗卫生机构往往忽视经济管理,对医疗费用研究甚少。如果按 DRG 作为医疗保险机构对医院付费的依据,医院就预先知道该病种的盈亏界限,另一方面 DRG 付费标准的高低又是患者选择定点医院的重要依据,这样有利于完善医院的竞争机制,降低成本,不断提高医院的管理水平,使得医院有效利用卫生资源、发挥其最大的医疗效益。

3. 规范医院流程路径 DRG 有助于加强医院内部各个部门的合作,提高工作效率,从而降低医疗费用。一方面可以避免医疗设备和技术的过度利用,减少浪费,另一方面也可以使恢复期的患者被尽可能地安排到成本较低的康复机构,既节约费用也有利于发展康复机构。

(二)总体架构

该院上线的 DRG 系统总体架构主要包括数据收集、分类、支付、评价主要环节。数据收集是 DRG 系统的基础,它包括医院信息系统中医院、医生和患者的相关信息,用于确定患者的诊断、治疗、住院时间和费用等医疗事件。数据收集主要通过医院电子病历系统、医保/医疗机构管理系统、医院财务系统的患者的临床信息、就诊记录、费用明细等进行。分组服务是 DRG 系统的核心环节,主要方式是根据国际疾病分类(ICD)标准,将患者的主要诊断和次要诊断进行编码。根据国际手术分类编码(ICD-10-PCS),将患者接受的主要手术和次要手术进行编码。然后将患者的诊断编码、手术编码和其他相关编码匹配到 DRG 组别,确定患者所属的 DRG 组别。DRG 分类系统的应用包括支付和评价两方面,支付是以控费为目标,评价是以管理为目标,它帮助医院或科室进行行业内横向对比,从而对齐标杆,提升能力。

(三)应用建设

DRG 系统的应用建设需要从数据收集和处理、编码和归类工具、信息系统集成、数据分析和应用、监测和评估等多个方面进行全面考虑和规划,以确保 DRG 系统的正常运行和有效应用。主要涉及以下几个方面。

1. 数据收集和处理 建设 DRG 系统首先需要建立和完善数据收集和处理机制。医疗机构需要收集和整理患者的诊断、手术、药物、材料消耗等相关数据,以便进行 DRG 编码和归类。同时,医疗机构需要确保数据的准确性、一致性和完整性,通过建立规范的数据录入和质量控制机制,有效管理数据质量。

2. DRG 分组和标杆服务 建设 DRG 系统需要具备相应的 DRG 编码和分组工具。这些工具可以帮助医务人员将患者的诊断、手术、药物等信息与 DRG 组别进行匹配和归类。常用的编码和归类工具包括 DRG Grouper 软件和相应的编码手册,医务人员需要接受相关培训和学习,以熟练掌握编码和归类技能。DRG 标杆服务是医院运营评价水平的参照,通过对比,管理者能够对医院运营情况有个全局了解,有助于抓住医院运营管理的痛点。

3. 集成医院信息系统 为了实现 DRG 系统的有效应用,医疗机构需要将 DRG 系统与现有的医院信息系统进行集成。这样可以实现患者信息、医疗费用、诊断和手术记录等数据的自动获取和共享,减少重复录入和手工操作的过程,提高工作效率和数据准确性。

4. 支撑绩效评价 DRG 系统的应用不仅仅是对医疗费用进行支付和结算,还可以通过数据分析和应用来支持医疗质量改进、医疗资源管理等方面的工作。医疗机构可以利用DRG数据进行绩效评价，包括产能、服务效率、医疗安全等方面，为决策提供依据和支持。

5. 形成安全体系　为了确保DRG系统的安全性和可靠性，建立一个完善的安全体系至关重要（图1-8-3）。在数据安全方面，医院须制定严格的权限管理机制，保护患者的隐私和个人信息。同时，加强员工的数据安全培训，提高员工对于数据安全重要性的认知。在网络安全方面，为了防止数据丢失或损坏，采用数据加密技术、建立灾备和备份机制、建立DRG系统的监测和审计机制均必不可少。系统工程师还应该定期进行系统安全漏洞扫描和风险评估，发现潜在的安全隐患时须及时修复。通过以上措施的实施，医院可以对DRG系统的网络安全、数据安全等方面进行评估和监控，及时调整和改进系统。

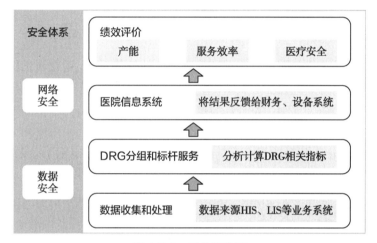

图 1-8-3　系统架构图

（四）应用效果

该系统于2021年上线，目前已经实现通过各类图表可视化地展示全院DRG指标、全院常规指标、全院指标分布图以及全院DRG重点指标本期值、同期值（上期值等）。系统将DRG重点指标分为3类，其中"产能指标"显示CMI值和DRG组数，"效率指标"显示时间消耗指数和费用消耗指数，"安全指标"显示低风险死亡率和中低风险死亡率。管理人员可通过系统查看全院绩效DRG指标、全院绩效常规指标的时间趋势数据，通过切换页签可以查看不同指标的趋势情况。

在科室层面，管理人员可通过系统进行临床科室绩效综合评价。通过统计图展示全院所有科室DRG综合得分、产能得分、效率得分、安全得分。以表格对比形式体现本科室下各个病区的常规考核指标最近时间段内的累计值和目标值的比较情况。以柱状折线图的形式展现各病区下的医师DRG绩效考核指标的指标值比较情况以及各医师的重点指标值与科室的目标值比较情况。用维恩图展示各科室次均费用、平均住院日、药占比未达标的情况，点击维恩图中的某个区域，右侧显示该区域条件的所有科室的次均费用、平均住院日、药占比具体情况。

总的来说，DRG系统的应用效果在于提高医疗质量、控制医疗成本、改革医疗支付制度，以及促进医疗研究和绩效评估。通过DRG系统的应用，实现了医疗服务的优化和医疗资源的合理配置，提升医疗机构的综合管理水平。需要注意的是，DRG系统的应用效果在不同医院和地区可能存在差异，取决于医院的管理水平、数据质量和系统的完善程度。因此，医院需要针对自身情况合理规划和利用DRG系统，充分发挥其应用效果。

二、运营管理系统实践案例

近年来，随着物联网、大数据、人工智能等新技术的不断发展及国家医改政策的深入推进，医院运营管理模式呈现出一定的复杂性和多样性，例如多院区运营模式、医联体运营模式和互联网医院运营模式。为保障医院运营管理分析和决策，实现多模式下医院运营管理的精细化、科学化和高效化，运营管理系统应运而生，以下以某大型三甲医院开发上线的运营管理系统为例进行介绍。

医院运营管理系统是一种集成数据和分析功能的软件系统，旨在帮助医院管理人员和决策者进行全面的运营分析和决策支持。它集成并汇总来自不同部门和系统的数据，包括患者数据、医疗费用、药品消耗、人力资源等。将数据以图、表格和指标的形式进行可视化展示，并提供仪表盘功能，让管理人员一目了然地了解医院的运营情况和关键指标。通过直观的数据展示，管理人员可以更方便地监控和评估运营绩效，及时发现问题并采取措施。同时，平台可以进行各种运营分析和预测，例如患者流量分析、门诊和住院业务分析、医疗费用分析。通过分析历史数据和趋势，可以预测未来的运营情况，帮助医院做出科学的决策和规划。此外，管理人员通过平台比较实际绩效与预期目标、行业标准或历史数据，可以评估医院的运营绩效，发现问题和机会，并提出改进措施。这有助于医院不断优化运营，提高效率和质量。

（一）总体架构

该院医院运营管理系统设计5层架构如图1-8-4所示，分别为数据采集层、数据存储层、数据计算层、数据服务层和数据应用层，以满足数据查询的全面性、即时性和标准性需求。

1. 数据采集层　通过Sqoop工具完成Caché、Oracle、MySQL等关系型数据库数据同步，利用Flume工具完成日志数据的采集，结合实时数据采集和离线数据采集两种模式，规范、全面地完成医院运营管理原始数据的采集和入湖。

2. 数据存储层　采用HDFS分布式存储技术，支持包括结构化、半结构化和非结构化的数据存储。采用Iceberg技术进行数据湖存储管理，基于快照技术和表格式，能够实现以最低的开销对数据湖中数据进行快速访问和读取。数据湖采用读时模式，支持多源异构数据的存储，而表格式也提供了灵活的字段变更功能，不需要重刷全量数据，极大地提高了数据湖的存储灵活性。

3. 数据计算层　采用基于批处理离线数据仓库、关键业务实时数据仓库相结合的Lambda架构，可分为实时计算、离线计算、数据整合3个部分。采用Kafka进行实时数据采集存储，结合Spark Streaming进行实时数据计算，采用Hive进行离线数据的批处理。

4.数据服务层 通过主数据和服务总线技术,对外提供数据相关的标准化接口服务,能够确保本院区、分院区和医联体医院数据使用的一致性和灵活性。同时以模块化的方式提供数据挖掘分析算法包,能够支持运营管理人员的数据自助挖掘和分析。

5.数据应用层 向医院运营管理用户提供各类数据查询功能,包括数据分析自助服务、大数据驾驶舱、指标综合查询、元数据综合查询等。

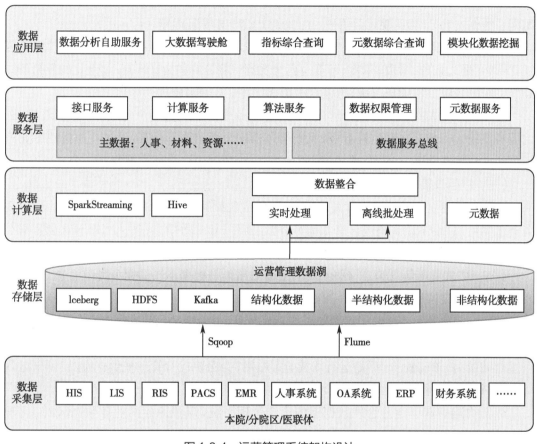

图 1-8-4 运营管理系统架构设计

(二)功能设计

1.数据自助服务 通过数据湖的计算层和服务层处理后的运营管理数据,支持数据自助分析功能,能够根据业务场景和指标分析需求对外提供自助服务。运营管理人员在申请审批后获得对应层级的数据权限,即可按照数据自助任务流程,自助进行数据消费。数据自助任务流程包括数据源选择、数据筛选规则确定、数据输出字段及格式设置、生成任务数据结果 4 个步骤。

数据源选择包括预设置的通用主题数据和自定义数据源两种类型,其中通用主题数据包括就诊主题、病案主题、收入主题等,如果主题数据不能满足数据自助需求,用户可按照自助筛选符合条件的元数据和指标数据进行自定义数据源创建。数据筛选规则包括用户创建自助数据任务对应的数据时间范围、特殊字段业务规则或多字段组合规则,通过业务规则定义数据输出范围。在确认完成数据输出字段的设置和对应输出格式无误后，运行数据自助任务即可生成对应的数据结果。

2．多维报表查询　根据管理科室的具体需求，提供定制化的管理数据报表开发服务，同时通过呈现可视化界面实现用户端的实时分析、查询功能。例如，医院管理人员通常关注医院医疗资源配置情况，通过系统化集成医院各科室的人员、床位、手术室占用、医疗设备使用情况等数据。将这些数据通过报表进行集中展示，管理者可以快速掌握医院医疗资源配置的整体情况，为医院运营管理实时决策提供即时数据支持。

3．全局驾驶舱管理　面向运营管理决策层，支持多维度、多指标的运营管理驾驶舱可视化功能，通过按日、月度、季度、年度运营情况的趋势分析和指标预测，精细化的数据下钻功能，支持科室层级、业务层级、医院层级资源优化配置和运营决策。

4．数据实时监控　支持数据指标的实时监控预警，例如，急诊患者就诊量数据看板、医院业务系统运行情况实时监控看板、系统服务器安全性监测看板等，通过快速搭建各业务场景的实时数据看板，运营管理人员能够灵活应对突发情况，提高决策效率。

（三）应用效果

该院已经建立了成熟的运营管理数据湖，其中包括就诊主题、病案主题、收入主题等多业务数据域，就诊主题主要包含患者基本信息，挂号、诊疗等信息；收入主题包含患者基本信息、就诊信息、医嘱信息、开单收费和退费等信息；病案主题则包含患者住院的基本信息、诊疗信息、住院费用信息等。这些不同的主题数据均是根据不同的业务类型而建立，可以支持用户快速定位所需数据类型，然后进行自助查询。同时，基于运营管理数据湖，可以为管理部门定制化开发各种使用频次较高的管理报表，目前该平台已支撑 300 余张管理报表的查询使用，并配备专门的运维人员进行报表日常维护。此外，数据湖还支撑着医院运营管理驾驶舱、门诊驾驶舱、后勤运行驾驶舱等应用，为医院运营管理提供支撑，有助于运营管理不断精细化、科学化和高效化。

以上构建的基于运营管理数据湖的运营管理系统，以最原始的业务数据入湖，后置ETL，可按运营需求进行数据挖掘和分析，极大地提高了数据使用的准确性和灵活性，为提升运营管理效率和质量提供了一种全新的工具和思路。后续可聚焦于云技术、湖仓一体化技术研究和拓展，更好地利用大规模医疗数据，实现医院高效率运营管理。

三、绩效管理系统实践案例

医院绩效管理过程主要是制订计划、考核并评价、分析考核结果并进一步提出改进措施，从而实现组织绩效目标。整个过程涉及的数据分散存储在各个业务系统中，虽然接口方式已经实现一部分的需求数据对接，但绩效管理的特殊性还是会产生大量需要人机交互的数据需求。人工配置维护数据不仅工作量巨大，而且容易产生错误。在三级公立医院组织架构复杂、管理流程繁多、各业务系统数据标准化程度低、指标体系庞大的情况下，迫切需要通过信息化的手段来实现全院级的绩效管理。因此，医院绩效管理系统应运而生，它是一种专门用于收集、分析和管理医院绩效数据的软件系统。它可以提供一种集中管理和监控医院绩效的方式,帮助医院管理层和决策者更好地评估、规划和改进医院的运营情况。以下以某大型三甲医院开发上线的绩效管理系统为例进行介绍。

　　传统的绩效管理系统与业务系统设计模式相似,由于数据来源分散且未成体系,数据标准不统一,要求不同部门管理人员参与录入大量信息,这不仅带来了信息差错多和不及时的问题,也给管理者带来了很大的困扰。并且这种模式无法跟随管理策略的变化而变化。随着医疗信息化建设的不断深入发展,越来越多的医院开始建设数据仓库或大数据中心。其目的主要是连接分散存储的数据"孤岛"和"烟囱",形成一个统一管理的数据中心,并通过合理的数据治理,打造标准统一、元数据统一的数据服务环境。有了统一的数据中心后,医院绩效管理系统在实现的过程中也需要统筹设计和规划。其次,在精细化管理的工作中逐渐形成一定体系的模式和方法,面对不同岗位人员、不同医疗业务设计相应的绩效管理方案,不同的绩效管理方案或机制都逐渐汇总成为绩效管理的核心指标。由于不同的核心指标源于不同的业务,需通过大数据平台对接,将全量数据进行整合,从而实现绩效管理与业务解耦。例如绩效管理核心指标中的人力系数,为了满足精细化管理,需要从人力资源系统人事、外派、离退休、技术职务变动等信息表中获取数据并计算处理,这种模式下绩效管理员就可以清晰了解指标计算过程以保证数据准确可靠。基于此,该院设计并开发了以指标为基础的绩效管理系统,以绩效考核和评分驱动为核心流程实现公立医院绩效管理。

（一）系统架构及建设

　　在整体系统的设计中,核心功能分为绩效考核指标管理、绩效考核对象管理、绩效考核体系设计、绩效考核数据处理、绩效考核评分审核和绩效考核结果管理6大模块。完整的系统架构见图1-8-5。

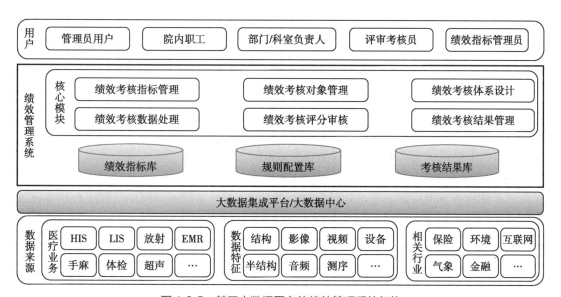

图1-8-5　基于大数据平台的绩效管理系统架构

1. 绩效考核指标管理　模块分为指标管理和指标授权两个部分。指标管理主要由系统管理员和绩效管理员共同进行,维护指标资源池所有指标的属性,包括指标名称、编码、类型、性质、导向、定义、说明等。由高级的绩效管理员对其他绩效管理者或助理进行指标授权，指标可按照等级逐级授权给不同的职能部门，也可根据指标归属部门快速自动授权，如运管部负责运营指标而医务部负责医疗质量指标，满足指标安全管理要求。

2. 考核对象管理 模块包括科室管理、对象管理、对象授权和对象发布。科室管理旨在满足绩效管理的特殊需求，可对考核的组织进行进一步配置。对象管理即将被考核的对象进行树状结构配置，形成单独的版本，方便查询统计。以年终绩效考核科室对象为例，对象授权是对不同的绩效管理员或助理进行单独授权。对象发布是由高级绩效管理员确认正确性和完整性，进行发布或撤销发布。对象发布后，可供体系版本配置该对象版本。

3. 考核体系设计 模块包含体系管理、体系版本管理、体系构建、体系规则配置、体系发布和体系浏览。体系管理和体系版本管理是维护体系的基础数据并确定考核对象。构建体系是由绩效管理员或助理根据绩效管理委员会决议，构建当期体系结构。体系规则配置则主要由助理对每一项指标进行采集、标化、分配权重、计算、校验等规则配置，每一项指标均可快速查看指标属性，除基本属性外还包括指标负责部门、负责人、更新时间等信息。体系发布是由高级绩效管理员在体系构建和规则配置完成后，进行审核确认，审核无误后发布。发布后，被考核的对象（如科室主任）可通过体系浏览查看本期绩效考核要求和指标规则，从而改善管理。

4. 考核数据处理 模块包含数据采集和数据发布。数据采集分为系统采集和手工填报两部分，系统采集的部分从大数据平台中抽取所需绩效指标数据，绩效助理进行审核并导入体系；手工填报部分由助理收集数据批量导入体系中，导入后可查看往期值进行校验。由高级绩效管理员执行指标生成并完成数据审核和数据发布。生成数据过程依照指标体系的配置规则，按配置规则顺序依次计算，最终获得各考核对象的绩效得分数据。数据发布后，系统将通知被考核对象相关负责人，对本科室的数据进行审核。

5. 考核评分审核 模块包含评分科室审核、评分审核和评分发布。评分科室审核由科室管理者审核本科室的绩效数据是否正确，有问题可申诉。评分审核由绩效管理员依照绩效权限分别审核各个考核对象的指标数据。评分发布由高级绩效管理员审核所有绩效指标，审核无误后进行评分发布，反之可针对审核不通过的指标标记打回重新配置。评分发布后相应的考核对象和绩效管理员将可查看评分结果。

6. 考核结果管理 模块分为科室报表、绩效报表和综合查询。科室报表为科室管理者提供了多维度查看本科室本期考核结果数据的功能，并且支持通过操作交互实现指标逐级下钻查询。绩效报表提供给各个职能部门绩效管理者，依照权限查看全院绩效结果，可根据需求排序查看各个指标数据。综合查询供绩效管理员和科室用户查询每个指标具体数据，包括往期值、增幅等。

（二）应用效果

该系统于2020年上线，在当年医院年终科室绩效考评中，共计314项指标全部通过此系统实现，包括指标值和指标对应的明细数据检索查询时间均低于1s。与往年相比，每年年度绩效考核的工作，由原来的20名绩效助理通过Excel文件处理的方式共计耗费近

3 000h，到目前仅需 5 名助理耗费 300h 即可完成；在每一个考核周期内，从采集数据到最后绩效结果输出，由原来的 2 个月缩短到 2 周内完成。无论是从人力资源的投入上，还是绩效考核工作的执行效率上，甚至绩效考核过程和结果的数据质量上，都得到了比较大的改善和提升。具体各阶段耗费工作时间见图 1-8-6。

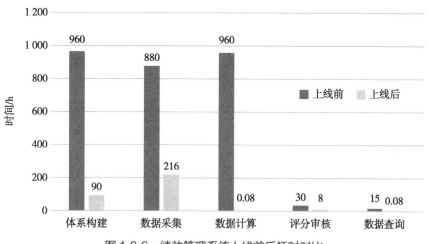

图 1-8-6　绩效管理系统上线前后耗时对比

系统还提供了便利的复制功能，在创建对象结构和体系结构过程中，可以任意复制某一版本的结构、规则、授权，从而降低了配置工作量和风险。另外，本系统具备较完善的授权机制，除指标授权外还有对象授权，如某一助理只负责骨科和心脏内科的绩效，授权后只能配置使用两个科室对象的绩效数据。通过这种方式降低安全风险，方便操作使用。然而，本系统还存在可以优化改进的地方，如用户交互上目前不支持自由拖拽指标，快速构建体系树。目前绩效系统已通过大数据平台对接获取接口类指标 103 项，主要是运营类和人力资源类，还缺乏教学、科研、学科建设等类型指标，这部分指标暂时通过手工填报方式导入系统。

公立医院的绩效管理是一个长期的过程，医疗行业的特殊性，也需要在精细化管理中做到针对性的细化管理。无论是绩效管理指标的内容和数量，还是绩效指标对应的明细数据采集和管理，甚至绩效的评价和分配管理，信息化系统的支撑越来越重要。随着绩效管理系统的上线，更多绩效管理指标的需求和设计已经提上日程。虽然绩效管理系统已经解决了一部分问题，但在交互性、绩效指标的丰富程度上还有提升空间。同时，针对已有绩效管理指标的知识沉淀，形成以知识库为核心驱动力的智能化绩效管理体系，也值得进一步完善。

四、管理决策支持系统实践案例

医院管理决策支持系统指的是通过信息技术和数据分析方法，为医院管理层提供决策支持和辅助的一系列系统。它们通过集成医院各类数据源，根据管理层的特定需求和问题，建立决策模型和算法，将数据分析和模型结果以可视化的方式展示，如仪表盘、图表、报表等。通过直观的数据展示，管理人员可以更清晰地理解和解读数据。同时，基于系统对历史数据的学习和分析，系统可以为用户提供智能推荐和预测功能。例如，它可以通过预测患者需求、药物库存情况、手术排班等方面，帮助管理人员做出合理的决策和安排。现行较多的管理决策支持类系统有指标集、驾驶舱、管理报表系统等，以下以某大型三甲医院开发上线的指标集系统为例进行介绍。

医院指标集体系包括指标集和指标管理机制两个部分。指标集包括医院运营管理相关的指标集合；而指标管理机制包括指标梳理、评审、发布、运行分析和优化等主要环节的标准和规范。

根据指标来源不同，将运营管理指标集划分为卫生行业管理指标子集和医院运营管理指标子集共2个一级类目，在一级类目下设有二级类目和三级具体指标项目。卫生行业管理指标子集按照国家卫生行业管理目标进行划分，包括三级公立医院绩效考核和医院等级评审指标共2个二级类目。医院运营管理指标子集分为医疗服务、卫生资源、综合管理、医疗保障等共7个二级类目。最终形成医院运营管理的三级指标分级目录，见图1-8-7。

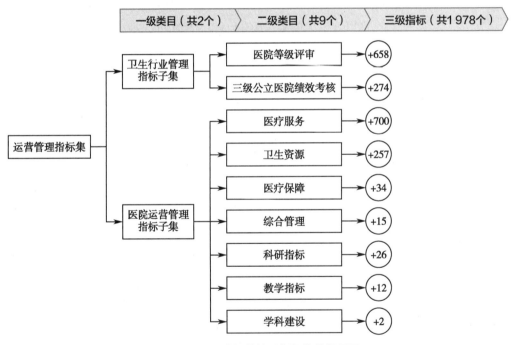

图1-8-7　医院运营管理指标集分级目录

指标管理机制包括指标生命周期管理流程和规范。指标属性定义为指标负责人、发布机构、版本号、指标状态、指标统一标识符、指标类别、指标名称、指标定义、计算方法、上游指标、下游指标、关联指标、指标热度、被报表使用情况、数据来源、数据类型、元数据映射关系、指标单位、参考范围、监控级别和保密级别等。指标的新增和修订的来源主要包括两大类：一是卫生行业管理引起的变更，比如三级公立医院绩效指标的调整；二是医院自身的管理需求,比如新增医联体医院或分院区,需要启用新的指标。指标管理机制见图 1-8-8,对指标进行定期梳理和评审,以确保指标质量。应避免指标重复、指标定义模糊、引用关系缺失、指标更新滞后等问题,使运营管理系统真正落地使用。

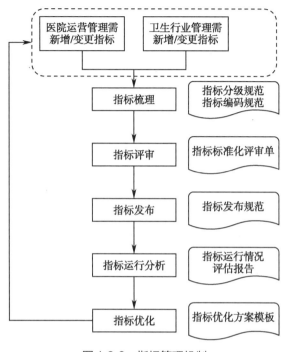

图 1-8-8　指标管理机制

(一)总体架构

医院运行指标集涉及不同管理活动的指标内容,指标数据源自不同的业务管理系统,指标集系统建设的基础,是将分散在各业务系统中的数据进行整合后统一存储并管理。传统的做法是从各业务系统将指标值计算好存储至一张结果表,根据这张结果表进行指标的查询和二次统计。这种方式的缺点在于代码开发工作量大且数据复用性差,无法对指标来源的明细数据进行具体分析和原因追溯。

基于此,该院运行指标集设计分三层结构,从数据平台层到主题分析层最后到指标集应用(图 1-8-9)。数据平台的出现为数据服务工作扩展了更大的空间,可以将分散在不同系统中的数据整合在一起。在数据平台的基础上进行指标集系统的开发,更有利于指标数据源、指标规则的统一,可以让指标值与参与计算的相关因素建立关联关系,一旦发现指标值的异常便能够很方便和高效地调阅明细数据。根据指标体系的数据内容和需要将卫生资源、医疗服务、医疗保障、教学、科研和综合管理等各类数据都抽取到数据平台上。

基于数据平台上的主题分析层和指标集应用层均采用多维数据模型组织和存储数据。多维数据模型能更快速地进行数据整合和数据汇总,更直观地表现指标数据之间的规律。多维数据模型须定义维度和度量,度量是目标计算值,维度是对目标计算值的分析角度。主题分析层的应用,偏重具体的问题归因、数据的上下钻取、明细查询,因此在设计多维模

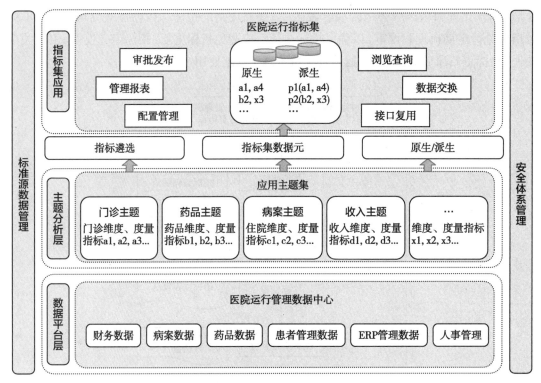

图 1-8-9　医院运行指标集三层架构

型时采用"维多量少"的原则。重点考虑与分析相关的多种维度,如门诊主题的维度有就诊日期、科室、费用分类、预约方式、患者来源、患者年龄、患者性别、看诊专家级别、看诊专业等,而度量只有门诊人次、门诊费用、开诊人次。综合运行指标集应用层中的指标,更加偏重全局,是将众多管理点集中在一起分析。因此,多维模型的设计采用"维少量多"的策略。将符合遴选标准的主题分析项目进行维度抽象,形成共性维度,如科室、医生和日期,而其对应的值即为指标的度量值。通过三层架构逐级汇聚的方式保证指标数据的一致性,通过多维模型的技术保障指标查询的效率。

运行指标集的计算流程根据指标的来源不同分为两类,即原生指标和派生指标。原生指标是指在形成指标集的指标项目时,与主题分析层的属性、定义和度量值均保持一致的指标;派生指标指的是多个不同的原生指标按照一定计算规则得到的一个新指标,如每床占用业务用房面积比率。符合遴选标准的各个应用主题指标,首先完成原生指标的生成;其次,在原生指标基础上生成派生指标,较好地解决了跨主题域指标联动的问题。经过这两个步骤最终形成医院运行指标集多维数据中的指标项目。

(二)应用模块设计

1.指标配置管理　统计人员用于统一管理指标元数据的工具。通过该工具,实现指标元数据的可视化管理,管理的内容包括前文介绍的指标通用属性、专用属性和医院管理属性。在实际应用中,采用互动式的维护方法,即在授权范围内由临床或管理部门中更为专业的人士协同完成修正、统一专家评审发布,生成明确定义的、适合医院管理需要的指标知识库,最终形成可共享、可交换、可继承的知识成果。

2．指标浏览 不同需求的用户可以在这个平台上任意调阅各个指标的定义、用法、指标值等相关信息,以参考书的形式呈现,进一步提升用户的操作体验。在该平台上,用户可以对指标的主要信息进行检索,高级用户可以使用扩展的详细检索功能快速查阅所需指标。该平台也支持用户自定义收藏兴趣指标。

3．指标月报发布 医院运行指标集中存储的是医院各类管理指标的合集,系统支持根据不同的管理目的筛选各自关注的指标值,形成不同类别的管理指标子集,按月发布,形成各类综合管理月报。如医院综合管理月报、医院经营管理月报、医院干部考核月报等。另外一些偏重专业性质的月报如抗菌药物管控月报、行风管理月报等,应在具体的应用主题中呈现,不在医院运行指标集的应用范畴内。除直接发布月报,还可以在不同类别指标子集的基础上,设置指标权重值、分类权重值,形成关键绩效指标报表,获得综合评分,以评价不同科室或不同医生在某类管理要求下的工作开展情况。

4．指标综合查询 基于数据平台的指标多维数据集允许对数据进行切片和切块,可以很容易得到某科室、某医生、某个时间段指标汇总和明细信息。医院运行指标集的多维模型中,维度是时间、科室和医生,度量是各类指标值。在此数据模型基础上利用综合查询工具,随意拖拽维度和度量,可以实现指标维度的任意组合,统计人员可以很轻松响应业务需求部门的各种报表需求。在一定的授权范围内,业务数据用户也可以使用该工具自行组合指标形成报表,还可以进行各类指标的加减乘除运算。指标的应用不再受主题或报表的限制。基于数据平台构建的多维模型指标集的优势在于效率高、速度快、指标共享性高,更重要的是可以应用统计方法在海量历史指标数据中发现新知识、挖掘新问题。通过关联分析可以找到指标之间的隐藏关联网,通过预测分析可以发现指标自身的变化规律,通过偏差分析可以发现指标的异常情况,根据发现的隐藏信息再去应用主题中寻找问题原因,进一步优化管理,提高医院对变化的洞察力和应对能力。

5．指标复用 提高数据和指标的复用性,是设计开发指标集管理系统的目的之一。传统的指标复用方式是通过代码实现,在指标本身都还未得到统一管理的情况下,接口开发越多,指标数据误差就越大。因此在基于标准化管理的指标集系统上,提供统一的接口服务(目前支持 Web API 和 Web Service 两种服务)调用,并且按照统一标准的 Json 和 XML 格式提供指标的数据集和元数据集。随着移动医疗的发展,科室门户网站、医生 APP 应用等都提出了指标数据需求,在科室登录门户主页需要查询本科室工作量、工作质量指标,在医生 APP 应用中医生需要查询与自身相关的质控指标、绩效指标,这些需求都可以通过医院运行指标集管理系统的指标复用接口实现。

(三)应用效果

目前该系统应用的指标数已超千个,数据平台层已连入医学信息系统、放射信息系统、检验信息系统、企业资源计划系统等,主题分析层已建有丰富的数据分析主题,包括收入、门急诊、住院、医保、药物管控、处方和医疗质控等主题,保障了最上层的指标应用层的数据来源支撑。遴选的医院指标项目已基本满足医院经营管理的需要,接着还将根据医院精细化管理的需求纳入更多的指标内容。运行指标集已实现将指标结果值按图形、报表展现和综合查询，对于指标标准的可视化管理如指标配置、参考书浏览和指标集的扩展应用如月报发布、指标复用等功能已步入稳定运行阶段，这些模块的补充应用会让医院运行指标集更加完整和易用，也标志医院数据应用的整体能力提升。

该指标系统应用效果良好，究其重点是有力支撑了管理需求，且不断跟进管理目标持续更新扩充指标内容，与时俱进。同时，通过统一的管理平台和指标应用体系，保证了统计指标的一致性存储、高效性利用和共享性复用，解决了"数出多源"的管理问题，让数据服务医院管理工作变得更加有序、高效和准确。

（李玲玲　吴明月　李　楠　王觅也　石　锐　黄　进）

第九章

医院绩效考核评价

一、绩效的含义

（一）绩效

"绩效"源于英文单词 performance，原意为"履行（implementation）""执行（execution）""表现""行为（behavior）""完成（accomplishment）"等，现在也引申为"性能（capability）""成绩（success）""成就（achievement）""成果（production）"等。

在管理学中，绩效一般指工作的成绩及成效，对其内涵的诠释主要有三种观点：一是结果观，认为绩效是在特定时间范围内完成某种任务或达到某个目标，因此绩效评价的主要内容是产出和结果；二是行为观，认为绩效是执行或完成一项活动、任务或职能的行为或过程，是员工所控制的与组织目标有关的行为，因此绩效评价的主要内容是行为和态度；三是综合观，认为绩效是工作的过程及其达到的结果，因此绩效评价的主要内容包括行为和结果。

（二）医院绩效

按照世界卫生组织（World Health Organization，WHO）的定义，医院是致力于卫生行动的组织、机构和资源。医院的绩效目标包括，以改善人口健康、提高卫生系统反应性、确保筹资公平性为核心，提供安全、有效、及时、高效、公平、以患者为中心的高质量医疗服务，达到提高绩效、降低死亡率、减少危险因素和以健康发展为中心的战略目标。

医院具有公益性、服务性、经营性等多重特征，面临患者、行政管理部门、医保支付部门、医院内部管理者及医务人员等多方面的利益相关者，因此，医院的绩效具有明显的多元性和复杂性。要正确理解医院绩效，须把握以下几点：一是医院绩效既包括医疗服务本身也包括医疗服务的健康产出；二是医院绩效是落实医院规划的核心驱动机制；三是医院绩效可以通过一系列指标和标准来衡量和体现，国际上一般认为医院绩效包括四个维度：技术效率、配置效率、质量和公平性。

我国研究者认为医院绩效是社会效益和经济效益的综合，需兼顾短期效益与长期效用。医院绩效可从结果和行为两个方面来评价，结果是指医院管理活动中能够记录的工作业绩，包括医疗服务的数量和质量、医疗费用、科研成果、医学教育培训等；行为是指医院职工的医疗、科研、教学、管理等活动的能力与表现等，包括工作效率、服务满意度等。

二、绩效管理

（一）定义

绩效管理是组织管理者在使命与核心价值观引领下，为实现愿景和战略目标而开展的循环过程，涵盖绩效计划、监控、评价与反馈等环节。其核心在于确保组织成员的行为及成果与组织目标相一致，并通过持续提升个人、部门及组织绩效，推动战略目标的达成。

医院绩效管理是基于医院战略目标，为改善组织或个人工作行为、优化预期工作成果开展的一系列管理活动。医院绩效管理系统能够将员工具体的工作活动与医院的战略目标联系起来，从战略目标出发，建立科学规范的绩效评价指标体系，把组织、团队和个人的绩效紧密地联系在一起，在引导个人、团队提高绩效的同时促进医院整体绩效的提升，确保医院战略目标的实现。

由于绩效是一个多维建构，测量的角度和要素对结果具有显著影响，因此，绩效管理可分为多种层次。广为接受的观点是，绩效管理可分为组织、团队、个人三个层次，其管理对象分别为整个组织、组织中的团队或部门和组织中的个人，三个层次的绩效管理既相互区别又密切联系，构成了有机整体，个人、团队的绩效目标要与组织整体绩效目标相一致，组织绩效水平取决于组织中团队、个人的绩效水平。

（二）主要功能

医院绩效管理的功能主要包括：导向功能，通过将各方面关键指标纳入绩效管理体系，引导团队和个人都为实现医院整体目标而努力；监测功能，通过实时跟踪绩效指标，及时反映医院各方面运营情况；诊断功能，通过定期监控绩效计划的执行情况，及时发现组织中存在的问题和偏差；激励功能，将绩效评价结果应用于奖金分配、岗位聘任等各方面，能够发挥有效的激励约束作用；资源配置功能，绩效评价的结果和绩效指标的比较有利于帮助医院优化人力、床位、设备等各类资源配置。

（三）实施步骤

医院绩效管理的主要步骤包括绩效计划、辅导实施、考核评价、绩效反馈和结果应用五个环节。绩效计划是指在新的绩效周期开始前，管理者和员工根据战略规划和年度计划，通过绩效面谈，共同确定组织、部门和个人的绩效目标，形成年度目标责任的过程。辅导实施是指在绩效管理实施过程中，管理者与下属通过持续的绩效沟通和数据分析，对员工的行为及绩效目标的实施情况进行监控，并提供必要的指导和支持的过程。考核评价是根据绩效目标和绩效评价标准，对团体或个人一定周期内的绩效水平进行评价和考核，并形成考核结果的过程，考核评价是绩效管理过程中的核心环节，也是技术性最强的一个环节。绩效反馈是在绩效评价结束后，管理者通过书面或面谈等方式，将评价结果反馈给被考核对象，并共同分析绩效问题及原因，制定绩效改善计划的过程。结果应用是指绩效评价结果可用于奖金分配、评优评先、职称晋升、岗位聘任、职工培训、资源配置等方面，以强化激励机制，更好地促进绩效提高。有效的医院绩效管理应具备五个基本要素，即组织战略的清晰性、目标的挑战性及可衡量性、保证目标实现的高效组织结构、有效的绩效沟通、绩效评价与反馈机制及恰当的绩效结果应用。

三、绩效考核

（一）定义和起源

绩效考核，又称绩效评价、绩效评估、绩效考评等，是绩效管理的核心环节。绩效考核是指运用一定的评价方法、量化指标及评价标准，对组织为实现其职能所确定绩效目标的实现程度，及为实现这一目标所安排预算的执行结果进行的综合性评价。

绩效考核最早起源于英国文官制度，旨在解决依据资历与任职年限晋级带来的冗员充斥、效率低下等问题。19世纪50年代起，英国进行文官制度改革，开始建立注重个人表现、观察个人才能的考核制度，并依据考核结果实施聘任与奖励。考核制度的实行，极大提高了英国文官的工作积极性，明显提升了政府行政管理的效能，也为其他国家提供了榜样与经验。1887年美国也建立起了文官考核制度，文官的任用、加薪与晋级都要以工作考核为依据。随后，绩效考核方法被一些企业借鉴，开始通过考核客观评价员工实效，并将考核结果作为奖惩、培训、职务升降与任免的依据。

（二）医院绩效考核

医院绩效考核是根据医院绩效目标协议书所约定的评价周期和评价标准，由医院绩效管理主管部门选定的评价主体，采用有效的评价方法，对医院的科室、组织及个人的绩效目标完成情况进行评价的过程。医院绩效管理是落实医院发展战略的工具，是医院推进改革发展各项工作的抓手，考核结果为人才选拔、岗位聘任及薪酬分配提供依据。绩效考核按层次可分为对医院整体绩效的考核、医院内部对各科室（部门）、医疗单元等的考核和对员工个人的考核。

第二节 医院绩效考核评价方案设计

一、主要方法

（一）目标管理法（MBO）

目标管理由美国管理大师彼得·德鲁克于1954年在其名著《管理的实践》（*The Practice of Management*）中提出，是以目标为导向，以人为中心，以成果为标准，而使组织和个人取得最佳业绩的现代管理方法。目标管理旨在从组织全局出发，在一定时期内，为组织各层面从上至下制定切实可行的目标，并且各层级人员必须在规定时间内完成其目标。有效实施目标管理，有利于提高组织和个人的绩效水平，改进组织的职能分工与作业流程，调动各部门的积极性，激发员工的主动性和创造性，促进组织内部沟通并加深员工对组织发展方向的理解。

目标管理法是医院绩效考核最早使用的方法之一，在美国、日本等多个国家和地区都有广泛应用。基于该方法，将考核目标的实现程度作为绩效考核的核心内容，使管理目标与绩效考核紧密结合，从而更加客观、准确地反映医院的工作成效。在实际使用中，目标管理多用于易于量化比较的临床业务部门考核，通过年度目标责任书约定绩效目标，年底据以考核。

（二）目标与关键成果法（OKR）

1987—1998 年安迪·格鲁夫对传统目标管理模型做了修改，提出了关键结果（key results）的概念，并把它附加到有限数量的目标（objective）上，其中，目标是指驱动组织朝期望方向前进的定性追求，关键结果是用于衡量指定目标达成情况的定量描述。OKR 是一套严密的思考框架和持续的纪律要求，旨在确保员工紧密协作，把精力聚焦在能促进组织成长的、可衡量的贡献上。严密的思考框架，是指对绩效结果的追踪不应只限于数据，而要深入思考数据背后的问题，帮助组织找到未来的突破口；持续的记录要求，是指要以较短的周期刷新 OKR，仔细确认结果达成情况；确保员工紧密协作，是指最大化组织内员工的协作程度，OKR 要经过充分沟通确定，其内容和达成情况要向所有成员公开；精力聚焦，是指用 OKR 来识别最关键的业务目标；做出可衡量的贡献，是指关键结果应该是定量的，能够被准确衡量。

硅谷风险投资家约翰·杜尔在其著作《这就是 OKR》中介绍了 OKR 如何推动各类组织获得成功，其中既有小型初创公司，也有《财富》500 强企业。2013 年之后，OKR 逐步被硅谷知名企业应用，并逐渐风靡全球，近年也得到医院管理者的关注。

（三）关键绩效指标法（KPI）

KPI 是把企业战略目标分解为可操作的工作目标，将少量关键指标作为绩效考核标准的方法。KPI 方法的核心思想是意大利经济学家帕累托发现的"二八原理"，即 80% 的工作任务是由 20% 的关键行为完成的。因此，必须抓住 20% 的关键行为，将其作为关键绩效指标进行分析和衡量，这样就能抓住业绩评价的重心。

KPI 考核法在医院各个层面的绩效考核中都得到了广泛的应用。《国务院办公厅关于建立现代医院管理制度的指导意见》（国办发〔2017〕67 号）也从指标设置的角度对医院建立健全绩效考核体系提出了具体要求，包括：围绕办院方向、社会效益、医疗服务、经济管理、人才培养培训、可持续发展等方面，突出岗位职责履行、工作量、服务质量、行为规范、医疗质量安全、医疗费用控制、医德医风和患者满意度等指标。

（四）平衡计分卡（BSC）

平衡计分卡（balanced score card，BSC）是罗伯特·卡普兰（Robert Kaplan）和大卫·诺顿（Davit Norton）1992 年在《哈佛商业评论》上发表的"平衡计分卡——驱动绩效的度量"中提出的。作为一种绩效管理方法，平衡计分卡在逐步丰富完善的过程中形成了三方面核心内容：一是平衡计分卡（1992—1993 年），针对传统的财务评价指标只关注过去的绩效结果、忽视绩效的过程与未来的问题，卡普兰等提出要从财务、客户、内部流程、员工学习与成长四个方面平衡地设计指标体系，合理地评估绩效。二是战略地图（strategy map，SMP）（1993—

2001 年），通过战略地图对评价指标进行识别与过滤，保证战略可描述、绩效可评价。三是战略中心型组织（strategy focused organization），其特点是，让战略成为组织管理的中心议题，能让全体员工理解并为之努力，组织内的任何资源和行动都可以围绕战略协同起来，通过平衡计分卡帮助组织在业务单元、服务部门和员工个人之间建立新的联系。

平衡计分卡最早应用于生产型企业，并获得了巨大的成功，而后逐步延伸到政府和非营利组织中。20 世纪 90 年代末期开始，越来越多医疗机构引入了平衡计分卡。目前，美国、新加坡等地的大量医疗组织都采用了平衡计分卡的管理体系，该方法在我国的公立医院中也得到了广泛的应用。

（五）360°绩效考核法

360°绩效考核法，又称"360°反馈"或"全方位考核法"，是指由被考评者的上级、同级、下级、客户以及本人对被考评者进行全方位的评价，考评内容包括员工的任务绩效、管理绩效、态度能力等多个方面。360°考核注重实施考核结果反馈，通过为被考核者提供多角度的反馈，促进其改善行为、提高绩效。

现代 360°考核的理论框架最早由美国密歇根大学（University of Michigan）学者爱德华兹（Clark L. Edwards）和埃文（Robert J. Ewen）在 20 世纪 60 年代提出，20 世纪 80 年代之后迅速被许多企业采用。由于考核的全面性，在我国各类事业单位包括公立医院中也有很多应用，一般来说，该方法运用于医院内部绩效考核时主要适用于难以量化与比较的职能科室、服务部门等。

（六）卓越绩效管理

卓越绩效管理是组织绩效管理的代表模式之一，源自 20 世纪 80 年代美国建立的波多里奇奖国家质量奖评审标准，其内容是许多世界级企业成功经验的总结。卓越绩效管理的核心价值观共有十一条，包括：远见卓识的领导，顾客驱动的卓越，组织和个人的学习能力，重视员工和合作伙伴，快速反应和灵活性，关注未来，促进创新的管理，基于事实的管理，社会责任，关注结果和创造价值，系统的视野。这些核心价值体现在卓越绩效评价的七个大类的要求中，分别为领导、战略、以客户为中心、测量分析和知识管理、以员工为本、以运营为关注焦点、结果，这些都作为组织全体员工，尤其是高层管理人员的理念和行为准则。

卓越绩效管理目前在 70 多个国家和地区得到了应用，该模式对于帮助医院认识自身核心竞争力和持续发展能力、发现需要改进的空间具有一定的启示作用。

二、绩效考核方案设计

（一）绩效考核主体

绩效考核的主体是指对评价对象做出考核评价的实施者。不同的绩效考核主体会按照各自的考核评价目标，确定不同的评价指标和标准。考核评价主体需要满足一定的条件，应能够及时、准确地掌握被考核者的信息，对被考核者的绩效目标、工作行为以及产出结果有专业、清晰的了解，从而确保评价结果的科学、准确和有效。

按照考核评价主体与被考核者的不同关系，医院绩效考核可分为外部考核和内部考核。外部考核是指医院以外的主体对医院整体或某一方面的绩效实施的考核和评价。医院外部考核中最主要的是管理部门对医院的考核，即政府、办医机构等管理部门为履行管理职责，跟踪评价医院绩效水平和重点工作推进情况，对医院开展的考核和评价，我国最具代表性的是全国三级和二级公立医院绩效考核。内部考核指医院内的管理机构或科室管理者对科室、医疗组或个人开展的绩效考核和评价。内部绩效考核的实施主体既包括专职的绩效管理部门，也包括负责医疗质量、费用控制等专项绩效管理的其他职能部门。内部考核是外部考核评价在医院内部管理中的延伸，也是医院实现战略目标的抓手，医院通过对不同岗位、不同职级医务人员实行分级分类考核，有助于将政府、举办主体对医院的绩效考核落实到科室和医务人员的医疗行为中，同时推动医院战略目标的实现。

（二）绩效目标体系

确定科学可衡量的绩效目标，是绩效考核的基础。将医院的绩效目标分解到各部门、各岗位，下一层级的目标要为上一层级的目标服务，从而建立医院的绩效目标体系。构建绩效目标体系，实质上就是将医院目标细化为清晰、可操作的任务，把目标责任落实到每个具体的岗位和个人。制定目标时，应遵循"SMART"原则，即要明确（specific）、可衡量（measurable）、有共识（agreed）、实际可行（realistic），以及有时间限制（timed），以确保目标能够有效执行。

目标分解的主要步骤包括：①根据医院发展战略确定医院总体目标，并明确年度工作目标；②分析政策、经济、科技等环境因素，确定各项工作目标的优先顺序；③根据部门职责和资源禀赋，由管理者和部门共同讨论确定各部门的目标和关键任务；④部门内部沟通确定每个员工的目标和关键任务；⑤公布绩效目标体系，明确目标任务的时间节点和管理办法。

（三）绩效考核内容

绩效考核的内容可以包括结果和过程两个方面。结果考核关注科室和个人工作目标的达成情况，包括产出的数量、质量和效果等。在医院层面设立的评价指标通过明晰医院的使命、核心价值观、愿景、战略以及明确医院的阶段性工作任务来设计完成；科室的绩效评价指标主要根据部门的职责以及承接或分解医院的战略目标来制订；员工个人绩效的评价指标则可以根据员工的岗位职责以及承接或分解部门的绩效目标来确定。过程考核关注科室或个人工作的方法和步骤，包括行为的规范、效率及工作态度等，具体内容根据考核对象的工作职责和绩效目标确定。

在实施中，结果考核和过程考核往往会结合使用，具体内容会根据考核对象设置。例如，针对不同的发展阶段设置不同的考核内容，处于高速发展阶段的组织多偏重结果考核，处于稳定期的企业多偏重过程考核；组织内部对不同的层级进行考核时，对层级较高的考核对象多偏重结果考核，对层级较低的考核对象多偏重过程考核。绩效考核的内容最终会表现为一系列具体的绩效指标，通过绩效指标反映绩效现状及其与预期目标间的差异，以便对员工绩效进行科学评估和信息反馈。

三、绩效考核实施

绩效考核的实施过程包括绩效界定、绩效衡量、结果评定和应用、绩效反馈四个方面。绩效界定是确定考核的项目，并将项目明确为具体的指标和标准。绩效衡量是日常对被考核者的绩效进行记录和衡量的过程，通过定期或实时的数据监测，比较被考核者的实际绩效与绩效目标的差距。结果评定和应用是指基于绩效衡量情况评定考核结果，并将结果应用于货币性激励或非货币性激励。绩效反馈是考核者与被考核者之间进行交流的重要过程，一方面考核者要将考核结果反馈给被考核者，另一方面可听取被考核者的问题困难和意见建议。

在考核实施的过程中，绩效沟通要贯穿始终。通过沟通，在考核前期能够使考核者和被考核者共同参与确定目标，在考核过程中有利于让考核者及时发现问题、做出调整，在考核后能够促进绩效在下一周期的进一步改善。充分沟通还有利于保持工作的灵活性，在外界环境的快速变动中，及时做出调整。

第三节　医院绩效考核评价指标设计

一、指标收集

考核指标是绩效考核体系的核心内容，收集指标是确定考核指标的基础。收集指标可采取多种方法。文献分析法：通过既往文献资料，收集各类指标、内涵、属性及适用范围。文献的类别包括：有关档案资料、公开出版的书籍刊物、管理部门的各类文件、新闻报道等。头脑风暴法：组织业内专家开展专题讨论，由专家聚焦问题自由提出尽可能多的指标，专家在集体讨论的过程中会相互启发，产生一系列的新观念，有助于开发新方法、新指标。战略目标分解法：从组织目标出发确定组织的绩效指标，再将组织的指标自上而下地依次分解到各个部门、各个岗位，再将年度目标分解到日常。鱼骨图法：从分析现存的问题及查找原因的角度收集指标，用类似鱼骨的图形，将问题标在鱼头外，在鱼骨上延伸出鱼刺，列出产生问题的各种可能的原因，基于问题和原因分析，设计评价指标，推动问题改善。

二、指标遴选

指标收集阶段会收集到大量指标，需要对指标进行遴选从而确定合适的指标，纳入考核指标体系。指标遴选可采用多种方法。聚类分析法：用于将同一维度的多个指标凝练为少量指标。在指标分类的基础上，从每一类具有相近性质的多个指标中选择典型指标，以精简指标数量，减少评价指标间的重复信息。主成分分析法：用于挑选最具代表性的指标。从众多的相关指标中，选取数量较少且相互独立的指标，并保留大部分信息的方法。变异系数法：用于挑选具有适当敏感性的指标。基于指标数据进行统计分析，通常挑选介于变异系数最小与最大之间的指标作为评价指标。

三、指标权重

指标权重是将多个指标汇总为一个考核结果的重要参数，也是对各方面考核指标重要程度的定量分配，权重越高的指标其重要性也越高，相应考核的引导力度也越强。指标确定后，就需要为每个指标设置权重，形成和指标体系相对应的权重体系。设置权重的方法主要有主观赋权法和客观赋权法两种。主观赋权法：包括主观经验法和专家调研法。主观经验法是指考核者凭借以往的经验为指标赋权，要求考核者对考核对象非常熟悉，一般需要多个专业部门联合参与。专家调研法是指通过专家意见形成指标权重，在汇总分析不同专家的权重时，还可以采用灰色定权法、模糊定权法和层次分析法等。客观赋权法：是从实际数据出发，根据指标的数据分布、相关性等进行权重调整，主要方法有因子分析法、相关系数法、熵权法等，此外，TOPSIS 法、秩和比法等也可以将多个指标的数据整合为一个可比较的评价结果。

在考核体系中，有时也会根据管理需要纳入不设权重的指标，即非权重指标。非权重指标一般考核重要事项，包括否决指标、奖励指标等。

四、考核周期

考核周期，是指开展绩效考核的期限，周期越短则考核的频率越高。不同的考核对象和考核指标适用不同的考核周期。常用的考核周期有月度考核、季度考核、半年考核、年度考核和聘期考核等。考核周期的选择一般会考虑指标属性、考核对象特点、考核效果和管理成本等因素。

实施考核时，要在每个考核周期对考核目标的完成情况进行评价，常用的方法有等同法、拆分法和累积法。等同法：就是把每个考核周期视为等同，对每个周期的指标进行独立的考核，该方法适用于考核周期和业绩周期一致的情况。拆分法：就是对每个考核周期进行个性化考核，每个周期的考核目标按照当期的考核目标分别设置，该方法适用于按照业绩周期的明确节点划分考核周期的情况。累积法：就是把若干个考核周期的指标累积在一起进行考核，该方法能够防止考核对象在不同考核周期之间人为调节指标，适用于将业务周期覆盖多个考核周期的情况。

五、评价方法

（一）比较法

比较法是将评价对象进行相互比较评价其相对水平，进而得出评价结果的方法，按照具体的比较方式又可分为排序法、配对比较法、标杆比较法、强制分布法。排序法：是将被考核者的绩效指标从高到低进行排序，排序高的则获得较优的考核结果。该方法适用于工作量、工作效率等量化指标。配对比较法：是将每个被考核者与其他被考核者进行逐一比较，每次比较都得到"高绩效者"和"低绩效者"，然后统计每个被考核者获得"高绩效者"的次数，次数较多的即获得更高的考核分数。该方法适用于被考核者数量有限的情况。标杆比较法：是将每个被考核者与事先选定的标准对象进行比较，进而评价绩效结果的方法。该方法标准明确，有利于提高被考核者的积极性，操作的难点在于标准对象的选择。强制分布法：是按照正态分布，将被考核者按考核指标分配到固定数量的优秀、一般、较差的结果中，评价结果为优秀、较差的被考核者数量较少，评价结果为一般的被考核者数量较多。该方法常与末位淘汰制配合使用，具有较强的竞争和激励作用。

（二）量表法

量表法是对被考核者在各个绩效指标上的实际表现进行判断和评分，再通过特定量表得出绩效总分的评价方法。量表法基于被考核者自身的表现得出评价结果，而不依赖其他被考核者的表现，相对更加客观，考核结果能够在不同类别的考核对象间比较。但量表设计技术要求高，专业性强，方案设计过程更为复杂。

（三）描述法

描述法就是用书面方式描述考核对象的各方面绩效，可作为绩效沟通、反馈的重要素材。描述法中最常用的方法就是关键事件描述法，该方法是观察、书面记录考核对象有关工作成败的关键事件，对这些书面记录进行整理和分析，最终形成考核结果。其中，关键事件是指对部门乃至整个组织的绩效产生重要的积极或消极影响的事实。关键事件描述法通常不会单独使用，而是作为比较法、量表法等方法的补充。

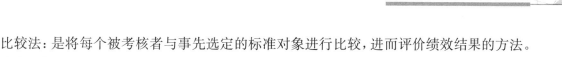

第四节　医院绩效考核评价运行分析

一、绩效数据和绩效分析

数据是数字化的证据或依据，是对客观事物及其发生、发展的数字化的记录。绩效数据是医院运行中产生、通过各类信息系统记录的绩效管理和绩效分析相关数据。绩效数据可分为不同的类型，相应的用途和分析方式也不同。从描述对象来看，数据可分为截面数据和时间序列数据。截面数据是特定时点的数据，用于静态反映描述对象在某个时点上的状态；时间序列数据是描述对象在不同时间节点的动态变化或差异。从度量层次来看，数据可分为定类数据、定序数据、定距数据和定比数据。定类数据用于对所描述对象按某种特征进行分类，如患者的医保类别；定序数据用于对所描述对象按某种特征进行排序，即在定类数据的基础上增加了顺序，如满意度分为满意、一般、不满意；定距数据用于对所描述对象按某种特征进行排序和测距；定比数据是在定距数据的基础上，具有一个自然确定的非任意的零点。

绩效分析是数据分析的一种，是围绕绩效管理目标，使用适当的技术方法对收集的数据进行处理，挖掘数据中有价值的信息并进行整合、提炼，得出方便用户理解、展现客观规律、能够辅助决策的结论的过程。数据分析的目标就是要用统计分析、机器学习、数据挖掘的各种方法来发现和解决运行发展中的各种问题。数据分析实质上是将零散杂乱的数据进行分析处理，提炼出结构化的、有价值的信息，再针对研究问题得出规范化、可使用的知识的过程。数据分析是客观和主观的结合，从数据到信息的过程是客观的，主要取决于数据

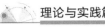

本身,从信息到知识的过程具有一定的主观性,需要分析者对研究问题、业务流程有深入的理解和思考。

二、绩效分析的类型

按照分析目标和主要统计方法,可将绩效分析分为描述性分析、探索性分析、推断性分析。描述性分析的重点在于描述数据的统计特征,包括均值、中位数、极差、方差、分布等,可以用统计表或直方图、饼图等统计图展示;探索性分析的重点在于探索和发现数据中蕴含的内在规律,以及数据之间的联系或差异及背后的原因,该方法旨在基于数据发现问题并提供改善建议,在绩效分析中应用较多;推断性分析旨在通过样本数据推断总体特征,有时无法或没有必要对研究对象的特征进行逐一测量,就通过适当的抽样方法抽取部分个体作为样本,然后根据获得的样本数据对所研究的总体特征进行推断。

三、绩效分析的步骤

(一)明确目标

绩效分析的目标是解决绩效管理中的现实问题,提出正确的问题是成功开展分析的第一步。分析问题可能来自业务运行和管理需要,也可能来自对数据本身的理解。确定分析问题的同时,应明确分析的利益相关者,确保分析得出的结论和建议能够得到落实。因此,在确定问题的阶段就应该征求管理者的意见,也可以引入多部门团队共同参与,从不同的视角充分论证,最终聚焦为明确的问题。基于分析问题,结合业务和管理实践,可以确定3~5个子问题或关键指标,以此为框架开展分析。

(二)数据收集

数据是绩效分析的基础,广泛收集数据是开展高水平分析的必要步骤。按收集数据的渠道,可分为内部数据和外部数据,内部数据指从组织内部获取的数据,包括各类业务数据库、财务报表、人员信息、物资和资产管理数据等,内部数据能够体现组织内部特定业务的特征和属性,可以根据分析问题的需要进行个性化的统计和处理,是分析数据的主要来源。外部数据是从组织以外收集的数据,包括管理部门、行业组织或第三方机构提供的统计数据和公报、行业分析、市场调研数据等,也包括通过公开出版物收集的各类数据,外部数据收集的难度相对更大,而且常常难以直接满足具体的分析需要,但通过合理整合后的外部数据能为数据分析提供重要的背景和参照。随着互联网的发展,外部数据渠道越来越多元,网络爬虫等技术的发展也为获取充足的外部数据提供了更大的可行性。

(三)数据质控

数据质量是指数据资源的固有特征满足使用需求的程度,数据的质量直接决定了分析的成败。数据质量的评估标准包括以下方面:完整性,是指计划采集数据与实际采集数据之间的差异,即数据是否存在缺失或遗漏情况,数据存在缺失值会造成分析结果的偏差,要通过合适的技术手段加以处理。准确性,是指观测到的数据值和真实值之间的差距,信息系统的建设架构、信息的日常维护、数据的采集方法等都会影响数据的准确性。规范性,即数据是否是按统一格式存储的结构化数据,数据规范性越高则越方便分析和使用。可靠性,是指对同一对象进行重复测量时所得到观测数据的接近程度,在实际工作中,会遇到不同渠道获取的同一指标数据差异显著,则说明数据的可靠性较差,需要夯实数据后再进行分析。及时性,是指从业务活动发生到数据记录结果生成所需要的时间,数据及时是支撑组织迅速反应和有效管理的重要基础,信息化手段有助于提高数据处理的速度和效率。

对数据进行质控的过程,也是理解数据的过程。基于对数据质量的把握,围绕分析目标,可以用适当的方法进行数据清洗,并进行初步的汇总统计、排序筛选等处理,常用的处理软件包括 Excel、Python、R、SAS、SPSS 等,为后续深入分析做好准备。

（四）建模和评估

数据模型是一组由符号、文本等组成的集合,是现实世界的抽象,用以精简而准确地表达信息。基础数据往往复杂、多样、动态,有效的数据建模能够帮助分析者简化繁复零散的信息。数据模型有多种表现形式,最常见的形式就是电子表格。模型的形式多样,但都具有三个共同特征:第一,模型是实际问题的简化,建模过程要剥离不必要的细节,抽象现实世界中的因素;第二,模型都是形式化的,要给出精确的定义;第三,模型都有其适用范围,也就是说任何具体的模型都只在特定的条件下成立。

模型建立不是一蹴而就,需要经过一个较长的过程,要用实际数据不断地测试和验证,通过不断地迭代优化,取得最优的结果。在实际分析中,常会借用现有的模型,根据实际应用场景调整优化后,用于数据分析和模拟。

（五）报告结果

报告分析结果是向管理者或其他利益相关者表达分析发现、研究结论和改善方案建议的过程。表达形式可以是口头表达或书面表达,展示方式可以是文字、报表或更为先进的可视化工具。

表述方式对分析结果的传达及后续政策落实的效果具有重要影响,因此,结果表达要目的明确、结构清晰、结论精炼有价值。在结论准确基础之上,结合对业务的深刻理解,提出政策建议,供管理者在决策中参考。

四、绩效分析的常用方法

（一）对比分析

对比分析法也称为比较分析法,是指通过比较指标值与基准值之间的差异,分析研究对象特定属性的方法。该方法主要用于不同主体相同指标的比较,可以对规模大小、水平高低、速度快慢等做出判断和评价。

对比分析法有多种不同的比较方式。按照比较的指标,可分为绝对比较法和相对比较法,绝对比较法就是将绝对数进行比较,如出院人数;相对比较法就是用相对数进行对比,如四级手术比例。按照比较的标准,可分为横向比较、纵向比较、计划比较和标准值比较,横向比较是在同一时点上对不同对象进行比较,纵向比较是对同一对象在不同时点上进行比较,计划比较是将实际值与计划值进行比较,标准值比较是将实际值与基于实证研究得到的经验值或标准值进行比较。

对比分析法是绩效分析中最常用的方法，既可以比较不同主体的单个属性，从而判断其优势或问题，也可以比较不同主体的多个属性，并做出综合评价或选择决策。

（二）预测分析

预测分析是一种统计或数据挖掘解决方案，包含可在结构化和非结构化数据中使用以推测未来结果的算法和技术，可用于预测、优化、模拟，更重要的用途是为规划决策提供参考。

预测分析总体上可以分为两种：一是时间序列分析，即根据指标值的变化与时间依存关系进行预测，具体方法包括移动平均法、指数平滑法、ARIMA 法等；二是回归分析，即根据指标之间相互影响的因果关系进行预测，具体方法包括线性回归、决策树模型等。

预测分析最重要的作用是为未来的行动提供指引，但由于开展预测分析的难度较大且易发生偏差，该方法在实务工作中使用较少。

第五节　医院绩效考核信息化

一、绩效考核信息化建设的目标

绩效考核评价信息系统的开发建设要从用户需求出发，其潜在用户包括医院管理者、绩效考核评价实施者和被考核对象等，不同用户从各自角度对系统有不同的需求。

从医院管理者角度，需求主要包括医院战略发展和运营管理。战略发展需求是科学制订医院发展战略，并通过绩效管理引导每个部门和员工共同落实，这要求信息系统能提供医院在医教研各方面工作的进展情况，跟进年度工作计划和规划目标的完成情况，反映不同部门、中层干部及核心骨干的绩效考核情况等。医院运营管理是在日常运行中不断促进医院各类资源优化配置，要求信息系统提供各类关键指标的静态统计报表，并能实时更新、动态监测、安全预警，为运营管理决策提供数据支持。

从绩效考核评价实施者角度，需求主要包括绩效管理实施和关键指标监测。绩效管理实施需求包括及时准确采集数据、绩效考核模型维护、考核结果审核和反馈、绩效结果应用等，鉴于绩效考核的多元性及分配数据的敏感性，权限控制要安全、可靠、灵活。关键指标监测需求包括绩效数据分析、监测及展示等，绩效数据来源广泛，而且要根据管理需要及时调整，对系统的灵活性和可拓展性要求较高。

从被考核者（主要是业务部门）角度，需求主要包括绩效考核结果查询、科室绩效管理等。绩效考核结果查询需求是指在每个考核期末能够查询本部门、本人的考核结果反馈，并能对绩效指标做一定分析比较。科室绩效管理需求是指业务部门负责人需要密切跟进部门和员工绩效目标的完成情况，并对部门内的员工实施绩效考核。

二、信息系统开发方法

按照开发过程的不同，信息系统的开发有两种典型的方法，即生命周期法和原型法。

1. 生命周期法 是指系统开发从任务的提出开始，全过程要经过初步调研、可行性分析、详细调研、系统设计、系统实施和系统运行维护等不同阶段。系统开发任务的提出主要是初步确定系统开发的目标、要求、内容、方式、时间等；初步调研是指系统开发人员接受任务后要开展系统的初步调查，概括地了解相关信息系统现状和业务部门的总体需求；可行性分析是指在系统调研的基础上，对系统开发的必要性和技术、经济等方面的可行性进行分析，出具可行性报告；详细调研是进入实质性开发的第一步，全面掌握现行信息系统的详细情况，以及组织机构、管理职能、业务流程以及信息处理流程等；系统设计是在充分调研的基础上，确定系统的目标，建立系统的逻辑模型和物理模型，建立一个可交付用户使用的系统；系统实施和运行维护是指信息系统开始实际运行，涉及用户培训、新旧系统转换等工作，并在系统实际运行后进行修正错误、扩展功能和适应新变化等系统维护工作。

2. 原型法 是指在获得用户基本需求的基础上，以一个原始模型为基础，让用户通过试用等方式了解原型的功能概况和使用效果，并提出改进意见，开发人员根据用户需求反复修改完善，直到用户满意为止。原型法需要经过确定初步需求、设计原型、试用和评价原型、修改和完善原型等过程，相比生命周期法，原型法投入的人力物力较少，开发周期也较短。

三、主要功能

绩效考核和评价信息系统的功能模块，应包括数据仓库、数据采集和整合、数据分析、业务模型、智能可视化展示等内容。数据仓库：从医院内部的各类业务及管理数据库获取用于支持绩效管理的相关数据，经过清洗、转换构建数据仓库，支持联机分析处理。数据采集和整合：支持门诊、住院、医技、手术等业务信息的实时采集，根据卫生统计规范及院内外相关管理要求确保数据口径的标准化和规范化；按照绩效管理要求实现医院各类信息的跨系统共享和处理，能够通过患者、科室、医生等主索引关联整合信息。数据分析处理：对关键绩效指标的数据进行分析处理，有异常值报警功能，提醒绩效管理人员发现问题，支持医院和科室管理人员管理决策。绩效管理业务模型：建立医院绩效管理业务流模型，支持绩效计划、实施、考核、反馈等功能。BI 展示：支持集成化展示界面展示管理决策支持相关的信息，支持可交互的可视化界面展现信息，形式可包括信息仪表盘、直方图、箱形图、饼图、雷达图等。

（许 岩　郭永瑾）

第十章

医院薪酬管理

第一节 医院薪酬管理概述

一、薪酬

（一）薪酬的定义

薪酬是指员工由于与医院雇佣关系的存在而获得的各种形式的报酬，广义的薪酬包括经济薪酬和非经济薪酬。经济薪酬又可分为直接经济薪酬和间接经济薪酬，直接经济薪酬是以货币的形式直接支付的薪酬，包括工资、奖金、津贴、补贴、佣金、利润分红等；间接经济薪酬包括以各类保险（如养老保险、医疗保险、失业保险、工伤保险、生育保险及其他保险等）和福利（如带薪休假等）等方式支付的薪酬。非经济薪酬是指无法用货币衡量的员工激励，包括工作成就、学习和晋升机会、工作挑战性、责任感和社会地位、个人成长、实现个人价值以及团队合作、关怀、舒适的工作环境、弹性工作时间等。

（二）薪酬的结构

公立医院的薪酬包括基本工资、奖金、津贴补贴、福利等经济性薪酬和办公环境、学习成长机会等非经济性薪酬。基本工资按照事业单位相关标准执行，主要包括岗位工资、薪级工资等内容，具有常规性、固定性、基准性等特点。奖金指组织对员工的超额劳动或突出的绩效表现支付的奖励性薪酬，是组织为鼓励员工提高和改善绩效所支付的货币奖励，与基本工资相比，奖金具有非常规性、浮动性和非普遍性等特点。津贴补贴是为了补偿员工付出或付给特殊岗位和特种作业员工的报酬，常见的津贴补贴有夜班津贴、车船补贴、降温费、特种作业补贴、出差补助、住房补贴、伙食补贴等。福利是以非现金形式支付给员工的报酬，内容包括医疗、住房、子女教育、带薪休假、班车服务、文娱活动、休闲旅游等。办公环境是为员工创造良好的工作氛围，包括硬件条件、团队建设、人际关系、情绪关怀等。学习和成长机会是为员工提供其职业发展和履行职责所需要的专业知识、业务技能或管理能力的培训，以及创造让员工提高专业技能的机会。

（三）薪酬的功能

薪酬的功能包括：补偿功能，薪酬水平决定员工的生存、营养和文化教育条件，是保证劳动力生产和再生产的基本因素。激励功能，薪酬的公平性直接影响员工的积极性，管理者可以通过制订和实施有效的薪酬战略，评估员工的工作绩效，并兑现相应的薪酬，从而保护和激励员工的工作积极性。协调功能，根据薪酬战略的导向，通过调节薪酬水平，配合必要的管理手段，合理配置和协调内部的人力资源及其他资源，并将医院整体目标传递给部门和员工，提升员工个人目标和医院目标的相容性。价值实现功能，薪酬可用于获得实物、保障、社会关系以及尊重的需求，对这些需求的满足，在某种程度上也能满足自我实现需求，薪酬水平在一定程度上反映员工在组织中的能力、品行和发展前景等，有助于充分发挥员工的潜能和能力，实现其自身价值。

二、薪酬管理

（一）概念

薪酬管理是指组织根据所有员工付出的劳动而确定相应的薪酬总额、薪酬结构及薪酬制度，对员工薪酬支付进行设计、实施和调整的过程。薪酬管理是人力资源管理的核心内容，薪酬管理包括体系设计和日常管理两方面主要内容。薪酬体系设计是薪酬管理的基础，包括薪酬水平、结构和构成等的设计；薪酬日常管理包括薪酬预算、薪酬支付、薪酬调整等环节，医院通过有效实施薪酬日常管理，实现薪酬管理目标。

薪酬管理目标必须与医院战略目标相一致。医院要根据整体战略和人力资源战略确定薪酬管理目标。具体地讲，薪酬管理的目标包括，建立稳定的员工队伍，吸引和留住有助于实现医院目标的高素质人才；激发员工的工作热情，提升整体绩效；协调组织目标与员工个人发展目标；合理管控人工成本。

（二）薪酬管理的原则

1. 公平性原则 薪酬管理的首要原则是公平性，包括结果公平、过程公平和机会公平三个层次。结果公平是指薪酬分配的结果相对公平；过程公平指分配的制度和方法，包括薪酬制度、考核制度及程序、实施与发放方式等，符合公平性原则；机会公平是指组织赋予员工平等的职业发展机会。

在薪酬设计中，公平性具体体现在内部公平性和外部公平性两个方面。薪酬的内部公平性反映了医院内部不同岗位或工作之间的薪酬对比问题。员工常常会把自己的薪酬与相同岗位职称或不同岗位职称的同事进行对比，由此判断薪酬是否公平合理。薪酬水平应该与员工的岗位职责、能力资历、绩效表现等因素相匹配，不同岗位、职称之间薪酬水平的差距会影响员工的努力程度和合作意愿，也会影响组织的人力资源流动。薪酬的外部公平性是指组织薪酬水平在外部劳动力市场上的相对水平，外部公平性对新员工的入职意愿、在职职工的离职率等具有重要的影响。

2. 竞争性原则 竞争性原则强调组织的薪酬制度和水平在同行中具有竞争力。调查数据显示，高薪对优秀人才具有不可替代的吸引力，因此在市场上提供较高的薪酬水平，会增加对人才的吸引力。但是，薪酬水平并非越高越好，公立医院人员经费占成本的比例应该处在合理水平，可根据医院的业务运营状况和学科发展需要，合理规划人才结构和薪酬

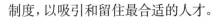

制度,以吸引和留住最合适的人才。

3. 激励性原则 激励性原则是指薪酬管理应建立有效的激励约束机制,在最大限度上激励员工帮助医院实现既定的战略目标。激励性的薪酬制度能够强化员工的劳动行为,引导和推动员工向着医院的目标持续努力。激励性薪酬应该具有多劳多得、优绩优酬的特点,应体现医疗卫生的行业特点和医务人员的技术劳务价值。有效的激励性薪酬不是单独存在的,其要与岗位聘任、职称晋升和绩效考核制度相配合而发挥作用,同时在制度设计中应充分考察医院文化的因素。激励性薪酬制度,不仅有利于提高员工的积极性,也有利于提升员工的满意度。

4. 战略原则 战略原则强调医院进行薪酬设计时必须从战略规划的高度进行谋划,制订的薪酬战略必须体现医院发展战略的要求。例如,医院要大力提升临床业务能力,临床的业务量和质量就应在薪酬制度中作为基础性的要素;如要大力管控成本,就应适当强调成本和预算管理指标,并与薪酬挂钩;如要大力提升科学创新能力,就应在绩效考核和薪酬分配中向科学研究和创新能力与成果指标倾斜。

三、医院薪酬管理改革的政策环境

(一)公立医院薪酬制度改革

公立医院薪酬制度改革应始终体现并持续强化公益性导向。2012年底,为引导医院强化公益性、调动积极性、持续健康发展,上海申康医院发展中心(以下简称申康中心)要求医院以"八要素、两切断、一转变"为核心推进内部绩效考核和分配制度改革,构建以工作量、医疗质量、诊疗难度、患者满意度、费用控制、成本控制、医德医风、科研教学等为核心的绩效考核体系,切断医务人员收入与科室经济收入的关系,改变科室收支结余提成的传统分配模式,建立体现医务人员技术劳务价值的内部绩效考核分配体系。2021年,人力资源社会保障部等多部门《关于深化公立医院薪酬制度改革的指导意见》(人社部发〔2021〕52号)要求,严禁向科室和医务人员下达创收指标,医务人员薪酬不得与药品、卫生材料、检查、化验等业务收入挂钩。

(二)公立医院高质量发展

高质量发展成为公立医院发展的主线,对薪酬管理提出新要求。高质量发展是"十四五"乃至更长时期我国经济社会发展的主题,也是下一阶段公立医院改革发展的方向。2021年,国务院办公厅印发《意见》,肯定了公立医院改革发展取得的重大阶段性成效,以及为持续改善基本医疗卫生服务公平性可及性、防控重大疫情、保障人民群众生命安全和身体健康发挥的重要作用,同时也要求公立医院"坚持以人民健康为中心"……"以建立健全现代医院管理制度为目标,强化体系创新、技术创新、模式创新、管理创新"……"公立医院发展方式从规模扩张转向提质增效,运行模式从粗放管理转向精细化管理,资源配置从注重物质要素转向更加注重人才技术要素,为更好提供优质高效医疗卫生服务、防范化解重大疫情和突发公共卫生风险、建设健康中国提供有力支撑"。按照文件要求,公立医院高质量发展的具体内容包括构建公立医院高质量发展新体系、引领公立医院高质量发展新趋势、提升公立医院高质量发展新效能、激活公立医院高质量发展新动力、建设公立医院高质量发展新文化、坚持和加强党对公立医院的全面领导等内容，这些方面将成为下一阶段公立医院绩效和薪酬管理的重要导向，公立医院也应对标高质量发展要求持续优化内部管理机制，不断推进"三个转变、三个提高"。

（三）医保支付方式改革

推进医保支付方式改革对公立医院内部运行和管理提出新挑战。随着医疗保障制度改革的逐步深化，医疗保障局等管理部门对医疗机构的管理要求更加细化，绩效考核的内容更加丰富，对医院内部绩效管理的要求也不断提高。2016年，《国务院关于印发"十三五"深化医药卫生体制改革规划的通知》（国发〔2016〕78号）指出，要"建立高效运行的全民医疗保障制度"，国家选择部分地区开展按疾病诊断相关分组付费试点，鼓励各地积极完善按病种、按人头、按床日等多种付费方式。2020年，中共中央、国务院发布《关于深化医疗保障制度改革的意见》，进一步明确要求"建立管用高效的医保支付机制"，要求"科学制订总额预算，与医疗质量、协议履行绩效考核结果相挂钩"，同时要求"协同推进医药服务供给侧改革"，通过"加强医疗机构内部专业化、精细化管理，分类完善科学合理的考核评价体系，将考核结果与医保基金支付挂钩"。尤其是各地逐渐实施按病种的支付制度改革后，公立医院积极探索在内部绩效考核和分配中引入诊断相关组（diagnosis related groups，DRGs）系列方法。在此基础上，原本以医院、科室、医疗组为归集对象的绩效指标，逐步细化到病种，这将有利于绩效管理与医疗业务的深度融合，同时也对管理的技术能力以及信息化支撑提出了更高要求。

四、我国医院薪酬管理模式

（一）公立医院薪酬分配体系的发展历程

绩效管理的发展与薪酬分配体系有密切联系，对其有重要影响。中华人民共和国成立后，公立医院的薪酬分配体系经历了五个阶段：一是以劳动差别为依据的等级工资制，根据岗位劳动情况支付工资；二是以职务价值为核心的岗位技能工资制，根据职务差别确定工资水平；三是以超额劳务补贴与收支结余提成为基础的效益薪酬分配制度，将收支结余直接作为医院和科室分配的基础，鼓励提供超额劳务；四是以综合目标责任制为导向的交叉补偿分配制度，根据医院发展目标确定服务量、质量、效率等指标，并开展相关考核以确定薪酬分配；五是以岗位工作量为基础的绩效薪酬分配制度，鼓励多劳多得，并为不同岗位制订不同的考核分配方案。

（二）上海申康模式

2005年，上海率先实施"管办分开、政事分开、政资分开"改革，成立了上海申康医院发展中心（以下简称申康中心）。申康中心作为国有非营利性事业法人，承担了市级公立医疗机构国有资产投资管理运营的责任主体和政府办医的责任主体职能。2012年，在多年开展院长绩效考核的基础上，申康中心指导上海市属三级医院启动以"两切断、一转变、八要素"为核心的内部绩效考核与分配制度改革。"两切断"是指切断科室经济收入指标与医务人员考核之间的直接挂钩关系，切断医务人员收入与处方、检查、耗材等收入之间的直接挂钩关系；"一转变"是指转变以科室收减支结余提成分配的模式；"八要素"是指申康中心在多次听取医院及有关专家意见的基础上提出的考核核心要素，包括岗位工作量、服务质量、病种手术难易度、患者满意度、医药费用控制、成本控制、医德医风、临床科研教学等8个方面。其实质是，医务人员考核指标与科室经济收入指标脱钩，与岗位工作量、服务质量、患者满意度等核心要素挂钩，医务人员的收入分配与开多少处方、开多少检查、用多少耗材等脱钩，与绩效考核结果挂钩，形成"总量调控、结构优化、多劳多得、优绩优酬"的分配模式。

1. 新建院内绩效考核指标体系　以"八要素"为核心建立绩效考核指标体系。市级医院采用目标管理法（MBO）、关键绩效指标法（KPI）、360度考核、平衡计分卡等方法，围绕"八要素"，结合医院实际优选考核指标。根据不同岗位责任、种类与特点，对临床、护理、医技等人员分类设计考核指标。临床岗位考核突出临床服务能力，岗位工作数量及质量、医疗安全、患者满意度等指标权重较大；护理岗位考核强化护理部的垂直管理，强调服务能力与岗位要求的匹配；医技岗位考核则强调质量、效率和成本要素。绩效考核向疑难危重病种和创新技术倾斜。一是引入DRGs体系、优化手术分级标准评价病种难度和手术难度，将相关指标纳入考核体系；二是根据病种难度、疾病谱、诊疗量和医疗费用等要素选取各专科的重点病种，将病种的质量、费用、效率等指标纳入绩效考核；三是鼓励开展多学科协作（MDT）、日间手术、日间化疗等诊疗新模式和各类新技术。

2. 按照新的考核体系完善绩效分配办法　科学核定医院工资总额预算。综合考虑上海经济发展、社会医疗服务需求、市级医院发展规划及人力资源配置等情况，结合年度全面预算管理，核定医院收入、支出，合理控制工资总额增幅，由医院在预算核定范围内根据考核结果进行收入分配。该做法从制度设计上切断了科室经济收入与医务人员的直接挂钩关系，切断了医务人员收入与处方、检查、耗材等收入的直接挂钩关系，从而形成"总量调控、结构优化、多劳多得、优绩优酬"的分配模式。有效实施院科两级考核和分配。医院根据绩效考核结果，实行两级分配，即先将可分配工资总额按月核算到科室，科室通过考核分配到具体医务人员。院内一级分配体现向重点学科、风险责任高的学科和岗位倾斜，而科室二级分配向关键岗位、业务骨干和业绩突出的医务人员倾斜。为强化改革导向，部分医院还对科室内部二次分配进行了规范，以强化新分配模式的激励引导作用。科主任本人由医院领导班子组织考核，与科室绩效"八要素"考核结果挂钩，与所在科室人员的收入水平保持合理比例，由院部直接分配。

3. 深化完善医院外部绩效考核　以院长为首的医院领导班子，既是上级决策的执行者，又是医院内部管理的决策者。充分发挥其经营管理积极性，是制订正确的发展战略、开拓医院业务、实现可持续发展的关键。申康中心自2006年起，连续开展市级医院院长绩效考核，考核指标包括社会满意、管理有效、资产运营、发展持续、职工满意（定量指标）和平安建设、办院方向（定性指标）等方面，考核结果作为院长年度奖惩、提拔任免、工资总额预算、财政投入等的重要依据。市级医院院长绩效考核对院长设计和实施医院内部绩效考核产生了深刻的影响，促使医院主动将内部绩效考核作为重要抓手，主动研究制订指标，建立完善制度,实现了外部和内部绩效考核的有机统一,构成了完整的医院绩效考核体系。

4.构建绩效考核基础数据信息系统　从 2006 年开始,上海对市级医院医疗卫生信息系统进行了重新规划和大规模建设,逐步实现了医院横向间、医院和申康中心以及卫生健康委纵向间的互联互通,并构建了一个联通市民健康档案的大型医联平台。借助这套信息系统,实现了从申康中心到医院、从医院到科室、从科室到医生、从医生到患者乃至每个患者每次诊疗服务的全程递进式实时数据采集与共享,可以对医疗服务、药品和耗材采购、患者诊疗等情况进行实时数据提取和比较分析,对各项政策实施成效进行追踪。在医联平台上,各医院整合内部财务管理、病案管理和人力资源管理等信息系统,建立了内部绩效考核与分配信息系统,保障了数据全面、准确、实时,为科学考核评估奠定了可靠基础,也很大程度上促进了医院的精细化管理。

(三)福建三明模式

福建省三明市于 2012 年以"斩断灰色药价链条"为发端启动医疗卫生体制改革,在多年的探索中取得了可复制的改革经验。2021 年 10 月,国务院医改领导小组印发《关于深入推广福建省三明市经验　深化医药卫生体制改革的实施意见》,要求深入推广三明医改经验,试点推动重点改革持续深化。在公立医院薪酬改革方面,三明医改完善了公立医院薪酬总量核定办法,以医疗服务收入(不含药品、耗材、检查、化验收入)为基数计算医院薪酬总量,实行全员目标年薪制,完善工分制、信息化、公开化的绩效考核体系,维护公立医院公益性。

1.改革公立医院院长管理体制　实行公立医院院长聘任制。院长由同级医改领导小组聘任,聘期为每届 5 年,连聘不得超过 2 届。副院长由院长提名,经同级医改领导小组同意后,由各级卫生行政部门聘任,医院中层干部由院长聘任。各级卫生行政部门领导一律不兼任公立医院院长职务。实行院长任期目标责任考核和问责制。三明市深化医药卫生体制改革领导小组对公立医院院长实行任期目标管理责任制,二级及以上公立医院院长每年向市医改领导小组作一次述职报告,三明市医改领导小组听取院长正式述职报告并组织测评。实行院长年薪制。2013 年起,对全市 22 家二级及以上公立综合医院、中医医院院长试行年薪制,2014 年扩展到乡镇卫生院院长。院长的年薪按照医院等级设定,三甲、三乙、二甲、二乙级别医院院长的年薪分别为 35 万元、30 万元、25 万元、20 万元。优化资金来源和支付方式。院长年薪由各级财政全额负责,统一由同级财政部门核拨给同级卫生行政部门,再由卫生行政部门直接支付给医院院长。年薪由基本年薪和年度绩效薪酬构成,每月预发基本年薪,每年 7 月份预发全年薪酬的一半,年度考核后再结算。实行年薪制医院的院长不得再从单位领取年薪制以外的职务津贴、福利费、兼职薪酬等。根据《三明市公立医院院长年薪制考核办法》,绩效考核包括医院服务评价、办医方向、平安建设、医院管理、医院发展等 6 个方面共 40 项指标,按百分制对院长进行全面考核,按照综合得分,考核分为优秀、良好、合格、不合格。不合格(低于 70 分)仅发基本年薪,兑现年薪基数,超过 70 分者在基本年薪的基础上按超过分值计算年度绩效薪酬。此外,考核结果将作为医院院长选拔任用、培养教育、管理监督、激励约束的重要依据。

2. 改革人事薪酬分配制度 实行工资总额核定制度。将医院总收入结构分为三块，即药品耗材、检查化验、诊查护理床位以及手术治疗收入（后者统称为医疗服务性收入）。医院人员工资总额仅与医疗服务性收入挂钩，切断医院职工工资与药品耗材、检查化验收入的直接联系。计算公式为：

医院当年工资总额 = 当年医务收入 × 工资总额比例 × 院长当年考核百分值 × 调节系数

其中，当年医务收入指医院当年能充分体现医务人员劳务量的诊察费、护理费、手术费、治疗费、床位费等收入，不包括检查化验收入；工资总额比例 = 上一年度的工资发放数 / 上一年度医务收入；调节系数与院长绩效考核等级挂钩。实行医师（技师、临床药师）年薪制。2013 年起，三明在全国率先试行县级以上医院医师（技师、临床药师）年薪制，按照资历和岗位实行不同等级的年薪。年薪由基本年薪（档案工资）和绩效年薪两部分构成，住院医师最高年薪 10 万元，其他职级按 5 万元递增，最低年薪为医师本人的档案工资。医务人员的薪酬全部来自医务收入（包括诊察费、护理费、床位费、手术治疗费），但药品、耗材和检查、化验收入不包括在内。平衡医师、护士、行政后勤人员工薪关系。在工资总额中，医师、护士和行政后勤团队分别占 50%、40% 和 10%，充分体现了薪酬向医技人员、一线人员、贡献突出人员倾斜，医务人员积极性大大提高。实行"全员目标年薪制、年薪计算工分制"。该项改革从 2015 年开始实施，实现了目标年薪全员覆盖，并实行同工同酬，突破人事编制与聘用的界限。同时要求医院必须对本院上一年度薪酬发放情况进行院内公示，以示公平公正透明，充分调动医务人员积极性，让公立医院回归公益性质、医师回归看病角色、药品回归治病功能。

第二节　医院薪酬管理战略

一、战略性薪酬管理的概念

战略性薪酬管理是在传统薪酬管理的基础上，将组织的薪酬管理活动上升到战略的高度，从组织战略的角度设计薪酬管理体系，既要根据自身的组织架构、组织文化、发展阶段、业务特点和工作特性等内在因素，还要结合外部环境条件及其变化，设计相应的薪酬管理体系，同时也应结合内外因素的变化动态调整，从而确保组织战略落地，实现持续健康发展。

在战略的视角下，薪酬是促进人才管理战略发展所需的对员工的投资，这区别于传统视角下的将薪酬单纯视为成本投入。从战略层面研究并实施薪酬管理，有利于正确把握建立健全人力资源开发管理体系的方向，充实体系的内容，提升体系的效能。

二、战略性薪酬管理的特征

战略性薪酬管理具有四方面基本特征：战略导向性，核心在于通过选择合适的薪酬策略，帮助组织赢得并保持竞争优势，以支撑组织战略实现，其优势体现在，一方面，能够引导部门和员工将目标和行为统一到与组织一致的方向上来,将组织内的资源更加有效地集中起来,有效推动组织战略目标的实现;另一方面,战略性薪酬管理有利于提高薪酬管理成本的有效性,从而帮助组织建立低成本的竞争优势。沟通性,通过战略性薪酬管理系统,管理部门能够更有效地将组织的价值观、使命、目标以及任务传递给各个部门和员工,增强员工对组织价值观和目标的认同感。权变性,如前文所述,战略性薪酬管理要随着组织内外环境的变化而调整,随着组织生命周期的不同阶段而变化,组织的薪酬管理战略要根据所处阶段的具体特点而定。系统性,薪酬管理战略是一个完整的体系,涵盖战略、制度和技术三个层面的内容,战略层面是指战略性薪酬管理体系设计的总体方向和指导思想,以组织战略和人力资源战略为重要依据,制度层面是指战略性薪酬管理的具体内容包括薪酬水平、薪酬结构、绩效奖金、福利、管理与调整机制等各个方面,技术层面则是指构建战略性薪酬体系时所涉及的具体技术方法,如职位分析与评价、薪酬调查方法、薪级档位设计方法等。

三、战略性薪酬管理的意义

实施战略性薪酬管理是应对组织外部环境变化的客观需要。宏观政策的调整和市场需求、资源供应等方面变化,都会引起组织运营策略的变化,对薪酬策略和整体薪酬管理也具有显著影响。组织需要及时调整薪酬管理策略以适应外部环境变化。

实施战略性薪酬管理是适应深化公立医院改革的必然要求。公立医院改革逐步进入深水区,薪酬制度改革是公立医院改革的重要内容,也是影响医院员工切身利益的重大问题。公立医院按照综合改革要求,增强薪酬制度改革的系统性、整体性和协调性。

实施战略性薪酬管理是现代医院管理制度的重要内容。战略性薪酬管理包括薪酬策略、薪酬体系、薪酬结构、薪酬水平、薪酬关系及相应的动态调节机制。医院基于自身的使命和定位确定发展战略,现代医院管理制度的建立和完善对医院发展战略具有重要的支撑作用,现代医院管理制度主要包括:医院决策机制和民主管理制度、医疗质量安全管理制度、人力资源管理制度、财务资产管理制度、绩效考核制度、人才培养培训管理制度、科研管理制度、后勤管理制度、信息管理制度等。战略性薪酬管理是其中的有机组成部分。

四、薪酬战略制订

制订薪酬战略,需要先确定以下四方面内容,包括:承受能力,医院要确定可承受的薪酬水平,一般要求,基于当前和预期增长水平等情况,能够支付至少连续两年的薪酬和福利,在确定了基本薪酬中点值的基础上,可以进一步确定可变薪酬及增长计划。市场薪酬,组织需要确定人才招聘来源和流失去向的细分市场,并对其进行充分的调查研究,从而在能承受的范围之内,实现对人才的最优选择和保留。竞争力水平,在确定了承受能力和市场薪酬的基础上,组织就能够决定其在薪酬市场上的竞争力水平,提高组织的薪酬的整体竞争力。组合,一旦薪酬承受能力和薪酬资金池被确定后,就可以结合竞争力水平进一步确定固定薪酬和浮动薪酬的比例,同时框定不同类别员工的薪酬范围。

第三节　医院薪酬管理体系

一、薪酬体系的类型

1. 基于岗位的薪酬体系　是指根据员工在组织中的不同岗位、职责来确定其薪酬等级和水平的制度，该体系相对稳定且应用广泛。不同的岗位承担着不同的职责，在知识、技能和能力方面有不同要求，工作量、工作难度风险和工作环境存在差异，对医院战略目标的价值和贡献也存在差异。以岗位为核心要素确定薪酬水平，以对岗位职责及其履行情况的客观评价为基础，在高水平开展职位评估的前提下，能较好地体现公平性，操作相对简单。该方法适用于岗位容易清晰描述，工作程序性较强的情况。

2. 基于技能或能力的薪酬体系　是指根据员工掌握的与工作有关的知识和技能水平来确定员工薪酬等级和水平的制度。随着人力资源被提升到战略地位，人才的市场竞争日趋激烈，尤其是知识型员工的增加，使得组织越来越重视鼓励员工充分发挥技能和能力。基于技能薪酬体系适用于专业技术要求较高的部门和岗位，旨在吸引和留住高技能水平的员工，并激发这些员工的工作积极性和潜力。能力薪酬体系适用于中高层管理者和高层次专家，其工作职责往往难以用职位说明书全面描述，工作具有很强的创造性、不可预测性和非常规性，工作目标的实现多依赖个人的综合能力，包括领导力、组织协调能力、控制能力、决策能力等多个方面。

3. 基于绩效的薪酬体系　是指将员工的工作绩效与薪酬挂钩，根据绩效优劣确定薪酬水平的制度。工作绩效主要体现为完成工作的数量、质量、效果以及其他可供测评的组织的贡献。一套科学公正的绩效考核办法是该体系有效实施的基础，该体系主要适用于工作程序性、规则性较强，绩效容易量化的岗位或部门。

4. 基于市场的薪酬体系　是指根据市场价格确定薪酬水平，该体系以高水平的薪酬调查结果为基础。组织可以通过有竞争力的薪酬策略吸引和留住关键人才。同时，参照市场水平确定薪酬，更容易让员工接受，减少员工的流失和组织内部的矛盾。基于市场的薪酬体系要求组织具有良好的发展能力、运营状况和薪酬承受水平，更适用于紧缺岗位和高水平人才。

5. 基于年资的薪酬体系　是指按照员工为组织服务时间的长短支付薪酬的制度，员工的工龄越长则薪酬越高。该体系有利于培养员工的忠诚度，能够给员工带来较强的安全感，但是薪酬刚性较强、弹性不足，难以随内外环境变化而调整，不利于对青年人才、高水平人才实施有效激励。

在实际操作中，多数将上述体系相配合，建立复合型的薪酬体系，提高薪酬体系的科学性、稳定性、适用性和有效性。

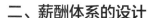

二、薪酬体系的设计

（一）薪酬结构

按照《事业单位人事管理条例》（国务院令第652号），公立医院员工的薪酬一般包括基本工资、绩效工资和津贴补贴。根据人力资源社会保障部等四部门《关于开展公立医院薪酬制度改革试点工作的指导意见》（人社部发〔2017〕10号）要求，公立医院要制定科学的考核评价指标体系，综合考虑职责履行、工作量、服务质量、费用控制、运行绩效、成本控制、医保政策执行情况等因素。医院要从公益属性出发，结合功能定位，医院实际和医、护、技、药、管等不同岗位职责要求，合理确定公立医院薪酬结构，注重医务人员长期激励。同时，完善岗位绩效工资制，有条件的可探索实行年薪制、协议工资制等多种模式。

薪酬结构还包括组织中各种工作或岗位之间薪酬水平的比例关系，包括相对比值和绝对水平的差距。确定薪酬结构通常需要进行工作价值评估，即从外部市场和组织内部两方面比较各个岗位相对于其他岗位的相对价值，从而通过薪酬结构体现医院薪酬的内部公平性。

（二）薪酬水平

薪酬水平是指医院薪酬的总体水平和各类岗位、人员的薪酬水平，能够体现医院薪酬的外部竞争性。薪酬水平反映了医院薪酬相对于当地医疗市场薪酬行情和同类医院薪酬水平的高低，直接影响对员工的吸引力和医院的薪酬竞争力。在进行医院薪酬体系设计前，需要对当地同类医院的薪酬水平进行适度调查，再根据本医院的发展规划和薪酬战略确定薪酬水平。薪酬的市场竞争力会影响员工对薪酬公平性的评价，薪酬设计中的公平性和激励性原则最终也体现为薪酬的竞争性，薪酬竞争力也是医院市场竞争力在薪酬方面的体现。根据医院薪酬水平与市场薪酬水平的相对水平，医院的薪酬战略可分为："市场薪酬"战略，即薪酬位于市场的中游水平，该战略有利于平衡医院成本压力与留住员工之间的矛盾；"低于市场薪酬"战略，即薪酬水平位于市场第一四分位（P25），适用于劳动力供给充足、岗位所需人员工作相对简单或医院经营压力较大的情况；"高于市场薪酬"战略，即薪酬水平位于市场第三四分位（P75），适用于医院业务发展良好、需要吸引优秀人才聚集的情况。一家医院对于不同岗位人员，可以采用不同的薪酬战略。

三、不同岗位的薪酬设计

（一）医生的薪酬设计

医生是医院的核心团队，是医疗决策和医疗活动的中枢，医生的薪酬设计也是医院薪酬设计中最重要的组成部分，设计医生薪酬体系需要考虑医生岗位的特点。一是要重点体现知识劳务价值导向，医生作为典型的知识型员工，具有培养周期长、知识技能壁垒高、职业风险和强度大等特点，知识劳务价值决定了医生薪酬在各类医务人员中处于较高水平，应考虑医师的创造价值导向。二是要科学评价医生劳动的产出，医生劳动的价值不能简单地以数量衡量，其从事的不是简单程式化的工作，而是需要在多变和不确定的情境下发挥个人的知识技能和职业精神来创造性地完成工作，同时还需要多方面的支持和协作，因此，对医生的工作进行绩效评价需要综合考虑工作数量、质量、风险难度、团队贡献、资源消耗、患者满意度等因素。三是充分考虑医生人力资源的稀缺性，培养优秀的医生需要漫长的周期和高昂的成本，医生人力资源总体上是相当稀缺的，儿科、病理等专科的医生短缺尤为突出。对于稀缺的人力资源的薪酬设计，要充分考虑市场薪酬水平，提供有竞争力的薪酬福利待遇和职业发展机会。四是不可忽略薪酬分配中的伦理问题。由于信息不对称性，医生从事诊疗活动的过程难以全面、客观和准确地把握和控制，薪酬制度设计需要引导医生作为患者利益的代言人，同时有效规避出现机会主义行为的风险。在医生薪酬设计中，采用过按服务项目、按诊疗人数或诊疗床日、按病种计算薪酬等不同方法，也有研究者建议定期变换医生的薪酬系统，以最大限度降低机会主义风险。

（二）护理人员的薪酬设计

护理人员是医院中人数最多的一类医务人员，对医院的医疗服务质量、安全和患者体验等都具有至关重要的影响，护理人员薪酬体系的设计需要充分考虑护理团队的工作职能和不同岗位护理人员的工作特点。多方面因素影响护理人员薪酬：一是护理岗位设置和人员配置。科学设置护理岗位并核定人数，是有效设计和实施薪酬激励机制的重要基础，在薪酬体系设计中，要系统考虑护理管理、临床护理（包括病区护士与门诊护士之间）和其他护理等不同岗位之间，高职称、低职称护士等不同职级之间的平衡，考虑患者护理等级、是否夜班等造成工作强度和身心压力差异的因素，尽量科学地体现多劳多得、优绩优酬，效率优先、兼顾公平。二是护理人员的工作职责和工作绩效。护理人员的主要职责是配合医生完成医疗服务，护理人员的工作负荷、技术难度与风险程度、所承受的心理压力往往与需要配合的医生工作高度关联，不同科室的病区护理人员薪酬水平因而会存在明显差异。护理工作量也可单独衡量，常用的方法包括患者数量、床日数、重症患者比例、护理级别、护理点数、班次数及夜班频次等。三是护理岗位的可替代性。与医生相比，护理人员之间的可替代性较高，护理人员往往可以在不同科室之间调配，因而护理人员之间的薪酬差距应明显小于医生。必要时可设置一定的轮岗机制，与薪酬机制相配合，可有效节约护理人力成本。

（三）医技人员的薪酬设计

医技人员是辅助医生开展临床诊疗的重要力量。设计医技人员薪酬体系既要考虑其自身的工作强度和产出，也要考虑其与医生等其他岗位的相对水平。一是科学衡量医技人员的工作绩效。医技人员的主要职责是执行临床科室开具的检查化验等各类医嘱，以高度的时效性和准确性完成医技项目并出具报告，在此过程中服务好患者并科学管控成本。因此，医技人员工作绩效的衡量指标包括服务量、服务质量、检查和报告等待时间、成本消耗、患者满意度等。二是体现医技人员的知识劳务价值。由于不同的医技科室对医务人员劳务付出的依赖程度存在较大差异，医院常常将医技科室分为劳务依赖型（如病理科）和仪器依赖型（如检验科）两类，在同样满负荷运转的情况下，劳务依赖型医技科室薪酬水平高于设备依赖型医技科室的薪酬体系，一般认为更加科学合理。此外，由于医技人员相对于医生处于辅助地位，医技人员的薪酬水平一般低于临床医生。

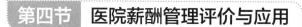

第四节　医院薪酬管理评价与应用

一、薪酬管理实施的组织保障

完整的组织架构是薪酬管理有效实施的基本保障,薪酬管理的组织体系,包括医院、职能部门和业务科室三个层级。

（一）医院薪酬管理委员会

医院薪酬管理委员会是制订和讨论薪酬重大事项的协商组织,成员一般包括医院主要领导、分管薪酬和绩效工作的领导、主要职能部门负责人、主要临床业务部门负责人等。薪酬管理委员会的主要职责包括:根据国家及地方人事、绩效管理与薪酬分配改革制度要求及本院战略规划,制订医院薪酬管理战略;制订医院的薪酬水平、薪酬结构、绩效考核等方面的系列制度;监督薪酬管理制度的执行,商议处理特殊情况;研究医院薪酬管理存在的问题,并审议改善方案;建立多条线、多部门协同的薪酬管理机制。

（二）薪酬管理的职能部门

医院薪酬管理的职能部门一般是人力资源管理部门或绩效管理部门。其在薪酬管理方面的主要职责包括:研究制订薪酬管理体系建议方案,提交薪酬管理委员会讨论;负责医院各级各类人员的薪酬核定、发放及调研分析等薪酬管理日常工作;在执行过程中及时发现薪酬体系存在的问题,并提供改善建议;对内实施薪酬沟通,宣传薪酬管理政策,收集员工的意见和问题并反馈;对外调研各类医务人员的市场薪酬水平,为医院制订薪酬方案提供参考。

（三）业务科室

临床、医技等各类业务科室,是医院薪酬管理的对象,也是薪酬政策落实的重要参与者。业务科室多执行科主任负责制,并成立由主任、副主任、护士长、业务骨干等组成的核心小组,实施内部薪酬管理。科室核心小组在薪酬管理方面的主要职责包括:按医院规定制订科室内部的绩效考核和薪酬分配办法,经规范程序通过后实施;做好医院绩效考核和薪酬管理制度的宣传,确保医院要求传达到科内员工;收集、了解科内员工对绩效考核和薪酬管理制度的意见与建议,回应员工诉求,向医院相关部门反映。

二、薪酬沟通及其重要性

（一）薪酬沟通的目标

医院的薪酬沟通就是在管理者和医务人员之间,为了提高个人目标和医院目标的相容性、达成对薪酬作用价值及薪酬分配方案的共识,进行的定期或不定期的互动交流,交流内容包括医院的薪酬战略、薪酬预算、薪酬水平、薪酬结构、薪酬价值导向等。

薪酬沟通的主要目标包括:向医务人员传达医改相关政策、医院发展战略和薪酬战略,以及医院对本科室、本岗位的具体要求;让医务人员理解医院的核心价值观、文化理念、医

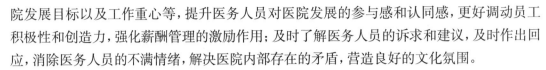

院发展目标以及工作重心等，提升医务人员对医院发展的参与感和认同感，更好调动员工积极性和创造力，强化薪酬管理的激励作用；及时了解医务人员的诉求和建议，及时作出回应，消除医务人员的不满情绪，解决医院内部存在的矛盾，营造良好的文化氛围。

（二）薪酬沟通的意义

薪酬沟通有利于保证和改善薪酬管理过程的公平、公正、公开。通过薪酬沟通，可以向医务人员介绍薪酬方案设计的理念、思路、方法，甚至可以定向公开其本人的薪酬结果。医务人员清楚绩效考核要求及其与薪酬的挂钩关系，能够更好地发挥主观能动性，达成医院要求的目标。

薪酬沟通有利于提高员工个人目标与医院目标的一致性。在医院建立和完善薪酬管理体系的过程中，薪酬管理人员与医务人员进行充分、有效的沟通，能够向员工收集到大量宝贵的意见和建议，来自临床一线的经验能够有效提升绩效考核和薪酬管理体系的科学性和有效性，能够促进薪酬管理体系与临床业务深度融合。同时，让员工参与薪酬管理体系制订和完善的过程，能够体现医院对员工的尊重和关怀，也有利于将医务人员的思想认识统一到医院的未来发展上，从而激发医务人员的职业自豪感和主人翁意识，薪酬管理也将更有效地发挥激励作用。

薪酬沟通有利于促进薪酬管理体系的持续动态优化。薪酬管理体系不是固定不变的，而是需要随内外环境的变化动态调整。通过医院管理者和医务人员就薪酬管理内容进行持续的双向沟通，管理者可以不断地把最新的医改政策、内外形势、医院重点工作和薪酬政策传递给医务人员，医务人员也可以把临床业务中的新情况、新变化反馈给管理者，也可以把一线员工在薪酬方面的切身感受和困惑诉求反映给管理者，从而有效促进薪酬体系完善和员工满意度提升。

（三）医院薪酬沟通的方式

薪酬沟通的方式主要有书面沟通和面谈沟通。书面沟通是医院管理者通过发出正式函件通知薪酬管理事宜或征询部门、员工对薪酬管理的建议，员工可以书面的方式回复或反馈对薪酬管理的意见与建议，也可以基于一定范围内的调研，对薪酬的合理性和改革方案进行论证，结果以报告或提案的形式反馈医院，医院收到相关材料后按流程处理。面谈沟通是医院管理者与一线员工通过座谈访谈、部门会议、个别谈话等方式进行的薪酬沟通。沟通内容包括员工的个人绩效表现和薪酬水平、薪酬调整事宜以及和薪酬相关的岗位聘任、职称评聘及职业发展等内容。尤其在考核期结束或薪酬调整时，通过薪酬面谈与员工进行个性化的沟通，可以及时传递组织对员工个人工作表现的认可和鼓励，能够及时了解员工的思想动态，对可能存在的问题及时解释说明，从而更好地发挥薪酬管理的效果。

（许 岩 郭永瑾）

第十一章

医院绩效薪酬制度

第一节 医院绩效薪酬制度的发展

一、医院薪酬的概念

医院薪酬是医院对员工为医院创造价值所付出的脑力劳动和体力劳动而支付的报酬。一般可以分为经济性薪酬和非经济性薪酬两类，经济性薪酬包括基本工资、绩效奖金、津贴补贴、年度奖励、保险福利、持股、利润分享以及带薪休假等；非经济性薪酬包括工作环境、工作氛围、个人发展机会、能力提升和职业安全等。医院管理者通过制订和调整员工的薪酬形式、薪酬结构、薪酬水平和薪酬标准等内容，确保医院在劳动力市场上的竞争性，吸引和稳定优秀人才，同时通过公平合理的薪酬分配制度激发员工的积极性和创造性，使医院和员工形成利益共同体，给医院带来良好的社会效益和经济效益，促进医院发展。

二、医院绩效薪酬的概念

医院绩效薪酬是指结合医院运行发展的合理预期和医院战略绩效的总体要求，根据医院员工的劳动强度，技术含量、责任大小以及所需要承担的风险程度，以劳动业绩为主要考核依据的薪酬核算。

医院绩效薪酬是一种随工作绩效变动的薪酬，将绩效考核结果与薪酬制度进行挂钩，既是对绩效考核的应用，也是医院薪酬方案的一个重要组成部分，通过奖励实现医院绩效标准的提高，或者激励员工完成某些医院设定好的绩效目标。绩效薪酬既能充分发挥薪酬激励作用，最大限度地调动员工的工作积极性和创造性，又能起到绩效管理的作用，确保医院及其子系统（包括部门、流程、工作团队和员工个人）的绩效成果能够与医院的战略目标相一致，并促进医院战略目标得以实现。

绩效薪酬制度须以科学理论作为指导，以医院长远发展战略目标为主要依据，同时充分结合医院员工的个人发展要求，对具体考核目标和相关考核内容进行明确。医院绩效薪酬制度的建立是医院价值分配的基础和提升医院管理水平的有效手段，具有价值引导、评价、激励、监督等功能。将医院绩效薪酬制度作为医院经营管理的一个工具，具有独特的意义。

三、医院绩效薪酬制度的发展

随着我国经济以及卫生事业不断发展,现代绩效管理理论和方法在医院管理实践中得到了广泛应用。国内医院的薪酬制度从原来的职务等级工资制、结构工资制、专业技术职务等级工资制,发展到现在开始推行岗位绩效工资制,采取固定工资与绩效奖金相结合的方法。

（一）职务等级工资制

计划经济时代我国医疗事业由政府主导,还没形成较为规范的医院管理体系。医院尚无绩效薪酬管理意识,大多数是执行上级指派的任务,搞平均主义或"大锅饭",缺乏激励机制。1956 年国家建立了职务等级工资制,医院管理人员和工程技术人员实行统一的工资等级标准,在工资等级表中根据职务划分等级线。职务等级工资制是对企业、事业单位的工程技术人员和管理人员以及国家机关的行政工作人员,按照其在工作中所承担的职务来确定工资等级的一种工资制度。职务等级工资制一般采用一职数级、上下交叉的办法,即在同一职务内划分若干等级,相邻职务工资等级线上下交叉,员工都在本职务所规定的工资等级范围内评定工资。职务等级工资制是由职务序列、业务标准、职责条例以及职务工资标准组成的。

与原结构工资制相比较,职务等级工资制改变了工资构成,除基础工资是平均发放之外,职务工资、级别工资和工龄工资都因人而异,适当拉开差距。这样能够较好地贯彻按劳分配,克服平均主义,有利于发挥工资和奖金的激励作用,有效地鼓励先进,鞭策落后,真正提高医院工作的效率。

（二）结构工资制

20 世纪 70—80 年代,各类期刊杂志开始出现关于医院管理的论著,医院管理者和社会人士开始探讨计划经济时代医院管理的弊端,强调医院要生存和发展就必须调动广大医务人员的积极性,简单意义上的医院绩效管理理念开始萌芽。改革开放后,医疗体制改革跟进实施,国家开始给医院下放自主权。1985 年医院绩效薪酬根据国家薪酬改革的需求改为职务工资为主要内容的结构工资。

结构工资制又称分解工资制或组合工资制,是指基于工资的不同功能划分为若干相对独立的工资单元,各单元又规定不同的结构系数,组成有质的区分和量的比例关系的工资结构。结构工资制的组成部分可以根据劳动结构的划分有所增减,各个组成部分的比例可以根据生产和分配的需要进行灵活调整,其结构并不固定。一般包括:基础工资、岗位工资/技能工资、效益工资、浮动工资、年功工资,见表 1-11-1。

结构工资制的优点是与劳动结构相对应,并紧密联系成因果关系,劳动结构有几个部分,工资结构就有几个相对应的部分,随前者变动而变动。并且各个组成部分各有各的职能、分别计酬,可从劳动的不同侧面和角度反映劳动者的贡献大小,发挥工资的各种职能作用,具有比较灵活的调节功能。有利于实行工资的分级管理,从而克服"一刀切"的弊病,为改革工资分配制度开辟了道路。

表 1-11-1　结构工资构成

构成	说明
基础工资	保障职工基本生活需要的工资
岗位工资/技能工资	根据岗位（职务）的技术、业务要求、劳动繁重程度、劳动条件好坏、所负责任大小等因素来确定，是结构工资制的主要组成部分
效益工资	根据企业的经济效益和职工实际完成的劳动的数量和质量支付给职工的工资
浮动工资	劳动者劳动报酬随着企业经营好坏及劳动者劳动贡献大小而上下浮动的一种工资形式，形式多样
年功工资	根据职工参加工作的年限，按照一定标准支付给职工的工资

由于结构工资制要对劳动诸要素进行比较细致的划分和归类，并要求工资各单元与之相对应及随其浮动，同时合理确定和保持各工资单元的比重。因此，实行这种工资制度，要求医院具有较高的管理水平、较健全的规章制度，有较强的资金负担能力。

（三）专业技术职务等级工资制

随着改革的不断深入，医院的绩效薪酬制度由结构工资制逐步发展为专业技术职务等级工资制。专业技术职务等级工资制是一种主要根据技术复杂程度以及劳动熟练程度划分等级和规定相应的工资标准，然后根据员工所达到的技术水平评定技术（工资）等级和标准工资的一种等级工资制度。这种工资制度适用于技术复杂程度较高，劳动差别较大的工种。

专业技术职务等级工资制度由工资等级表、工资标准表和技术等级标准等要素组成，通过对组成要素的分析和量化，给具有不同技术水平或从事不同工作的员工规定适当的工资等级。这一绩效薪酬制度进一步打破了吃"大锅饭"和平均主义。

（四）岗位绩效工资制

1997 年国家在医疗改革中强调要继续深化人事制度和分配制度改革，调动广大医务人员积极性。我国各大医疗机构管理者开始探索新型的医院管理理论和制度，逐步引进企业化先进管理思路，开始重视管理和运行的绩效，从医疗质量、服务态度、社会效益等方面进行综合绩效考评，医院绩效管理思路由此不断发展和创新。2006 年，根据党的十六届三中全会关于推进事业单位分配制度改革的精神而颁布的《事业单位工作人员收入分配制度改革方案》，对医院来说，意味着迎来了全新的岗位绩效时代。

岗位绩效工资制是以职工被聘上岗的工作岗位为主，根据岗位技术含量、责任大小、劳动强度和环境优劣确定岗级，以企业经济效益和劳动力价位确定工资总量，以职工的劳动成果为依据支付劳动报酬，是劳动制度、人事制度与工资制度密切结合的工资制度。目前的医院员工的岗位绩效工资基本包含岗位工资、薪级工资，年功工资和绩效工资等部分内容。其中，岗位和年功工资是最基本的，其标准统一按照国家的政策而制定。当然，不同的岗位对应不同的岗位工资，需要体现此岗位的工作内容和重要性；而对于医务人员而言，特别是临床医疗技术人员，根据不同岗位的专业技术能力，需要执行相应的工资标准。薪级工资则是由相应的薪级决定，体现工作人员的表现和资历，即和工作年限相联系。对管理人员、专业技术人员,工勤人员分别设有不同的薪级标准和岗位薪级起点。另国家规定的津贴补贴主要是艰苦边远地区的津贴以及特殊岗位津贴补贴,这类津贴补贴针对在边远地区工作及特定恶劣环境下工作的人员给予一定的经济补贴,如医务人员长期为边远贫困地区支援医疗服务等。位绩效薪酬制的出现有以下作用。

(1)从制度上破除了技能工资的潜能性,直现科学地发挥了工资的"按劳分配、多劳多得"的职能。岗位绩效薪酬制虽不制定技术标准,但各岗位都有明确的任职条件、职责范围、技术要求和操作规程,职工只有通过考试(考核)达到岗位要求,才能竞争上岗。它对岗不对人,依据企业经济效益和职工竞争上岗的岗位和岗位劳动成果支付工资,兼顾效益与公平的原则,突出了岗位劳动和技术要素在工资分配中的地位。

(2)减少了平均分配的项目,简化了工资单元,优化了工资结构,有利于发挥工资的调节职能。将原技能工资和各种津贴补贴工资单元并入岗位工资,既解决了岗位工资比重小、力度弱,对岗位流动导向不力的矛盾,又解决了日益突出的岗位与技能分离的问题,进一步强化了工资的激励和调节职能,也加强了工资管理。

(3)引入市场机制,调整了工资关系,使工资分配逐步向市场劳动力价位靠拢,强化了市场机制的基础调节作用。调整岗位分析各子因素的分值,向经营、科研、管理、营销和生产骨干倾斜,降低一般简单、重复劳动的岗位系数,从岗级划分上拉开差距。岗位劳动收入趋向市场劳动力价格水平,发挥了工资的"经济杠杆"作用,有利于稳定经营、科研、管理、营销和生产骨干,促进劳动力资源的优化配置,激励职工提高自身素质。

(4)把职工工资与企业效益捆在一起,使职工和企业形成了利益共同体。按职工劳动成效进行分配,企业效益和职工业绩双挂钩。

对四种薪酬制度在付酬因素、公平性、激励性、执行效率、可操作性等方面进行比较,岗位绩效工资制的优势进一步体现,见表1-11-2。

表1-11-2 四种薪酬制度的比较

薪酬制度	付酬因素	公平性	激励性	效率	可操作性
职务等级工资制	不够全面	低	低	低	高
结构工资制	不够全面	中	中	中	低
专业技术职务等级工资制	不够全面	中	较高	中	低
岗位绩效工资制	全面	高	高	高	中

四、医院绩效薪酬制度现存的主要问题

(一)薪酬考核指标不完善,缺乏比较科学的评估体系

目前我国医院的工资主要取决于职称、职务和工作年限,而绩效主要取决于职务、职称、工作量和岗位完成情况。在考核指标的制订上忽视了岗位风险、工作难度和患者满意度等要素。另外,现行事业单位工资制度基本上是能上不能下,能增不能减,如果职务、职称得不到晋升,薪酬就很难有大幅提高。而根据目前职称晋升的规定,必须发表多篇论文

或者取得一些科研成果，这就造成部分临床人员不重视临床工作，为了晋升职称忙于写论文、搞科研，而一些技术水平较高的医生可能工作繁忙影响了职称晋升。因此，考核指标的不完善，造成不能真实有效地评价员工的贡献度，导致薪酬考核不能起到应有的激励作用。

（二）薪酬结构不合理，非经济性薪酬相对缺乏

目前我国医院的薪酬主要分为经济性薪酬和非经济性薪酬。经济性薪酬主要指工资、绩效、补贴等经济形式；非经济性薪酬主要指荣誉、职称晋升、职业培养、带薪休假等非经济形式。目前医院往往更重视经济性薪酬的实施，比如为工作人员及时发放工资、绩效，按时足月地缴纳社保以及发放未休假补助；但非经济性薪酬相对缺乏，比如对员工职业规划的指导、专业技术培训、组织文化和工作环境等重视不够，导致非经济性薪酬的激励效果未能充分显现。

（三）薪酬支出占医院总支出比例较小

例如，目前我国公立医院基本都属于差额事业单位，政府财政根据医院编制人数进行拨款，而临聘人员的薪酬只能依靠医院自己解决，这就使公立医院在薪酬分配资金方面出现了缺口。各公立医院只能依靠提高医院效益来提高员工的经济性薪酬，对于业务收入低的医院员工的工资难以提高。另外，医院属于技术密集型行业，工作压力大，技术要求高，人员培养成本高，但大部分公立医院人员支出占医院总支出不超过30%。因此，公立医院员工薪酬水平普遍偏低，影响员工的工作积极性。

（四）薪酬制度公平性欠缺

随着卫生事业单位改革的不断推进，公立医院的用工方式也不断发生改变。由于编制名额的限制和公立医院的快速发展，目前大部分公立医院的人员主要分为正式编制人员、聘用人员和劳务派遣人员。而在薪酬分配方面并没有真正体现按劳分配的原则，导致薪酬分配缺乏公平性。比如，在工资分配方面，劳务派遣人员工资普遍比同等条件下正式编制人员低，并且继续教育、外出进修和职务晋升都和正式人员存在差别，严重影响了人员的积极性和稳定性。

五、关于医院绩效薪酬制度、医院绩效评价工作及薪酬管理工作改进的探讨

（一）遵循医院绩效薪酬方案设计的基本原则

首先要遵循公平性原则，包括外部公平性、内部公平性和个体公平性。在工作内容相同、工作绩效和对医院的贡献没有明显差异时，员工所获得的绩效薪酬不应有明显的差距，若存在员工个人的技能、资质、工作绩效及贡献的差异，也能得到公平的差异性体现。然后要遵循激励性原则，绩效薪酬是基于激励理论具有激励作用的报酬，因此在设计医院绩效薪酬方案时，要充分体现绩效薪酬的激励性。在绩效薪酬方案设计中应将正向激励和负向激励相结合，根据医院当前发展阶段及发展重点，动态调整正向激励和负向激励在绩效薪酬中所占的权重。还要遵循合理性原则，过高或者过低的绩效薪酬都会对医院员工的工作积极性产生影响，从而影响医院整体绩效。在设计绩效薪酬方案时应具有合理性，保持在相对合理的范围内。

（二）完善薪酬考核指标，提高员工的工作积极性和稳定性

在设定薪酬考核指标时，在考虑职称、职务、工作年限的同时，应把工作难度、岗位风险和患者满意度等指标都考虑在内。在以经济指标考核的基础上，避免过度医疗、以药养医等现象的发生。另外，要实行弹性的薪酬考核制度，要实现能上能下、能增能减。比如，医院设立考核小组，从工作量、技术水平、贡献度、工作完成量、医德医风等方面对员工进行考核，对考核优秀的人员薪酬方面给予适当的提高，而对于考核不合格的人员，则相应减少其薪酬，这样适当的竞争有助于提高员工的积极性。

（三）完善薪酬结构，增加非经济性薪酬比例

医院在薪酬管理的过程中，不仅将经济性薪酬作为考虑的首要因素，非经济性薪酬也应当被作为重点考虑因素。例如，制订各种奖励措施，对开展新技术、做出特殊贡献和获得省级以上奖项的人员进行奖励，提高大家的荣誉感和成就感；根据员工的兴趣、特长，有针对性帮助员工进行职业规划，提供成长机会；丰富员工生活，关注精神关怀，认真贯彻落实带薪休假、每年进行职工体检、开展工会活动等。

（四）增加薪酬分配总量

医院的工作具有工作压力大、劳动强度高、技术性强等特点。医疗行业的人力资源培养周期长，培养成本也相对较高。而公立医院人员的薪酬水平对外不具有竞争力，薪酬分配总量需进一步增加。针对这一问题首先需要通过体制和机制创新，对公立医院运营形式进行改革创新，稳步提高公立医院员工的薪酬水平。另外，公立医院应适当提高人力资源成本占医院总成本的比例，并增强员工节约意识。增加薪酬分配总量不仅有利于员工工作的稳定性和积极性，也有利于吸引更多的优秀学生攻读医学专业、进一步发展人才队伍建设。

薪酬管理是医院管理的重要组成部分，是医院人力资源管理中的核心内容，是激励员工提高工作效率和工作积极性的重要途径，是吸引人才、留住人才的重要手段。绩效薪酬制度是否合理直接关系到医院的发展与稳定，合理的薪酬制度能有效地提高员工工作的积极性和效率。因此，我们要不断完善相关管理，制订出更适合公立医院的薪酬制度，促进医院更快、更好地发展。

第二节　医院绩效薪酬制度的改革与实践

立足于我国开启全面建设社会主义现代化国家新征程的重要历史节点，公立医院面对"健康中国"战略责无旁贷。医院绩效薪酬制度作为发展方向的指挥棒也在不断地被要求适应新环境，满足新要求，促进新发展；而该制度的改革也始终将"满足人民群众日益增长的对美好健康生活的需求"作为中心主旨。

一、改革背景与历程

我国公立医院绩效管理早期可追溯到 1989 年开始实行的医院分级管理评审工作。卫生部于 1995 年发布了《医疗机构评审办法》，将医院绩效评价指标体系分为三个层级，内容

涉及医院的功能与任务、科室设置、人员配置、医院与医疗管理、技术水平、教学及科研管理水平、思想政治工作与医德医风建设和业务统计指标。2008 年,卫生部又发布了《医院管理评价指南(2008 年版)》,此后我国进一步基于医院绩效评价出台了《综合医院评价标准》和《三级综合医院评审标准实施细则(2011 年版)》等文件。继 2009 年新医改之后,我国公立医院绩效管理迈入了历史新阶段。2013 年党的十八届三中全会通过了《中共中央关于全面深化改革若干重大问题的决定》,该决定明确指出要建立科学的医疗绩效评价机制和适应行业特点的人才培养、人事薪酬制度。

近年来,随着社会进入高速发展阶段,人民生活水平的不断提升和对更加幸福生活的追求都让健康事业成为重中之重。为了让公立医院适应不断变化的新形势,满足人民的健康需求,公立医院绩效薪酬制度促进持续深化改革,管理部门对医院绩效薪酬制度的要求逐渐完善,也对公立医院绩效管理的能力提出了更高的要求。

2015 年 5 月,国务院办公厅《关于城市公立医院综合改革试点的指导意见》(国办发〔2015〕38 号)中提出,公立医院应建立以公益性为导向的考核评价机制,绩效评价指标体系要突出功能定位、职责履行、费用控制、运行绩效、财务管理、成本控制和社会满意度等考核指标。同年,国家卫生计生委、人力资源社会保障部、财政部以及国家中医药管理局四部委联合发布《关于加强公立医疗卫生机构绩效评价的指导意见》(国卫人发〔2015〕94 号),提出我国公立医院等四类公立医疗卫生机构的绩效评价指标体系。该体系指出,指标应落实公立医疗卫生机构公益性质、维护公众健康的要求,反映服务和管理过程,注重服务结果,突出目标管理和全面质量管理。绩效评价应涵盖社会效益、服务提供、综合管理、可持续发展、患者及职工满意度等内容。2017 年,国务院办公厅《关于建立现代医院管理制度的指导意见》(国办发〔2017〕67 号)强调,定期组织公立医院绩效考核以及院长年度和任期目标责任考核,考核结果与财政补助、医保支付、绩效工资总量以及院长薪酬、任免、奖惩等挂钩。2019 年国务院办公厅《关于加强三级公立医院绩效考核工作的意见》(国办发〔2019〕4 号)以及《关于启动 2019 年全国三级公立医院绩效考核有关工作的通知》(国卫办医函〔2019〕371 号)首次在全国范围建立了统一的绩效考核指标体系、标准化的支撑体系和绩效考核信息系统,我国第一次在国家层面以统一的指标体系,全面实施对全国两千余家三级公立医院的绩效考核。2021 年 6 月,国务院办公厅发布了《国务院办公厅关于推动公立医院高质量发展的意见》(国办发〔2021〕18 号),正式提出要求全国公立医院将推动高质量发展作为深化医药卫生体制改革的重点任务,并从构建新体系、引领新趋势、提升新效能、激活新动力、建设新文化及坚持和加强党建质量六个方面对公立医院部署了重点工作内容。其中,绩效薪酬制度作为重要的导向工具,其改革方向应与国家战略部署保持一致,并能在新环境下有效应对挑战,促进医院发展,提升人民幸福感。

总而言之,我国公立医院绩效薪酬制度的改革经历了由粗放到精细的发展;从追求数量到看重品质、安全和满意度;要求对外要从技术和态度上向患者提升医疗服务质量,对内保障医务及管理人员工作价值得到合理体现,并要关注医务人员工作幸福感和满意度。

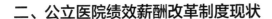

二、公立医院绩效薪酬改革制度现状

（一）医院绩效薪酬的概念

我国公立医院具有公益性、服务性、经营性等多重有别于其他机构的特征。其所在的医疗服务业属于知识密集型产业，需要遵循国家部署，按照在医疗服务体系中的不同功能定位发挥医疗服务和健康提升的作用，科学的医院绩效薪酬体系应当自有一套适合其发展导向和阶段的体系。公立医院绩效薪酬体系需要涵盖的范围既包括医疗服务本身，也包括医疗服务的健康产出；是综合医疗服务效果、效率、效能、经济性、技术水平、服务质量等因素的复合体系。医疗安全以及服务质量是当今主流公立医院绩效薪酬体系的主要导向。

我国公立医院绩效薪酬制度的内涵主要取决于医院本身的发展需求，患者的医疗需求、管理部门和医院管理者等各主要利益相关者的要求。患者期望医院能够提供价廉、质优、量多的医疗服务。医院管理者期望医院能够安全而有效地运营，巩固和提升学科地位，获得可持续发展。行政管理部门期望医院能够提升医疗资源使用效率，持续深化推进改革，不断满足人民健康需求，提升人民健康水平。

我国关于医院绩效的研究主要从以上角度定义医院绩效的内涵，认为医院绩效是社会效益和经济效益的综合，核心指标包括医疗质量、医疗成本、医疗费用、服务效率和医院发展等。医院绩效也可从结果和行为两方面来看，结果是指医院管理活动中能够记录的工作业绩，包括医疗服务的数量和质量、医疗费用、科研成果、医学教育培训等；行为是指医院职工的医疗、科研、教学、管理等活动的能力与表现等，包括工作效率、服务满意度等。

（二）医院绩效薪酬制度设计思路的变革

我国公立医院绩效薪酬制度设计经历了从按收入提成的分配模式到成本核算绩效分配模式，再到如今基于工作量、劳动成本和风险、贡献度等因素核算绩效后分配，每一步变革都是根据当下最适宜公立医院发展阶段和未来发展方向的指引。从扩大规模到追求医、教、研、管四个维度的高质量发展，绩效薪酬制度的每一步改革在公立医院不同的发展阶段都起到了至关重要的引领作用。

1. 按收入提成分配模式　自从 20 世纪 90 年代政府部门决定对公立医院给予更多政策支持并鼓励医院提升经营能力，各公立医院纷纷开始发挥主观能动性，在绩效核算方案上对员工采取按收入提成的激励方式，允许各科室根据自身收入情况给员工按固定比例提成绩效。此方案在当时的状况下以"多劳多得"的激励方式有效地鼓励了工作人员提升工作效率，同时也使得部分收入高的科室成员绩效水平有了明显提升。

按收入提成是公立医院绩效薪酬制度设计的第一个历史阶段，该方案在市场扩张阶段极大地调动了医务人员的积极性，提升了他们的收入水平，同时也提升了公立医院自给自足的发展能力，对于靠政府资金维生的需求有所降低。但随着时间的推移和社会发展阶段的变化，纯粹按收入提成的绩效核算制度越来越暴露出其缺陷所在，不同科室间的医务人员，即使劳动负荷相同，也可能因收入差异导致绩效分配不均，从而引发不满；高收入科室的医务人员也会因绩效涨幅与收入涨幅不一致而不满，医院管理者也认为由于没有自主定价权,只按收入核算绩效不能完全体现出医务人员的劳动价值。另外,由于按收入提成的方式缺乏成本管控的视角,导致医院浪费现象非常普遍。结果是公立医院可能只关注创造收入而忽视了控制成本,导致运营资金出现困难,在政府资金支持降低的情况下常常需要面临收不抵支、亏损严重的情况。

2.成本核算分配模式 为了改善上述按收入提成分配制度的缺陷,怀着"要让医院有能力自给自足"的基础,再是要保证不同科室间、同科室间的工作人员劳动价值在绩效薪酬制度中得到合理体现,收支结余式的绩效分配模式逐渐替代了固定比例提成模式。医疗机构的奖金分配模式迈入第二个历史阶段。

在成本核算的分配模式下,(收入 - 支出)× 分配系数 = 绩效金额成为公立医院普遍的绩效核算方式,这种改变在一定程度上标志着医院的运营管理和绩效薪酬制度管理理念从粗放型迈向了精细化,基于成本核算理念搭建的收支结余分配体系是对公立医院在过去内部只看收入,不分科室、不分岗位的平均奖的一次修正。将成本控制的理念引入公立医院管理成功帮助医院降低了运营成本,改善了运营能力,提升了更大比例职工的积极性。并且在成本核算的模式下,医院的实际利润大于只看收入的阶段,在改善了医院本身经营状况的前提下可以用作绩效分配的资金也有提升,由于药品收入不计入医疗收入中,科室要提高收支结余量就必须依靠治疗、检查和新技术等实打实医疗服务内容的拓新和质量提升,因而也在一定程度上强化了各临床科室建设。

然而与收入提成的模式类似,收支结余式绩效分配模式的局限性也在随着医院的发展和人民健康需求的提升渐渐浮现。一方面,收支结余从根本上来看同样是基于利润来评估工作人员的劳动价值,无法体现医疗服务项目之间技术和风险的差异,容易使难度大、风险高、收益不高的学科发展受限。由于医疗服务价格受到政府部门的严格管制,仅从收支结余的角度无法全面合理地反映不同医疗服务真实的人力资源投入情况,站在医生的角度看,选择风险含量低、技术含量低,单价高或者需求大的医疗项目是最明智的选择。

另一方面,该方案难以真实全面地反映工作人员的工作量与服务质量。这样的分配方式将医、护、技的绩效合并考核,忽略了职系之间工作内容、时长、难度等各方因素的差异,却仅仅强调盈余的分配格局,结果既难以清晰界定医、护、技师各自工作量水平和服务质量的变化,又体现不出各个岗位之间的价值,反而使科室在绩效分配时陷入学科发展与创造结余两难的境地。

从医院管理的层面上来看,收支结余式的奖金分配模式容易误导医院单纯以经济指标为依据制订绩效薪酬分配制度,背离了公立医院公益性的根本特质和用低价为人民提供医疗服务的价值追求,这对于公立医院的发展来说是一个致命难题。在这样的发展趋势下,"公立医院的绩效薪酬分配制度要与医院、科室收入脱钩"成为必然的发展趋势。

卫生部于 2004 年几次发文要求和强调"医疗机构要坚决取消科室承包、开单提成、医务人员奖金分配与所在科室收入直接挂钩的分配办法。通过综合目标考核,逐步建立按岗取酬、按工作量取酬、按工作业绩取酬的奖金分配机制"。公立医院的绩效薪酬制度的改革开启了第三个篇章。

3. 以考核工作量为基准的分配方式　在经历了前两次方案的变革之后，公立医院管理者意识到一套更适应当下发展阶段、更符合我国国情的公立医院绩效薪酬制度首先应当与收入脱钩，其次要合理体现不同科室、职系、岗位间的工作差异，并且要基于工作内容本身针对耗时、技术、风险等多方因素进行评估。同时，要基于人民的真实需求平衡各个医学学科之间的发展，不论是收入高的学科还是利润微薄的学科，只要人民有需求，都应得到鼓励和发展。并且要从医学、教学、科研、管理四个维度同时提升公立医院的经营能力，对绩效薪酬制度发起了新的挑战。

经过认真地研学先进经验，不断地探索适合本地的模式和长时间的试验和调整，当前最主流的绩效薪酬制度以不同职系分类概述如下：

（1）医师职系——系数分配制：医师职系的绩效核算主要是基于 RBRVS（resource-based relative value scale）制度，可以理解为"以资源为基础的相对价值体系"，该制度的原理主要是通过比较医生服务中投入的资源多少、成本高低来计算每次服务的相对值，包含所耗时长、技术难度、承担的风险和压力等，同时也要参考如今国考制度下国家对于公立医院要求的 DRG、CMI 指数等因素。同时也要结合服务量和服务费用总预算，计算出诊疗服务项目的医师劳务费。在该核算体系下，医师的个人工作数量与质量可以得到非常细化的体现，当日常的工作内容转化为了可以被量化、被评价的分值，并且是基于工作本身创造的价值而不是纯经济价值，改善了收入提成和收支结余分配方式下一直延续下来的学科发展和公平性问题。在医院内部也达成了共识，RBRVS 制度是可以成为衡量医生们工作量、风险程度、技术难度的天平的。

（2）护理职系——医院导向激励＋时间单价制：与医师们所从事的医疗服务项目相比，护理人员的工作内容从技术难度、风险、学习成本来看都要低很多，且不同科室之间护理人员所提供的基本服务内容差异与医师之间的差异相比要小得多。所以该职系的绩效核算方式也不应与医师的核算方式趋同，而是根据其工作内容差异不大，但时间长短有别的特点采用医院导向激励＋时间单价制度。

护理人员的工作内容中每一个服务项目的技术含量差别不大，可以通过计算出每一个工作项目的平均耗费时间，再用以往一段时间的绩效水平除以工作时间，得到单位时间段的单价成本，再用单位时间成本及执行项目所耗费时间，核算出各执行项目基于时间单价制度应该得到的绩效酬金，即时间单价法。在此基础上，也要结合医院本身的发展需求，适当对医院重点鼓励发展的学科和项目进行倾斜，比如参考 CMI 值、DRG、科研发展和特色优质病种等，目的是在合理体现护理人员日常工作量的基础上鼓励他们促进医院多职系协同发展。

对于不同的科室来说，护理的内容存在着一定程度的差别，所以对医院各个需要护理人员的科室进行适当的分类是很必要的。但是其护理人员时间单价制的核算方法基本上大同小异，以病区为例可概述如下：首先统计出一个病区收治的患者住院总床日数，再将全院所有病区的床日数进行加总，其次将全院所有病区护理人员的服务时间数进行加总得出全院病区总护理时数，最终就可以得出：该病区每床日护理时数＝全院病区总护理时数／全院病区病床总床日数；相应地，病区护理时数单价＝各病区80%绩效奖金之和／各病区总护理时数。

（3）医技职系——复合式绩效考核制：相较于医师职系和护理职系，不同医技科室之间的工作内容和特点差异巨大，无法形成统一的核算和评价标准，所以应当根据它们不同的工作性质，对不同的科室人员也采取适合该科室的绩效考核方法，总体来说有 RBRVS 体系、时间单价制等核算方式。

有一部分医技科室提供的医疗服务类型与临床医师提供的医疗服务类型比较相似，在国外部分先进医院的 RBRVS 体系中可以找到可以参照对比的系数体系，所以可以直接参考 RBRVS 体系，根据医院自身情况和特点建立不同医疗服务项目的对应系数库，再依据分配单价×分配系数的形式核算科室绩效，比如病理科、检验科等科室就可以采取这种绩效考核方式。

还有一部分医技科室所提供的医疗服务内容与护理人员提供的服务内容类似，更适宜参考护理职系采取时间单价制进行绩效考核，比如超声医学科、心电图室、放射科及放射介入治疗中心、核医学科等都可以采取这种绩效考核办法。

还有一部分医技科室，如麻醉科，其医技人员的工作贡献难以直接从提供的医疗服务项目数量来衡量，工作性质易受时间段、频率、批量或同项目工作时间差异巨大等因素的影响，而这些因素不受医技人员本身主观因素控制，可以采取用人费率制来进行绩效衡量。用人费率制类似于固定提成，通过参照基期科室人员绩效奖金与科室收入基线的占比设定固定提成比率，科室医技人员的绩效金额会随着科室收入情况浮动。

（4）科研职系——年薪制＋科研成果激励：由于科研人员的工作内容和强度较大程度遵循当前项目的进度，与其他临床职系相比受其他外界因素影响较小，且其工作成果不以月为单位固定产出，所以其绩效考核方式应该要基于平时保证基本收入的情况下，再单独对个人或团队科研成果进行针对性地激励。具体来讲，科研工作人员的绩效考核可以分为平时绩效和成果激励两部分。平时绩效可根据科研人员本身的知识、经验或者过往收入水平作为参考量定一个基本定额绩效，在研究过程中、产出成果前按定额发放；在产出科研成果后则根据成果的价值，例如课题含金量、报告或书籍含金量等分级给予不同档次的绩效奖励。这样的方式可以保证科研人员在研究过程中全身心投入工作，并且鼓励他们产出更多优质的成果。

但有一点需要注意的是，固定绩效是一把"保护伞"，它既可以保护努力的人，也会包庇"躺平者"，所以设定保护期的期限是该种模式下很重要的一环，只有正确引导才能将"让正确的人做正确的事"发挥到极致。

（5）行政后勤职系——KPI 考核制：行政后勤管理人员的工作内容因为很少直接体现在公立医院的医疗服务效果上，其绩效考核一直是一个难点。一直以来，大部分公立医院的行政后勤管理人员都被认为是医院发展机器中贡献最小的那一个齿轮，其绩效薪酬核算主要也是根据医院收益水平浮动。

然而，这样的机制对于行政后勤管理人员来说，是一种消极的制度，当自己的绩效考核结果不是基于自身的工作成效，工作的积极性和效率就会出现问题。在国家越来越重视公立医院的管理和经营能力的背景下,行政后勤管理人员的角色日益重要,他们所承担的压力也越来越大。于是,引入对于行政后勤管理人员的 KPI 管理机制就变得尤为必要。医院应当通过对行政后勤科室明确定岗的相关职责描述,根据不同岗位明晰岗位职责和单位时间内需要达成的几个重要目标,再根据不同目标设定权重,并基于该目标的完成情况对行政后勤管理人员进行绩效考核。人员 KPI 汇总到部门形成部门的 KPI 考核指标,部门 KPI 汇总到医院形成管理部门整体 KPI 考核指标,最终就能确定从医院到科室再到个人三个层级的绩效考核制度。

在 KPI 考核制的基础上,医院对所有行政后勤科室的岗位进行了一次全面的改革。针对二次分配的公平性问题,行政后勤科室应参考本科室具体的情况,按照职称系数和贡献等因素进行二次分配,力求达到同工同酬、多劳多得,避免挫伤行政后勤员工的积极性。

三、当前制度改革面临的挑战

在当前绩效薪酬制度下,绝大部分公平性、合理性和科学性的问题都得到了较大的改善,在大致情况下是可以满足当前公立医院的发展需求的,然而在实际操作层面依旧还有一些挑战和困难需要管理者们研究和解决。

1.指标的科学性和客观性　在绩效薪酬制度的设计中,指标的科学性和客观性是关键。然而,指标的选择和量化往往存在一定难度,尤其是在当前医疗服务要求标准日益精细化,以及从对数量的要求转变为对质量的要求的背景下,绩效考核指标的设计面临着全新的挑战。例如,收治患者疑难程度高,对于 CMI 指标来说是有利的,但对于床日周转指标却不一定,当需要被管理的内容越来越多、越来越细致,随之而来的考核指标之间可能会出现冲突或矛盾,如何选取其中的平衡点成为一大难题。另外,在统计医务人员的工作量时,可量化的指标往往是更容易被评估的,但当涉及对一项医疗服务的质量进行评估时,如何针对不同的服务项目设计出客观、科学、有效的考核指标也成为当前发展阶段医院管理者需要思考的问题。

2.提升绩效薪酬制度的效率需要依赖数字化转型　公立医院绩效薪酬制度的发展和提升与医院数字化系统的发展是息息相关、相辅相成的。建立完善、透明的信息化系统,将医疗工作数据和人事绩效薪酬数据整合在一起,不仅有助于提升医院管理人员对于医院、科室以及个人层级的情况把控,帮助分析和提升医院的运营情况,还能够让医务人员随时了解自己的绩效评价情况。同时,数字化系统还能够支持绩效数据的分析和挖掘,帮助医院更好地制定激励政策和决策。

四、总结

绩效薪酬制度的改革与实践是医院管理领域的重要课题,对于提升医院的综合竞争力和服务质量具有重要作用。科学合理的绩效评价指标体系能够确保医务人员的工作贡献得到更加公正、准确的回报,进而激发他们更积极地投入工作。当前的绩效核算方式较好地改善了收支结余计奖式的绩效分配模式,在医院经营、学科发展和分配公平性方面都取得了长足的进展。分职系、分岗位的绩效核算方式无疑是当前最适合公立医院发展趋势的方式。公立医院身处医疗服务行业，属于知识密集型机构，在这里提供服务的医务人员大多具有高学历、高知识、高技术，知识和技术是他们的立身之本。如何让这些对自我价值有明确认知的精英人士对自己的工作成效体现有合理满意的评价一直是医院绩效薪酬制度研究者需要努力的方向。

在医院绩效薪酬制度的改革与实践中，需要充分考虑医务人员的需求和意见，建立起相互信任的合作关系。只有在全体医务人员的共同努力下，绩效薪酬制度才能够取得更好的效果，为医院的可持续发展做出更大的贡献。下一步，绩效薪酬改革的目标将是继续推动公立医院高质量发展，鼓励绩效核算指标与工作数量脱钩，在保证医务人员能够安身立命的基础上鼓励他们在医、教、研三个方面沉下心专心做好自己擅长的工作、做真正有价值的科研，回归医疗本质，为人民群众提供更加优质但不昂贵的医疗服务。

第三节　医院绩效薪酬预算与人力成本控制

科学、严格的预算管理是医院健康持续发展的基石。在配合医院整体预算管理体系的同时，为了更好地管理和使用资金，激励员工提高工作效率，绩效薪酬管理要求建立预算机制，而人力成本控制通过合理的人力资源配置，确定岗位数量及相应成本，是各医院绩效薪酬预算的重要组成部分。

一、绩效薪酬预算制度

（一）目的

强化医院经营管理和成本控制意识，优化资源配置，充分发挥经济杠杆调节作用，保障医院经营战略目标的实现；积极引导员工注重医疗质量和服务质量的提升，推动医院持续改进相关服务；严格绩效总额管理，降低运营成本，强化预算管理；在绩效工资中凸显各类人员工作特征，建立重技术、重实效、重贡献的奖励分配机制，充分体现员工的价值，促进员工成长和创新。

（二）核心内容

绩效薪酬预算体系的建立是实现绩效薪酬管理"总量控制、分类管理、结构调整、成本控制、质量挂钩、兼顾公平"的核心环节，是整体战略目标与员工个人绩效的有机结合。为了构建科学的绩效薪酬预算体系，需要明确以下几个关键要素（图1-11-1）：

一是目标设定，充分考虑医院的整体战略目标，并将其分解为可执行的具体指标，保证员工的工作行为与医院的战略目标保持一致。二是在制订绩效薪酬预算时，需要收集和分析相关数据，包括员工的工作表现、市场薪酬水平、医院的财务状况等。三是方案制订，应包括具体的薪酬构成、薪酬水平、薪酬调整机制等，以保障方案的可行性和公平性。四是执行与监controls，应加强监控和调整，以确保方案的执行效果。最后应定期对方案进行评估和调整，以适应医院内外环境的变化。

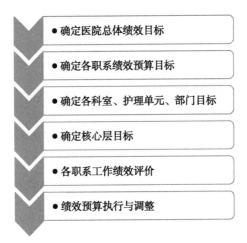

图 1-11-1　薪酬预算制订过程

（三）关键指标的选取与应用

在制订绩效薪酬预算方案时，关键指标的选取与应用至关重要，应当能够客观反映员工的工作表现和贡献，同时也能有效激励员工、提高工作积极性。表 1-11-3 中是一些常用的关键指标。

表 1-11-3　绩效薪酬预算关键指标

序号	指标	内容	作用
1	工作量指标	如诊疗次数、手术量等，这些指标能够直接反映医生的工作负荷和医疗水平	提高医生的工作积极性和工作效率
2	医疗质量指标	如患者满意度、医疗事故率等，这些指标能够有效衡量医生的医疗质量和服务水平	提高医生对医疗质量的重视程度
3	科研成果指标	如发表论文数量、科研项目成果等，这些指标能够反映医生的学术水平和创新能力	对于医生而言，学术地位和科研成果是其职业发展的重要支撑，因此将这些指标纳入绩效薪酬体系能够激发医生在科研方面的积极性
4	成本控制指标	如医疗费用控制、药品成本控制等，这些指标能够反映医生在成本控制方面的表现	降低医院的运营成本并提高经济效益
5	团队协作指标	如团队合作意识、沟通能力等，这些指标能够反映医生在团队协作方面的表现	有助于提高团队的协作能力和工作效率

二、人力成本控制在绩效薪酬预算中的应用

（一）构建科学人力分配体系

人力资源是创造价值的关键，构建一个科学且高效的员工激励策略，不仅有助于最大化员工的价值，还可以降低医院不必要的人力开销，因此构建科学合理的员工薪酬分配体

系十分重要。经验表明将经济性激励与非经济性激励相结合,可以为员工带来显著的激励效果。经济性激励通常由工资、绩效和福利三部分构成,其中绩效薪酬在这类激励中占据了较大的份额,并展现出更为显著的激励效果,因此在构建医院的绩效薪酬体系时,应确保薪酬更偏向于关键紧缺、高风险、高强度的岗位,以及业务核心人员和特殊需要的人才,根据不同类型的工作岗位设定相应的绩效指标,并将其作为绩效考核的主要内容。具体操作可以遵循以下的步骤。

（1）对于人力资源的总成本进行全面的规划设计。

（2）明确薪资的构成,包括其各个部分和它们的相对比例（图1-11-2）。

（3）进行薪资研究,并依据行业与市场的实际状况来设定本院的薪资标准。

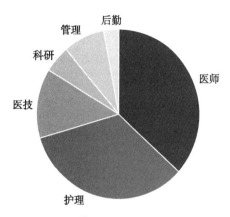

图 1-11-2　薪酬的组成部分和相对占比

（4）对医疗机构的组织构架,尤其是成本核算部分,进行了详细的整理和标准化。

（5）对医院的各个级别和类型的人员进行编制。

（6）进行岗位的价值评估,并结合岗位的重要性及其对社会的贡献来进行评价（表1-11-4）。

表 1-11-4　岗位价值的设定

岗位级别	准入条件	聘期考核基本要求	岗位绩效系数
一级岗位			
二级岗位			
三级岗位			
四级岗位			
五级岗位			
六级岗位			
七级岗位			
八级岗位			
九级岗位			
十级岗位			
十一级岗位			
十二级岗位			

（7）制订绩效评估办法,建立与薪酬发放相关联的机制（表1-11-5）。

表1-11-5　医技科室绩效考核分配方案

类目	方案
科室总额	[（基准工作量×RBRVS系数×基准分配标准）+（超额工作量×RBRVS系数×分段累进分配标准）]×成本考核增减率
医疗组长	实行科室二级分配
科室分配二级原则	医师岗位级别系数×系数分配标准+工作量×工作量分配标准

（8）制定薪酬发放的评估和监测机制：通过以上循环往复的实践和管理，医院薪酬激励将处于一种与医院发展相适应的动态管理过程中，这不仅保持了极大的活力和动力，而且能够给医院带来人力资源的节约和效能释放。

（二）完善人力成本核算体系

通过科学和合理的人力资源成本核算，可以有效提升科室的成本管理能力，并加强全体员工对成本控制的认识。通过对医疗服务流程分析，明确了各环节所产生的间接人工及劳务费用，并以实际发生数作为依据确定人力成本项目。除了可以直接计算的人力资源成本之外，医院还应当采纳如原始成本法、机会成本法等多种成本核算手段，并将人力资源的获取和使用成本、培训和开发成本、离职费用等纳入成本核算的考虑范围，从而构建一个全面的人力资源成本核算框架。

对于间接人力成本，应当按照岗位分类，分别计算不同岗位所需的人力成本，并通过设置不同的科目来记录各岗位人员发生的成本费用；在处理直接的人力成本时，我们应当遵循"受益者负责"的策略来合理地整合和分配。在完全成本法的框架下，医技类、医辅类科室和行政后勤科室的间接人力成本应根据相关性、成本与效益的对应关系以及其重要性等准则，逐级进行三级分摊，最终将所有的成本集中到临床服务类科室。对于直接人力成本，则根据各科室的工作内容、工作量以及相关部门间责任划分情况分别按不同比例分级计算，然后再由上级汇总至医院。

（三）加强人力资源的开发与培养

在人力资源开发与培养的过程中，按照著名的"二八定律"，少数关键性人才是决定单位未来发展、生产效率的关键因素。因此在预算过程中应当着重考虑因人力资源培养所带来的绩效薪酬总额增加的情况：加强精英人才（终身教授、学科主任、指导教授、医疗组长）的管理，建立人才库，有计划地制订人才引进和培养方案；加强团队建设，选拔和培养团队与学科带头人，打造医疗技术和服务能力高超的医疗团队；在日常管理过程中，加强中层干部胜任力方面的培训，使中层干部明确自身的角色定位、任务目标和职责职能，在日常工作中发挥带头人、领头羊的作用；加强基层员工的专业技能和岗位培训，定期对业务能力、综合素质进行考核，最大限度做到人尽其才，创造更多的价值（图1-11-3）。

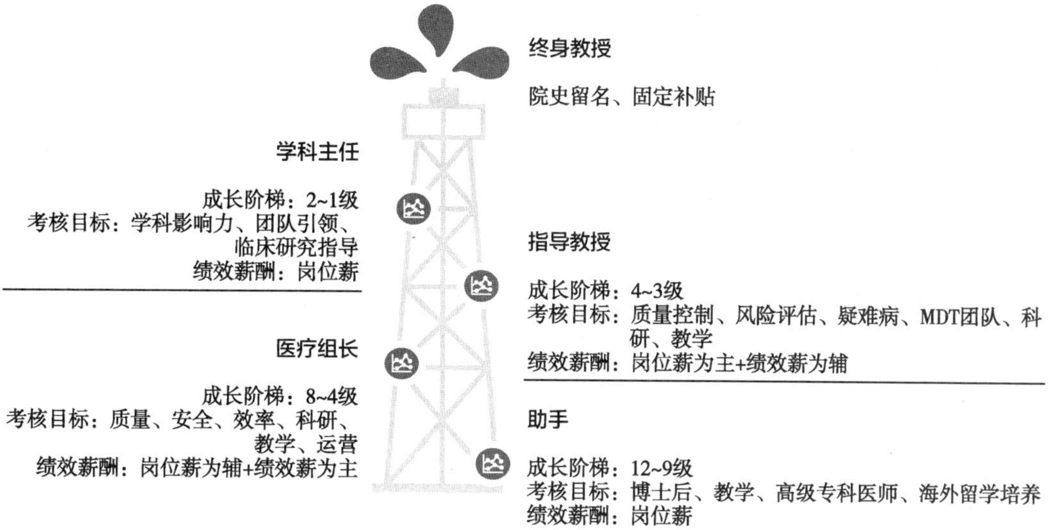

终身教授

院史留名、固定补贴

学科主任

成长阶梯：2~1级
考核目标：学科影响力、团队引领、
　　　　　临床研究指导
绩效薪酬：岗位薪

指导教授

成长阶梯：4~3级
考核目标：质量控制、风险评估、疑难病、MDT团队、科
　　　　　研、教学
绩效薪酬：岗位薪为主+绩效薪为辅

医疗组长

成长阶梯：8~4级
考核目标：质量、安全、效率、科研、
　　　　　教学、运营
绩效薪酬：岗位薪为辅+绩效薪为主

助手

成长阶梯：12~9级
考核目标：博士后、教学、高级专科医师、海外留学培养
绩效薪酬：岗位薪

图 1-11-3　人力资源开发与培养过程

第四节　医院绩效薪酬管理与评价

一、组织与制度

（一）管理目标与原则

医院绩效薪酬管理旨在提升医疗服务质量与效率，增强员工工作积极性与创造力，推动医院可持续发展。为达成这一目标，需遵循以下重要原则。

公平性原则是基础：医院应保证绩效薪酬与员工付出和贡献相匹配，使每位员工都能感受到内部公平，避免因薪酬分配不均引发不满，从而营造良好的工作氛围，让员工专注于提升医疗服务水平。

激励性原则是动力：合理的绩效薪酬制度能充分激发员工的潜能和工作动力。通过设置具有吸引力的奖励机制，鼓励员工积极创新、提高工作效率，为患者提供更优质的医疗服务。

科学性原则是保障：采用科学方法进行工作分析和绩效考核，确保绩效评价客观准确。这需要运用专业的工具和标准，全面考量员工的工作表现，避免主观偏见，使薪酬分配更具说服力。

动态调整原则是适应变化的关键：医院应根据发展战略和市场环境变化，适时调整绩效薪酬体系，以保持其有效性和适应性，使医院在不断变化的环境中持续发展。

（二）制度保障

医院绩效管理的顺利推进亦需制度法规的强有力支撑。建立健全相关制度，不仅为绩效管理工作提供了明确依据，更使其逐步实现制度化、标准化与规范化。一方面，制度化的绩效管理体系有助于将工作程序固化,使员工能够快速掌握岗位职责与流程规范,从而提升整体工作效率;另一方面,完善的绩效管理制度可有效增强绩效评估过程的透明度,推动决策机制更加科学合理,防止因主观偏见或"一言堂"现象而导致的不公平现象。此外,制度建设还可强化对管理行为的监督约束,确保绩效考核结果客观公正,体现公平竞争和激励导向,促进医院人力资源管理的良性发展,进而为医院高质量发展提供坚实保障。

(三)组织建设

在医院绩效薪酬管理的组织运行中,健全的组织架构是保障各项管理活动有效开展的基础,其核心作用在于实现人力资源的最优配置与效能释放。其中,绩效管理办公室作为关键职能部门,在推动绩效管理体系构建与实施中具有不可替代的作用。从绩效战略与目标的制定、绩效指标的分解与细化,到绩效考核的具体执行,以及绩效结果的反馈与应用,各个环节均需该机构发挥统筹协调、监督落实与持续改进的功能。医院管理层的高度重视与政策支持、各科室的高效组织与执行能力,以及员工的积极参与与配合,共同构成了绩效管理体系顺利运行的三大支柱。为确保绩效管理工作科学、有序、高效推进,医院应结合自身特点与发展需求,构建职责明确、层级清晰、运作高效的绩效管理组织体系。通常而言,该体系应涵盖医院高层领导、相关职能部门负责人、临床科室主任代表及员工代表等多元主体,形成上下联动、协同共治的管理机制,从而为医院整体运营效率与服务质量的提升提供坚实的组织保障。绩效薪酬管理是保证医院战略目标实现的有效管理工具,职能部门应负责提供重要考核数据(表1-11-6)。

表1-11-6 职能部门的绩效薪酬管理职责

序号	职能部门	绩效管理职责
1	绩效办	(1)绩效相关数据的提取及处理 (2)医院绩效管理方案拟订 (3)绩效薪酬核算与发放
2	运营管理部	(1)经济运营及工作效率考核指标选取、具体考核办法的确定 (2)运营数据分析 (3)成本效益分析 (4)资源配置的评估与论证
3	医务部	(1)医疗质量与管理 (2)病案管理 (3)制订质量安全评价体系 (4)数据质量监测与分析
4	人力资源部	(1)人才梯队建设管理 (2)员工等级、类别及岗位级别评定
5	财务部	(1)对绩效薪酬管理进行成本核算和预算控制 (2)确保各项薪酬数据的准确性和合规性,防止出现财务风险

绩效办作为负责绩效薪酬管理的核心部门，主要职责是根据各部门给出的评估结果，按照绩效薪酬计划进行工资的核算和发放。主要指在医院的整体发展策略和目标的引导下，制订医院的绩效薪资管理计划；根据医院设定的绩效分配准则，完成医院、科室以及个人的绩效薪资评价和考核工作；负责组织编制和定期更新医院效益核算方案；在绩效评价执行过程中解决出现的问题和矛盾，通过沟通和协调不断优化绩效评价的体系结构。

运营管理部的主要职责是提供关于经济运营、工作效率、质量安全和患者满意度等方面的数据分析，并与临床科室主任保持及时的反馈和沟通，确保各个科室能够更全面地了解自己的运营状况和医疗工作的完成情况。通过信息化手段加强业务处理效率，减少差错及纠纷，同时根据医院和各个科室的具体状况，持续地优化和完善与经济运营以及工作效率相关的评估指标、各项指标的权重分配以及指标的详细说明。

医务部负责根据医疗需求来制订医疗质量管理计划和评估检查方法，深入各个科室进行监督和检查，以确保医疗工作制度、医疗技术操作规程以及医疗和医技人员的工作职责得到有效执行。此外，医务部还负责汇总和反馈医疗质量检查的结果，并将这些结果纳入绩效考核体系中。

人力资源部的主要职责包括：对全院的岗位和资格进行管理、处理人事事务、负责聘用和考核、管理固定的薪资和福利、推动培训的发展以及进行考核和数据的管理。该部门依据医院的发展规划和组织结构框架，制订医院人力资源的规划，并构建医院各职系人员的发展体系；对各个部门的员工需求进行收集和分析，进一步研究科室的人员构成，并据此合理地制订招聘策略；培训和发展医院的各个级别和种类的员工，并构建管理人才的梯队。通过对人力资源成本进行有效控制，实现人力资源管理目标，达到提高经济效益的目的。

医院财务部主要职责包含对绩效薪酬管理进行成本核算和预算控制。一是建立精细核算体系，依据绩效考核标准，准确计量各科室、岗位绩效薪酬成本，涵盖社保等附加成本，二是结合医院战略、历史数据与财务状况制定合理预算，充分考虑业务趋势、人员结构和市场薪酬波动，三是在发放中严格按预算控制，实时监控支出，超预算及时预警并调整，提高资金使用效率，适配整体财务状况。与此同时，财务部确保薪酬数据准确合规以防范财务风险，建立严格审核机制，与多部门合作核实基础数据，科学录入计算，经两级审核保障准确性。严格遵守法律法规和内部制度，合规制定执行薪酬政策，准确代扣个税，按流程时间发放。定期内审自纠，防止因数据错误或违规操作引发风险，维护财务稳定与声誉。

（四）管理流程

绩效管理流程是各级管理者和员工为了达到组织目标共同参与的绩效计划制订、绩效考核评价、绩效辅导沟通、绩效结果应用、绩效目标提升的持续循环过程，进而可以持续提升个人和组织的绩效薪酬（图1-11-4）。

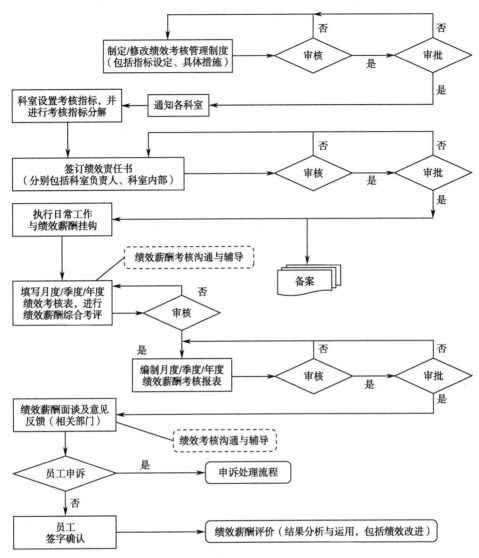

图 1-11-4　绩效管理流程

二、绩效评价实施过程

（一）数据提取及处理

数据提取的正确性和数据处理的合理性直接关系到各项统计数据的准确性和绩效评价实施的效果。在绩效评价实施过程中，相关部门应用计算机软件和信息化系统从多部门收集所需的原始数据，按要求汇总、计算、编辑、存储数据，整理出与各指标、各科室相关的数据，进行分类造册和核对，每月根据科室发生的变化进行讨论、分类、增加或删减，以保证绩效考核评价和绩效薪酬核算的科学性、合理性，实现精细化管理，因此，数据的提取和处理对于绩效评价体系有效运行起着至关重要的作用。

（二）绩效考核与评价

绩效管理是医院实施目标管理的重要载体，建立公平合理、适合本院的绩效考核评价体系是绩效管理的关键。通过考核评价体系的不断实践和完善，能够充分调动员工的积极性，提升医院综合服务能力，顺利完成医院各项任务目标，只有公平客观地衡量医务人员的业绩和成果，让医务人员认可绩效考核与评价，才能进一步调动全体职工工作的积极性、主动性、服务性与创造性。因此，坚持按绩按劳分配，以重技术、重实效、重贡献为导向，向业绩优、贡献大、效率高、风险高和工作量大的科室倾斜，建立以经济效益和社会效益为主要内容的绩效评价体系极其重要。临床科室绩效评价体系主要运用平衡计分卡的方法，评价各科室在学科建设、质量安全、工作效率、经济运营、患者满意度五个方面的综合能力；医技科室绩效评价主要指标包括工作效率、成本控制、质量管理和患者满意度。医院采用综合考评分的形式每月对各科室进行评价，将各项绩效评价指标根据相应标准进行量化处理，计算各项绩效评价指标的得分，核算各科室综合考评总分，根据综合考评分、科内核算人员系数及数量核算科室奖励性部分绩效薪酬。运用考评分定期、科学、动态地衡量科室人员的工作状况和工作成效，使上级管理者充分了解科室人员的工作业绩、工作态度和工作能力，并根据具体情况调整相应的运营管理策略，从而进一步激发科室人员的积极性，提高科室人员的服务质量和工作效率。

科学规范的综合绩效考核不仅可以规范服务行为，加强现代化、专业化和精细化管理，还能通过考核这个"指挥棒"引导医院落实好医改政策，促进医院健康可持续发展。

（三）对绩效薪酬进行核算

绩效办每月根据各相关部门提供的学科建设、质量安全、工作效率、经济运营和患者满意度等数据，按照绩效评价方案来计算科室的综合考评分和专项奖励，并据此发出科室收入的二次分配通知书，科室随后会根据其内部绩效薪酬分配方案，对奖励性的奖金部分进行二次分配。

医院的绩效薪酬是基于绩效考核和评价来确定的。考核的结果会直接与每月的效益工资相关联，通过将激励机制整合到医院的目标和各科室的业绩中，绩效薪酬更倾向于那些业绩出色、贡献巨大、效率高、风险大和工作量大的科室，这种方法能够有效地激发员工的工作热情和主动性，从而提高工作效率，并努力实现医院和科室的长远发展目标。

三、绩效评价结果分析与反馈

绩效考核结果的应用是医院绩效管理体系中"画龙点睛"的一个步骤，可以说绩效管理能不能切实落地，关键的一点就在于绩效考核结果的应用情况。绩效考核结果本身就和员工具有密切联系，其应用直接关系到员工的切身利益——如果员工能够获得较好的绩效考核结果，往往意味着可以获得更多的薪酬激励并拥有更宽阔的职业道路，相反较差的绩效考核结果往往意味着薪酬的减少，甚至会受到不同程度的惩罚，因此医院应当结合绩效反馈，加强医院绩效结果应用。

（一）绩效评价结果分析机制

为进一步强化科室医疗质量安全和经营意识，提高工作效率，实现资源最大化利用，在每月绩效评价结果出来后，由专科运营助理在规定期限内对各绩效评价指标结果进行全面分析和根因分析,对科室异常的绩效评价指标进行深挖,归纳总结科室存在的问题,及时向科室提供有针对性的、合理的建议。通过绩效评价指标的正向引导,调整科室内部结构、改进运行机制,可以促进医院和科室可持续发展。

1. 全面分析 从科室全局出发,对科室质量安全、患者满意度、经济运营、工作效率等情况进行多维度分析,可以比较全面地反映科室运行过程中普遍性、关键性的问题,从而起到总结上一阶段工作和指导下一阶段工作的作用(表 1-11-7)。

表 1-11-7 全面分析主要内容

序号	类目	内容
1	绩效目标的达成情况	分析绩效目标是否达到预期,有哪些因素影响了绩效目标的达成
2	绩效指标的变化趋势	分析绩效指标的变化趋势,了解绩效改进的方向和重点。横向比较:将各指标的本月值、上月值和基准值进行对比,必要时与性质特点相似的科室的数据作比较,查看指标变化趋势是否异常;纵向比较:通过将本月值与去年同期值进行对比,根据具体情况与近几年同期值或月均值进行对比,监测科室运营指标的发展趋势
3	绩效评价的准确性和公正性	分析绩效评价的准确性和公正性,了解绩效评价系统是否存在问题,需要怎样改进

2. 根因分析 是一种结构化的问题处理方法,不仅关注问题的表征,同时逐步确定和分析问题的根本原因,从而找出根本性的解决方案并快速妥善解决问题,避免问题重复出现。以经济指标分析为例,可从收入、支出、医疗服务收入等方面分析影响经济运营指标发展趋势变化的原因。若发现由于收入异常导致科室经济运营变化,可进一步分析影响收入变化的因素(如住院收入、门诊收入等指标);若各项收入均较为平稳,无较大变化,但住院收入波动较大,可通过分析住院患者数、住院医保收入、住院自费收入等指标找出影响住院收入波动的因素,进而针对这些存在的问题提出相应解决措施,引导科室向正确的方向发展(表 1-11-8)。

表 1-11-8 根因分析主要内容

序号	类目	内容
1	收集数据	收集与绩效评价相关的各种数据,包括绩效数据、相关文件和记录等
2	识别问题	通过数据观察和比较,识别出绩效评价中的问题点或异常情况
3	分析原因	运用适当的分析工具(如 5W1H 法、因果图、鱼骨图等),深入探究问题产生的原因和背后的逻辑关系。使用 PDCA、头脑风暴等方法贯穿整个分析过程;鱼骨图、因果分析等用来查找近端原因;原因树,即刨根问底式地询问找出根因
4	识别根本原因	通过对各种原因进行分析和比较,找出影响绩效的根本原因
5	制订改进措施	针对根本原因制订相应的改进措施,以提升绩效水平

（二）绩效评价反馈机制

绩效评价作为医院管理体系中的关键环节，其有效运行不仅依赖于科学的评价指标和公正的评估流程，更取决于完善的反馈机制。反馈机制在绩效评价体系中具有承上启下的作用，既是评价结果落地的重要保障，也是推动科室持续改进、提升医疗服务质量和实现医院战略目标的关键路径。

绩效反馈机制的核心功能在于将绩效考核的结果以系统化、结构化的方式传达给相关主体，包括临床科室、职能部门及院级管理层，并通过双向沟通达成共识，促进问题整改与绩效提升。一个高效的反馈机制不仅能增强被考核者的参与感与认同感，还能为管理者提供真实可靠的反馈信息，支撑后续管理决策的优化。在实际操作中，反馈机制应当体现出以下三方面价值。一是信息传递功能，确保绩效数据准确、及时地传递至各层级，消除信息壁垒；二是行为引导功能，通过对绩效成果的分析与解读，激发医务人员的积极性与责任感；三是管理优化功能，为组织提供持续改进的依据，推动医院整体运营效率和服务质量的提升。

1. 向临床部门进行反馈　医院根据各科室的绩效考核结果，与临床科室共同探讨和分析科室出现问题的根本原因，并寻求相应的解决方案，有助于促进医院管理向更高水平发展。

（1）分析数据：对收集到的数据进行深入分析，如运营数据分析表、医保病种分析表等。

（2）制作报告：根据分析结果，制作一份详细的绩效报告，报告应包括以下内容（表1-11-9）。

表1-11-9　分析报告主要内容

序号	核心	主要内容
1	概述	简要介绍报告的目的和范围
2	优点和不足	列出科室在各个方面的优点和不足
3	关键绩效指标	突出显示与目标相关的关键绩效指标（KPI）
4	原因分析	针对不足之处，分析产生问题的原因
5	改进建议	提出具体的改进措施，以提高科室的绩效水平

（3）沟通反馈：安排会议或座谈会与科室负责人和其他相关人员分享绩效报告，在会议上，详细解释报告的内容，讨论可能的解决方案，并征求他们的意见和建议，同时还应重视科室绩效的提升，沟通过程中采用更多的表扬、较少的批评的反馈策略可以激发医务人员的工作热情。

（4）跟进行动：根据讨论结果，制订一个行动计划，明确责任人和时间表。确保每个人都了解自己的任务和期望，以便顺利实施改进措施。

（5）定期评估：在实施行动计划后，定期对科室的绩效进行评估，以确保改进措施取得了预期效果。如有必要，可以调整计划以适应不断变化的环境。

通过以上步骤，专科运营助理可以将绩效结果有效地向科室进行反馈，促进科室的持续发展和改进，从而使医务人员更加主动和积极地改进科室的绩效，确保绩效改进方案的科学性和可操作性,也可以利用自己所掌握的知识,协助医生解决遇到的难题,提高工作效率。此外,专科运营助理也通过分享某些科室的成功经验,将这些经验扩展到其他临床科室,以促进各科室的共同进步,从而实现医院的战略目标。

2.向相关职能部门进行反馈 为了实现绩效反馈的闭环管理,除向临床科室反馈外,还需建立与职能部门之间的双向反馈机制。职能部门作为绩效管理的支持系统,需通过绩效数据了解各科室的运行状况,并据此优化资源配置、完善管理制度。该机制的主要实施要点如下(表1-11-10)。

表1-11-10 分析报告主要内容

序号	核心	主要内容
1	绩效数据共享平台建设	建立统一的数据接口与信息共享机制,使职能部门能够实时掌握各科室的绩效动态,为管理决策提供支持
2	问题导向的双向沟通	针对绩效未达标或存在异常波动的科室,职能部门应主动介入,开展现场调研与问题分析,听取临床一线的意见和建议,协同制定解决方案
3	申诉处理机制	对于科室提出的绩效异议,应设立专门渠道接受申诉,由相关职能部门联合专科运营助理进行复核与答复,确保评价结果的公平性与透明度
4	绩效联动与制度优化	将绩效反馈结果纳入职能部门的考核体系,促使其不断优化服务流程与管理水平,形成良性互动机制,提升医院整体运行效率

3.向负责的院领导进行反馈 绩效反馈不仅是横向部门之间的信息流转,更应向上延伸至医院管理层,尤其是负责决策的院级领导。通过向院领导反馈绩效评价结果,有助于高层全面把握医院整体运营状况,识别潜在风险与瓶颈,从而制定更具针对性的发展战略。该层级的反馈机制应具备以下特征,一是战略性导向,反馈内容应聚焦医院核心指标与长期发展目标,突出关键问题与趋势变化,为战略决策提供有力支撑,二是心理疏导与文化建设,针对部分医务人员可能存在的负面情绪,应通过正面引导与激励手段,缓解绩效压力,营造积极向上的工作氛围,三是反馈结果的综合运用,将绩效反馈与干部任免、资源分配、政策调整等工作相结合,强化绩效导向,提升管理效能。

借助这种反馈机制,医院的管理人员能够更深入地了解临床科室和医务人员的实际工作状况,以及他们在工作中遇到的各种困难,从而更好地协助医务人员提高工作的质量和效率。此外,在医院绩效考评体系中引入绩效考核方法,能够对各部门工作人员的工作实绩进行科学评价,促进其更加努力地完成各项目标任务,从而达到提高医疗服务效率和服务质量的目的。此外,医务工作者可以更深入地了解医院管理者的管理思维和方向,这有助于增强医院管理者与医务人员之间的相互了解,消除他们之间的分歧。这不仅可以提升绩效管理的水平,还可以激发医务人员的工作热情,从而实现医院绩效的持续提升和发展。

(吴雨嘉 徐来茵 孙奇琦 文黎敏 李为民)

第十二章

医院绩效薪酬设计

医院是运用医学科学和技术，为患者、特定人群或健康人群提供医疗、预防、保健和康复等服务，以诊疗疾病、救治患者、保证人民健康为主要目标的卫生机构。医院属于知识和技术密集型单位，与社会其他单位相比，准入条件较严苛，对员工专业知识掌握程度要求较高，人才培养周期较长，工作内容存在突发性、不稳定性和高风险性等特点。

绩效管理是连接医院战略与医务人员的纽带，更是激励医务人员最重要和最有效的方式之一。合理的绩效薪酬设计可以激发医务人员的积极性，提高医疗服务质量，促进医院的可持续发展。本节将探讨医院绩效薪酬设计的原则与方法，以指导医院管理者在实践中建立科学合理的制度。

一、医院绩效薪酬设计的基本原则

（一）公平公正原则

公平公正是绩效薪酬制度设计的核心原则之一。医务人员对绩效薪酬制度的公平性和公正性有着很高的期望，因此制度的设计必须注重确保每位医务人员都能够得到公平的待遇。这一原则包含了外部公平性、内部公平性和个体公平性三个方面。外部公平性关注于确保医院的绩效薪酬水平与同等级其他医院类似岗位相一致，以展现公正。内部公平性则确保在医院内部，不同岗位的员工能够在不同的职责、工作内容、所需技能和工作环境中受到平等对待，同时能够合理反映岗位间绩效价值的差异。至于个体公平性，它确保在医院内从事相同岗位的员工，在工作内容、绩效和对医院贡献无明显差异的情况下，其绩效薪酬不应存在显著差距；但若员工在个人技能、经验、工作绩效和贡献上有差异，也应能够公平地反映在绩效薪酬上。

医院需要制定明确的评价标准，并将绩效指标量化，以便进行测量。同时，透明的评价体系是保障绩效薪酬制度公平性的关键。医院应当将绩效评价标准公开向医务人员说明，确保每位员工都清楚了解如何被评价和考核。透明的评价体系可以增加医务人员对制度的理解和认同，减少误解和争议。施行公平的绩效薪酬制度可以减少员工的不满和彼此的不和谐,改善整体工作氛围。

(二)激励导向原则

绩效薪酬制度设计必须与医院的战略目标紧密相连。医务人员的工作绩效应当与医院的整体发展目标相一致,以确保激励政策与医院的长远利益相符。绩效薪酬制度应当将医务人员的绩效与医院的业绩紧密联系起来。这意味着医务人员的个人绩效应当能够直接或间接地影响到医院的业务成果。此外,绩效薪酬制度也可以作为实现医院战略目标的手段之一。如果医院希望在某一领域取得突出成就,可以通过调整绩效指标和权重来激励医务人员朝着这个目标努力。

绩效薪酬是基于激励理论具有激励作用的报酬,因此在设计医院绩效薪酬方案时,要充分体现绩效薪酬的激励性。对符合医院发展需求的有益的行为进行正向激励,通过提高绩效酬金的奖励方式促进此类行为的持续发展,对阻碍医院发展的行为进行负向激励,通过扣减绩效酬金的惩罚方式减少此类负面行为。正向激励能吸引医院员工更好地参与医院工作,通常具有更高的接受度,单纯的负向激励虽然能鞭策绩效较低的医院员工提高绩效,但在实施过程中可能会遭遇一定的阻力。在绩效薪酬方案设计中应将正向激励和负向激励相结合,根据医院当前发展阶段及发展重点,动态调整正向激励和负向激励在绩效薪酬中所占的权重,例如在医院某个重点项目的初始发展阶段,为更好地鼓励员工参与其中并充分发挥主观能动性,采用较多的正向激励、较少或没有负向激励的效果往往更好;而对于某些进入稳定运行阶段的项目或是有指令性要求的项目,可以通过逐渐增加负向激励的权重从而更好地达到提高绩效的效果。

(三)合理性原则

绩效薪酬的水平过高或过低都可能对医院员工的工作积极性产生影响,从而影响医院整体绩效。过低的绩效薪酬无法充分体现医院员工的劳动价值,导致员工工作积极性下降、效率下降,甚至造成人才的流失;而过高的绩效薪酬会降低绩效薪酬激励作用的边际效应,同时也会增加医院的人力成本负担。因此在设计医院绩效薪酬方案时应具有合理性,将绩效薪酬水平保持在相对合理的范围内。

(四)灵活多样性原则

绩效薪酬制度的设计应当具备一定的灵活性,以适应不同科室、岗位和个体的特点。灵活的设计可以更好地考虑到医务人员的差异性需求和贡献。不同岗位的医务人员所承担的职责和工作内容可能存在较大差异。因此,在设计绩效指标时,应当根据岗位特点确定适合的指标内容。

医院存在医师、技师、护理、行政、后勤、科研、教学等不同职系,各个职系的岗位职责、技术的复杂程度、承担的风险大小、工作量的多少等均有较大差异。在进行医院绩效薪酬设计时,既要向劳动强度大、责任风险高、技术含量高的临床一线岗位、技术岗位、关键岗位和重要管理岗位倾斜,又要考虑到医院医教研一体化发展的要求,平衡医疗、科研和教学。同时,也需要考虑不同职系和不同等级的人员的岗位特点,制定能体现其自身价值的考核标准和考核办法。

二、医院绩效薪酬设计的方法

绩效薪酬制度的设计是一个复杂而又关键的过程,需要综合考虑多种因素。在本节中,将探讨医院绩效薪酬制度设计的一些关键方法,以确保制度能够合理有效地发挥作用。医院绩效薪酬方案设计的方法一般有以下几个步骤。

(一)梳理工作岗位

从医院整体发展需要出发,基于工作流程的顺畅和工作效率的提高,梳理目前的工作岗位。分析不同岗位之间划分的合理性,判断工作职责是否清晰,各个岗位间的工作联系是否清晰、合理。工作分析的结果是形成岗位清单和各个岗位的工作说明书。岗位说明书是通过对岗位基本信息、职能与任职条件等内容的描述,梳理出岗位在组织结构中的位置、功能及所要达到的目标和标准的一种规范性管理类文件。梳理工作岗位能对医院各类岗位的工作内容、工作性质、工作任务、工作条件和所需的任职资格要求、考核指标、工作联系等要素有一个相对的标准和规范,使每个岗位的工作目标更加明确具体,为客观公正地评价岗位提供了详细的岗位信息数据和科学论据,便于对不同岗位进行绩效薪酬的设计。

(二)进行岗位价值评估

岗位价值评估是对院内不同职系的各个岗位进行考察、分析和调查,核心是对岗位所需技能、知识、经验、责任和贡献等因素进行评估,评估各岗位的相对重要性和价值地位,以确定不同岗位对于医院的"相对价值"。这些因素不仅包括员工的专业技能和知识水平,还包括员工的工作经验、责任感、创新能力以及对医院的贡献等方面。将岗位价值评估的结果转化为薪酬等级并确定合理的薪酬水平,既是同工同酬和按劳分配的重要体现,有助于吸引人才、留住人才、激励高素质人才,也能确保医院的薪酬在市场中具有竞争性,增强医院对人才的凝聚性。选择某种岗位价值评估工具,根据医院自身实际情况,组织医院内部专家或外部专家逐个对岗位进行评价。常用的岗位价值评估工具如下。

1. 配对比较法 是一种定性的岗位价值评估方法,将所有岗位进行两两之间的配对比较,判断每两个岗位之间的价值高低,将所有岗位按照价值高低排序,最终确定各个岗位的具体等级。配对比较法属于岗位价值评估的定性类方法中较为细致的方法,注重岗位的自有价值,并通过岗位间的逐一对比确定岗位的相对价值,但在评估过程中存在主观性问题,并且评估过程较复杂,不适用于岗位间差别较小、岗位数量较多的情况。

2. 海氏工作评价系统 海氏三要素评价法认为所有职位包含的付酬因素可以抽象为三种具有普遍适用性的因素,即知识技能水平、解决问题的能力、承担职务的责任,每个维度再分解出不同的因素,其中知识技能水平维度包括专业知识技能、管理技巧和人际关系技巧三个因素;解决问题的能力维度包括思维环境和思维难度两个因素;承担职务的责任维度包括行动的自由度、职务责任和职务对结果的作用三个因素,由此共同构成三维度八因素的岗位价值评价系统。对每个岗位的三个维度分别确定权重,对八个因素进行赋值并确定各自的评分标准,将八个因素的评分结果乘以权重,最终得到该岗位的评分总分,对每个岗位的总分进行排序。海氏评价系统能够较好地体现专业技术岗位的特点,更加客观地进行评估,同时也能够反映不同部门和岗位之间的相对价值差异。

3．美世国际职位评估体系　美世职位评估体系是一个通过"因素提取"并给予评分的岗位价值测量工具,共有 4 个因素,10 个维度,104 个级别,评估的结果可以分成 48 个级别。它考虑到岗位的投入、过程和产出的全过程,筛选相互独立且对岗位的价值有本质影响的四个因素:影响、沟通、创新和知识。影响考虑的是三个维度:包括该职位在组织内部的影响、组织规模、贡献大小;沟通因素包含该岗位的沟通方式和沟通架构;创新主要包括创新能力和复杂性两个维度;知识因素主要测量知识水平、团队角色和应用宽度。每个因素有不同级别和对应的权重分,使用该方法进行岗位评估时,只须在每个因素选择适当的级别,即可获得对应的分值,将所有分值相加即可获得该岗位的总分。该方法评估过程简单,易于理解和推广,是一种适用于所有层级的综合性评估体系。

(三)岗位分类与分级

岗位分类可以分为横向分类和纵向分类两种方式,横向分类通常是指将具有较低工作内容关联性的岗位进行划分,而纵向分类则是将具有较高相关性但在难易程度、任职条件等方面存在差异的岗位划分成不同级别。按照岗位价值不同、作用不同进行区分,是一个从粗到细、从横向归类到纵向归类的过程。首先,对岗位进行横向的职系分类,如医师、技师、护理、行政后勤等岗位类别。其次,根据每类岗位的难易程度、所需的技术水准、责任大小、风险程度等的评价结果按照一定的分值范围进行纵向的岗位分级。在分级的基础上再进一步考虑不同岗位级别的重叠幅度。分级时应当考虑两个平衡:一是不同职系间岗位的平衡,二是同类职系内岗位的平衡。同时,要注意不同职系和级别的岗位薪酬水平应有所区别。

(四)设定薪酬水平

根据上一步的岗位分级结果,对不同级别的岗位设定薪酬水平。薪酬水平的设定要考虑医院薪酬策略和外部薪酬水平,以保证医院薪酬的外部竞争性和公平性,保障医院薪酬的吸引力和减少医院重点岗位员工的流失。

薪酬的水平策略主要是通过进行外部薪酬调查来制定的,以确定医院相对于当地市场薪酬行情以及竞争对手薪酬水平的定位。医院可以选择的薪酬水平策略有以下几种类型。

1．市场领先策略　是指薪酬水平与同行业竞争对手相比处于领先地位。采用这种薪酬策略的医院,薪酬水平在同行业的竞争对手中是处于领先地位的。领先薪酬策略一般基于以下几点考虑:医疗服务市场处于扩张期,有很多的市场机会和成长空间,须通过薪酬领先策略争夺人才;医院自身处于高速成长期,薪酬的支付能力比较强;在同行业的市场中处于领导地位等。

2．市场跟随策略　指薪酬水平在同行业竞争对手中处于前列,但不是最有竞争力的。采用这种策略的医院,一般都建立或找准了自己的标杆医院,其医疗服务与管理模式都向自己的标杆医院看齐,同样,薪酬水平也参考标杆医院。

3．成本导向策略　成本导向策略也叫落后薪酬水平策略,即医院在制订薪酬水平策略时不考虑市场和竞争对手的薪酬水平,只考虑尽可能地节约医院运营、服务和管理的成本,这种医院的薪酬水平相对较低。采用这种薪酬水平的医院一般实行的是成本导向战略。

4．混合薪酬策略 这种策略指在医院中针对不同的部门、不同的岗位序列、不同的岗位层级，采用不同的薪酬策略。比如对于医院核心与关键性人才和岗位的策略采用市场领先策略，而对一般的人才、普通的岗位采用非领先的薪酬水平策略。

（五）确定薪酬结构

以设定的岗位薪酬水平为该岗位的薪酬总额，根据不同职系岗位性质确定薪酬构成，包括确定固定部分与绩效浮动部分比例以及工龄工资、各种补贴等其他工资构成部分。绩效薪酬是医院薪酬制度的重要组成部分，绩效薪酬在整体薪酬中所占的比例会显著影响医院员工对薪酬的态度。

薪酬构成主要是指医院总体薪酬所包含的固定薪酬和可变薪酬所占的比例。比例的配置包括切分法和配比法，切分法是根据岗位评价结果和外界相同层级医院薪酬水平，确定不同岗位的整体薪酬水平，再针对不同岗位的重要性和贡献程度对固定薪酬和浮动绩效薪酬的占比进行切分。配比法则是根据岗位评价结果和外界同层级医院薪酬水平，确定各个岗位的固定薪酬水平，一般将其定位于医疗行业薪酬水平的相对低位，再在此基础上适当上浮一定比例，使总体薪酬水平处于医疗行业薪酬水平的中高位，以此确定绩效薪酬的占比。

薪酬结构按照固定薪酬和可变薪酬所占比例可以分为以下三种：一是高弹性薪酬模式，主要体现激励性，员工的薪酬水平完全取决于工作数量及质量。浮动绩效薪酬在薪酬构成中占主要地位，固定基本薪酬等所占的比例非常低。这种模式能提升员工对绩效薪酬的感知度，从而达到激励员工工作积极性、提高员工对薪酬的满意度的效果。但也须警惕过高的绩效薪酬占比，占比过高的浮动绩效薪酬会导致固定薪酬比例较低，容易造成人员不稳定。二是高稳定薪酬模式，主要体现稳定性，员工的薪酬水平基本不受工作效果的影响，这可能会降低员工工作积极性。这种薪酬模式中，固定基本薪酬是薪酬结构的主要组成部分，浮动绩效薪酬等占比低，甚至为零。第三种是调和型薪酬模式，它兼具激励性和稳定性，浮动绩效薪酬和固定基本薪酬各占一定的比例。两者所占比例应随着医院不同发展阶段做相应调整，例如在医院发展刚起步的初创期，应以固定薪酬为主，减少浮动绩效薪酬的占比，随着医院进一步发展，再逐渐增加浮动绩效薪酬的占比以强化激励效果，直至医院发展进入稳定期/衰退期，应再次降低绩效薪酬在薪酬中的占比。当两者比例根据医院发展阶段和发展目标不断调和变化时，这种薪酬模型可以演变为以激励为主的模型，也可以演变为以稳定为主的薪酬模型。

（六）进行薪酬测算

根据设定的指标权重和分配比例，结合各个岗位确定的薪酬水平和员工人数，对薪酬总额进行测算。同时，对特定岗位的薪酬总额及其增减进行预测，确保在考虑公平性的基础上，避免显著不平衡。

（七）完善绩效薪酬制度规定

绩效薪酬制度的实施并不是一次性的，需要进行持续的监控和调整。随着医院内外环境的变化，制度也需要根据实际情况进行灵活的调整。医院应对薪酬定级与调整等作出规定，从制度上规定员工工资开始入级和今后岗位调整规则。薪酬调整包括医院总体自然调整、岗位变动调整和绩效调整。在岗位绩效薪酬中应该对个人薪酬调整和绩效考评的关系做出规定。对绩效薪酬发放的时间、发放形式等也须做出适合医院情况的规定。

此外，应从制度上明确医院绩效薪酬的分配方式，医院绩效薪酬的分配一般包括两种方式：一种是医院将绩效薪酬根据个人 / 医疗组的绩效情况直接一级分配到个人 / 医疗组，另一种是医院将绩效薪酬先一级分配至各个科室，再由各个科室对个人 / 医疗组的绩效进行考核，将科室的绩效薪酬总额重新划分后进行二级分配。院科二级分配可以体现科室对绩效薪酬分配的自主权，但二级分配过程是否公平公正，直接关系医院员工对医院整体绩效薪酬方案的评价与认可，在实践中经常出现科室二级分配原则与医院一级分配原则不相符的情况，严重者甚至完全背离医院绩效薪酬方案的总体原则，阻碍全院绩效薪酬考核分配工作的顺利进行。因此在进行绩效薪酬方案设计时，对于医院能直接考核到个人 / 医疗组的业务绩效，尽可能选择能直接分配到个人 / 医疗组的一级分配方式；对不能直接考核到个人 / 医疗组的业务绩效，要确保院科二级分配的公平性和公正性。通过成立科室绩效薪酬管理小组，针对科室二级分配情况定期或不定期开展讨论和自查，同时接收科室全体员工对绩效薪酬分配的合理意见和建议，进行上传下达。同时成立医院绩效薪酬审计小组，定期对各个科室的绩效导向是否落地、绩效薪酬二级分配方案是否合理和绩效薪酬实际分配结果进行审计核查。

第二节　医院绩效薪酬调查与评估

在现代医疗体系中，医院绩效薪酬管理作为一种重要的人力资源管理策略，扮演着关键的角色。医院作为提供医疗服务的核心机构，其绩效与质量直接关系到患者的健康和安全，而绩效薪酬管理则为激励医疗团队实现卓越绩效提供了有效手段。但由于医疗领域的特殊性和复杂性，如何设计科学合理的绩效薪酬体系成为医院管理者面临的挑战。医院绩效薪酬管理不仅仅关乎个体的薪酬水平，更涉及员工的激励、工作满意度和医疗质量。正是基于这种认识，越来越多的医疗机构开始重视绩效薪酬的设计与实施。

然而随着医疗行业的不断发展，绩效薪酬管理面临着诸多挑战。例如，不同科室之间的工作性质和业绩难以直接比较，如何保证分配的公平性成为需要解决的难题。此外，数据准确性和绩效评估方法的科学性也是影响绩效薪酬管理的关键因素。

本节旨在通过调查与评估，深入了解医院绩效薪酬管理的现状、影响因素和存在的问题，并提出相应的改进建议。下文将介绍调查方法与样本选择，分析调查结果，讨论绩效指标与激励的关系，探讨挑战与改进策略，最后总结成效与展望未来发展。

一、调查方法与样本

为了解员工对医院现有绩效管理及薪酬分配制度的满意度，发掘员工在绩效管理及薪酬分配过程中关注的核心问题，综合运用定性研究和定量研究方法，主要包括针对医、护、技、研、管五个主要职系的工作情况和满意度问卷调查和半结构化访谈。这两种方法的结合能够在数据广度和深度上都得到相对充分的面向公立医院各类别、各层级人员的调查结果。

首先，详尽的问卷调查设计可以帮助全面收集医院绩效薪酬管理的相关信息。在问卷设计上，要确保问卷具有科学性和可参考性，具有良好的信度和效度。除了员工基本信息外，主要内容主要由两部分构成，一部分来自美国学者赫尼曼和施瓦布设计的员工薪酬满意度调查问卷，包含的维度有薪酬与福利水平、薪酬提升以及薪酬结构与管理；一部分是根据医院本身发展情况自设问题，包含正向激励、负向逐利、实施效果满意度和归因分析四个方向的调查。

（一）问卷部分

问卷第一部分采用员工薪酬满意度调查问卷，该问卷结合了单维观点测量的工作描述指标量表和明尼苏达满意度量表，丰富了薪酬满意度的测量维度，对其后的薪酬满意度研究具有重要影响。国内外对于薪酬满意度的研究普遍采用赫尼曼和施瓦布的多维观点，虽在不同研究情境下，量表维度数会出现一定偏差，但薪酬满意度多维理论逐渐被广大管理者和研究者验证及使用。

问卷第一部分的内容设置可以大体参考 PSQ 量表，但需要根据医院自身的情况和当前面临的实际问题做一些有针对性的调整，以便被调查的医务人员能够轻松理解和完成基本信息调查。第二部分自设问题则需要围绕公立医院特点，问卷内容可涵盖绩效评估指标、薪酬激励机制、绩效与薪酬关系等方面，以全面了解不同医院的实际情况。需要注意的是，一份好的问卷对于受访者来说应该是便于回答的，因此相比于开放式问题，列举选项和打分的方式是更受推荐的。通过对不同职系、不同岗位和层级的医务人员进行问卷调查可以提供多角度、多层次的数据，为后续分析提供丰富的素材。一些主要的满意度调查问题见表 1-12-1。

表 1-12-1　问卷内容

调查维度	序号	问题内容	答案选项
基本信息	1	您所在的职系是什么？	（1）医生　（2）护理　（3）医技　（4）研究 （5）行政后勤　（6）其他职系_____
薪酬水平	2	请对您目前绩效满意度打分	（1）非常满意　（2）满意　（3）有点满意 （4）有点不满意　（5）不满意　（6）非常不满意
福利水平	3	请对您目前福利满意度打分	（1）非常满意　（2）满意　（3）有点满意 （4）有点不满意　（5）不满意　（6）非常不满意
薪酬提升	4	请对您的加薪考核方式打分	（1）非常满意　（2）满意　（3）有点满意 （4）有点不满意　（5）不满意　（6）非常不满意
薪酬结构管理	5	请对您的薪酬结构满意度打分	（1）非常满意　（2）满意　（3）有点满意 （4）有点不满意　（5）不满意　（6）非常不满意
正向激励	6	请对目前的绩效方案对科室发展起到的积极推动作用打分	（1）非常满意　（2）满意　（3）有点满意 （4）有点不满意　（5）不满意　（6）非常不满意

续表

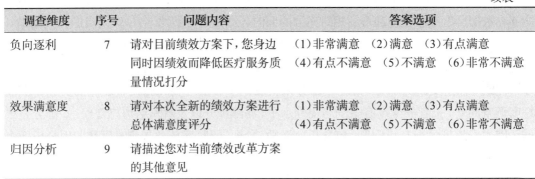

调查维度	序号	问题内容	答案选项
负向逐利	7	请对目前绩效方案下,您身边同时因绩效而降低医疗服务质量情况打分	(1)非常满意 (2)满意 (3)有点满意 (4)有点不满意 (5)不满意 (6)非常不满意
效果满意度	8	请对本次全新的绩效方案进行总体满意度评分	(1)非常满意 (2)满意 (3)有点满意 (4)有点不满意 (5)不满意 (6)非常不满意
归因分析	9	请描述您对当前绩效改革方案的其他意见	

值得一提的是在选择受访样本时,应当尽量均匀地分布受访者的所在层级、职系、性别、在院工作时间、职务、学历等,以保证样本在各个层级的代表性和随机性。

(二)访谈部分

为了深入了解医院管理者对绩效薪酬管理的看法和策略,绩效管理小组可以采取半结构化访谈的方式对利益相关者进行采访。半结构化访谈具有较高的灵活性,能够引导被访者自由表达观点,进而揭示出更深层次的信息。为了确保访谈更有针对性,访谈结果易于整理、归集和分析,绩效管理小组根据从调查问卷中发现的普遍问题,选择对不同职系、不同层级的公立医院从业人员进行访谈,通过开放性问题引导他们分享关于绩效薪酬制度的理念、实施过程以及面临的挑战。访谈提纲主要围绕以下几个方面进行问题设计:绩效考核指标的筛选(包括工作量、质量、经营指标等)、绩效差距的公平性和差异(如系列间、科室间、岗位层级间的比较)、科室二次分配问题的收集,以及各职系绩效体系的构建等。这些访谈结果将提供与量化数据不同的、更加丰富的内容信息,帮助医院管理者,尤其是没有临床背景的管理人员更好地理解临床医务人员当前在实际工作中所面临的困境。

对于各层级、各职系人员的访谈问题可以参照表1-12-2。

表1-12-2　薪酬结构构成

序号	访谈对象	访谈提纲
1	院领导	(1)根据医院目前的经营状况,您认为绩效考核应当着重考核哪些方面 (2)您认为本次绩效改革最需要解决的问题是什么 (3)您认为当前绩效分配结构是否合理?如不合理,具体哪些导向需要改革
2	医生组	(1)请问您对目前的第一次绩效分配方案了解吗?您认为在当前系数核算制下有什么不合理的地方 (2)您对科室绩效二次分配方案了解吗?您认为二次考核指标应该重点关注哪些方面 (3)根据您的了解,同等水平的本院医师与本市其他医院医师收入水平对比情况如何
3	护理组	(1)您觉得根据医院目前的发展情况,护理职系绩效考核指标应该重点关注哪些方面 (2)请问您认为不同科室护理人员绩效差异大概在什么程度比较合适 (3)假设所有员工的工作负荷都一致,您认为员工平均收入的差距(最低岗位与最高岗位)应该控制在几倍以内

续表

序号	访谈对象	访谈提纲
4	医技组	(1) 您认为当前的系数库可以客观反映医技人员的工作量吗？还有哪些需要调整的部分 (2) 对于不同层级的医技人员，您认为收入差距在什么程度比较合适 (3) 您认为您所在的科室绩效分配应该处于全院医技科室的什么水平
5	科研组	(1) 您认为当前绩效分配方案是否足以支撑和激励科研人员为医院产出成果 (2) 相较于相同地区其他机构，本院绩效体系对于科研人员来说的优势和劣势是什么 (3) 对于当前的绩效方案，您还有其他建议吗

在访谈进行过程中，需要由两人组成的访谈小组具体执行，其中一人主要负责提问，另一人即时记录。每次访谈沟通时间最好不超过 1 小时。访谈开始前，提问人向受访者进行访谈目的的说明，在必要的环节针对不同层次人员访谈需求，对现有绩效方案进行背景介绍。同时，为了避免受访者因局限于自己的身份及岗位而作出偏向性较强的回答，提问人应要求受访者站在管理者的角度，以有利于中心总体发展的更高位，秉持客观、公正的原则，作出客观的回答。访谈结束后，记录人会根据访谈提纲对访谈结果进行结构化整理，经二人共同审核后，由访谈组长进行分类汇总并分析。

二、调查结果与分析方式

（一）问卷部分

在对员工的问卷结果收集完成后，绩效管理小组需要运用专业的统计学工具和思维方式对调查结果进行初步的统计和分析。首先，要对问卷结果进行信度和效度分析，以验证本次问卷调研是否科学有效、结果可信。其次，可以根据之前分析过的样本类型分类，将不同类型的人群所填的问卷结果进行汇总分析，例如以来院时间、职系、年龄层、职称、职务等分类分析不同人群对于医院当前绩效方案的满意度。再次，可以通过不同维度的问题打分结果进行单因素分析，得出哪些因素对于不同类型的员工绩效满意度影响最大，找出当前普遍存在的观点。最后，关于自设问题的调查，可以采用比率、方差、归因分析、相关性分析等方法从统计学的角度来理解问卷调查的结果。例如，对于正向激励的问题而言，越高比例的员工选择了非常满意的选项就证明医院职工对于当前绩效薪酬制度对科室发展的正向激励满意度越高，同理也可以通过相关性分析发现哪些因素是最能影响员工对于绩效奖金的满意度的。

（二）访谈部分

访谈结果以质性内容为主，具有难以量化和计算的特点，因此绩效管理小组应该对访谈部分的结果进行更加个性化的分析。一方面，访谈问答内容应当作为问卷调查中一些经典问题的拓展，此处可以参考上个部分中的相关性分析，对相关性较高的问卷问题面向受访者进行更加具体、细节地研究，为解决当前绩效薪酬制度存在的问题提供更加有力的支撑和明确的改善方向。另一方面，一次完整而成功的绩效改革需要基于全院自上而下各个

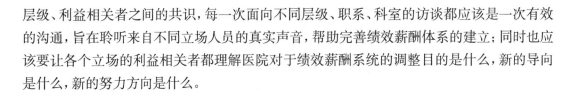

层级、利益相关者之间的共识，每一次面向不同层级、职系、科室的访谈都应该是一次有效的沟通，旨在聆听来自不同立场人员的真实声音，帮助完善绩效薪酬体系的建立；同时也应该要让各个立场的利益相关者都理解医院对于绩效薪酬系统的调整目的是什么，新的导向是什么，新的努力方向是什么。

三、医院绩效薪酬制度评估模式

上文讲述了对医院当前的绩效薪酬制度进行多维度的问卷和访谈调查，经过对调查结果可参考度和内容分析进行总结。除了问卷和访谈之外，还有许多其他评价方式可用以评估我国当前主流的公立医院绩效薪酬核算方式的利弊。

（一）公立医院绩效管理研究的成果

我国公立医院绩效管理相关研究自 1989 年起至今，已经逐渐成熟起来，发展成为一门研究内容广泛、角度多元、方法多样的学科。从研究内容来看，在宏观视角下，我国对于公立医院的绩效管理研究涵盖了绩效管理、考核、工资、分配、指标体系等主题，微观视角下包含了公立医院医务人员、护理人员以及管理人员绩效等众多主题。从研究角度上来看，公立医院绩效管理研究既有基于时代背景的研究，如新医改背景下的公立医院绩效管理研究等，也有基于公立医院特性的研究，如以公益性为导向的公立医院绩效管理研究。同时，还有基于方法学应用的研究，如平衡计分卡、相对价值比率评价在公立医院绩效管理中的应用等。研究方法上，既有文献回顾法，即通过主题文献的回顾和分析，发现研究热点、发展方向，如公立医院绩效管理文献计量研究，又有实证分析法，即研究"是什么"的问题，如公立医院绩效管理相关概念、关系、问题与现状等，还有规范分析法，即研究"应是什么"的问题，如公立医院绩效管理发展的对策建议和展望、绩效指标体系的构建与设计等。

理论研究的发展对于实践的深入具有推动作用，国内公立医院绩效管理研究的丰富与成熟，为我国公立医院开展绩效管理活动提供了一定的方法论指导，如：首都医科大学附属北京地坛医院通过明确岗位职责，制订关键绩效考核指标，已形成一套适合自身的绩效管理体系；中日友好医院借助平衡计分卡和关键绩效指标等方法对医院科室进行绩效评价；复旦大学各附属医院通过运用综合指数法、层次分析法构建了一套医院临床科室的绩效评价体系。

（二）公立医院绩效管理研究的不足

不可否认，我国公立医院绩效管理研究已取得较为丰富的研究成果，也为绩效管理实践活动的发展和进步提供了应有的指导；然而，国内相关研究仍有其不足之处，也还存在较大的发展空间。综合文献综述及相关研究成果的梳理结果，具体体现在以下方面。

1. 研究理论不足　整体而言，国内大多数公立医院绩效管理相关研究的理论基础是薄弱的、匮乏的。就理论基础薄弱而言，多数文献研究对于绩效管理仅停留在概念认识层面，如对"绩效管理包含绩效计划、绩效控制、绩效评价和绩效反馈等环节""绩效管理是对组织和个人绩效的管理"等认识居多，未能深刻认识绩效管理理论的思想与理念，如对"绩效管理四大环节的关系如何？各环节的具体内容如何？""绩效管理的管理者是谁？应当如何管理?"等探讨甚少。就理论基础匮乏而言，一方面多数文献研究直接套用方法、框架迹象明显，多为企业绩效管理理论的直接代入研究，然后套上公立医院的"外衣"；另一方面缺乏属于自己的一套理论研究体系，诚然，公立医院绩效管理大多数理论来源于一般管理学理论，其主体的不同必然使其需要恰当选择管理学理论，并有所创新。当前公立医院绩效管理尚未形成一套符合自身特色的研究体系，使得多数研究无法从理论高度看待和分析公立医院绩效管理的现状与发展。

2．研究深度有待加深　国内多数文献研究能够看到现有公立医院绩效管理所存在的相关问题，也能够利用不同的方法构建绩效评价指标体系，但总体而言研究还不够深入，也不够全面。首先，研究多注重局部而忽视整体性，以绩效管理为例，诸多文献研究均认识到绩效评价环节的重要性，也花费了时间和精力探讨公立医院绩效评价，甚至将其等同于绩效管理。绩效评价作为绩效管理的关键环节，可以在很大程度上影响绩效管理的效果，然而这两者毕竟是部分与整体的关系，只注重研究绩效评价，却忽视绩效计划、绩效控制等基础环节，无疑让整个绩效管理变质，使其沦为衡量绩效的工作，而不是成为一种改善管理的手段。其次，研究多能做到"知其然"，但甚少做到"知其所以然"，例如，大部分研究可以发现绩效管理、绩效考核或是指标体系构建的诸多不足或问题，但对于其背后的原因探讨甚少，究竟是方法学应用的不当导致问题的出现，还是未结合公立医院实际造成问题频发，这些问题背后原因的探讨在诸多文献研究中较少出现。

3．研究专业性有待提高　严格来说，国内目前关注和研究公立医院绩效管理的专业学者并不多，大部分文献研究来自公立医院的行政人员、医务人员，虽然这些扎根于一线的研究人员能够从实际的操作或体验中感受到绩效管理在公立医院实践中所存在的问题或不足，但相比较而言，他们也会因相关专业知识的缺乏而在认识广度、深度上存在不足，故而，具有相关学术背景的学者对于该领域关注的不足在一定程度上让现有的研究缺乏足够的专业性。

四、未来的发展趋势与展望

未来，医院绩效薪酬管理将继续受到重视并不断发展。随着医疗行业的不断变革和发展，绩效薪酬管理也将面临新的机遇和挑战。以下是未来发展的一些趋势和展望。

首先，绩效薪酬管理将更加强调多维度的绩效评价。除了医疗质量和患者满意度，医务人员的团队合作、创新能力、领导才能等方面的表现也会逐渐纳入绩效评价体系。这样的绩效评价能够更全面地反映医务人员的综合素质和价值。其次，数据的应用将成为绩效薪酬管理的重要支持。通过大数据分析和人工智能技术，医院可以更准确地评价医务人员的工作表现，为薪酬分配提供更有力的依据。这种数据驱动的绩效评价将提高评价的科学性和可靠性。最后，绩效薪酬管理还将更加注重员工的参与和反馈。医院可以开展员工满意度调查，了解医务人员对绩效薪酬制度的看法和建议，从而不断优化绩效薪酬管理的设计和实施。员工的参与将有助于确保绩效薪酬制度的公平性和合理性。

五、结论

综上所述,医院绩效薪酬管理作为一种重要的人力资源管理策略,在促进医院发展、提高绩效表现方面发挥着不可替代的作用。通过理论与实践结合的研究方法来研究当前的绩效薪酬核算制度,并对调查结果进行分析和总结,可以看到绩效薪酬管理已经在实际应用中取得了一些成效,并且未来还有更多的发展潜力。在未来的发展中,绩效薪酬管理将更加注重多维度的绩效评价、数据的应用和员工的参与,以实现更科学、更公平、更有效的绩效薪酬管理目标。

第三节 医院员工岗位分析与绩效薪酬设计

随着我国经济的快速发展,现代医院管理知识的逐渐普及,岗位分析与评价对于医院人力资源管理的意义已经得到广泛认可。然而我国公立医院具有事业单位和医疗服务的双重属性,医院的岗位设置存在许多现实问题,岗位分析与评价体系严重落后,导致具体岗位的薪资待遇未能与岗位的实际价值相匹配。岗位评价体系不合理一方面可能造成岗位与岗位之间的薪酬差距过大,岗位薪资待遇远远超过或者低于岗位实际价值;另一方面可能因为岗位与岗位之间的薪酬差距过小,无法调动员工的工作积极性,造成大量优秀医务人员及行政后勤员工的流失。近年来,随着深化医药卫生体制改革的全面推进,完善公立医院人力资源管理和薪酬制度,制订合理的医院员工岗位分析与绩效薪酬设计显得尤为重要。

一、岗位分析的基本概念

组织要从事一切的经营管理活动,首先必须将需要完成的工作安排到每个岗位上。岗位分析是人力资源活动不可或缺的一个环节,是其他人力资源管理活动,如招聘、人员配置、培训以及绩效考核的前提条件和重要的依据。反之,组织通过对现有工作岗位的分析,可以从中找到问题与差距,不仅可以重新进行工作设计,而且可以调整其他人力资源管理活动。

(一)岗位

岗位是指在组织生产经营活动中,在特定的生产组织和劳动组织条件下,在一定的时间内,承担若干项工作,具有特定的劳动(工作)对象和手段,及一定的职务、权限和责任的一名或一组职工的工作位置。也就是说,组织为了实现自身长期或短期的战略目标,在成立组织机构的时候,会设定某一特定的、具有功能性的工作位置,而这个工作位置具备客观、以事务为中心以及有合适的人实现其特定功能的三大特征,这样的工作位置称为岗位。岗位又称为职位,其具备技术属性与社会属性。

简而言之,组织像一个不停运转的庞大机器,而岗位就是组成这个庞大机器的组件,组织的生产运作和管理运营,都依靠这些岗位的工作。不同的岗位有其不同的结构和职责,而只有每一个岗位的目标都有效地实现了,组织整体的战略目标才能得以有效实现。

（二）岗位分析

岗位分析是一个科学的、系统的过程，在这个过程中，组织通过各种科学方法收集相关职位信息，并且做出判断，同时也了解到任职者的任职资格，清楚明白何种人员能够从事该岗位。岗位分析通常包括两方面的内容：一方面是对岗位本身的研究，即对工作岗位的分析，主要包括工作目标、工作职责、工作流程、工作环境以及该岗位与其他岗位的联系等；另一方面是对任职资格的分析。主要是对适合从事该岗位的人才，在能力、素质等方面的考察、判断和评估。岗位分析对组织的人力资源管理活动起着不可替代的作用。

通过岗位分析，首先可以规范工作。岗位分析可以明确工作规范，使得各岗位的员工可以清楚自己的职责规范，方便组织更好地管理员工，也有利于员工服从组织安排；其次，明确用人标准。岗位职责说明书能够提供该岗位具体的用人标准和需求，在选拔人才时候能够做到有理有据，并且能够有针对性地进行员工培训；最后，规范薪酬。明确各岗位的工作价值并以此为依据，给员工提供薪酬，实现"同岗同酬，优劳优酬"，体现公平。

二、岗位分析的原则和基本流程

岗位分析是对各类工作岗位的任务、工作关系、任职资格、知识技能要求和工作权限等进行系统性的研究，并制订出岗位说明书等文件的过程。医院实施人事及薪酬制度改革应当按照岗位设置科学、运行管理规范、职务能上能下、待遇能高能低的方向，建立适合医院各类人员特点的岗位管理制度，逐步实现由身份管理向岗位管理转变，调动各类人员的工作积极性，促进卫生事业的发展。

（一）岗位分析的原则

在岗位分析过程中，应当坚持精简效能、以编定岗、按需设岗、按岗聘用、按岗取酬的原则；坚持人岗相宜、责权明确、对口补岗、能上能下的原则；坚持公开平等、竞争择优、依法办事的原则等。

（二）岗位分析的基本流程

1. 理清岗位　对医院内各个部门和科室的岗位需求数量进行分析，分职系、分科室、分部门列出岗位清单名称、数量、类型。

2. 编制岗位说明书　岗位说明书是明确岗位目的、主要职责、工作关系、基本任职要求等的说明性文件，也是最基本的管理工具之一。

最常用的岗位分析法是岗位调查表法，即设计有效问卷，选定员工在一定时间内填写，通过问卷收集分析找到有效信息。该方法要求在岗员工对各种工作特征、工作行为、工作人员的重要性与频率做出描述分级，再对结果进行整理与分析。该方法标准化程度高，获取信息量大，客观，针对性强，节省时间和经费。适用于较多岗位分析的项目。

在使用问卷调查法收集岗位信息的同时，辅以工作面谈法，即访问工作人员本人或其主管人员，以了解工作说明中原来填写的各项目的正确性，或对原填写事项有所疑问，以面谈方式加以澄清的方法。通过该方法获取的资料比较详细，可获得问卷调查难以获取的许多其他方面信息，如任职人员的工作动机和态度等。主要围绕以下几个方面内容：工作目标、工作内容、工作性质与范围和所负的责任。

岗位分析与评价领导小组通过问卷调查,结合面谈法广泛收集有关资料、数据,对重点内容做重点、细致调查,仔细审核收集到的信息,归纳、总结出岗位分析的必需材料和要素,在此基础上,编制岗位说明书。

三、医师职系岗位分析

(一)医师职系岗位特点

1．知识的独占性 根据经济学的理论,凡是具有知识独占性的产品或服务,其价格通常无法完全通过市场机制的有效运行来达到供需平衡;反之,产品或服务的价格容易受到供应者操控。医师这个行业,依据法律规定,是涉及人民生命安全的工作,须具有医师执业资格才能执业,具有知识独占的性质。独占性使医师的薪酬水平在大多数国家处于较高水平。

2．高投入性 一个临床医师,需要经过至少5年的医学类本科教育,毕业后还需进行为期3年的住院医师规范化培训,再依据各专科培训标准与要求进行2～4年的专科医师规范化培训,才能成为具有良好的医疗保健通识素养、扎实的专业素质能力、基本的专科特长和相应科研教学能力的临床医师。从经济学的角度,医师成长的时间成本很高,而医师的供给弹性较小,每年只有固定数量的医师投入医疗服务行业。另外,在实习和住院医师培训期间,其身心所受的压力在社会各行业中处于前列,因此,医师为了补偿其医学教育与训练的机会成本,期望执业后能获得较高薪酬水平,即高投入性。对医师的绩效薪酬设计应保障医师获得相应的投入回报。

3．诱导需求性 医疗行业中,医师和患者之间的信息并不对等,患者缺乏充分的医学知识。医师在对患者进行诊疗的过程中,医师具有相对的权威性,患者的诊疗需求往往可以由医师主导,这就可能造成医疗服务的"诱导需求",也是医疗费用高速增长的原因之一。医师的绩效薪酬设计须避免"诱导需求",回归医疗本质。

4．责任工作的回报性 从医师工作特点来看,医师是具有高度责任性和高度使命感的工作。为了持续更新与掌握世界最先进的医疗技术,为患者提供最佳的医疗诊治,医师更需要不断地研究、学习,继续教育成本在社会行业中也处于高位。因此,这种具有高度责任性的工作需要寻求相应的薪酬回报。

(二)医师职业生涯发展

1．医师的教育训练 医师是需要终身学习的职业。医师工作的临床医疗、临床教学、临床研究三个方面紧密联系,缺一不可,否则医学教育就缺乏完整性。在医师绩效薪酬设计中需要平衡医师医、教、研三者间的关系,引导医师的职业发展。

2．医师的成长 实习医师、住院医师、主治医师、医疗组长,是医院临床工作中最主要的角色,也是一般医师的成长路径。医师在不同的成长阶段有不同的责任和权力,也应该匹配不同的薪酬。

(三)医师岗位级别设置

我国公立医院收入分配制度改革,要求在公立医院建立岗位绩效工资薪酬制度,使员工的收入与其岗位职责、工作表现和工作业绩相联系,推行"重知识、尊重人才",鼓励创新创造,要采用多种分配形式和分配方法,进一步向高层次人才倾斜。医师作为医院高层次专业技术人才,是医院最重要的人力资本,如何建立体现医师岗位职责和知识价值的薪酬体系,是医院薪酬改革的关键点。通过设置适合医师发展的人员岗位级别,根据医师职业生涯规划,结合医师工作的绩效评估,设置相应医师岗位和级别。

1. 建立分层、分级的体系 根据贡献的不同分为三层:一是核心层,是学术学科发展的决定力量;二是中间层,也是骨干层,他们决定医疗质量和效益;三是基本层,不决定质量和效益,包括所有规培的学员、员工。基本层占比高,但规律很简单,核心层人少,规律也简单,最复杂的就是骨干层,需要细分为若干级岗位。医生分为12级,按照职称和任职年限划分,设置了岗位制度,体现了医疗和教学整体情况,每一级都有非常明确的任职资格、准入条件、职责以及量化的考核标准。

2. 设置每一级岗位 12级医生,每个科一级、二级、三级的岗位设置,需要医院根据前三年的业务情况以及今后五年的规划,结合现有人力的年龄和职称情况进行科学设岗,最重要的是做好人力资源的中长期发展规划,医院需要为每个科室制定一个为期五年的人力资源发展规划。通过这个发展规划,可以确定每个科室在未来五年内到底需要多少不同层次的人员。

3. 制定岗位说明书 制定全面、准确、权责边界分明的岗位说明书是医师职系岗位分析与评价的关键。岗位管理除了准入条件和岗位职责以外,最重要的是制定可量化的考核标准。

4. 构建基于医疗组长负责制的岗位管理制度 对于有条件的医院可以推行建立医疗组长负责制的管理架构,所有资源按照医疗组配置,所有的质量指标、效率指标、费用指标全部按照医疗组、医生个人两个层面进行考核,并对医疗组长实行严格的授权管理,对考核不合格的医疗组长,可以终止组长授权,也可以分项停止授权,比如大型手术不能做、三线抗菌药品不能用。

在人力资源配置方面,每个组至少有一个组长,根据情况考虑配备副组长。每组配置一定数量的住院医师,每个组根据床位多少设定配置标准。

在医疗资源配置方面,建立医生资源、床位资源、手术间资源和医技平台资源的协同配置规则。8~10床设立一个医疗组长(外科),同时确保两个手术日,内科12~15床设立一个医疗组长,慢性病科15~20床设立一个医疗组长,保证资源利用率的同时支撑医疗业务发展的需求。

四、医技职系岗位分析

(一)医技职系岗位特点

1. 不同医技岗位对劳务技术的要求各有不同 医技岗位种类繁多,工作性质和特点差别较大,对设备耗材的需求和对劳务技术的要求各有不同。有的医技专业如实验医学科的部分岗位,需要依靠大量设备和试剂来开展工作,且设备有日趋自动化的趋势,未来对人力的需求会进一步降低。有的医技专业主要依靠人力开展,例如康复技师、病理技师和药剂师等岗位。但随着医疗技术的发展，现况也可能改变，如自动发药机的出现，可部分替代目前调剂药师的工作。有的医技专业对大型设备和人力都同等依赖，例如放射影像技师和放疗技师等。

2.医技岗位的质效直接影响临床诊疗过程的质效　医技岗位直接参与诊断或治疗的过程，对临床诊疗的质效至关重要，如出现问题会形成诊疗流程和质量的瓶颈，延长确诊时间和平均住院日，甚至造成医疗差错，影响患者的就诊体验和满意度。

3.医技岗位应重视团队的协作与产出　与医师相比，医技岗位的成长周期和知识技术能力要求相对要低一些。医师在考核中更重视其个体的效率和产出，医院也逐步在强化面向医疗组的一级考核。而医技岗位的考核往往更重视团队的整体协作和产出情况，体现医技平台对诊疗的支撑作用，因此对于技师岗位，医院通常实行院科两级考核模式。

因此，在开展医技职系岗位分析和绩效薪酬设计时，应充分考虑不同医技岗位特点，合理规划医技职业生涯发展路径，合理体现医技岗位的劳务技术价值，合理反映医院的运营和质量管理要求，支撑医技业务的可持续高质量发展。

（二）医技职系职业生涯发展

技师的职业生涯应合理设置晋升级别和条件，一般包含职称、年资和临床、教学、科研等综合性业绩评价要求。根据不同医院的级别定位、发展要求和人力结构合理设置各级别晋升条件，理想情况下各级别人员数量分布应呈正三角形。

五、护理职系岗位分析

（一）护理职系岗位特点

医院护理人力资源配置是医疗卫生保健机构为满足社会对护理服务的需要，科学分配护理人力，使人员与护理服务活动合理匹配的过程。护理人员配置管理的主要作用是对护理人力的有效组合，侧重于对人力资源潜力高层次的开发和利用。

医院护理人员配置受很多因素影响，如我国各级卫生行政主管部门的相关政策；患者对护理服务的需求；各护理单元承担床位数量的多少、护理人员的素质等。按国家规定，床位数与从事临床护理的人员数的比例最低要求是 1∶0.4，按照这个比例，全国多数公立医院护理人力资源明显不足。

面临健康服务需求的增加，护理人员承担了超负荷的工作量。怎样调动护理人员的积极性，留下优秀的护理人才，提高护理工作的质效，是满足患者需求的重要保证。医院成功进行护理薪酬制度设计的前提是护理人员的科学配置，在科学配置过程中，始终坚持人力资源管理的最终目的是提高组织质效，使各护理单元人员在数量、年资、级别、床护比等方面相对平衡，有利于护理队伍的梯队建设和职业生涯规划。

（二）护理职系岗位配置

首先，对各病房护理单元的工作量、工作负荷、病种的测算，护理主管部门对护理人员数量进行了科学配置。其次，对护理人力资源的合理排列与组合规则会根据工作负荷的变化及时调配，这也是降低人员成本、提高效率的途径；另外，护理单元团体协作工作的特点，直接受到护理人员结构的影响，所以取得良好组织效应的关键是人力资源的优化配置。因此，医院护理主管部门应对各护理单元人员的结构充分调研摸清家底，根据专业结构、自身结构、年龄结构、职称结构等及时调配，形成一个个合理的整体护理单元，使护理人员能级对应，优势互补。最后，由于护理人员的素质对护理单元的工作有直接影响，护理主管部门在分析个人特点如性格、气质、专业技术水平、工作经验等基础上，尽量使个人特点与具体岗位相结合，有效利用护理人力资源。通过对护理人员的科学配置，医院可以实现对护理人力的有效组合，新的护理人员薪酬制度的设计才有了良好基础和实施平台。

六、科研职系岗位分析

科研职系一般是指在医疗机构内以围绕疾病病理、诊断、治疗活动等特定主题开展科学研究为主要工作内容的一类人员，即科研人员，该类人员是医疗机构学科建设和创新的动力和核心竞争力的源泉，也是医疗机构重要的战略资源之一。

（一）科研职系岗位特点

（1）脑力劳动为主，具备自主创新能力，专业知识掌握程度高，可替代性较低。

（2）培养周期长，须接受较长时间的专业知识学习和研究技能培训，学习成长成本高。

（3）研究工作过程不易控制，难以评价衡量，研究产出难以预期，成果短期难以呈现，失败风险较大，投入产出难以评价，成本管理难度较大。

（4）追求自我价值的实现意愿强烈，关注自身价值的认可和提升，自主管理意愿强烈，不愿受过多约束，管理难度和成本较高。

（二）科研职系职业生涯发展

科研人员的职业生涯发展是科研职系绩效薪酬设计的基础，包含事业发展和个人成长两个维度，体现形式为岗位与岗级。首先要横向做好科研职系岗位规划如科研助理岗、科研 PI 岗、高级 PI 岗、首席 PI 岗等；然后根据评价结果按照一定的分数段进行纵向的岗位分级；最后考虑不同岗位级别的重叠幅度。

通过岗位与岗级体系设计，使科研人员明确自己的职业发展和上升途径，也更清晰地知道各个岗位的价值标准和方向，引导科研人员朝更高的专业职级层次发展，从而建立科研人员职业发展的上升通道。

七、行政后勤职系岗位分析

（一）行政后勤设岗原则

1. 功能需要原则 医疗、教学、科研、预防、保健是现代医院的主要功能。满足医院功能的需要，是编制岗位的主要依据。因此，应区别医院的不同等级和任务、不同的专业、不同的功能、不同的条件，从功能和任务的实际需要出发确定医院的人员岗位数量。

2. 因事设岗原则 在管理服务保障业务流程优化的基础上因事设岗，是岗位设计最基本的原则。要按照医院行政后勤各部门的职责范围划定岗位，不应因人设岗，人员的配置应当与岗位的设置相匹配，使"事事有人做"，而非"人人找事做"。

3. 精简高效原则 又叫最低职位数量原则，是指医院应根据其目标或任务科学地确定岗位数，应充分考虑人力成本，以最少的投入获得最高的效率。如果岗位数量过多，就会造成职位虚设、机构臃肿、人浮于事，从而增加运行成本；相反，如果人员编制过少，则会造成职能不全、人力不足，从而影响医院整体任务的完成或整体目标的实现。因此，客观要求在进行岗位数量规划时，做到组织结构优化，配置合理，并使个体的潜能和创造力能充分发挥。

4. 责权对应原则 即在组织中各个岗位拥有的权力应当与其承担的责任相对等。将医院工作的特定技术水平要求与员工的专业技能有机结合起来，"将合适的人安排在合适的岗位"，充分发挥每位员工的专业技术特长，同时赋予本岗位而非承担岗位的人应有的决策权、建议权、组织权等，使岗位能动权力与岗位要求相对应，做到人才、岗位、责权三者统一，调动员工积极性。

5. 系统性原则 医院是系统组织，其目标或任务要由众多人员的具体工作相互配合、协调一致才能完成。因此，每个人的具体岗位设置都要遵从系统性原则，要从总体上以及机构之间、职位之间的联系来分析确定，做到合理配置，包括合理的层次结构、合理的年龄结构、合理的知识结构。

6. 动态发展原则 医院人力资源编制应该根据医院发展、学科建设、工作效率、经营管理水平等因时因地制宜，实施动态管理，以满足医院发展的客观要求。

（二）行政后勤职系组织结构梳理和规范

行政后勤部门人员岗位的设置，由管理的组织构架决定，并制约着对应的功能和范围大小。行政后勤作为一个体系，由各个核算和分配单元构成。无论是从做好预算的角度，还是从做好贡献价值评价的角度，都需要合理划定医院各个核算和分配单元。

（三）行政后勤职系定岗定员

定岗定员规划主要是根据医院管理的规模与功能，结合医院战略发展要求，对未来管理技术人员需求和供给进行预测，确保员工的数量和质量能与医院发展要求相适应，最终实现人员总量与医院规模相适应，个人能力与岗位任职资格及有关条件要求相适应。因此，在行政后勤部门组织构架、考核单元确立后，需要开展定岗定员工作。

定岗定员的目的是合理设置各级岗位和人员，此过程是确定组织内部完成各项职责的人员配备。通过定岗定员，可以评价职能部门员工的工作负荷程度和标准工作量，从而对薪酬的合理程度进行判断。

第四节　基于岗位价值评价的医院绩效薪酬体系设计

一、岗位评价的基本概念和意义

（一）岗位评价的概念

岗位评价的思想由来已久，最早提出岗位评价这一思想的是著名经济学家亚当·斯密，他认为职业工资之所以会有差别，是受到任务特征，例如职业的舒适性、学习成本、职业的稳定性、责任大小以及成功的可能性这五方面的影响。可看出，这五方面已经具有现在对岗位评价这一概念定义的雏形。随着社会的发展和管理学的不断深入研究，20世纪初，科学管理之父泰勒等人在工商业中推行岗位分析与岗位评价的制度，并取得成功，随后进行了大范围的推广以及运用。20世纪30年代，美国一些工会组织也制定了行业内的岗位评价标准和体系，从此，正式的岗位评价系统开始使用，岗位评价的研究重点向实用、高效、准确的方向发展。

岗位评价应该包含两方面的内容，一是组织需要提供给员工的报酬要素，二是组织对报酬要素进行分配的权重比例方案。医院内各个职系、岗位之间是存在着相对价值的，而岗位评价就是一个系统地评估相对价值的过程，并通过这一评估过程，为医院建立一个合理的岗位结构。岗位评价的依据可以通过工作内容、技能要求、对组织的贡献、医院文化及外部市场等因素来综合体现。综合来看，开展岗位评价需要具备以下三个假设基础：一是组织提供的薪酬多少，需要依据该岗位对组织经营运作与管理的贡献值大小来决定；二是，根据公平理论，组织为员工提供的报酬应该基于员工承担的岗位的相对价值，这样员工才会感到公平；三是，组织目标是通过岗位结构来实现的，而岗位结构的相对价值是基于岗位评价做出的。

基于以上岗位评价的定义，可以看出岗位评价有以下特点：①对岗不对人。岗位评价虽然也涉及员工，但是它所评价的对象不是任职的人员，而是客观存在的组织岗位，以"事务"为中心，表现为"同岗同酬"，岗位评价与任职者业绩无关；②衡量相对价值。岗位衡量的是相对价值而非绝对价值，而这个相对价值才能作为各个岗位之间对比的基础，因此当组织内部岗位情况发生变化时，岗位之间的相对价值也会随之发生变化；③考察多项因素。岗位评价是通过对工作内容、技能要求、对组织的贡献、岗位职责、工作强度、任职资格和条件、组织文化及外部宏观政策环境等因素来综合体现的，分析各个岗位在这些因素上的差异，才能对岗位的相对价值进行全面的、系统的综合考量；④运用多种技术。岗位评价是一种综合性的评价活动，涉及很多学科知识并且需要用到很多科学方法，在实践中也需要通过多种科学手段进行准确评价，得到客观公平的结论。

（二）岗位评价的意义

1．衡量岗位间的相对价值　岗位评价是在岗位分析的基础上，按照一定的客观衡量标准，对岗位的责任、知识技能要求、所需努力程度与工作环境等方面进行系统的、定量的评价。岗位评价作为确定薪资结构的一个有效的支持性工具，可以清楚地衡量岗位间的相对价值。

2．确定公平合理的薪资结构　岗位评价的目标是建立一种公正、平等的薪酬制度结构，使员工在工作中体现的能力、绩效与辛苦程度可以在收入上得到相应的回报。采用科学的方法来衡量岗位间的相对价值，从而确定有良好激励作用的薪酬方案，以提高员工对于收入的满意度和公平感，实现充分的激励作用。

3．奠定岗位价值为基础的绩效薪酬体系　目前最流行的薪酬制度方案是以岗位价值为核心的薪酬制度，确立不同职系、不同层级、不同岗位的薪酬水平需要岗位评价这个有力的支持性工具,因为岗位评价可以衡量出各岗位的排序和量化差异,并将之对应到各个职系中相应的职级,从而确定不同岗位间的相对价值。

二、岗位评价的原则和流程

(一)岗位评价的原则

进行岗位评价时,必须贯彻以下基本原则。

1.就事原则 岗位评价针对的是工作的岗位而不是目前在这个岗位上工作的个人。

2.一致性原则 所有岗位必须通过同一套评价标准评价。

3.完备性原则 岗位评价因素定义与分级表上的各项因素,彼此间是相互独立的,各项因素都有其各自的评价范围,范围之间没有重叠或遗漏。

4.针对性原则 评分因素应尽可能结合组织实际,这需要在实际打分之前,对专家小组成员进行培训。项目组与专家对岗位评价因素定义与分级表的各类因素的权重和各个因素的定义进行协商讨论,尽可能切合实际。

5.独立性原则 参加岗位评价的专家小组的成员必须独立地对各个岗位进行评价,专家小组的成员之间不能互相串联,协商打分。

6.保密原则 由于薪酬设计的极度敏感性,岗位评价的工作程序及评价结果在一定的时间内应该处于保密状态。当然,在完成整个薪酬制度的设计之后,岗位的分布应该公开,使全体员工都了解到自己的岗位在公司的位置。

(二)岗位评价的流程

一般而言,医院岗位评价过程主要分为四个阶段。

1.准备阶段 在这一阶段需要完成的任务包括清岗、撰写职务说明书、组建岗位分析与评价领导小组。

2.培训阶段 这一阶段需要确定评价表的因素定义和权重,进行试打分并统一评价领导小组成员的评判标准。

3.评价阶段 这一阶段是岗位评价的核心阶段。领导小组对岗位进行打分,对评价结果及时处理并反馈。

4.总结阶段 这一阶段需要对打分的结果进行排序,对不合理的岗位或因素重新打分,并对排序进行相应调整。

至此,整个岗位评价工作结束。

三、岗位价值评价与薪酬水平的关系

(一)内部岗位价值

基于绩效薪酬战略,对岗位进行横向的职系分类;然后,根据评价结果按照一定的分数段进行纵向的岗位分级;最后考虑不同岗位级别的重叠幅度,分级时应当考虑两个平衡:不同职系之间岗位的平衡和同类职系岗位的平衡,不同职系和级别的岗位薪酬水平不同,根据上一步的岗位分等列级的结果,对不同级别的岗位设定薪酬水平。内部岗位价值重点解决内部公平性，营造鼓励创新的氛围，实现医院的发展战略，推动学科发展目标的实现。

根据不同职系员工职业成长曲线和员工薪酬知识评估象限的多重评估，对医院各职系员工进行绩效薪酬定位，以体现各职系在医院工作中的贡献。总体来说，按照医师/科研、医技/护理、先临床后行政后勤的顺序对绩效薪酬进行定位，同时，为了体现各职系不同阶段的成长，对不同职系的核心层、骨干层、基本层也进行相应的横向比较和定位，以保障各职系的合理差距。

（二）外部薪酬水平

医疗机构不同的发展战略对于各职系外部绩效薪酬水平影响较大，需要基于医院的发展战略和运营效益决定。以科研系列人员为例，对于以学科建设为主、建设高水平研究型医院为战略的医院，科研人员对于实现医院战略至关重要，一般会采取市场领先策略，较高的绩效薪酬对于吸引和保留优秀的科研人员作用增强；对于以临床为主、学科建设并重为战略的医院，科研人员对于实现医院战略重要性降低，医院运营情况将决定是否采取市场领先或低于市场策略，研究人员的薪酬水平不确定性增加，绩效薪酬对于吸引和保留优秀的研究人员的作用降低；对于以临床医疗为主、鼓励学科建设为战略的医院，运营将是医院的核心要务，研究人员对于实现医院战略重要性大幅降低，一般不会采取领先市场策略，研究人员的薪酬水平相对较低，绩效薪酬对于吸引和保留优秀的研究人员的作用相对较低。

四、医师职系的绩效薪酬设计

（一）绩效薪酬水平确定

2012年全国公立医院支出构成中，人员支出占比30.2%，随着医疗服务需求的快速释放，到2020年全国三级公立医院人员支出已经占到了37.13%，其中医师的人力成本支出占人员支出30%左右，而医师的绩效薪酬在医师人力成本支出占比通常达到70%以上。

在医师绩效薪酬制度设计中，以医院发展为目标，以历史数据为人力支出预算管理的基础，根据市场领先薪酬策略，结合医师人力资源和职业生涯规划合理确定医师绩效薪酬总额。

（二）绩效薪酬构成设计

$$医师绩效薪酬 = 岗位固定薪酬 + 绩效变动薪酬$$

根据医师绩效薪酬构成策略，结合医师职业生涯设计，不同层级医师对医院的贡献、绩效考核的目标以及自身知识价值积累不一样，其绩效薪酬构成也不一样，从低级别医师成长到高级别医师其绩效薪酬构成变化趋势：高稳定薪酬模式→高弹性薪酬模式→调和型薪酬模式→高稳定薪酬模式。

（三）绩效考核指标与绩效薪酬

岗位薪酬：体现医师个人知识积累、学科贡献、历史贡献、学习成长成本等，以岗位层级价值系数体现，层级不同，薪酬不同。

$$岗位薪酬 = 岗位层级价值系数 × 岗位薪酬标准$$

绩效薪酬：体现医师工作效率、难度（CMI、RBRVS）、质量、医疗安全、服务满意度等，以单项奖励计算，贡献不同，薪酬不同。

$$绩效薪酬 = \sum[工作量 \times RBRVS(CMI)系数 \times 分配标准] \times (质量、安全、$$
$$服务满意度)考核系数$$

（四）绩效薪酬的分配方式

根据公平性和激励性理论，结合医师的职业特点，医师绩效薪酬的分配一般采用一级分配到个人 / 医疗组。

五、医技职系的绩效薪酬设计

目前国内医技岗位的绩效薪酬结构大多为固定薪酬加变动薪酬模式，固定薪酬部分一般与个人级别或职称年限等挂钩，变动薪酬部分一般与绩效考核结果挂钩。通常情况下技师岗位的变动薪酬部分应占比较大，但实际两者的占比与医院所处的发展阶段、战略目标和科室具体的发展需求紧密相关。如果医院和科室处于业务规模扩张的阶段，变动薪酬部分可设计较多，体现薪酬的激励性；如果医院处于业务稳定或注重学科建设的阶段，则固定薪酬部分可设计较多，体现薪酬的保障性和岗位价值。

（一）绩效薪酬构成设计

$$医技绩效薪酬 = 岗位固定薪酬 + 绩效变动薪酬$$

根据医技绩效薪酬构成策略，结合职业生涯设计，不同层级技能对医院的贡献、临床的支撑以及自身成长不一样，其绩效薪酬构成也不一样，从低级别技术员成长到高级别主管，其绩效薪酬构成变化趋势：高弹性薪酬模式→调和型薪酬模式→高稳定薪酬模式。

（二）绩效考核指标与绩效薪酬

岗位薪酬：体现技师历史贡献、个人成长、学科贡献等，以岗位层级价值系数体现，层级不同薪酬不同。

$$岗位薪酬 = 岗位层级价值系数 \times 岗位薪酬标准$$

绩效薪酬：体现团队工作效率、难度（CMI、RBRVS）、质量、成本管控、服务满意度等指标体系，以团队绩效计算，由团队二次分配到个人。

$$团队绩效薪酬总额 = (\sum 工作量 \times RBRVS系数 \times 分配标准) \times (质量、安全、$$
$$服务满意度)考核系数 \pm 成本管控绩效$$

六、护理职系的绩效薪酬设计

在工作岗位分析的基础上进行岗位价值评价，通过比较医院内护理职位的相对重要性，确定每一个具体岗位的价值，从而得出职位等级，为下一步进行薪酬调查提供统一的职位评估标准。通过岗位价值评价，确定了同一岗位级别在不同护理单元的价值，目的是体现不同护理单元的医疗风险、劳动强度、护理负荷等。在明确了岗位级别和科室类别后，根据岗位级别系数和科室类别系数，确定每个护理人员的薪酬系数。

（一）绩效薪酬构成设计

$$护理绩效薪酬 = 岗位固定薪酬 + 绩效变动薪酬$$

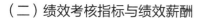

（二）绩效考核指标与绩效薪酬

岗位薪酬：护理人员岗位绩效酬金的设计参考学历、年资、职称、工作职责等因素，体现护理人员历史贡献、个人成长、学科贡献等指标体系，以岗位层级价值系数体现，层级不同薪酬不同。

$$岗位薪酬 = 岗位层级价值系数 × 岗位薪酬标准$$

$$绩效薪酬 = 工作量绩效薪酬 + 质量考核薪酬 + 单项考核薪酬$$

工作量绩效薪酬：以历史月均工作量为总基数，以历史月均人均工作量即劳动生产率为基准，确定工作量绩效分配方案，随工作量和劳动生产率的增减，护理人员工作量绩效酬金总额增减趋势一致。护理单元人均护理负荷的变化是工作量绩效酬金增减的依据。

质量考核薪酬：护理质量考核与医疗质量考核结合成科室质量考核评分，作为科室质量考核绩效酬金分配的核算指标。护理质量考核绩效酬金模块占护理人员绩效酬金的比例由护理主管部门根据护理工作的管理重点和要求确定。力求贯彻质量差异、奖罚分明、总额控制、结构调整的原则，奖励金额的来源是质量考核绩效酬金扣款部分。

单项考核薪酬：主要包括夜班薪酬、成本管理薪酬、特殊防护薪酬等。具有明确的针对性和激励性，真正体现按贡献分配的原则。

七、科研职系的绩效薪酬设计

科研人员对医疗机构的学科建设和创新具有核心的作用，是人力资源中的稀缺资源，在医疗行业人力市场上具有很强的竞争力，也是各医疗机构激烈争夺的目标。通过科学有效的科研职系薪酬制度设计，实现对科研人员创新研究行为方向的驱动，促使科研人员围绕着医疗机构成功的关键因素开展研究，更好推动医疗机构战略实施和学科发展；进一步促进医疗机构短、中、长期绩效管理的平衡发展，最终与医疗机构整体绩效目标达成一致。

（一）绩效薪酬构成设计

科研职系"成本+价值"绩效薪酬即"年薪制+项目制"：

$$绩效薪酬 = 岗位绩效薪酬 + 项目绩效薪酬$$

（二）绩效考核指标与绩效薪酬

岗位绩效薪酬，即"成本"部分，是对科研人员历史自身的知识积累和累计贡献的体现，其结构为工资津贴、福利、岗位绩效。

$$岗位绩效薪酬 = 工资津贴 + 福利 + 岗位绩效 = 年薪制$$

1. 工资津贴　即政策性工资，以研究人员自身工龄和职称为基础，由地区工资政策决定。

2. 福利　是基于地区政策性项目，由医疗机构整体运营效益决定。

3. 岗位绩效　是基于研究人员岗位和岗级，主要体现历史贡献和学习成长的价值；年岗位绩效由研究人员当年科研绩效考核结果的价值体现，薪酬水平由医疗机构当年绩效薪酬预算和年度运营效益决定。

$$岗位绩效 = 月岗位绩效 + 年岗位绩效$$

项目绩效薪酬，即"价值"部分，是技术要素和创新成果参与分配机制的一种一次性货币奖励与长期绩效相组合的绩效薪酬制度，是科研人员研究成果对当前社会实际经济贡献和水平的价值体现。以"学术价值＋社会贡献"为主要的绩效考核导向，其结构为成果奖励、专利转化与科技成果入股等，以长期激励机制为主。

$$项目绩效薪酬＝成果奖励＋专利转化＋股权$$

项目绩效薪酬是技术要素和创新成果参与分配机制的一种绩效薪酬制度，是科研人员研究成果对当前社会实际经济贡献和水平的价值体现。

八、行政后勤职系的绩效薪酬设计

基于职业生涯设计的岗位工作分析和岗位价值评估是指根据岗位中所包含的知识技能、决策参与、督导责任、沟通协调和任职资格等因素来决定各种工作之间的相对价值，以此来确定各类岗位薪酬分配额度的排序。岗位价值评估一般会应用相应的工具进行，对于专业技术岗位尤其是关键岗位或核心人才也可通过市场薪酬行情确定薪酬排序。

职能部门的岗位价值评估是绩效薪酬定位的难点，主要根据岗位内容的难度及承担责任风险差异来核定人员岗位级别价值系数。核定原则：①以岗位内容为基础；②岗位职业生涯的构建是级别核定的最终目标；③以职业生涯年限为区间。

（一）绩效薪酬构成设计

行政后勤绩效薪酬的构成设计思路是：结合行政后勤岗位的特点以及员工的职业生涯发展需求，一般采用高稳定薪酬模式。考核分配按医院行政后勤绩效改革原则实施，实行一级分配，各部、处、科室、班组考核调控不超过15%。

$$绩效薪酬＝岗位薪酬＋绩效薪酬$$

（二）行政系列绩效考核指标与绩效薪酬

岗位薪酬：体现行政后勤员工个人岗位价值、个人历史贡献等指标体系，以岗位层级价值系数体现，层级不同薪酬不同，岗变薪变，级变薪变，占总绩效薪酬比例较大。

$$岗位薪酬＝岗位层级价值系数×岗位薪酬标准×绩效考核系数$$

绩效薪酬：体现团队改革性工作、临时突发任务、服务改进等指标体系，以团队绩效计算，由团队二次分配到个人，占总绩效薪酬比例较小。

$$团队绩效薪酬总额＝\sum（改革、应急性项目）×分配标准×绩效考核系数$$

九、绩效反馈和绩效结果分析

（一）各职系绩效总额和结构是否匹配薪酬预算

医院薪酬发放的结果应实时反馈，如发生结构变化和结果偏差应及时做出调整，主要参考以下几个关键指标。

（1）薪酬总额占医疗收入和医院总成本的比例。

（2）医疗人员、护理人员、技术人员、药剂人员、管理人员以及后勤人员的薪酬额度分别占薪酬总额的比例，其中行政后勤人员占比是否与规划一致。

（3）绩效薪酬预算完成比例。

（二）薪酬对比分析

不同职系同级别、同职系同级别、不同职系不同级别、同岗位不同级别的员工收入结果，均应进行两两对比和综合对比，解析内部薪酬收入差距原因，如收入结果和管理目标出现重大偏差，则需要进行根因分析并对方案进行调整。

（三）引导下一步薪酬调整

绩效调整和薪酬改革符合 PDCA 循环的特点，结合医院发展时期不同、人员岗位差异和运行流程的变动，需要持续不断地出台新的绩效体系和薪酬方案，而绩效收入的结果会成为下一步薪酬调整的重要参考。同时，应每年度常规进行薪酬分析，并对比相同岗位在国际国内市场的差异程度，为进一步绩效改革提供依据。

（黄　月　徐来茵　吴沁怡　文黎敏　李为民）

探　索　篇

第一章

新政策模式下医院运营与绩效管理探讨

随着医药卫生体制改革的不断深化，DRG/DIP 支付方式改革、绩效国考、公立医院高质量发展、医疗联合体、多院区、互联网医院等国家政策对医院运营与绩效管理高质量发展要求更高，增加了医院内部运成本和营管理压力的同时，也给医院运营管理与绩效管理带来了机遇。本章主要阐述了公立医院改革、公立医院高质量发展、医疗联合体、多院区、互联网医院等相关政策的发展历程、发展进展及其对医院运营与绩效管理的影响，并探讨了各项政策下医院运营与绩效管理的发展方向。

第一节 公立医院改革新要求下医院运营与绩效管理探讨

一、政策演变

我国公立医院改革是深化医药卫生体制改革的重要组成部分，目前正处于从"量变积累"到"质变飞跃"的阶段。公立医院改革是调整医疗资源布局、促进医疗服务公平和提高医疗服务效益的有力杠杆，在有效减轻居民就医费用负担，引导公立医院回归公益性和增强公平性方面具有关键作用。国家在新医改之后，颁布了一系列关于公立医院改革的文件，并逐步发布了有关公立医院改革的管理体制、运行机制、内部运行管理等各项政策细化措施和配套执行方案，形成了一个有力的政策支持框架。根据标志性文件的发布，改革过程可以被分为四个阶段，见表 2-1-1。

（一）第一阶段：增量改革时期（2009—2013 年）

2009 年 3 月，中共中央、国务院发布了《关于深化医药卫生体制改革的意见》，确定了五项重点改革内容之一是"推进公立医院改革"。这项改革被认为是医改的"深水区"和"硬骨头"，具有最大的难度和最广泛的影响范围。第一阶段的标志性文件是《关于公立医院改革试点的指导意见》，该文件以 2010 年第一批公立医院试点的建立为重点。在这一阶段，政府旨在建立以基本医疗卫生服务体系、基本医疗保障制度、基本药物制度、公共卫生服务均等化为核心的改革基础，同时在公立医院改革中选择了局部地区深入探索专项改革的试点经验。

（二）第二阶段：存量改革时期（2014—2016 年）

第二阶段标志性文件是国务院办公厅颁布的《关于城市公立医院综合改革试点的指导

意见》(国办发〔2015〕38号)，该阶段的特点是确立了第二、三、四批试点。在这一阶段，政府开始重新分配利益格局，主要目标是打破以药补医的机制，通过降低药品耗材费用、取消药品加成、深化医保支付方式改革、规范药品使用和医疗行为等措施，在费用结构上腾出空间。同时，还同步改革医疗服务价格和医务人员薪酬制度，形成医药卫生体制改革的联动机制，并逐步细化分级诊疗、按病种付费、药品集中采购等单项改革的政策工具。

（三）第三阶段：全面推开时期（2017—2020年）

在2017年全面推行公立医院综合改革之后，三明医改被作为典型范例，并以各综合医改试点省为扩散中心，从局部试点和单项突破转化为省域推进和综合改革。2018年起，医疗保障体系和公立医院改革紧密配合，相互促进，实现了良性的卫生治理格局。同时，逐步开始对所有医院进行绩效考核，并试图通过绩效考核的方式撬动公立医院改革。

（四）第四阶段：高质量发展时期（2021年至今）

自2021年起，我国连续出台了一系列政策，旨在推动公立医院实现高质量发展。该阶段的标志性文件是国务院办公厅发布《意见》，标志公立医院正从规模化发展迈向高质量发展。2023年，财政部发布了《关于组织申报2023年中央财政支持公立医院改革与高质量发展示范项目的通知》(财办社〔2023〕12号)，明确指出示范项目的重点是提升市县级公立医院的诊疗能力、加强智慧医院建设以及控制医疗费用的不合理增长。

表2-1-1　2009年以来我国公立医院改革主要政策

时期	年份	发布部门	政策名称（文号）
增量改革时期	2009	中共中央、国务院	关于深化医药卫生体制改革的意见（中发〔2009〕6号）
	2010	原卫生部等五部门	关于公立医院改革试点的指导意见（卫医管发〔2010〕20号）
	2010	原卫生部	关于确定公立医院改革国家联系试点城市及有关工作的通知（卫医管发〔2010〕23号）
	2012	原卫生部	关于开展公立医院改革试点评估工作的通知（卫办医管函〔2012〕101号）
	2012	原卫生部等五部门	关于做好2012年公立医院改革工作的通知（卫医管发〔2012〕53号）
	2012	国务院办公厅	关于县级公立医院综合改革试点意见的通知（国办发〔2012〕33号）
	2013	国务院医改领导小组办公室	关于开展县级公立医院综合改革试点自评估工作的通知（国医改办函〔2013〕1号）
存量改革时期	2015	国务院办公厅	关于城市公立医院综合改革试点的指导意见（国办发〔2015〕38号）
	2016	原国家卫生计生委办公厅和财政部办公厅	关于印发公立医院综合改革真抓实干成效明显地方激励措施实施办法（试行）的通知（国卫办体改函〔2016〕1396号）
	2017	原国家卫生计生委等七部门	关于全面推开公立医院综合改革工作的通知（国卫体改发〔2017〕22号）

时期	年份	发布部门	政策名称（文号）
全面推开时期	2017	国务院办公厅	关于建立现代医院管理制度的指导意见（国办发〔2017〕67号）
	2018	原国家卫生计生委等六部门	关于巩固破除以药补医成果持续深化公立医院综合改革的通知（国卫体改发〔2018〕4号）
	2019	国家卫生健康委办公厅、国家中医药局办公室	关于启动2019年全国三级公立医院绩效考核有关工作的通知（国卫办医函〔2019〕371号）
	2021	国务院医改领导小组秘书处等四部门	关于印发公立医院综合改革示范项目工作方案的通知（国医改秘函〔2021〕3号）
高质量发展时期	2021	国务院办公厅	关于推动公立医院高质量发展的意见（国办发〔2021〕18号）
	2021	国家卫生健康委、国家中医药管理局	关于印发公立医院高质量发展促进行动（2021－2025年）的通知（国卫医发〔2021〕27号）
	2022	国家卫生健康委办公厅、国家中医药管理局办公室	关于印发公立医院高质量发展评价指标（试行）的通知（国卫办医发〔2022〕9号）
	2023	财政部办公厅、国家卫生健康委办公厅	关于组织申报2023年中央财政支持公立医院改革与高质量发展示范项目的通知（财办社〔2023〕12号）

二、发展进展

（一）主要成绩

随着医改的不断深入，现代医院管理制度、公立医院绩效考核、取消药品耗材加成等政策对医院运营管理提出了更高的要求。因此，医院纷纷按照医改要求进行改革，努力做到刀刃向内深化自身改革、转变运营机制，将发展方式从规模扩张型转变为质量效益型，将管理模式从粗放管理转变为精细化管理，以提高医疗质量和服务效率。总体而言，在公立医院改革中，医院的运营和内部管理能力得到了不断提升，具体体现在管理专业化能力不断增强、次均医疗费用控制略有成效、收支结构不断优化等方面。

1. 管理专业化能力不断增强 截至2022年，全国已有77.6%的三级公立医院设立了总会计师，较2021年提高1.6%。三级公立医院总会计师通过参与医院重大财务、经济事项决策并对执行情况进行监督，并利用自身专业优势在医院重要经济事项分析决策中发挥作用。部分医院采取了一系列措施提升医院精细化管理水平和运营效率，如强化预算约束以促进资源有效分配和使用、建立临床科室和病案编码人员之间的沟通机制、设置专科运营助理等。

2. 次均医疗费用控制略有成效 根据《2023年我国卫生健康事业发展统计公报》显示，2023年，医院次均门诊费用361.6元，比上年上涨了18.9元；次均住院费用10 315.8元，比上年下降了544.8元。其中，医院次均门诊药费占次均门诊费用的比重较上年下降了1.1%，次均住院药费占次均住院费用的比重上年下降了1.4%。此外，从各级公立医院来看，2023年，三级医院次均住院费用按当年价格比上年下降7.5%，按可比价格下降7.7%；二级医院次均住院费用按当年价格比上年下降6.1%，按可比价格下降6.3%。这表明公立医院的次

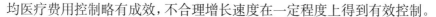

均医疗费用控制略有成效，不合理增长速度在一定程度上得到有效控制。

3. 收支结构不断优化 公立医院的收支结构呈现出"三升三降"的趋势。一方面，医疗服务收入（不含药品、耗材、检查检验收入）占医疗收入的比重、人员支出占业务支出的比重以及收支结余都在稳步提升，收入结构得到不断优化，医务人员的劳务价值进一步得到体现，医务人员收入逐步改善，医院整体运营效率稳步提升，"腾笼换鸟"调结构取得成效；另一方面，万元收入能耗支出、资产负债率、辅助用药收入占比都在稳步降低，这推动了公立医院运行模式从粗放管理转向精细化管理，使医院的运营成本合理降低，并稳步推进了节约型医院的建设。此外，药品和耗材零加成政策的逐步推进也进一步帮助医院控制了费用不合理增长；通过调整医疗服务价格，弥补药品和耗材零差率产生的政策性亏损，并探索公立医院薪酬制度改革，切实提高医务人员待遇水平，优化医院收支结构，提高收益。

（二）制约与瓶颈

1. 公立医院的公益性不足，逐利性仍未根本消除 我国公立医院长期以来存在的重要问题是盈利导向过强，这种盈利导向不仅导致过度医疗现象普遍存在，对医疗服务质量也有不良影响，还导致医疗资源主要向大型医院、专科、治疗环节以及大中城市集中，从而阻碍了资源配置效率的提高。

2. 药品耗材零加成实施后，医院经济收益受到限制 过去，大多数公立医院主要依靠药品和耗材加成来获得经济收益。然而，自从颁布取消药品加成和取消医用耗材加成政策后，医院无法再从药品和耗材中获得收益，导致医院的运营收入大幅减少，同时运营成本却增加。为了发挥医疗服务的作用，医院需要进行成本管控，并制订合理的运营管理对策，以拓展医院的收益渠道。此外，药品和耗材加成取消后，医疗服务价格调整滞后严重。总体而言，公立医院的发展红利已经受到严重削弱，医院的运行压力进一步增加。

3. 政府投入增长空间有限，投入重点和方向转变 一方面，根据《中国卫生健康统计年鉴（2021）》显示，政府从2010年至2021年对卫生的支出在全年卫生总费用中占比维持在27%～30%之间，而占财政支出比重逐步增加至8.35%，显示政府对卫生事业投入持续增长。然而，政府财政拨款占医院收入比例始终在7.5%～10.58%，而医院自身医疗收入占比则保持在88%～90%。这意味着政府对医院的投入总量和增长空间都非常有限，公立医院必须依靠医疗服务收入来维持自身的生存和发展。另一方面，财政补助的政策相对严格，对基本拨款进行评估和补助，投入重点从对卫生服务提供方的无偿拨款转变为对卫生服务消费者的转移支付，主要投入方向从医疗服务领域转向为疾病控制、卫生监督、妇幼保健等公共卫生服务，并实施预算绩效管理。

4. 公立医院的发展动力有待转型 以往公立医院发展主要依赖于物质资源的投入，并采取了效率优先策略，这意味着资源配置主要基于效率导向，即以业务量增长为中心。然而，由于供给结构不合理，我国整体医院的投入产出效率降低，一些省市存在医院投入过剩和产出不足等问题。此外，医院内部资源配置以效率为导向，容易忽视预防、全科、儿科、传染病等学科的发展。物质要素供给不足已成为公立医院发展的瓶颈，因此发展方向必然从高速增长转向高质量发展。

三、发展方向

随着我国进入高质量发展阶段，全方位持续深化医药卫生体制改革是与时俱进的关键举措，未来也将不断把公立医院改革向纵深推进。在不同的发展阶段，改革任务不同，不能简单以成败评判，也不能将所有工作视为改革措施，其中一些是发展问题，一些是建设问题，一些是改革问题。改革的核心作用是破难题、增动力、激活力，实事求是地解决建设发展中的问题是改革的关键。

（一）破难题：全面落实政府对公立医院的投入责任，逐步扭转逐利动机

在未来的公立医院改革过程中，根据经济社会发展、财政状况和人民群众卫生健康需求，逐步加大政府卫生投入力度，落实财政对公立医院投入责任，夯实引导公立医院回归公益性基础。按照中央与地方财政事权和支出责任划分改革要求，在深化医药卫生体制改革期间，各级政府部门对推进公立医院综合改革给予一定比例补助。因此，将来需要明确财政投入标准，提高投入效率，并将公立医院的债务解决、基本建设、设备采购和人员费用纳入财政投入范围，同时提高资金的使用效率。此外，通过增加投入、调整结构和控制成本等手段，力争将政府对公立医院的直接投入提高到运行费用的一定比例，以有效规范公立医院的行为。福建省三明市改革的经验表明，一旦新增财政投入主要用于化解公立医院债务和人员支出，就能有效地扭转公立医院追求利益的动机，大幅度减少过度医疗现象。

（二）增动力：推进公立医院改革与医院运营高质量管理一体化发展

在新的医疗改革经济环境下，面对竞争激烈的医疗市场，需要根据国家战略大局和医疗卫生规律来思考，从提高整个医疗卫生服务体系的质量和社会效益出发，将深化医改与高质量发展结合起来。在未来很长一段时间里，需要同时推进公立医院改革和医院运营的高质量发展。为了实现这一目标，需要将公立医院运行机制改革三步并作一步走：首先，"破"了之后要"立"，取消药品耗材加成后，要加大财政投入，确保医疗服务价格补偿落实到位，弥补医院的政策性亏损；其次，"立"了之后要"可持续"，推进医疗服务价格改革和规范化管理，进一步落实医疗服务价格动态调整机制和药品耗材集中带量采购医保资金结余留用机制，逐步提高公立医院的医疗服务收入比例，确保公立医院实现收支平衡、可支配收入来源的可持续，同时还应减少公立医院逐利动机，用高质量的医疗服务获取可持续的收入；最后，加强全面预算管理，实行全口径、全过程、全方位预算绩效管理，加强全流程的成本控制，促进资源有效分配和使用。

（三）激活力：加快公立医院补偿和薪酬制度改革，实现高质量的价值分配

未来，需要加强公立医院补偿和薪酬制度改革，建立新的运行机制来保护公益性、激发积极性并确保可持续发展。为解决好公立医院合理补偿问题，可以充分发挥政府和市场两个角色的作用，采取分类施策的方法。例如，对于与人民生命健康息息相关、技术含量高、外部性强、存在信息不对称的医疗卫生服务领域，应更多依靠政府的作用；对于非临床必需、非医疗、与个人偏好和支付能力紧密相连的多层次保健服务需求，可以利用市场经济的手段来实现公益性目标，发挥市场在资源配置中的决定性作用。此外，医院须合理确定内

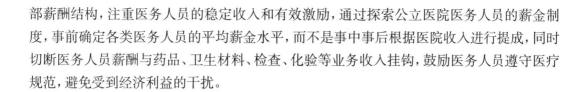

部薪酬结构,注重医务人员的稳定收入和有效激励,通过探索公立医院医务人员的薪金制度,事前确定各类医务人员的平均薪金水平,而不是事中事后根据医院收入进行提成,同时切断医务人员薪酬与药品、卫生材料、检查、化验等业务收入挂钩,鼓励医务人员遵守医疗规范,避免受到经济利益的干扰。

第二节　高质量发展要求下医院运营与绩效管理探讨

一、政策演变

党的十九届五中全会强调,我国已经进入高质量发展阶段,"十四五"时期的经济社会发展要以推动高质量发展为主题,是我国医疗卫生健康事业高质量发展的关键期。为构建公立医院高质量发展体系,国务院办公厅于 2021 年 6 月发布《意见》,明确了提升公立医院高质量发展新效能的四个措施,为公立医院的高质量发展指明了基本原则。国家卫生健康委、国家中医药管理局于 2021 年 9 月下发了《关于印发公立医院高质量发展促进行动(2021—2025 年)的通知》(国卫医发〔2021〕27 号),为公立医院高质量发展提供了行动方法和重点推进意见。国务院医改领导小组秘书处于 2022 年 2 月制定了《关于抓好推动公立医院高质量发展意见落实的通知》(国医改秘函〔2022〕6 号),构建了公立医院高质量发展评价指标体系。国家中医药管理局等五部门于 2024 年 9 月联合印发《关于加快推进县级中医医院高质量发展的意见》(国中医药医政发〔2024〕7 号),主要从医院服务能力建设、人才队伍建设、医保政策等方面助推中医医院高质量发展。这一系列国家文件的发布,从宏观指导、具体落实、效果评价三方面,为推动公立医院高质量发展提供了系统完备的政策导向和发展方向,充分彰显了公立医院高质量发展在国家高质量发展战略中的重要地位。以下重点介绍《意见》关于提升公立医院高质量发展新效能的四个方面。

(一)健全运营管理体系

这项管理政策需要同时兼顾服务和发展,属于注重内、外部双重治理范畴。第一,《意见》要求医院须全面落实《中华人民共和国基本医疗卫生与健康促进法》等法律法规,提升医院治理能力和水平。第二,通过整合医、教、研等业务系统和人、财、物等资源系统,建立医院运营管理决策支持系统,推动医院运营管理的科学化、规范化和精细化。第三,利用大数据方法建立病种组合标准体系,制定每个病组的疾病严重程度与资源消耗的量化治疗标准、药品标准和耗材标准等,监测评估医院的病例组合指数、成本产出和医生绩效等,引导医院回归功能定位,提高效率、节约费用,减轻患者就医负担。这是国家卫生健康委会同国家中医药管理局于 2020 年 12 月联合印发的《关于加强公立医院运营管理的指导意见》(国卫财务发〔2020〕27 号)的进一步优化。

(二)加强全面预算管理

这项管理政策需要兼顾发展,属于内、外部双重治理范畴。国家卫生健康委在对《关于印发公立医院全面预算管理制度实施办法的通知》(国卫财务发〔2020〕30 号)进行政策解读时,强调了全面预算管理的四个要点(全口径、全过程、全员性、全方位)和两个强化(强化预算硬约束,强化全面预算绩效管理)。而《意见》进一步深化了此项政策,提出以医院战略发展规划和年度计划目标为基础,实施全口径、全过程、全员性、全方位的预算管理,贯穿预算编制、审批、执行、监控、调整、决算、分析、考核等各个环节,从数量、质量、实效、成本、效益等方面实施预算绩效管理,并加强预算约束,推动资源的有效分配和使用。

(三)完善内部控制制度

这项管理政策属于内部运行治理领域,需要关注外部支持的作用。一是以业务管理和经济管理的重大风险、重大事件、重要流程为重点,开展风险评估和内部控制评价,强化内部授权审批控制、预算控制、资产控制、会计控制、政府采购控制、信息公开控制等,防范财务风险、业务风险、法律风险和廉政风险。二是强化成本消耗关键环节的流程管理,降低万元收入能耗支出,推广医院后勤"一站式"服务。这与国家卫生健康委会同国家中医药管理局于2020年12月联合印发的《公立医院内部控制管理办法》(国卫财务发〔2020〕31号)中的要求一致,并在具体内容上也极为相似。

(四)健全绩效评价机制

这项管理政策需要兼顾服务,属于内、外部双重治理范畴。第一,《意见》强调了须坚持和强化公益性导向,并持续优化绩效考核指标体系,重点考核医疗质量、运营效率、持续发展、满意度评价等。第二,在内部绩效考核办法方面,以聘用合同为依据,以岗位职责完成情况为重点,将考核结果与薪酬分配挂钩。第三,在医联(共)体绩效考核方面,完善城市医疗集团和县域医共体绩效考核制度,促进资源下沉,提高基层服务能力和居民健康水平。

二、发展进展

(一)主要成绩

在国家政策出台后,各省市先后根据自身的实际情况,陆续出台了关于公立医院高质量发展的一系列政策文件,涉及了资源布局、学科建设、薪酬分配等多个方面,力争到2025年,我国公立医院的医疗服务和管理能力能够迈上新的台阶,使公立医院坚持公益性和主体地位,提供公平可及、系统持续的医疗服务,让人民群众和医务人员的获得感和幸福感得到实现。

为实现公立医院运营与绩效管理的高质量发展,各省市采取了不同的差异化路径,例如,天津市依托大数据实现定量评价机制、河北省绩效和预算"双监控"机制、湖北省薪酬可突破事业单位工资调控水平、广东省鼓励将住培师资的带教工作量纳入职称晋升体系、上海市建设3~4个国际一流临床学科、北京市加强传染病国家医学中心建设、浙江省打造"健康大脑+"多跨场景应用等。另一方面,国内许多医院也在加速推进医院运营的高质量发展,例如,浙江省人民医院推行了"1+5"引擎驱动高质量转型发展战略、北京大学人民医院提出了"一二三工程"发展思路、徐州医科大学附属医院则实施了"1234"发展战略等。

(二)制约与瓶颈

1."粗放式"运营管理模式 当前,公立医院的运营管理模式仍然以粗放式管理为主,其特点是通过大量的投资来推动规模扩张,追求高速增长,过于追求"拼资源""跑马圈地"

式的扩张方式。粗放式管理的价值判断是资源投入的高消耗、高频次和结果产出的低质量、低效率，管理目标不明确、目标定位与资源投入不匹配、频繁而低效率的资源投入是其典型特征，与公立医院高质量发展的核心内涵相悖。造成这种现状的主要原因包括缺乏科学的运营管理顶层设计、缺乏专业化运营管理人才、信息系统建设不够完善、业务和管理流程不畅通、缺乏统一信息系统、管理会计工具应用简单等。显然，要建立高质量的运营管理体系，公立医院仍然有很长的路要走。

2. 医院运营成本管理压力极大　由于公立医院的公益性和医教研属性，使得医院不得不自行承担大量成本，运营压力骤增。例如，公立医院需承担医疗教学科研、新技术发展、人才培养、学科建设、预防性健康等公益成本。另一方面，医院医疗业务的正常运转需要消耗人力、物耗、设备、场所等多重大额成本，但现有财政补偿远远不足以弥补。同时，在DRG/DIP支付背景下，公立医院一旦有病组超支的情况，财政并不托底，使得自负运营成本和医务人员绩效成本的公立医院运营压力极大。此外，随着药品耗材零加成政策的实施、医保基金监管的不断加强，以及药品耗材集采制度的推广，使得公立医院有效收入大幅下降，加上医院内部运营成本居高不下，导致医院收入逐渐无法覆盖成本，进而导致部分医院面临"负债"运营的困境，临床积极性下降，医院高质量发展的运营目标也推进缓慢。

3. 医院运营管理水平需要提升　过去，公立医院发展重外延而轻内涵，重医院规模、医疗设备、基础设施等物质要素，轻服务质量、技术水平、人才培养等内在要素，导致资源集约利用程度不够，给医院运营管理带来了巨大挑战。尽管大多数公立医院的经济运行平稳，但仍有22.65%的三级公立医院出现了收支结余为负数的情况，因此，落实公立医院补偿机制、加强公立医院运营管理的任务仍然十分困难。此外，约三分之一的医院资产负债率超过50%，解决公立医院符合规定的长期债务的压力仍然很大，而且一些二级公立医院在内部管理能力方面仍存在不足，运营管理的科学化、规范化、精细化水平仍须进一步提高。

三、发展方向

未来需要推动公立医院朝着高质量发展的方向迈进，核心在于实现三个转变和三个提高：第一个转变，公立医院的发展方式应从传统的、粗放式、规模化的模式转变为以注重内涵建设为主，以提高公立医院质量为目标；第二个转变，公立医院的运营方式应从粗放的管理转向内涵式、集约型、高效的管理，主要通过信息化手段提高效率；第三个转变，公立医院的资源配置方面应逐渐从注重基础设施、医疗设备投入转向注重人力资源发展投入，以提高医务人员的待遇及其工作积极性。

（一）发展模式要变：从"规模扩张"转向"提质增效"
改革资源分配方式是解决公立医院盲目扩张的首要任务，须通过有效地调整分配方式，从整体上提高医疗卫生服务的系统性和效率性，当前的医疗资源分配方式包括医联体（医共体）、双向转诊，以及全生命周期健康服务体系等。因此，公立医院应该牢牢把握高质量发展的战略机遇期，从医院整体战略的角度出发，明确医院发展的短期、中期及长期目标，并从管理制度、组织架构、人才培养、信息技术等方面着手，围绕资源投入到产出的过程，合理配置、利用和评估人力、财力、物力和技术等资源。

运用现代医院管理理念、管理工具、管理方法和管理技术，以医院能够获得可持续发展能力为目标，以提升质量和效率为关键着力点，以较少的资源投入实现更多的目标产出，提高资源利用效率，不断提高公立医院运营与绩效管理的性价比。同时，通过技术创新、管理创新提高医院运行效率，继续加强公立医院的绩效考核，实施有效激励策略，激发内生动力，引导医院回归功能定位，并进一步完善医院内部控制制度，降低运行成本，进一步规范设备、药品、耗材等资产管理，逐步向高质量发展转变。此外，未来需要紧紧围绕公立医院高质量发展试点任务中的"四个60%"开展工作，即医疗服务性收入占医疗收入比例达到60%、四级手术收入占手术收入比例达到60%、人员薪酬支出占业务支出比例达到60%、固定薪酬占人员薪酬比例达到60%。

（二）运营模式要变：从"粗放管理"转向"精细化管理"

近年来，公立医院的收支规模不断扩大，医教研防等业务活动、预算资金资产成本管理等经济活动、人财物技等资源配置活动愈加复杂，给公立医院的经济运行带来了更大的压力。为提高公立医院运行质量，应运用全面预算和成本管理等工具，加快补齐短板和弱项，重点关注人力、财力、物资和技术等核心资源，以及医教研防等核心业务，重点构建精细化的人事管理、绩效管理、病种管理体系，并以精细化管理和提质增效为目标，优化运营管理流程，加强化解医院运营风险的能力，有效保障运行管理规范化及高效协同运作，实现向精细化管理要效益。

未来须借助信息化手段，加强医院的运营管理信息系统集成平台标准化建设，实现医院运营管理的精细化转变。通过以运营数据中心为基础，以打造标准、精益、高效、智慧的运营管理模式为目标，整合各项运营管理系统，构建医院运营"智慧大脑"，并将监管部门、管理科室、业务科室等汇总成为医院运营管理的神经网络，为医院的运营管理、监控评价等提供辅助决策，从而不断推动医院运行模式从"粗放式管理"转向"精细化管理"。同时，持续加大公立医院绩效考核力度，拓宽考核范围，并将加强考核结果的应用落地，引导医院加强内部精益管理，激发运营管理新动力。

（三）资源配置重点要变：从"硬件设施投入"转向"人才创新投入"

公立医院运营与管理的高质量发展离不开专业化、高水平的人才的支持，尤其是复合型的医院管理人才与专业技术人才队伍。公立医院须以"实现人力资源机制变革"为目标，以人力资本的"供应线、管理线、发展线、文化线"这四条主线为抓手，通过"战略引领、组织设计、管理变革、流程重塑"的方式，加强复合型管理人才队伍的建设，注重培养和使用专业化、复合型管理人才，建立管理与业务双向交流的循环通道。

在高质量发展要求下，一方面，需要进一步加大住院医师和专科医师的规范化培养力度，加强全科医学、精神病学、儿科学、病理学等短缺人才的培养，并加快高层次复合型医学人才以及医工结合、医学信息学等交叉学科人才的培养；另一方面，亟须建立一支兼具医疗和经济管理知识背景的复合型卫生健康经济管理人才队伍，尤其加强以公立医院行政领导干部、总会计师、领军人才、业务骨干为重点的人才队伍建设，注重分层分类，加强系统规划和资源统筹、部门联动，以高素质的人才队伍更好地服务卫生健康事业高质量发展。此外，还可以设立临床专科运营助理，通过创新人才培养体系、岗位能力评估、科学激励机制和拓展职业发展空间等方式，充分发挥运营助理的纽带和桥梁作用，为推进医院运营管理高质量发展夯实人才宝塔基础。

第三节　医联体模式下医院运营与绩效管理探讨

一、政策演变

医疗联合体（以下简称医联体），是指在一定区域内将不同类型或级别的医疗机构通过横向或纵向整合形成的协作联合体，其是深化医药卫生体制改革的重要任务和制度创新，是优化医疗资源结构布局、提高基层医疗服务能力的重要举措。我国改革开放成立至今，医联体建设发展历程大致可以分为三个阶段，见表2-1-2。

（一）第一阶段：萌芽时期（1979—2008年）

在20世纪80年代改革开放后，市场经济的推进对计划经济时期初步探索的乡村和城镇分级诊疗秩序造成了一定程度的冲击。1984年，医疗机构放权改革，最早一批医联体雏形逐渐涌现。1997年，中共中央、国务院发布的《关于卫生改革与发展的决定》（中发〔1997〕3号）提出，建立双向转诊制度；2000年，国务院体改办等八部门发布《关于城镇医药卫生体制改革的指导意见》（国办发〔2000〕16号）明确指出，"鼓励各类医疗机构合作、合并，共建医疗服务集团"，此文件是早期医院间合作的政策基础。

（二）第二阶段：探索时期（2009—2016年）

2009年，中共中央、国务院发布《关于深化医药卫生体制改革的意见》，提出有条件的大医院按照区域卫生规划要求，可以通过托管、重组等方式促进医疗资源合理流动。2015年，国务院办公厅印发了《关于城市公立医院综合改革试点的指导意见》（国办发〔2015〕38号），首次在政策文件中明确提及医联体，医联体建设正式进入探索实施阶段。此后，国家层面陆续出台了《关于推进分级诊疗制度建设的指导意见》（国办发〔2015〕70号）、《关于推进分级诊疗试点工作的通知》（国卫医发〔2016〕45号）、《关于开展医疗联合体建设试点工作的指导意见》（国卫医发〔2016〕75号）等文件，明确了医联体和分级诊疗之间的关系，并对医疗联合体、医疗共同体、专科联盟、远程医疗协作网四种模式进行了初步归纳和试点实施。

（三）第三阶段：全面推广时期（2017年至今）

该阶段的标志性文件是国务院办公厅于2017年印发的《关于推进医疗联合体建设和发展的指导意见》（国办发〔2017〕32号），明确"到2020年，所有二级公立医院和政府办基层医疗卫生机构要全部参与医联体"；同时，再次总结了医联体的四种模式，并对其指导思想、基本原则等做出要求，这也意味着我国医联体建设政策框架已明确，进入全面推广阶段。此后，国家层面逐步印发一系列政策文件来完善我国医联体建设的顶层设计，主要包括医联体绩效考核、紧密型县域医疗卫生共同体建设、城市医疗联合体建设试点工作、紧密型县域医共体监测工作、医联体内部的分区包段一体化管理、紧密型县域医疗卫生共同体监测指标体系及信息化建设等。

表2-1-2 改革开放以来我国关于医联体建设的主要政策

时期	年份	发布部门	政策名称(文号)
萌芽时期	1997	中共中央、国务院	关于卫生改革与发展的决定(中发〔1997〕3号)
	2000	国务院体改办等八部门	关于城镇医药卫生体制改革的指导意见(国办发〔2000〕16号)
探索时期	2009	中共中央、国务院	关于深化医药卫生体制改革的意见(中发〔2009〕6号)
	2015	国务院办公厅	全国医疗卫生服务体系规划纲要(2015—2020年)(国办发〔2015〕14号)
	2016	国务院办公厅	关于推进分级诊疗制度建设的指导意见(国办发〔2015〕70号)
	2016	(原)国家卫生计生委	关于推进分级诊疗试点工作的通知(国卫医发〔2016〕45号)
	2016	(原)国家卫生计生委	关于开展医疗联合体建设试点工作的指导意见(国卫医发〔2016〕75号)
全面推广时期	2017	国务院办公厅	关于推进医疗联合体建设和发展的指导意见(国办发〔2017〕32号)
	2018	国家卫生健康委、国家中医药局	关于印发医疗联合体综合绩效考核工作方案(试行)的通知(国卫医发〔2018〕26号)
	2019	国家卫生健康委、国家中医药局	关于推进紧密型县域医疗卫生共同体建设的通知(国卫基层函〔2019〕121号)
	2019	国家卫生健康委、国家中医药局	关于开展城市医疗联合体建设试点工作的通知(国卫医函〔2019〕125号)
	2020	国家卫生健康委、国家中医药局	关于印发医疗联合体管理办法(试行)的通知(国卫医发〔2020〕13号)
	2020	国家卫生健康委、国家医保局、国家中医药局	关于印发紧密型县域医疗卫生共同体建设评判标准和监测指标体系(试行)的通知(国卫办基层发〔2020〕12号)
	2021	国家卫生健康委办公厅	关于推广三明市分级诊疗和医疗联合体建设经验的通知(国卫办医函〔2021〕547号)
	2023	国家卫生健康委等六部门	关于开展紧密型城市医疗集团建设试点工作的通知(国卫医政函〔2023〕27号)
	2023	国家卫生健康委办公厅、国家医保局办公室、国家中医药局综合司	关于组织开展2022年度紧密型县域医疗卫生共同体建设进展监测工作的通知(国卫办基层函〔2023〕89号)
	2024	国家卫生健康委、国家中医药局、国家疾控局	关于进一步健全机制推动城市医疗资源向县级医院和城乡基层下沉的通知(国卫医政发〔2024〕19号)
	2024	国家卫生健康委等四部门	关于印发紧密型县域医疗卫生共同体监测指标体系的通知(国卫办基层发〔2024〕22号)
	2025	国家卫生健康委办公厅、国家中医药局综合司、国家疾控局综合司	关于印发紧密型县域医共体信息化功能指引的通知(国卫办规划函〔2025〕63号)

二、发展进展

（一）主要成绩

随着医联体建设政策的颁布，各地纷纷制定、发布实施政策，试点建设也已在全国100多个城市和近600个县全面展开。经过数十年的发展，我国已经探索出了适应国情的网格化全方位医联体建设模式，在解决区域内医疗卫生服务资源配置不合理、区域诊疗能力提升等问题方面初步取得了成效，并涌现出了许多成功案例。例如，深圳罗湖城市医联体、江苏镇江医联体、上海新华-崇明区域医联体、海南三亚区域紧密医联体网格化组建城市医疗集团、安徽天长医共体、北京儿童医院专科联盟、中日友好医院远程医疗网络等模式。根据全国第六次卫生服务统计调查显示，双向转诊患者中，医联体内转诊比例高达46.9%。

据国务院新闻发布会，截至2023年底，全国共建成各种形式的医联体1.8万余个。根据国家卫生健康委办公厅发布的《关于2023年度全国三级公立医院绩效考核国家监测分析情况的通报》显示，2023年，三级公立医院向医联体内的二级医院或基层医疗机构下转患者达3137万人次，相较于2022年增长31.40%；三级公立医院接受对口支援医院和医联体内医院进修并返回原医院独立工作人数占比分别为11.51%和31.77%，较2022年提高0.48%和1.71%。这表明医联体建设加速促进了我国基层医疗机构服务能力提升，使得双向转诊有效实施，推动分级诊疗的实际落地。此外，医联体的牵头单位多为三级公立医院，少数牵头医院为专科联盟。部分医联体的牵头医院自觉承担职责要求，在人才、学科、管理等方面建立了常态化的帮扶机制，并积极起到引领作用。

（二）制约与瓶颈

1. 考评政策缺乏激励、约束和监督机制 一些地区未将医联体综合绩效考核工作落实到位，缺乏激励、引导和约束作用，也未能建立反馈沟通机制。现阶段，许多医联体内部缺乏统一的考核体系和薪酬激励机制，导致各成员机构之间缺乏协同合作。此外，医联体绩效考核结果未能有效与绩效、评优挂钩，也未能成为医院等级评审、国家临床重点专科评选、国家区域医疗中心申报、人事任免、干部提拔的重要依据。

2. 资源整合及治理机制改革不彻底 医联体模式在实际运行中具有复杂性、长期性的特征，需要多个方面的协调和配合完成资源整合。然而，医联体之间缺乏"整合"内在动力，未能真正实现紧密型治理机制，也未形成较为成熟的人、财、物的一系列配套措施和管理制度。同时，医联体的内部协作仅局限于双向转诊、下派专家、培训下级机构医务人员等技术层面，导致医疗资源配置不够紧密。

3. 共赢机制尚不明晰 各个地区医联体的成员医疗机构相互独立，缺乏共建共享机制和刚性的要求，各个医联体成员的发展目标尚未明确定位，缺乏资源共享、风险分担、利益合理分配的长效运行机制。此外，由于行政归属、财政资金拨付和管理要求的不同，各个医院之间的利益与资源配置难以协调，难以形成利益共同体的机制。这导致区域内医疗资源的实际共享难以实现，内部闲置资源难以有效盘活，同时也无法改变需要解决的"倒三角"就医模式和上级医院"虹吸"现象。

4. 成本控制难度高 在某些地区,医联体成员的成本控制较为困难,缺乏下转患者的动力。近年来,一些地区推行了医保总额控制,对于单个医院的费用控制起到了一定的作用,但对医联体来说,尚未实施整体总额控制,各个成员机构仍然独立结算,这不利于整体财务的精细管理和控制。

5. 内部信息互联互通有待提高 部分医联体内部存在信息孤岛现象,数字化衔接壁垒未能破除。不同地区医联体成员在信息化方面的实力差距大,信息支撑力度不足,信息系统之间互不兼容,难以实现诊疗信息、检查检验结果、影像资料的互认。另外,医院之间的信息传递存在延迟,转诊患者的医疗信息也无法跟随健康档案实现动态化管理,这影响了诊疗的无缝衔接和患者的满意度。同时,远程教学、远程科研等项目开展较为有限。

三、发展方向

(一)完善医联体顶层设计,提升医联体运营效率

未来需要继续完善医联体的顶层设计,可以紧紧围绕着医联体之间的管理理念、制度建设、资产采购、人事管理、财务管理、绩效考核等方面不断完善,同时通过医联体的集约作业,降低人、财、物的消耗,控制医联体的运营成本。为了提高医联体的运营管理质量和效率,还可以通过建立医联体内的共赢意识计划,实现不同医院之间管理理念和文化的相互认同,有效协调管理目标与制度,并积极追求资源共享和利益共享。

(二)寻求适合自身发展之道,建立长效发展机制

公立医院未来需要采取"精准打击"的方法,根据实际情况,明确自身发展定位与方向,同时需要在医联体模式上进行创新,将改革、发展、管理、服务融合起来,整合内外部资源,将医院运营发展与医联体整体发展统一起来。例如,专科类医院可以进一步发展自己的强势科室,提高医院在该领域的技术水平与知名度,以吸引患者和资源;中医医院可以加强对传统中医防治传染病等相关学科的建设,积极宣传中医药的应用成果与良好疗效等,赢取患者信任,并拓展医院的医疗普及面。此外,公立医院在完善自身功能定位时,建立医联体长效发展机制,建立区域消毒供应、检验检测、医学影像等中心,增加医技科室业务工作量,增加提升收入的有效渠道,优化医院的债务风险管理,能有效避免陷入"债务泥潭"。

(三)建立与医联体发展相适应的薪酬绩效制度

未来仍需要不断完善医联体综合绩效考核,通过加强对医联体的整体绩效评价,推动评价考核流程的完整化,合理细化考核指标体系,并有序动态调整指标权重。同时,将考评结果与绩效考核、评聘评优等挂钩,建立考评结果奖惩机制和反馈机制,引导医联体迈向高质量发展。此外,要贯彻落实"两个允许",动态调整医务人员薪酬水平,合理确定人员支出比例,重点解决医联体内部医疗服务、管理服务、交互业务、智慧服务等各项新工作内容的资源投入、价值核定、成本补充、绩效核算、人员激励等问题,以促进医联体的可持续发展。

(四)强化医联体内部信息互联互通,加强数字健康技术的应用

结合网络化和信息化的发展趋势,建立医联体之间的统一信息化系统,优化医联体成员之间信息沟通渠道,实现信息互联互通,以此来解决"人不下沉、技术下沉"的核心问题。

另一方面，需要加强数字健康技术在区域医联体建设中的应用，例如，天津市基层数字健共体、山东数字慢性病医联体等，这些模式是以制度创新为改革底板、以数字化赋能为主要特色的"数字医联体"模式，是基于机制创新和技术赋能释放了"乘数效应"，以数字化为驱动，通过完善医疗、医保、医药"三医"联动机制，构建线上与线下协调联动、高效运转的整合型医疗卫生体系。未来，数字化医联体模式可能会是医联体建设的主流。

第四节　多院区模式下医院运营与绩效管理探讨

一、政策演变

多院区医院是指以资本或长期的经营管理权等为纽带建立起来的拥有两个或两个以上院区的医院，其是推动优质医疗资源配置、完善分级诊疗体系、提升医院运营与绩效管理水平的重要抓手。在20世纪80年代，我国医院开始通过医疗联合体整合和重组医疗资源，最早可追溯到1984年在沈阳成立的全国首个医疗协作联合体。20世纪90年代，在各项卫生体制改革文件及国家政策引导下，各地医院开始进入集团化发展阶段，同时医疗技术、信息化、管理等方面也更加成熟，集团化医院管理逐渐形成规模。1996年，由南京市卫生局牵头，鼓楼医院、儿童医院、口腔医院联合组建了南京鼓楼医院集团，开创了组建国内医院集团的先河。21世纪，我国各地医院采用了兼并重组、增建扩建、新建共建、委托管理等方式，形成了一定数量的采用扁平化、层次化和混合型管理模式的多院区医院。

在"十四五"时期，中央和地方有关部门发布了一系列政策文件，以支持公立医院多院区的发展，并为其提供政策指导和外部机遇。2021年6月，国务院办公厅发布《意见》，提出支持部分实力较强的公立医院在控制单体规模的基础上，适度建设发展多院区，以优化资源配置，这是国家首次在政策层面将多院区建设明朗化。同时，国家发展改革委等四部委联合发布了《"十四五"优质高效医疗卫生服务体系建设实施方案》（发改社会〔2021〕893号），提出要以"一院多区"的形式放大优质医疗资源。2022年1月，国家卫生健康委制定了《医疗机构设置规划指导原则（2021—2025年）》（国卫医发〔2022〕3号），首次明确了公立医院分院区的定义、条件、规模等，规范引导具备实力的公立医院发展分院区，这也标志着多院区正式进入规范管理和稳步发展时代。同年6月，国家卫生健康委发布了《关于规范公立医院分院区管理的通知》（国卫医发〔2022〕7号），首次明确公立医院分院区与主院区医疗质量同质化的管理要求。同年12月，国家卫生健康委制定了《关于印发委属（管）医院分院区建设管理办法（试行）的通知》（国卫办规划发〔2022〕15号），该办法明确了委属（管）医院分院区建设的总体要求、建设要求、审批程序、建设管理等规定。

二、发展进展

（一）主要成绩

医院多院区发展是医院规模扩大的一种体现，也是医院管理者预期实现规模效益的一种方式。依据各院区是否具有独立法人资格及分院区自主管理的程度,公立医院多院区管理可分为扁平化、层次化、混合型三种模式。在复旦版《2019年度中国医院排行榜》位列前十名的医院中,仅人财物一体的分院,平均每个医院就设有3.5个院区。根据公开资料显示,自2020年起,全国范围内有近20个地区、102家三甲公立医院纷纷开设分院区,新增床位数达到12.8万,总投资金额高达1 800亿元。就省份而言,江苏、北京、上海、山东、陕西、四川、安徽、浙江、广东对建设分院区的投入力度最大。

近年来,国内多家高水平医院通过托管、兼并、共建等方式,开展多院区建设,从功能、服务、学科等方面进行差异化布局。例如,华中科技大学同济医学院附属同济医院目前拥有3个分院区,其中光谷院区以服务高学历年轻人群为主,优先布局高新技术应用;中法新城院区位于市郊,布局了空地一体化急救模式以及肿瘤放疗等功能。中国医科大学附属盛京医院有南湖、滑翔和沈北3个医疗院区,其中沈北院区是国家儿童区域医疗中心承载地。上海瑞金医院集团下辖市政分部、卢湾分院、闵行医院、远洋医院、台州中心医院、瑞金医院北院等院区,初步形成了以瑞金医院为核心的区域医疗服务中心。北京协和医院也有3个院区,其中东单院区为核心院区,是同质化管理的文化根基与策源地;西单院区的定位是"特色医学中心";而大兴院区实行独立体制,设定特定功能,旨在加强疑难重症及罕见病科学研究。

(二)制约与瓶颈

1.缺乏统一的管理体系　不同院区之间存在医疗和行政事务交叉重叠,管理颇具挑战性。解决多院区管理的关键在于建立同质化管理体系,提高效率效益。从整体角度来看,实现资源的统一调度和优化配置难度较大,导致资源的重复配置和浪费,例如不同院区都配备了同一大型医疗设备,有的院区服务效率较高,而有的院区效率较低。此外,医院内部的药品、耗材等目录整合进展缓慢。

2.绩效考核激励性有待加强　多院区的管理模式不同,其绩效考核也有所不同。扁平化管理模式下,各院区独立进行绩效考核,考核方案之间无关联性;层次化管理模式下,各院区按总院制定的绩效考核方案进行统一考核;混合型模式下,各院区以总院的绩效考核方案统一考核为主,独立考核为辅。各院区独立开展绩效考核,可以依据各院区的业务差异来实施差异化的激励政策。然而,各院区按总院的绩效考核方案进行统一考核有利于同质化管理,但不能根据各院区的特点制定绩效方案,激励性有待加强。

3.财务管理体系不完善　多院区的财务管理体系普遍存在三大难点:一是无法按院区进行成本核算,只能核算科室成本。究其原因是主院区的主导地位削弱了分院区的财务职能,以及人员配置和科室职能的混淆。二是各院区收费系统不兼容,导致结账时间不一,收入确认不及时,未能准确反映出多院区医院的整体财务状况和运营结果。三是由于各院区定位不明确,预算管理存在功能重叠和资源浪费现象。例如,部分科室不按院区编制预算,或者在预算管理的申报和执行环节分属于不同院区的混淆情况,增加了管理难度,降低了预算管理工具的效力。

4.成本管理管控难度加大　首先,成本核算无法满足多维度的管理需求。在传统模式下,科室核算通常只能局限于单一维度,如仅能以临床学科或以分院区为核算单元,这样的核算方式无法全面反映各院区的各临床学科的运行情况，或者各学科在不同院区的运行情况。其次，运营管理成本增加。外派人员的安置费用、薪酬支出、往返成本等成为分院区的一项重要成本支出，同时设备、耗材等各项资源的配置复杂性，导致在各院区中存在一定程度的重复投入。最后，成本核算复杂性增强。各院区之间人员、财务、物资等核心资源的流动增加了直接成本归集的难度，特别是人员流动造成的其他成本归属问题较为模糊，成本界定存在困难，管理难度加大。

5. 院区间和院区内的信息互联互通尚未实现　目前，多院区医院信息化发展存在的问题较多，对多院区医院的运营与绩效管理高效发展产生了负面影响，主要问题包括：系统众多且数据分散，数据维护工作量大且标准性较差易出错；数据统计分散，报表无法自动及时归集，影响精细化管理和科学决策；院区间信息系统未能集成到位，信息未能互联互通，异地作业难以实现，且资源共享程度低，无法满足集约化建设需求，从而难以实现多院区的有效运营管理；存在如设施重复建设、维修维护量大、资源分散等种种问题，导致管理成本高。

三、发展方向

（一）制定多院区医院全面统一的运营战略

不论医院是采用何种运营管理模式，为了有效调配和布局资源，都需要推行全面统一的发展战略，加强医院的统一规划、统一建设、统一运营、统一管理、统一宣传，重点关注各院区的精准定位、错位布局、差异化发展，以实现多院区"1＋1＞2"的效果。如，同一医院可以在不同院区之间统筹资源，优化功能布局，提升资源使用效能；分院区发展时则可以采取大专科小综合模式，让优势学科更精更强。接下来，需要有效整合和优化配置各院区的医疗、教学、科研等资源，均衡发展各院区的医疗技术，并充分发挥各院区医疗服务水平。同时，公平合理地体现各院区员工的薪酬和绩效，确保各院区就诊患者能获得较一致的服务体验和满意度等，最终促进多院区医院运营与绩效管理实现高质量发展。

（二）探索适用于多院区医院的成本管理体系

医院须继续完善科室架构的顶层设计，构建以"医院－科室－院区"或"医院－院区－科室"为逻辑的全院区科室架构体系，有助于准确划分成本核算单元。明确全院区核算整体工作流程，建立院区间资源流转记录机制，为保证准确划分与核算各院区间的成本边界提供保障，同时重点分析人力、设备、耗材等关键成本，定期分析不同院区的资源投入产出情况，及时发现成本风险和影响院区运行效率的关键因素，并进行有效管控。此外，采用与预算管理相衔接的多院区成本控制手段，将医院各预算单元的预算目标与各成本核算单元的成本管控目标相衔接，使成本管理责任更加具体明确。

（三）加强多院区医院的运营绩效管理

为了提高多院区运营绩效管理水平，须综合考虑多院区特点，以战略性、前瞻性、针对性及可操作性为原则，不断完善与多院区管理相适应的绩效管理与考核制度，并建立符合医院多院区发展需要的科室运营综合指数评价体系，从不同的角度综合反映不同科室、不同院区的运营竞争力。此外，鼓励绩效考核差异化发展。对于采用层次化管理模式的医院，坚持"有统一、有差异"的绩效管理原则,制订有统有分的绩效管理方案,推进绩效一体化、同质化管理。例如,对于院区间医疗服务同质化程度较高的多院区医院,由主院区进行整体的绩效考核方案设计;而对于医疗专科差别较大、医疗特色比较鲜明的多院区医院,应当寻求共同点并保留差异,采取不同的绩效管理方案,真正发挥绩效管理的激励和约束作用。

(四)搭建多院区医院的互联共享信息平台

以信息"互通互联、共享利用"为目标,统筹规划建设一个多院区之间互联共享的信息化平台,打通院区间和院区内的系统信息"围墙",确保多院区业务系统和数据的流通共享、融合协同,促进业务与财务的融合,同时形成高质量的医疗大数据,实时掌握和监测各个院区的运行情况,实现医疗资源的统筹共享,为医院管理决策提供支撑,提升医院运营管理的质量和效率。此外,还可以利用云计算、大数据、物联网等信息技术,推进电子病历、智慧服务、智慧管理"三位一体"的智慧医院建设,提升管理效能。对于有条件的医院,可以聘请专业的机构帮助医院制订详细的信息化建设方案。

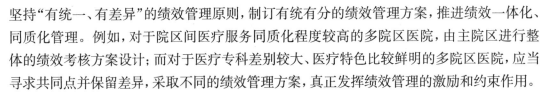

第五节 互联网医院模式下医院运营与绩效管理探讨

一、政策演变

互联网医院是我国医疗行业在"互联网+"浪潮下创新的组织形式和服务模式,是实体医院向线上医疗服务拓展的必然方向,也是医院寻求可持续发展的创新方式。互联网医院是推动医院运营管理精益化的重要举措,而互联网医院运营管理是实现互联网医院可持续发展的重要支点,两者相辅相成。众所周知,互联网医疗是一个高度依赖政策法规的领域,国家频繁出台医疗、医药、医保相关政策,推动医疗健康行业进入"互联网+"时代。其中,与互联网医院密切相关的政策法规可分为三个阶段。

(一)第一阶段:探索时期(2014—2016年)

随着"互联网+医疗"的快速发展,仅仅依靠线上预约挂号、健康咨询等已经无法满足人民日益增长的健康需求。在《关于推进医疗机构远程医疗服务的意见》(国卫医发〔2014〕51号)、《关于积极推进"互联网+"行动的指导意见》(国发〔2015〕40号)、《"健康中国2030"规划纲要》等政策背景下,"互联网+医疗健康"得到蓬勃发展,互联网医院也应运而生。例如,桐乡市政府和微医集团于2015年12月共同成立全国首个互联网医院——乌镇互联网医院。然而,这个阶段并没有发布互联网医院相关的政策文件,这一行业处于探索发展阶段,发展主体以企业为主。

(二)第二阶段:规范时期(2017—2018年)

2017年5月,国家卫生计生委印发的《关于征求互联网诊疗管理办法(试行)(征求意见稿)和关于推进互联网医疗服务发展的意见(征求意见稿)意见的函》(国卫办医函〔2017〕420号),明确互联网医院准入的要求、医疗机构执业规则、互联网诊疗活动监管以及相关法律责任。2018年4月,国务院出台《关于促进"互联网+医疗健康"发展的意见》(国办发

〔2018〕26 号〕明确提出，允许依托医疗机构发展互联网医院。同年 9 月，国家卫生健康委和国家中医药管理局联合制定并印发《互联网诊疗管理办法（试行）》《互联网医院管理办法（试行）》《远程医疗服务管理规范（试行）》三个文件的通知（国卫医发〔2018〕25 号），明确了互联网医疗定义、分类、准入、运营和监管要求，为互联网医院的发展指明了方向。

（三）第三阶段：繁荣时期（2019 年至今）

2019 年 8 月，国家医疗保障局发布了《关于完善"互联网＋"医疗服务价格和医保支付政策的指导意见》（医保发〔2019〕47 号），这标志着医疗保险政策开始逐渐介入该领域。为了充分发挥互联网医疗在抗击疫情中的作用，国家出台了一系列推动政策，例如，国务院于2021 年 12 月出台了《关于印发"十四五"数字经济发展规划的通知》（国发〔2021〕29 号），提出加快互联网医院发展，推广健康咨询、在线问诊、远程会诊等互联网医疗服务；国家卫生健康委办公厅及国家中医药局办公室于 2022 年 2 月印发了《关于印发互联网诊疗监管细则（试行）的通知》（国卫办医发〔2022〕2 号），规范了互联网医院的监管指标，要求其加强医疗质量监督和数据信息安全；国务院办公厅于 2022 年 3 月发布了《关于印发"十四五"中医药发展规划的通知》（国办发〔2022〕5 号），建设中医互联网医院，发展远程医疗和互联网诊疗。此外，《关于进一步推动互联网医疗服务发展和规范管理的通知》（国卫办医函〔2020〕330 号）、《关于做好公立医疗机构"互联网＋医疗服务"项目技术规范及财务管理工作的通知》（国卫财务函〔2020〕202 号）、《关于积极推进"互联网＋"医疗服务医保支付工作的指导意见》（医保发〔2020〕45 号）等政策，也进一步促进了互联网医院建设。

二、发展进展

（一）主要成绩

随着"互联网＋医疗"政策的逐步推进，互联网医疗已成为我国医疗服务体系的重要组成部分。互联网医院的运营模式能够有效地促进医疗资源的流动、提高分诊效率、赋能基层医疗水平、缓解医药资源分配不均衡的问题，同时也为社会医疗服务的需求提供了便捷。经过近几年的建设发展，互联网医院建设取得明显成效：

一是，互联网医院运行模式包括实体医院的线上延伸、实体医院与互联网医疗平台的资源融合、互联网医疗平台的线下依托三种模式：①自主型：实体医院的线上延伸。由实体医院独立申请设立互联网医院，自主建设平台、配置资源，实现线上线下一体化服务，强化患者粘性与品牌延伸。如，浙江大学医学院附属第一医院互联网医院。②共建型：实体医院与互联网医疗平台的资源融合。由一家或多家实体医院和互联网企业共同发起，双方各自发挥优势；实体医院提供专业的医疗资源和资质，互联网企业提供技术平台和运营经验。如，天津微医互联网医院。③平台型：互联网医疗平台的线下依托。以互联网企业为主体独立设置互联网医院，在线下通过合作医疗机构支撑诊疗服务，线上平台提供流量入口与运营支持，强调平台化、规模化运营路径。如，丁香园互联网医院。

二是，在供给侧方面，据国务院新闻发布会显示，2024 年 12 月全国互联网医院已经达到 3 340 所，其中以医院主导型为主，大多数是公立医院的互联网医院，每年提供的互联网诊疗服务量超过 1 亿诊疗人次,对医疗服务形式提供了有力补充。《中国互联网医院发展报告(2024)》显示,截至 2022 年底,公立医院主导互联网医院数量是企业主导的 2.73 倍。在需求侧方面,据中国互联网络信息中心发布的《第 55 次中国互联网络发展状况统计报告》,截至 2024 年 12 月,我国互联网医疗用户规模达 4.18 亿人,较 2023 年 12 月增加 372 万人,占网民总数的 37.7%。这一数字反映了互联网诊疗用户的整体规模和渗透率达到了历史新高,也反映出用户对互联网医疗服务的强烈需求。

（二）制约与瓶颈

1. 缺乏良性的运营管理机制　实体医疗机构建设的互联网医院在很大程度上是依靠医院自身在运营,并未建立市场化的运营机制。《2021 中国互联网医院发展报告》显示,能够真正实现有效持续运营的互联网医院寥寥可数。部分互联网医院处于"建而不用"或浅尝辄止的"僵尸状态",也有部分互联网医院只是作为挂号工具,未能充分发挥其作用。而且,很多医院把互联网诊疗和远程医疗业务交由医院信息科管理,易造成技术在前跑,业务部门和管理部门的职责界定不清晰,出现互相不认可和相互推诿等现象。此外,当前互联网医疗服务缺乏诊疗规范和标准化的流程,尚未建立职责明确的管理和服务机构,同时医院也缺乏专业的、高水平的互联网医疗运营管理人才。

2. 缺乏持续稳定的盈利机制　医院运营管理的核心支撑点是医院战略,侧重方向是医院运营效率、成本结构和人力成本等方面。互联网医院的建设需要大量的资金投入,而在日常运营中会产生较高成本,包括网络管理成本、业务协调成本、设备维护成本、医务人员的线上工作成本等。然而,在目前已制定的互联网医疗收费项目中,互联网诊疗收费相对较低,诊疗项目也相对单一,与高昂的成本不成正比,运营盈利模式缺乏持续稳定性,容易出现互联网医院运营收支失衡现象。此外,全国范围内互联网医院线上咨询大部分免费提供,互联网服务项目的广度和深度有待拓宽。

3. 缺乏行之有效的激励机制　一方面,线上收费不合理,缺乏有效的利益分配机制、成本补偿机制和激励评价机制,因此无法激发医院、医生持续开展线上诊疗业务的积极性和主动性。另一方面,现行的激励措施相对不足,当前医务人员的激励机制不明确,形式过于单一。以上海市某三甲医院互联网医院为例,医务人员每次接受 1 次线上咨询只能得到 10 元的绩效奖励,这并不能充分体现医务人员的劳动价值。此外,由于远程医疗等互联网医疗服务缺乏明确的业务模式,物价部门无法核算成本和定价,同时部分服务项目是由医院自行定价,标准不一,这进一步削弱了医务人员的积极性。

4. 缺乏互联互通、安全可控的信息平台　互联网医院正常运营离不开各个环节之间的互联互通,但互联网诊疗服务相关环节仍存在业务、数据壁垒,尚未实现互联互通和信息共享。例如,患者的生命体征信息、疾病信息、互联网诊疗记录以及药品使用等基础数据在医院系统中形成了一个个"数据孤岛",难以形成互联互通的合力。另外,缺乏信息安全的有效保障。信息安全对于互联网医院运营发展至关重要,但在运营管理过程中,许多互联网医院尚未制定出与医院实际情况相符的事件分类标准,而且网络安全应急预案仅停留于理论层面,缺乏对网络安全风险的应对能力。

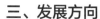

三、发展方向

（一）继续完善顶层设计，推动互联网医院健康长效发展

未来，仍然需要政府继续完善顶层设计，统筹协调互联网医院建设发展，并合理增加财政资金投入，落实财政保障机制，为互联网医院的可持续发展创造必要条件。对于公立医院而言，应将互联网医院的建设与国家的发展战略相结合，遵循规范、科学的运营管理模式，以提升医院和科室的核心竞争力为目标，以业务体量和规划为依据，适当投入一定经费用于互联网医院的建设，并在业务量逐步扩大、功能不断拓展、营收逐步提高后再考虑逐步增加投入。同时，可以探索投资、融资等多渠道合作模式，适当引入社会资本，以降低互联网医院的运营成本。未来，互联网医院服务内容的广度和深度将得到进一步拓展，实现"诊前 - 诊中 - 诊后"体系的贯通，同时部分科室的首诊限制也能得到逐步放开。

（二）制订分类运营管理方案，提升互联网医院持续盈利能力

为了实现互联网医院的可持续发展，需要根据所依托实体医院的特点，发挥自身的优势，总结学科特点和患者需求，制订分类的运营方案，探索可持续性的盈利模式。举例来说，儿科、妇产科的用户主要是 40 岁以下的年轻妈妈，对互联网的接受度和熟悉程度较高，因此应加强对线上运营的推广；整形科、口腔科和皮肤科等与美容消费有重叠的专科，可以采用市场化的运营手段，激活美容市场的活力，快速扩大规模和实力；其他专科专病通过服务流程的人性化和管理的精细化等方面增加患者黏性，同时辅以随访、管理等工具来推动学科研究。

（三）完善运营管理的绩效激励机制，提高医务人员参与度和积极性

通过建立评价指标体系评估互联网医院的医疗服务流程，从而引导医疗服务体系价值生成、评估和分配的科学化，激励参与互联网医疗服务的部门或个人实现价值和增值。其次，坚持定量与定性、短期与长期、标准化与个体化相结合的考核方式，建立科室、治疗组、医生个人三个层级的运营指标体系，并将考核结果与绩效、评优等相挂钩，以确保互联网医院的运营能够真正落到实处。再次，医院还可以把线上医疗业务纳入正常的医疗业务范围中，将互联网看诊纳入排名制度。最后，通过建立合理的评价和激励机制来奖励从事在线诊疗业务的医生，将线上诊疗人次纳入绩效考核方案中，实行"多劳多得"的激励政策，以使医生的收益与其付出成正比。

（四）加强互联网医院信息化建设，实现互联互通和信息安全

通过构建共享健康医疗大数据平台和医院运营数据中心来打破"数据孤岛"，对医疗及相关行为所产生的数据信息进行标准化处理，及时公开可公开的数据，对不可公开的数据制定严格的管理制度。另一方面，医院须加强信息安全管理制度建设，完善网络信息安全防护管理工作的规章制度，通过详细规定管理细则，实现医院内部的一体化管理，弥补过去在管理过程中信息与业务相互分离的短板，全面提升信息系统安全防护能力。此外，未来还需要注重提高医疗信息安全防护建设的工作质量，加强硬件设备的管理和信息技术的优化。

（梁红梅　刘雅娟）

第二章

医疗保障制度改革下医院运营管理的探讨

2021年国家医疗保障局印发《关于印发DRG/DIP支付方式改革三年行动计划的通知》，要求于2022年到2024年，全面完成DRG/DIP付费方式改革任务。目标是在2025年底前，DRG/DIP支付方式覆盖所有符合条件的开展住院服务的医疗机构，基本实现病种和医保基金全覆盖，最终建立全国统一、上下联动、内外协同、标准规范、管用高效的医保支付新机制。在此背景下，本章聚焦于医疗保障制度改革下的医院运营管理，并依次探讨医疗保障制度改革对医院运营的影响；多层次医疗保障体系为医院运营带来的机遇与挑战；医保支付方式改革下医院运营的发展方向，以及医保基金监管与医药服务供给改革背景下的运营管理要点。

第一节 医疗保障制度改革新要求与医院运营概述

一、国内外医疗保障制度改革研究

医疗保障是现代政府职能的重要组成部分。医疗保障制度通过立法规范国家、企业及个人的权利义务，调动社会医疗卫生资源，筹集并支付资金，通过有效的卫生服务和医疗供给，最大限度地分担社会成员的疾病风险，是社会保障制度的关键环节。同时，医疗保障制度发挥着民众关系网和社会稳定器的重要作用。其中，医疗保险作为医疗费用的主要支付主体和医疗卫生体系的核心，已成为医改的重要领域。由于各国社会、政治、经济、文化背景不同，医疗保险制度呈现出复杂多元的特征。差异性固然存在，但这并不意味着无法进行比较和借鉴，各个国家的医疗保险体系往往是由几项制度组成，其中总有一项或两项制度处于核心地位。

医疗保障制度改革是当前世界各国社会体制改革的重要领域。近十多年来，我国医疗保障制度改革取得了重大的进展。城镇职工基本医疗保险、新型农村合作医疗和城镇居民医疗保险制度的相继建立，使我国医疗保障覆盖率由2001年的25%增长到2011年的90%以上。迄今为止，我国已基本实现了全民医疗保障。然而，针对我国医疗保障制度的进一步改革与发展方向，国内学术界存在较大分歧，主要观点包括：在维系现行的各类医疗保障制度框架的基础上进行内部调整；整合各类医疗保险以建立城乡一体化的医疗保障制度；

实行类似英国的国家医疗卫生服务体系的"免费医疗"模式。学界在界定科学、合理的医疗保障制度时普遍指出，一个制度必须同时具备公平、高效和可持续性这三个必要条件，才可称为科学且可持续。当前国内外学者与实践者对此观点也基本达成共识。基于前述对主要医疗保障模式的分析，本节将依据合理医疗保障制度的基本原则，梳理并归纳世界主要医疗保障模式现存的核心问题。

（一）国外医疗保障制度发展概述

国际上通常依据筹资机制、政府角色与医疗服务传递方式，将医疗保障制度划分为三种基本模式：国民健康保障模式（贝弗里奇模式）、社会医疗保险模式（俾斯麦模式）以及商业医疗保险模式。随着世界经济和医学技术的快速发展，各国也在自我完善、自我修正，并通过相互借鉴，逐步构建起适合本国国情、满足国民健康需求的医疗保障制度。早期制度分类模式演变为四类：以国家（政府）医疗保险为主体建立的国家卫生服务制度（以英国、瑞典、西班牙等国家为代表，表 2-2-1）、以社会医疗保险为主体建立的社会医疗保障制度（国际主流模式，以德国、法国等为代表，表 2-2-2）、以商业医疗保险为主体建立的商业医疗保障制度（以美国为代表，表 2-2-3），以及储蓄制的新加坡储蓄医疗保障制度（表 2-2-4）。

表 2-2-1 以国家医疗保险为主体建立的国家卫生服务制度

国家	国家卫生服务制度	国家	国家卫生服务制度
英国	商业医疗保险 医疗救助制度 国民卫生服务体系	意大利	商业健康保险 国家卫生服务制度
加拿大	商业医疗保险 公共补充保险计划 公共医疗保险制度	澳大利亚	商业健康保险 药品津贴计划 公共医疗保险制度

表 2-2-2 以社会医疗保险为主体建立的社会医疗保障制度

国家	社会医疗保障制度	国家	社会医疗保障制度
日本	雇员健康保险 国民健康保险 后期高龄者医疗制度 医疗救助 商业健康保险	韩国	国民健康保险 医疗津贴 商业健康保险
德国	法定医疗保险 法定护理保险 特殊人群福利性医疗保障 私人健康保险	中国	基本医疗保险 补充医疗保险 医疗救助 商业健康保险
法国	法定医疗保险 困难人群医疗救助 私人健康保险 互助医疗保险	俄罗斯	强制医疗保险 特殊人群医疗保障制度 自愿补充医疗保险制度

表2-2-3 以商业医疗保险为主体建立的商业医疗保障制度	
国家	**商业医疗保障制度**
美国	军人和土著人健康保险计划
	儿童健康保险计划
	医疗补助计划
	医疗照顾计划
	商业健康保险

表2-2-4 以储蓄制为主体的储蓄医疗保障制度	
国家	**储蓄医疗保障制度**
新加坡	医疗救助
	保健基金计划
	乐龄健保计划
	终身保健计划
	保健储蓄计划

1.英国医疗保障制度 英国在第二次世界大战后建立起了以"免费医疗"为特征的国民医疗服务体系。加拿大、澳大利亚、北欧等国家相继效仿,也建立了类似的全民免费医疗保障体系。英国的医疗服务体系采用三级结构:基层由社区医疗服务和全科诊所构成,承担初级保健和分诊职能;其上是城市内的综合性全科医院;顶层为大型教学医院和专科中心。筹资方面,国民医疗服务体系主要通过公民纳税筹集资金,个人按比例缴纳国民保险税后,即可在公立医疗机构享受基本免费的医疗服务。该模式的核心特征在于政府主导:政府承担主要责任,确保全民覆盖,有效分担疾病风险,使国民在获得必要医疗服务时基本免费或仅需支付低廉费用,从而体现了公平性和福利性的特点。

英国作为老牌发达国家,其医疗保障制度仍面临挑战。自20世纪70年代起,由于其受人口老龄化加剧、通货膨胀以及经济危机的影响,医疗保险基金出现严重的赤字,难以满足国民对于医疗健康服务的需求。因此,英国于1980年进行医疗保障制度改革。先是引入分级诊疗思想,只有家庭医生或者是社区诊所无法医治才能逐级转诊;再尝试导入市场机制,政府下放部分管理权给有能力的医院管理公司和基金组织。对医院采取总额预算的方式,控制医疗总费用。

综上,在英国医疗保障制度的前期,政府承担绝对主导责任,行政管理成本相对较低,主要依赖税收筹资(国民保险税和一般税收),渠道单一,资金规模相对有限。医疗服务的筹资和支付环节缺乏竞争机制。后期通过改革,在保留全民覆盖和免费核心原则的前提下,通过引入分级诊疗和内部市场机制,力图提升体系运行效率和医疗服务质量,以缓解财政压力并满足民众日益增长的医疗需求。

2.德国医疗保障制度 1883年,德国建立了社会医疗保险制度,即社会共济型医疗保障制度新模式。此后,法国、日本等国相继效仿。作为全球首个建立法定医疗保险的国家,德国实行强制性全民健康覆盖,要求所有公民和永久居民参保,资金由投保人、雇主和国家三方共同承担。健康保险体系由两个子系统构成,分别是法定健康保险(statutory health insurance,SHI)和没有政府补贴的私人医疗保险(private health insurance,PHI)。法定健康保险由竞争性、非营利性、非政府健康保险计划组成,也被称为疾病基金。雇主与雇员共同向疾病基金缴纳保费,该保险覆盖雇员及其家属。疾病基金大约覆盖90%的人口,保障范围包括住院、门诊、心理健康和处方药保险。疾病基金的资金来自一般工资缴款(14.6%)和专门的补充缴款(平均为工资的1%),由雇主和雇员共同承担,雇员支付约53%,雇主支付约 47%。政府负责征收并基于参保人年龄等因素进行风险调整后分配给各基金,确保其偿付能力。疾病基金的资金来源包括一般工资缴款和专门的补充款项,平均费率分别约为工资的 14.6% 和 1%。缴款由雇主与雇员共同承担,比例约为雇员 53%,雇主 47%。政府负责征收上述缴款,并在进行风险调整(考虑年龄等因素)后分配给各疾病基金,以确保其偿付能力。共付额适用于住院服务和药物,疾病基金提供一系列免赔额。年收入超过 68 000 美元的德国人可以选择退出疾病基金并选择私人医疗保险(PHI)。PHI 不享受政府补贴。高收入群体(如年收入超过 SHI 强制门槛者)可选择 PHI。对于 SHI 参保人,PHI 主要起补充作用,覆盖 SHI 未涵盖或仅部分涵盖的项目(如特定牙科服务、私人病房等)。此外,长期护理服务由德国强制性的法定长期护理保险(long term care insurance,LTCI)单独承保。值得注意的是,德国的医疗服务提供者(医院、医生)同时服务于 SHI、PHI 和 LTCI 的参保者。

德国医疗系统的治理特点是决策权分散:联邦政府、州政府、支付方(疾病基金/保险公司)以及医疗服务提供者的自我监管组织共享决策权。联邦政府对医疗保健拥有监管权,不直接参与提供医疗服务。大约 88% 的人口通过 SHI 获得基本保险,11% 通过 PHI 获得保险。自 2019 年起,所有年收入低于 60 750 欧元(77 985 美元)的就业者(以及其他群体,如养老金领取者)都强制纳入 SHI。疾病基金的工资缴款统一汇集至中央健康基金,经风险调整后,再分配至各疾病基金。私人医疗保险对特定人群(如高收入的年轻群体)具有吸引力,因为保险公司可能会向他们提供服务范围更广、保费更低的保单。私人保险起着补充作用,包括一些共付额(如牙科护理)和私人医院病房。私人医疗保险由卫生部和联邦金融监管局监管,以防止被保险人随着年龄的增长而面临保费激增或在收入下降时负担过重。德国医保模式的优势在于其社会共济性(多方筹资、风险分担)、全民覆盖保障的可及性,以及政府有效监管下的公平性。然而,该体系面临严峻挑战。第一,成本压力持续攀升。医疗卫生费用及缴费比例增长较快,管理复杂度导致成本居高不下。第二,人口结构压力加剧。老龄化推高医疗消耗,财政负担日益沉重。第三,体系碎片化,支付方多元化(SHI,PHI,LTCI)及不同人群缴费与待遇差异,削弱了整体协同性。

3. 美国医疗保障制度　美国是唯一以商业医疗保险为医疗保障主体的发达国家。美国与其他国家不同,在高度自由的市场经济体制下建立了混合的卫生系统,包括公共和私人、营利性和非营利性保险公司以及医疗保险提供者。不同的人群覆盖不同类型的保险计划,包括联邦政府保险、医疗补助、雇主保险以及"平价医疗法案(*Affordable Care Act*,ACA)"保险。联邦政府保险(medicare),其覆盖 65 岁以上的老年人(以及部分残障人士);医疗补助(Medicaid),覆盖低收入人群及退伍军人;雇主保险,大约 49% 的美国人口通过雇主提供的保险获得保障,这些保险主要由雇主从私人的营利性保险公司购买,员工也需承担部分费用;对于那些没有资格参加任何计划的人,根据收入可以加入"平价医疗法案(*Affordable Care Act*,ACA)"保险;其余人群需要自付医疗费用。美国至今仍有近 10% 的人口尚未拥有任何保险。此外,相当比例人群虽拥有保险,但因高免赔额(High Deductibles)而被视为保障不足。美国医疗保险体系问题显著,其医疗支出远超其他国家,存在重大的经济可及性障碍,呈现出显著的种族与民族健康差异。同时,其健康产出水平常低于国际基准。该体系整体公平性不足，福利保障薄弱，不同人群间卫生服务可及性和质量差距巨大。

2020年，美国医疗支出占国内生产总值（Gross Domestic Product，GDP）的比重高达18%，位居世界首位。但其国民健康水平（全球排名第40位）和人均预期寿命（77.8岁，排名第34位）却与此形成鲜明对比，凸显出高额医疗投入与相对滞后健康产出之间的显著矛盾。在此背景下，美国医疗保障制度当前改革的核心目标在于推动全民医保，旨在为尚未拥有任何医疗保险的国民提供基本医疗保障。

4. 新加坡储蓄医疗保障模式　新加坡储蓄医疗保障模式是"S+3M"结构。"S"即subsidies，是财政支出方式，是对医疗保险的进一步扩充。"3M"包括全民保健储蓄计划（medisave）、健保双全计划（medishield life）以及保健基金计划（medifund）三种模式。全民保健储蓄计划，帮助公民进行储蓄存款，用来支付未来的医疗费用。根据政府规定，所有已经工作的公民都必须参加这项储蓄项目，每人都有自己专属账户，另外医疗储蓄也可以用来支付父母、配偶、子女等直系家属的住院费用。医疗储蓄中的钱只能用来缴纳住院费以及部分特殊重大门诊的检查费用，后逐步扩大支付范围（门诊费用、卫生预防费用），但支付费用有最大限额的规定。健保双全计划，是大病支出的一种保障，覆盖长期、重大的疾病。由于只参加保健储蓄计划对于患重病或慢性病的人而言是远远不够的，为了弥补保健储蓄计划的不足，新加坡政府于1990年制定了健保双全计划。健保双全计划主要针对减轻重病及长期慢性病医疗负担，保费从个人保健储蓄账户中支出，由政府指定的商业保险公司承办，具有自愿性、低费用、社会统筹的特点。参加健保双全计划的公民必须在医院账单超过一定数目以后，才能获得医疗保险的福利，报销比例约为80%。保健基金计划，是政府为经济困难的人群所设置的公共基金，根据贫困家庭的经济条件和实际医疗金额来判断，作为补充进行二次报销。新加坡医疗保障支付是一种充分竞争模式，对于营利性和非营利性机构都采取平等对待的原则，对于营利性的医院没有不平等的限制条件，对于非营利性医院没有特殊优惠政策，因此，新加坡医疗保障模式在国际上很出名。

尽管新加坡医保制度备受赞誉，但其仍存在不足。目前，新加坡政府保险机制与私人保险机制相结合基本实现了医疗保险全覆盖，但私人保险对于新加坡而言是一个相对新鲜的事物，大众将私人保险定义为现有三种保险制度之外的独立险种，同时近年来政府批准私人保险市场基于健保双全计划的不足之处进行补充。据统计，现有的未参保公民，大部分为女性，年龄超过65岁居多，受教育程度以及家庭收入较低，而与男性公民相比，年龄小于40岁的女性公民购买保险的更多。由此政策制定者应理解并识别部分公民不愿参保的原因，尤其要关注低收入群体的参保难题，并通过引导来改变其参保观念和行为。

综上，世界各国的医疗保障制度均非尽善尽美，各类医疗保障制度都存在一系列问题，而各种医疗保障制度改革的核心内容，均是围绕着改善医疗保障制度的公平、效率和控制医疗费用这三项基本原则中至少一个方面进行展开。具体而言，以英国为代表的"免费医疗"保障制度改革侧重于打破低效的平均主义分配模式、平衡公平与效率的关系；以德国为代表的社会医疗保险制度改革侧重于控制医疗费用；以美国为代表的商业医疗保险模式的改革重点，则是实现医疗保障制度的全民覆盖从而提高公平性；以新加坡为代表的强制储蓄型医保模式,其改革核心是强化个人责任与控费机制。医疗保障制度改革的三项基本原则,正是世界各国医疗保障制度建设的原则和目标,我国医疗保障制度的评估及其未来的发展方向也必然需要以此三项基本原则为指导。

（二）我国医疗保障制度发展及新要求

我国医疗保障事业经历了百年发展。自1997年我国开始建立基本医疗保障制度至今,从点到面,从有到优,构建了世界上规模最大的医疗保障体系,基本实现了基本医疗保障制度的全民覆盖,初步形成了以基本医疗保险为主体,商业健康保险、医疗救助、职工互助医疗和医疗慈善服务等为补充的多层次医疗保障体系。同时,当前医疗保障制度的公平性和效率远超过之前的医疗保障制度。学术界对当前医疗保障制度的评估,基本上是按照公平性和效率这两个方面来进行。不同群体居民在医疗保障的覆盖与待遇上存在显著的不公平性,具体表现为:政府机关工作人员仍保留由财政全额负担的“公费医疗”制度;而在社会医疗保险体系内部,城镇职工基本医疗保险的保障水平（包括筹资标准、报销比例及范围等）显著高于城乡居民基本医疗保险。同时,尚存在没有任何医疗保障者,城市农民工群体和老年人群体等社会弱势群体的医疗保障利用,受到较大制约。医疗保险制度的管理效率不高表现在:医疗保险的多头管理,各项制度之间相互割裂、管理和人力的重复投资与覆盖重叠;医疗保险的统筹层次不高,各地医疗保险的筹资、支付和管理的政策均有较大差异,医疗保险的跨地区转移和异地结算存在较大困难。

“十三五”以来,我国基本医疗保障制度实现了快速发展,参保规模、制度整合、保障方式等方面取得了显著成效。参保规模方面,据《2020年全国医疗保障事业发展统计公报》显示,2020年参加全国基本医疗保险人数达13.61亿人,参保率超过了95%。制度整合方面,城乡居民基本医疗保险筹资方式、待遇标准、定点机构管理等一系列政策先后统一,实现了城镇居民基本医疗保险和新农合两套制度真正的“二合一”。保障方式方面,医保待遇水平持续升级,城乡居民基本医疗保险住院报销水平和大病保险报销水平稳步提高;医保筹资运行保持平稳,基金收入规模持续增长;医保支付方式不断创新,30个城市开展了DRG付费国家试点工作,全部评估考核达标并开始模拟运行,71个城市及自治州开展区域点数法总额预算和按病种分值（diagnosis-intervention packet,DIP）付费国家试点工作,于2021年6月起接受国家医疗保障局评估;医保基金监管力度加强,打击欺诈骗保专项治理工作有序开展,全年共追回资金223.1亿元。基本医疗保障制度逐步健全,使人民群众的医疗服务需求得到了基本满足,个人医疗经济负担明显降低,“看病贵”问题得到一定解决。但是,以就业和非就业参保人群为特征的基本医疗保障制度碎片化现象明显,很大程度上影响其自身公平性的实现。此外社会经济和生活方式不断变化,新的挑战不断涌现,对基本医疗保障制度改革提出了更高的要求。

“十四五”时期,我国基本医疗保障制度即将进入一个从制度建设和数量扩张到高质量发展的新阶段。为解决基本医疗保障制度中的遗留问题,《中华人民共和国国民经济和社会发展第十四个五年规划和2035年远景目标纲要》提出健全全民医保制度的具体目标。2020年2月25日,中共中央、国务院发布的《关于深化医疗保障制度改革的意见》要求,完善待遇保障、筹资运行、医保支付和基金监管机制，完成医药服务供给、医保管理服务等关键领域的改革任务。同时，国家医疗保障局研究起草了《医疗保障法（征求意见稿）》，对基本医疗保障制度的各方面工作进行了明确规定。

我国基本医疗保障制度在取得重大成就的同时，也面临着从制度建成到制度完善的一系列困境，主要表现在群体间发展不均衡、地区间发展存在差距、不同险种之间衔接不畅、医保基金收支不平衡、医疗服务定调价机制不完善、医保支付机制设计不合理、就医结算方式不够便捷。同时，由于人口老龄化加速、新业态从业人员增多、流动人口规模较大、突发公共卫生事件的考验，基本医疗保障制度的发展面临着一系列的挑战。

为破解当前制度完善面临的关键难题，"十四五"期间，基本医疗保障制度需实现从"扩面"向"提质"的高质量发展转变。在巩固全民覆盖成果的基础上，应通过优化制度安排与工作机制，系统性提升制度的公平性、运行效率、服务可及性与财务可持续性。同时从流程和运行机制的角度需要达到四个方面的要求：一是公平适度的待遇保障机制，二是稳健可持续的筹资运行机制，三是管用高效的医保支付机制，四是严密有力的基金监管机制。从整体战略思路上，应以制度供给和供给侧改革为有力抓手，从制度供给角度出发，应建立门诊共济保障机制，完善跨区域流动人口医保管理，推动长期护理保险与基本医疗保障制度有机衔接，健全重大疫情基本医疗保障制度应急管理机制，提高医疗救助减贫防贫能力，加快医保立法工作。从供给侧结构性改革视角出发，应巩固和完善药品与医用耗材集中带量采购机制；建立健全医疗服务价格动态调整与优化机制；深化医保支付方式改革（如 DRG/DIP付费）；加快推进医保管理服务数字化转型；引导和支持商业健康保险发挥有效补充作用

二、中国特色医疗保障制度改革对医院运营的影响与思考

医疗保障制度是我国社会保障制度体系的重要组成部分。它既是关乎 14 亿中国人民切身利益的最大民生工程，也是建设健康中国、完善国家治理体系和提升国家治理能力的重要制度保障。2020 年 3 月 5 日，国务院最新发布《关于深化医疗保障制度改革的意见》，坚持以人民健康为中心，坚持问题导向、目标导向、结果导向，全面部署医疗保障制度改革工作，并要求到 2025 年基本完成改革。该文件提出了"1＋4＋2"的总体改革框架，其含义为力争 2030 年全面建成以基本医疗保险为主体，医疗救助为托底，补充医疗保险、商业健康保险、慈善捐赠、医疗互助共同发展的多层次医疗保障体系。随着我国社会经济发展与医药卫生体制改革的推进，公立医院的运营管理问题逐步显现。公立医院在传染病防控压力下，运营管理上出现一定程度的债务增长、财政困难和人员流失等问题。这些问题不仅影响了医院发展，甚至会导致医院出现经营困难。公立医院作为保障人民健康的服务主体，面对困难需要主动采取措施，才能实现高质量发展。

（一）中国特色医疗保障制度改革对医院运营的影响

改革与发展医疗保障制度，是保障和改善民生、维护社会和谐稳定的重要制度安排。党和政府始终高度重视此项改革。进入 21 世纪以来，中国医疗保障制度改革成效显著，可划分为三个阶段：第一个阶段为制度建立与覆盖拓展阶段。城镇职工基本医疗保险、新型

农村合作医疗、城镇居民基本医疗保险三大社会医疗保险制度相继建立并快速扩面；第二个阶段为待遇提升与制度整合阶段。重点提高报销待遇水平，并逐步推进城乡居民医疗保险制度整合；第三个阶段为战略购买与深化改革阶段。国家医疗保障局成立，着力发挥医保战略性购买作用，主导推进药品和医用耗材集中带量采购、医保支付方式（DRG/DIP）等关键改革。当前随着医保支付方式改革深化、药品耗材带量采购常态化以及公立医院绩效考核强化，公立医院运行压力显著增加。医院不仅需加强内部成本控制，还须在区域医保总额预算框架下，提升服务能力与效率以应对竞争。未来，随着 DRG/DIP 支付方式在全国全面实施，对公立医院经济运行管理的关键环节（如预算管理、成本核算、绩效管理）将提出更高要求。

医院运营管理是以全面预算管理和业务流程管理为核心，以全成本管理和绩效管理为工具，对运营各环节开展的管理活动，是对医院人、财、物及技术等核心资源进行科学配置、精细管理和有效使用的各种管理手段和方法。

1. 对预算管理的影响　自 1999 年城镇职工医疗保险（城职保）建立，到 2011 年底城镇居民医疗保险（城居保）在全部地级市推行，中国建立了全面覆盖的医疗保障体系，以三大基本医保为支柱，参保人数超过了 13 亿人。与此同时，医疗总费用的增速为 GDP 增速的两倍。随着中国老龄化程度加深，医疗费用将会加速上升。中国医疗保险体系的改革重点由医保扩张变为整合碎片化的医疗保障制度，控制医疗卫生费用过快增长。2016 年 1 月国务院出台《关于整合城乡居民基本医疗保险制度的意见》，要求各省尽快合并城镇居民医疗保险与新型农村合作医疗保险。而在 2016 年以前，已经有广东、浙江、山东、新疆等省（自治区）进行了自发整合。有研究表明，医保买方市场势力增强，赫芬达尔指数上升，进而导致医院收入下降 3.6%，次均医疗费用下降 2.9%，总诊疗量无显著变化，医院收入下降主要是次均药品费用下降带来的。其后随着"药品零加成""耗材零加成"以及医保支付方式改革等政策紧锣密鼓实施，医院收入增幅受控，将会遇到瓶颈。这些政策的转变对医院经济运营预算、内控等工作提出了新的要求。

目前公立医院预算管理主要依靠增量、项目叠加的方法编制收支预算，其执行也大部分停留在院级或科级层面。在 DRG/DIP"预付费"支付制度改革后，须转向对病种成本、项目成本和年度医疗服务量等进行预算和管控，传统的预算管理已不能准确预测出医院最终获得的实际收益，尤其是药耗集中采购的前提下，对于控制医院药耗收入的比重预测也有局限性。此外，医保费用先行垫付及奖惩机制也给医院预算编制带来困难。

2. 对成本管理的影响　新的支付方式实施后，公立医院依赖"多做项目多得"来创收的模式亟待改革。在 DRG 和 DIP 付费模式下，定价与每个病例的临床诊断有关。如：DRG 付费是按照患者入院主要的诊断治疗所对应的分组标准支付。DIP 付费是根据累计病种分值和分值单价共同确定支付金额，其中分值单价与地区统筹基金总额、统筹地区内所有医疗机构积累的总分值有关。医院只有对每种病例所涉及的各类资源成本进行管控，才有可能获取结余。但由于大部分医院目前还是按项目成本核算，且涉及医疗服务项目多，难以对成本进行精细化核算。对一些实施以 DRG 成本核算的医院也大多是在科室成本、项目成本基础上计算,作业成本法应用尚未成熟。此外,DRG 及 DIP 实行"预付费制度",收入设定了封顶线,在有限的收入中,进行收入结构调整,加强成本核算,并精准进行成本管控,才能获得合理的收益。因此,这一制度对传统的粗放式发展模式构成了挑战,加大了医院成本核算与管控的难度。

3. 对医院绩效考核的影响 医改新时代,面对医保制度改革的深入推进、公立医院绩效考核的全面推行、全国公立医院"巡查"的启动,与收入直接挂钩的传统绩效方案面临诸多政策风险,内部绩效考核方案需要大调整。效能积分法绩效管理模式应运而生,它实行积分制,构建符合医疗行业特点的多维度绩效考核指标框架体系,以适应医改新政,充分调动医务人员的积极性,实现医院可持续发展。

当前,大部分医院绩效考核体系从考核流程上看,实行院科二级分配、医护统一分配,不能体现岗位差异,不利于精细化管理。其次,从考核模式看,主要以平衡计分卡模式、RBRVS为主。但平衡计分卡主要是以科室整体考核为主,无法细化到医疗组,依然是粗放型的考核。RBRVS 通过项目积累、技术点数的提高来增加收入,仍然是刺激多做项目多收入,不利于遏制过度检查和过度医疗等不规范医疗服务行为,这些与新医保要求"以控制成本,降低消耗"的为目标不相匹配。

(二)关于中国特色医疗保障制度改革对医院运营的思考和探讨

医保支付方式改革是进一步完善医保管理和深化医药卫生体制改革的重要环节,不同的支付方式通过直接或间接的激励与监督,导致医疗服务行为和医院经济活动的变化。2021 年 11 月,《国家医疗保障局关于印发 DRG/DIP 支付方式改革三年行动计划的通知》下发,标志着医保支付进入 DRG/DIP 时代,这就意味着医院医保管理必须兼具运营管理的内容,通过成本测算、对照评估、寻找差距、总结经验、补齐短板,在高质量发展的基础上实现效率最大化。

1. 明确医院定位,合理调整学科结构 医院必须找准自身价值定位,在特色学科建设、收治病组选择、资源优化配置等方面,实现差异化竞争。

2. 转变运营理念,合理控制成本支出 督促医院破除大检查、大处方的粗放式增收模式,对医疗服务收费、检查化验、治疗费用等增值收入,规范收费管理;对药品、耗材等非增值服务收费必须规范管理,控制成本支出。

3. 强化数据管理,合理调整绩效分配 医保支付方式改革的直接作用对象是医院,但医疗服务行为的具体执行者是医院医务人员。医院只有通过建立与医保支付方式改革相匹配的绩效考核分配方案,才能促进医务人员积极参与医保运营管理。

随着 DRG/DIP 付费改革的逐步推开,按病种和病组付费将成为医保支付的主要模式。基于支付方式改革下的医院运营管理成为医保管理的重要任务。医保运营管理协同是为了通过医院内多部门之间协作进一步促进提质增效。在医保运营工作中具体表现为:医保可联合医务、病案部门协同推进 DRG/DIP 下的临床路径,提升病案质量。临床路径规范的诊疗模式为实施 DRG/DIP 付费提供了安全保障,作为 DRG/DIP 分组基础,病案质量直接影响分组结果,因此,医保通过联合医务、病案部门加强培训临床医生病案书写规范,提高病案编目水平,引导临床在保证医疗质量的前提下,控制医疗成本。有效提升 DRG/DIP 分组准确性,从而避免分组错误带来的经济损失。

医保可联合医务、药学、医工、信息、财务部门协同成本管控及精细化管理。DRG/DIP付费下,要加强医疗质量监管,鼓励集采药品和耗材的使用,在保障医疗质量与安全前提下,合理进行成本管控,为 DRG/DIP 权重调整提供费用依据,并联合信息部门开发 DRG/DIP 付费数据平台,整合费用、病案、医嘱等多方面数据,深度挖掘医疗和费用信息,为医院成本核算和精细化管理提供数据支撑。

第二节　多层次医疗保障体系下医院运营探讨

一、国内外完善多层次医疗保障体系的经验借鉴

(一)国外多层次医疗保障体系的实践及经验借鉴

1."多层次"是现代社会保障制度的内在要求　纵观全球社会保障的演变历程,"多层次"理念蕴含在以责任主体和价值诉求为核心的讨论中。1601 年,英国《伊丽莎白济贫法》首次在立法中提及政府责任,但受限于自由主义思想,政府救助仅是一种低水平、惩戒性的"施舍"。此后,在新历史学派、凯恩斯主义和福利国家主义等国家干预思想的影响下,现代社会保障制度诞生:19 世纪末,德国俾斯麦政府首创社会保险制度,将参加社会保险视为基本人权和政府职能;20 世纪初,美国罗斯福政府颁布《社会保障法》,在追求经济效率和弥补市场失灵的双重困难下,拓展出政府基本保障、市场商业保险支撑与社会慈善机制三足鼎立的制度体系;20 世纪 40 年代,英国工党政府发表《贝弗里奇报告》,以"福利国家"的形式建设全民普遍享有的社会保障体系,却因政府"能力边界"而面临财政危机。最终,在平衡政府与市场的责任关系、公平和效率的价值诉求下,福利多元主义成为持续发展的必要选择,即不只强调国家一元角色,而是倡导多元主体、多种机制彼此依赖、交叠以提供福利公共品。可见,国际社会保障体系实现了从单一项目向多种形式综合发展、从强调政府或市场"单向归属"到协同各方"多重责任"的重大转变。这构成了"多层次"的理论渊源,使得责任主体多元化、供需匹配有效化、待遇水平合理化成为社会保障制度的内在要求。

2.国际医疗保障模式呈现"多层次"混合趋同　"多层次"理念显性化为指导实践的理论,源自 20 世纪的国际养老金改革浪潮。其间,世界银行提出的"三支柱"或"五支柱"体系、国际劳工组织主张的"四层次"框架,以及国际货币基金组织倡导的"三层级"制度,建立起"多层次"的理论根基和国际标准。辨析发现,"支柱"(pillar)强调责任主体、筹资渠道的来源多样,而"层次"(tier)和"层级"(layer)等侧重在区分保障水平和功能需求的等级高低,体现出主次关系和先后次序的价值判断,但本质都是社会保障结构性改革的体现。

较之养老保障,医疗保障的"多层次"并非重要政策议题。原因在于,医保体系在建立之初并不绝对依赖政府,尤其在市场或慈善机制完善的发达国家,市场和社会力量甚至可以先行介入并将其"独揽"。不过,为了在覆盖全民健康需求和控制医疗费用支出之间找到

平衡点,国际主要医疗保障模式均在筹资和支出结构上呈现出多主体、多层次的混合趋同,这在艾斯平-安德森的医保去商品化指标测算中也得以验证。相比之下,我国医疗卫生支出扩张和经济承受能力有限的矛盾更突出,但政府筹资比例更高,为医保多层次化改革埋下伏笔,见图2-2-1。

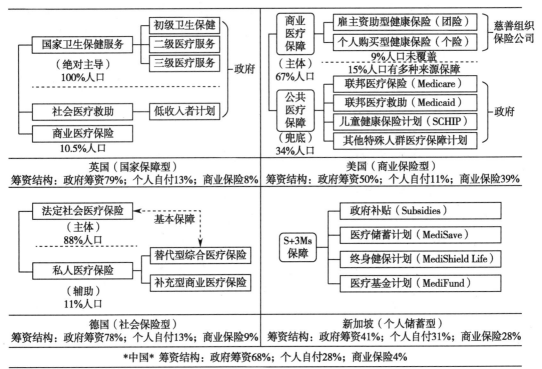

注:来源为张宗良、褚福灵,《中国多层次医疗保障体系再思考——兼析补充保障的模式创新与协同发展》,发表于《经济社会体制比较》。

图2-2-1 国际主要医疗保障模式及其筹资结构

医疗保障作为民生保障工程和健康中国战略中最具基础性、广泛性、普惠性的制度安排,是化解疾病风险、减轻就医负担、增进健康福祉的重要保证。我国全民医疗保障在参保范围、基金规模、待遇标准、管理服务等方面不断优化,个人医疗费用负担明显降低。然而,随着"全民覆盖"和"基本保障"的实现,人民健康需求的释放使得医疗保障体系发展不平衡、不充分的结构缺陷愈发凸显。这主要表现为,多层次保障"有名无实",政府主导的基本保障承担绝对责任,而商业健康保险、慈善捐赠、医疗互助等补充保障模式发展滞后,政府、市场和社会之间尚未充分互补衔接。以此导致在基本医疗保障制度补偿比例达到较高水平下,医疗卫生支出的个人自付占比依然较大,看病就医"贵"甚至"负担不起"的矛盾依旧存在,多样化的医疗服务与健康管理需求仍难得到精准满足。在此背景下,构建权责明晰、功能协同、衔接顺畅的多层次医疗保障体系成为医保改革的重要任务。

(二)我国多层次医疗保障体系的发展趋势和特点

我国医保体系建设呈现阶段性特征,"多层次"概念也经历了萌芽、发展、深化的递进过程(图2-2-2)。

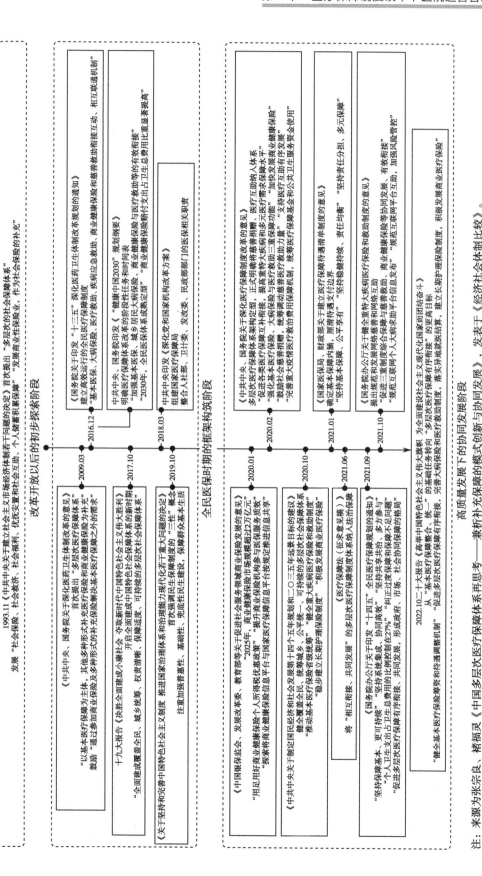

图 2-2-2 多层次医疗保障政策的演变历程

注：来源为张宗良、褚福灵《中国多层次医疗保障体系再思考——兼析补充医疗保障模式创新与协同发展》，发表于《经济社会体制比较》。

1. 改革开放以后的初步探索阶段(1993—2008年) 国内"多层次"理念萌芽于改革开放后的社会主义市场经济体制建设。1993年《中共中央关于建立社会主义市场经济体制若干问题的决定》首次前瞻性地提出"建立多层次的社会保障体系",强调市场在国家宏观调控下对资源配置的基础性作用,也为医疗保障制度的多层次化提供了依据,揭开了从"免费医疗"走向"社会保险"模式的改革序幕。20世纪90年代末,我国初步建立起"统账结合"的基本医疗保险制度,其多方责任分担的社会化理念构成了"多层次"的概念雏形。

2. 全民医保时期的框架构筑阶段(2009—2019年) "新医改"后的全民医保时期,"多层次"在医疗保障领域落地实践。2009年《中共中央 国务院关于深化医药卫生体制改革的意见》正式提出"多层次医疗保障"的概念,初步明确了"基本医疗保障为主体,其他多种形式补充医疗保险和商业健康保险为补充"的总体架构,多元协调的混合模式便由此形成。此后十年间,基本医疗保险实现了"职工+居民"的全民覆盖,医疗救助、大病保险等带有兜底、二次补偿属性的制度应运而生,发挥补充保障功能的商业健康保险也不断发展,多层次体系实现了"从无到有""立梁架柱"的制度积累。与此同时,国家还实施了"健康中国"战略、阐发新时代指导思想、组建医疗保障局等重大决策,也为体系优化提供了理论储备、目标指引和组织基础。

3. 高质量发展下的协同发展阶段(2020年至今) 2020年《中共中央 国务院关于深化医疗保障制度改革的意见》和2021年《国务院办公厅关于印发"十四五"全民医疗保障规划的通知》两大全面深化医保改革的纲领性文件颁布,健全多层次体系成为解决医疗保障不平衡、不充分问题的关键。党的二十大报告也将"多层次医疗保障有序衔接"升至战略举措。现阶段政策呈现出高质量发展的新变化:一是完善体系架构,正式纳入慈善、互助等社会力量,还通过待遇清单、医保立法等明确各层次功能定位和责任边界;二是强调协同发展,提出系统集成、多方参与、共治共享等指导原则,推进制度间衔接协作;三是细化构建举措,除了"鼓励""支持"的政策宣示,还设定务实的量化指标,推出经办、监管、财税等配套措施,更加重视补充保障模式的激励和管控。

目前,多层次医疗保障制度体系包括:主体是基本医疗保险制度(城镇职工基本医保制度+城乡居民基本医保制度);补充为补充医疗保险、商业健康保险、慈善捐赠、医疗互助;兜底为医疗救助制度。多层次医疗保障制度体系具有分层性、协同性、延伸性以及一体性的特点。

分层性,即各级各类医疗保障制度在举办与责任主体、权利义务关系、满足需求层次、制度运行所遵循的法律法规政策方面有所区别。须细化各层次保障的定位、边界和内涵,进一步厘清基本医保制度与大病保险制度,社会保险与商业保险之间的关系。对基本医疗保险制订合理的封顶线及报销比例,使其承担有限的保障责任,更加注重"保基本"。对商业保险公司应鼓励自主发展健康险业务,以更公平开放的市场环境促进商业健康保险发展。引导商业健康保险理赔设置适当的起付标准,提高产品理赔门槛,发挥商业健康保险"保大病"作用,防止出现商业健康保险因门槛过低、过度保障引发医疗浪费,进而击垮社会医疗保险运行体系的情况。同时有效保证商保公司盈利率,推动商业健康保险可持续发展。

协同性，即发挥社会、企业、市场、个人的共同作用，建立一个多元结构的大医保格局。厘清政府、社会、市场的责任和边界，促进多部门的协作和协调，拓展合作空间。加大促进商业健康保险、互助医疗保险、慈善事业发展的支持力度，以提高产品参保率和保障水平；整合医疗救助、大病保险等，提倡共保，多方合作，在相对平衡的机制下解决结构化的矛盾；加强宣传，引导群众增强多层次保障理念。

延伸性，即以人民健康为中心，提供全周期的医疗服务，多层次覆盖的保障项目和内容需要进一步扩展，基本的医疗服务由基本医疗保险保障，逐步扩展医疗保障的功能，如疾病预防、健康促进等。例如德国早在 1989 年就规定，要求所有的疾病基金会对一年内没有就医的参保人返还相当于 1 个月保险费的"健康奖励"，同年德国法律对疾病基金会必须承担健康促进的责任做出规定，所有的疾病基金会必须向国民，特别是低收入者进行健康知识教育，联邦卫生部要求所有的基金会用于健康教育宣传的经费，每人每年不少于 5 马克。我国应该在疾病预防与家庭医生和门诊统筹支付方面尽快探索建立更加健全的门诊统筹机制，应对慢性病为主的疾病谱转变，实现以注重治疗的费用补偿向注重健康的预防转变。健康促进（指通过政策制定环境改造、社区行动、个人技能培养及健康教育等综合策略，促使人们维护和改善自身健康的过程）以及健康行为的养成、健康生活方式的普及，能够有效降低疾病发病率和治疗费用。这既是多元多层干预协同作用的结果，也是构建和完善全民健康保障体系的必然要求。多层次医疗保障在内涵上包括"多类型"的概念，既要满足疾病保障的需求，也要满足生育与康复、护理等保障的需求。中国已成为全球老龄化速度最快的国家之一。据预测，2050 年 80 岁及以上老年人口将占比 20%。人口老龄化使得医疗卫生及健康需求持续快速地增加，老年群体的服务供给和费用分担急需多元化的方式和渠道。应加快促进基本医疗保险与长期护理保险的衔接，在基本的护理保障基础上，商业健康保险针对不同需求层次的患者提供更加个性化、多样化的护理和康复服务的保障。形成多层次的从出生前生育保障到临终前关怀全生命周期的政府、市场、社会、家庭多主体的分工和协作，为人的全面发展提供健康支撑。

一体性，即探索一体化的经办管理模式，实现基本医疗保险、补充医疗保险和医疗救助管理体制的统一，简化服务方式，提高服务效率。建立多方参与的医保经办社会治理体系，实现共建共享。畅通沟通协商通道，广泛倾听各方诉求，消解和平衡各方矛盾，同时探索多方参与的多元化经办管理，逐步形成政府主导，社会多方参与的共治、共享格局，提升医保经办管理的效率和水平，通过竞争机制，增强医保经办活力。特别是在"惠民保"迅速发展阶段，明确政府在其中的职能定位，掌握好医保部门介入的分寸。也可创新性地试点探索基本医疗保险的"管办分离"，委托商业保险经办基本医疗保险。

二、多层次医疗保障体系给医院运营带来的机遇与挑战

（一）机遇

1. 逐步将医疗新技术、新药品等纳入商业健康保险保障范围，推动医疗创新发展　2020 年1 月银保监会等 13 部门联合发布的《关于促进社会服务领域商业保险发展的意见》（以下简

称《商业保险发展的意见》），将发展健康保险摆在突出位置，赋予了健康保险更加丰富的内涵，寄予了健康保险更大的责任和使命，将推动健康保险在更广领域、更深程度上参与健康中国建设。

《商业保险发展的意见》针对健康险行业发展痛点，精准施策，为行业释放了更多政策利好。一是鼓励产品创新。如鼓励保险业将医疗新技术、新药品、新器械应用纳入健康保险保障范围，引导商业保险机构开发与癌症筛查、诊断和诊疗相关的产品；提供与医疗旅游相衔接的健康保险服务；研究建立寿险赔付责任与护理支付责任转换机制等。二是推进医疗健康数据共享和创新应用。《商业保险发展的意见》支持并促进商保与医保、医院的合作，将商业健康保险信息平台与国家医疗保障信息平台按规定推进信息共享，强化医疗健康大数据运用，推动医疗支付方式改革，更好地服务于医保政策制定和医疗费用管理。这将进一步打破数据壁垒，为商业保险机构推进数字化转型，提升产品创新、风险管控等方面的能力提供政策保障。

2. 提供全周期健康服务，促进医院高质量发展　保险机构的加入可以让医疗机构更侧重于院内的诊疗方案，由社会力量辅助医院系统完成院前和院后的全周期管理。全周期涵盖了健康评估、健康处方、健康随访直到效果衡量和健康奖励。以商业健康保险支付比例最高的病种肿瘤来看，商业保险公司可以围绕高发的专病试点建立全周期的健康服务，共同提升患者的生存质量和生存率。当保险公司与医疗机构搭建起一张健康生态网，用户将以前所未有的便捷享受到优质医疗资源。

以四川省为例，近年来四川省居民对全方位、高质量、全周期医疗服务的需求不断增长，但省内的公共医疗资源供给和这类需求的匹配度尚不高。其原因在于，尽管省内医疗资源已经很丰富，却也同时存在着优质医疗资源不足、公立医院分散且分布不均、整体协作性不强、个性化服务不足等问题。根据四川省统计局最新数据，截至 2022 年末，全省医疗卫生机构共计 74 123 个，其中医院 2 547 个，两项均居全国第 2 位。然而，目前省内居民的优质医疗资源触达率依然偏低，患者就医获得感及体验感不足，且由于患者术后、出院后、诊疗后、检查后的自我管理能力有限，容易增加后续就诊困扰，并导致个人健康面临风险。

值得欣喜的是，四川省内一些公立医院已经走在了提升服务能力的创新前列。以四川省某医院为例，该院以信息化、智能化的手段，率先在产科、妇科、儿科推广全病程管理模式的应用。通过建立患者健康档案和线上、线下服务团队，医院实现了对患者情况的动态跟进，从而更好地掌握患者病情变化，为患者提供更好的康复指导和诊后服务，以达成提升患者治愈率和康复率的医治目标。

近年来，在"健康中国"战略的指引下，四川省发布了《四川省推进"互联网＋医疗健康"示范省建设实施方案》《四川省公立医院高质量发展促进行动（2022—2025 年）》等文件，明确了推动公立医院"以疾病为中心"向"以健康为中心"转变，建立患者综合服务中心，推进健康管理、健康教育、疾病预防、预约诊疗、门诊和住院等一体化服务，形成公立医院医防融合服务新模式。目前，尽管四川医疗服务的发展仍然存在不少挑战，但省内公立医院的一系列创新实践已经初见成效，能够在很大程度上改善优质医疗资源的触达率和全病程管理服务的普及度。在此过程中,互联网医疗或数字健康服务平台起到了良好的辅助和赋能作用。

（二）挑战

1. 打破信息壁垒,建立强有力的医院信息系统,实现一站式结算 虽然目前大部分医保已经实现了联网结算,但是商业保险在医疗机构实现一站式结算的情况鲜有所见。即使部分商业保险开通了便捷式理赔,可以省去参保人准备理赔资料的步骤,但是参保人在医疗费用支出时,对于保险公司可赔付的部分仍然需要先自行支付,待保险公司审核后才将保险金汇入参保人账户,这对家庭困难人群以及对发生大额自付医疗费用支出人群并不友好。因此建立强有力的医院信息系统,可进一步打通医保结算系统,实现与定点医院的信息互联,参保人在出院时即可将医保和商业保险一并结算报销,只须支付个人自付部分。当然,其中存在医院系统与商业保险公司之间的网络构建信息共享问题,应打破信息壁垒,做到商保结算一站式服务,实现患者"零（纸质报销）材料,零奔波,零等待,零垫资,零风险",5个"零"一站式商保的服务,为患者提供更优质的就医体验。

2. 面临更大的医保监管风险,改变传统流程管理模式 理论上,医疗服务机构在健康保险市场上是相对于保险公司和参保人的第三方,应当客观中立地向患者及保险公司提供健康费用和诊疗信息。但实际上,由于保险公司赔付的医疗费用的高低受疾病发生率及严重度、参保人就医行为以及医疗服务机构的服务行为影响,而医疗机构作为专业服务的提供者,拥有信息优势,通过诱导需求或是违规行为增加医疗费用,进而使保险公司支出不必要的赔付。其具体形式表现如下:一是诱导报销商业保险的患者增加医疗费用,如开具高额处方药品,增加不必要的检查项目等。尤其是参保人的保费可以经过基本医保、大病医疗等政策型补充保险以及商业保险报销,医疗服务机构可能认为参保人可享受保险报销的比例增加,从而进一步加剧道德风险,增加赔付支出。二是采取医患合谋或是独自捏造患者病历、虚记费用等方式骗取保险金。根据国家医保局曝光台2021年第六期曝光典型案件（9例）,部分医疗机构通过延长住院天数、虚假住院和伪造医院文书、予以患者住院回扣等违规操作骗取医保基金5.25万～569.00万元不等,可以看出医疗机构带来的监管风险同样不可小觑。

未来要想提升医保基金的监管效能,除了要强化传统监管主体和监管手段的作用外,特别应该加强创新,引入新的监管主体和新的监管手段。由于商业保险公司已经普遍介入职工医保的大额医疗和城乡居民的大病保险业务中,既熟悉医疗保险相关实务,自身也有知识、技术和人才储备,是非常合适的第三方监管力量。它们可以从事相关信息的取证、核实,也可以深度参与基金使用的监督和检查。应该鼓励各地积极开展利用保险公司提升医保基金监管效率的探索。在新监管手段方面,加强信息技术的运用,开展智能审核、智能监控非常必要。

医院流程管理应该改变过去那种"重审批、轻监管""重检查、轻处理"的传统模式,建立并逐步完善事前、事中、事后监督管理有机结合的新机制,实现向"过程管理""程序管理""体系管理"的转变。

第三节　医保支付机制改革下医院运营的探讨

一、医保支付方式改革的发展进程

（一）国外医保支付方式改革的经验借鉴

一个国家的医疗卫生体制决定了该国的医疗费用支出结构，医疗费用支出结构决定了医保控费模式，而医保控费最有效的手段是医保支付方式改革。国外绝大多数国家都将医保支付制度作为医保控费的重要手段。基于各种支付制度（按项目付费、按人头付费、总额控制）尝试，DRG 的动态检讨方式对于降低医疗费用、减少住院时间最为有效。因此国外40 多个国家均以 DRG 为住院医保的支付方式，少数国家采用总额控制、按项目付费、按人头付费等方式；门诊医保主要采用类似 DRG 的支付方式或总额控制、按项目付费、按人头付费。下面介绍几种比较典型的住院与门诊医保的支付方式以及 DRG 的应用情况，为我国的支付方式改革提供借鉴。

1. 医疗保险支付方式介绍　目前国际上主流的医疗保险支付方式总体可以分为后付制和预付制：前者主要指按服务项目付费制；后者包括总额预付制、按人头付费制、单病种付费制、按疾病诊断组付费制、按床日付费制、基于价值的补偿制等方式。

（1）按服务项目付费制（fee for service, FFS）：按服务项目付费制是典型的后付制，即对医疗服务的实际费用进行报销。该方式是早期各国医疗保险支付中普遍采用的支付方式，也是导致医疗费攀升的重要原因之一。首先，由于医疗服务提供方获得的收入很大程度上取决于其所提供的医疗服务项目及数量，因此激励医疗服务提供方提供过度医疗以获得更多报酬，造成医疗资源浪费。其次，按服务项目付费制缺乏有效的费用控制机制，医疗服务提供方常常通过分解服务、增加诊次等行为套取医疗费用，医疗费用的上涨难以控制。纵观世界范围内医疗保险支付方式的改革历程，按服务项目付费制有逐步减少的趋势。不过，在疑难杂症和特殊病例等难以采用预付制的情况下，按服务项目付费制仍然可以作为可行的支付方式。

（2）总额预付制（prospective payment systems, PPS）：总额预付制是指医疗保险机构与医疗服务机构预先确定医疗费用预算总额的支付方式，超出预算总额的医疗费用医疗保险机构将不再补偿或按一定比例分担。总额预付制在由政府提供福利性全民医疗保险或社会医疗保险的国家中普遍采用，如英国、德国、澳大利亚、加拿大等。这种支付方式程序简便、实施成本低，并且对于控制过度医疗和医疗费用上涨是成效显著的。由于医疗服务机构的收入不随医疗服务提供量的增加而增加，因此能有效地控制医疗费用增长。但简单的总额预付制也存在着降低医疗服务质量的弊端：医疗服务提供方面对确定的总额收入，会通过刻意减少服务总量来降低支出成本以获得盈余，医疗质量难以保证。因此，目前的医疗保险支付方式改革很多采用总额预付制与其他支付方式相结合的混合式支付方式。

（3）按人头付费制（capitation）：按人头付费制可以视为总额预付制的一种常见形式，是指医疗保险机构在合同期内根据参保人数和确定的每人收费标准确定年度预算总额的支付方式。医疗服务提供方的收入来源于确定的人头费用总额与实际发生的医疗费用总额的差额，同样属于自负盈亏的支付方式。按人头付费制在世界上运用广泛，美国、丹麦、荷兰、英国、意大利、印度尼西亚等均采用了这种支付方式。在按人头付费制下，由于医疗服务提供方的收入与参保人数成正比，与提供的服务量成反比，因此形成了内在的成本控制机制：医疗服务提供方具有降低医疗成本的强烈动机，会通过积极开展预防、体检和健康教育等活动，降低疾病发生率，从而降低医疗服务提供量；同时合理利用医疗资源，提高医疗服务效率。但是这种支付方式也会刺激医疗服务提供方索取高额人头费或降低服务质量。一方面，如果医疗服务提供方占据垄断优势，保险机构的谈判能力有限，医疗服务提供方可能不合理地提高人头费用；参保人在信息不对称的情况下缺乏主动权，医疗服务提供方可能减少医疗服务数量和质量以增加利润。按人头付费制适用于初诊轻症患者较多、诊疗手段简单且费用较低的初级医疗，例如社区医院和综合医院中的门急诊等。

（4）单病种付费制（single disease payment）：又称按病种付费，针对每一类病种制定相应的固定支付标准。单病种付费通常参照单一病种的平均费用制定付费标准，其负面效应在于，不同病例的自身情况和所患同一病种的程度往往不同，所需的诊疗服务及产生的医疗费用也并不相同，固定的支付标准可能无法满足治疗需要。因此，单病种付费适用于可以通过医疗手段明确确诊，并且治疗方式和费用相对固定的简单住院病种。

（5）按疾病诊断组付费制（diagnosis related group，DRG）：按疾病诊断组付费制是将病种按照病例情况和患病程度细分为不同的疾病诊断相关组，并对不同的疾病诊断组制定相应的费用标准。美国老年和残疾人群医疗保险中率先采用了按疾病诊断组付费，随后在发达国家的医疗保险体系中被广泛运用。这种支付方式的优点是确保不同病例根据自身诊断获得相应的治疗和支付，医疗服务机构可以达到收支平衡。但是疾病诊断组付费同样存在其自身的缺陷，例如标准复杂，管理成本较高。按疾病诊断组付费制尤其适用于诊疗方式规范统一的大病诊疗，例如专科医院、综合医院的门诊大病和住院疾病。

（6）按床日付费制（per-diem payment）：按床日付费制是指针对每个住院日设定费用定额，根据实际住院总天数进行支付的支付方式。这种支付方式下，医疗服务机构治疗患者的收入为床日定额，能够降低其提供过度医疗服务的动机，因此尤其适用于对于医疗服务费用与住院天数高度相关的长期慢性病种等。但是，医疗服务机构可以通过分解住院、虚增床日天数等方式增加收入，不仅造成统筹基金的损失，还会增加患者的其他就医成本。

（7）基于价值的补偿制（value-based reimbursement，VBR）：基于价值的补偿制的核心理念是医疗服务提供方应依据其提供给患者的实际诊疗效果收费，而杜绝滥用高成本、低效的服务项目。如果诊疗方案的服务成本低于一般标准，但能够获得同等甚至更佳的实际效果，医疗服务提供方将获得额外的收入激励，例如将节约的成本适当返还给该医疗服务提供方。这种新兴的支付方式最初实施于美国，并随着在美国各类医疗保险制度中的快速发展而得到了世界各国的广泛关注。与其他预付制不同的是，基于价值的补偿制不仅能够控制医疗费用，更强调医疗服务效率和效果，通过奖励的方式鼓励医疗服务提供方提供高质量、低成本的治疗方案。但是这种支付方式的难点在于需要建立精确的医疗服务质量和费用评价标准,并设立医疗服务提供方的质量报告系统,因此对于医疗数据处理、医疗标准建立等都提出了更高的要求。

2. 典型国家医保支付方式改革的经验借鉴

(1)美国的 DRG 方式:DRG 源于美国。1967 年耶鲁大学开发出第一代 DRG,1970 年在新泽西州试点应用,试点后对 DRG 的编码和分组进行了大幅度的调整,从此 DRGs 的分组过程基本定型。首先,病例根据解剖系统分类来划分主要疾病类别(major diagnostic category,MDC);主要疾病类别再划分为若干 DRG。各国 DRG 的分组原则和编码系统差异较大,美国的 MDC 使用主诊断编码划分,至今已发展了六代。

美国利用 DRG 核算医保费用时将基准费率、劳动力费率、技术价格费率、并发症费率等诸多复杂的因素考虑在内,各种因素对应各自的权重值,其住院时间与基准费率值呈负相关:随着住院时间延长,费率值降低,每日支付费用减少。美国的 DRG 不仅对本国医疗费用上涨起到很好的控制作用,而且对世界医疗费用支付方式改革产生了深远影响。

(2)德国的 G-DRG(Germany-DRG)方式:德国是典型的社会医疗保险型国家,20 世纪 70—90 年代,德国医保支付制度采取分类的总额预算,共分为门诊、住院、药品及牙科 4 类。总额以法定薪资指数上涨率为限。德国的总额预算主要针对控制医疗服务数量,同时注重药费控制,因此德国药品费用支出并没有像美国一样快速增长。

1998 年后,德国开始研究按病种付费,2000 年开始试点 DRG,2010 年全国使用统一的 G-DRG 包括编码与基准费率。总的来说,G-DRG 有以下几个特点:G-DRG 几乎适用于所有患者;几乎支付所有的疾病(除精神疾病外);德国的分组与编码特征区分内科与外科,考虑合并症、并发症等相关因素。DRG 支付标准由费用支出权重、基准费率和调整因素(医院规模、工资水平、教学现状)等共同决定,即:DRG 支付费用 = 费用支出权重 × 基准率 + 调整因素。德国应用 DRG 后住院时间缩短,医疗费用增速有所减缓,医疗服务质量得到提高。

(3)加拿大的总额控制方式:加拿大是为数不多的使用总额控制作为主要支付方式的发达国家。20 世纪 80 年代加拿大开始向总额控制方式改革,但其改革重点和德国有所不同。加拿大医保支付方式改革的核心是将卫生费用支出增速控制在 GDP 增速水平之下。1991 年后加拿大改协商拨款为固定拨款,1994 年颁布《药物经济学评价原则》辅助医疗决策,保证药品资源的合理利用。据统计,1984—2014 年,加拿大卫生费用占 GDP 的比重由 8% 仅提高到 10%,卫生费用增长与 GDP 增长也基本保持一致。加拿大的医药分业,总额控制主要针对医疗服务,对药品费用影响不大,因此住院治疗费用增速下滑更明显。

(4)日本的定额支付方式(diagnosis procedure combination,DPC):1998 年前日本主要采用 FFS,1998 年后试行 DRG 定额支付方式改革,2001 年 4 月 DRG 与 FFS 2 种支付制度并用,让医院的经营者通过经营成本去判断使用何种支付制度,2003 年 4 月日本开发了具有本国特点的 DPC,至今 DPC 定额支付与 FFS 仍在各自的支付范围内发挥着作用。日本医疗费用由 1 000 点(1 点 = 10 日元)以下 DPC 定额支付标准与 1 000 点以上的 FFS 的总和。定额支付包括住院基本费用、生化检查费用、医保药品费用及不足 1 000 点的处置、实施手术和麻醉中使用的药品耗材费用、手术前后的管理费等。FFS 包括手术费、麻醉费及 1 000 点以上的处置、心导管检查费用、手术麻醉中使用的药品和特定医疗保险耗材费用等。住院患者医疗费用 = DPC 定额支付额 + FFS 支付额；DPC 定额支付额 = DPC × 住院时间 × 医疗机构系数。其中，医疗机构系数由医疗机构功能评价系数和调整系数构成。

（5）美国的门诊支付分类方式（ambulatory payment classifications, APC）：美国的医保支付方式主要为预付制，门诊服务也不例外。2000 年 8 月实施门诊诊疗服务的预付制，门诊版的 DRG 称为 APC，将门诊项目分类，每个类别确定一个付费标准。APC 以服务类别支付（每一类别对应一个相对确定的权重值），而且可支付的门诊项目广泛。门诊费用支付方式较为复杂，基本公式是由各地医疗机构的支付价格与服务类别的相对权重相乘计算，其中转化系数用于校正各地的薪酬情况与医疗服务项目，从而计算出全国的标准值。

（6）德国的 FFS 方式：德国法定医疗保险的门诊诊疗服务主要由私立的全科医生提供，包括常规门诊检查和咨询服务等。德国门诊医保支付方式可归结为总额控制下的 FFS 即点数法。

门诊总额预算由疾病保险基金会与保险医师联合会进行协商，划拨给各州的医师协会，开业医师向患者提供服务后向医师协会提供服务账单，由医师协会进行点值金额的回溯性计算。

德国门诊药品以按量计酬为支付原则，对门诊药品实行部分负担制度，自 2004 年 1 月起，不管药品包装大小，部分负担为药品价格的 10%，然而为控制药费支出及医师开药行为，各州医师协会与疾病基金会每年协商各类医师开具药品参考值与药品总额预算，医师类别不同所能开具的药品总额不同。

（7）加拿大的 FFS 方式：加拿大门诊诊疗服务实行社区首诊制，但加拿大与实行常规首诊制的国家的按人头付费方式不同，加拿大门诊实行总额控制下的 FFS，部分省份设置医师费上限，如在魁北克省，政府对每一个全科医生都采用总额封顶的方式，按季度支付费用，超过封顶线的部分不进行全额支付。这种有限制的 FFS 一定程度上约束了医生的行为。由于加拿大公共医疗保险不包括门诊药品，所以药品费用需要个人全额支付，但购买私人保险和补充保险可以解决部分费用。

（二）我国医保支付方式改革的发展进程和现状

目前，我国的医疗服务提供主要以公立医院为主，其中主要分为门诊和住院业务。但是由于门诊和住院在就诊类型、疾病复杂程度、处理方式等方面具有很大的差异，因此门诊和住院在医保支付、核算和报销机制等方面各有特点。根据《中共中央　国务院关于深化医疗保障制度改革的意见》，为推动建立高效管用的医保支付方式，我国针对门诊和住院分别开展医保支付方式改革试点，推动医保和公立医院高质量发展，提高医疗服务质量和效率，提高医保基金的使用效率。针对住院医疗服务，我国主要试点按疾病诊断相关分组（DRG）和按病种分值付费（DIP）两种支付方式。DRG 起源于美国，现已成为世界多个国家普遍采用的住院结算方式。在医保支付、绩效管理和质量管理等方面都发挥了重要作用。我国 20 世纪 80 年代末开始对 DRG 进行探索，部分城市陆续开展 DRG 支付方式改革试点工作。经多年实践,DRG 支付方式改革初见成效。为适应我国医疗保障事业的发展,建立高效管用的医保支付制度,我国自主开发了原创的医保支付方式 DIP。2020 年 10 月,《国家医疗保障局办公室关于印发区域点数法总额预算和按病种分值付费试点工作方案的通知》(医保办发〔2020〕45 号)发布,明确了 71 个城市作为 DIP 的试点城市,并要求在 2021 年年底前,全部试点地区进入实际付费阶段。在 1 到 2 年内将统筹地区医保总额预算与点数法相结合,实现以 DIP 为主的多元复合支付方式。这标志着我国住院医疗服务结算方式形成了以 DRG 和 DIP 为主,多种支付方式协同发展的格局。

针对门诊医疗服务,浙江省金华市试点门诊病例分组(ambulatory patient groups,APG)支付方式。《中共中央 国务院关于深化医疗保障制度改革的意见》指出,要建立管用高效的医保支付机制,推行以按病种付费为主的多元复合式医保支付方式,推广按疾病诊断相关分组付费,医疗康复、慢性精神疾病等长期住院的患者按床日付费,门诊特殊慢性病患者按人头付费。浙江省金华市针对不同医疗服务特点,实施总额预算管理下的多元复合式医保支付方式改革,对基层医疗服务按人头付费,积极探索家庭医生签约服务与慢性病管理相结合的支付方式。金华市于 2020 年 1 月开始试点门诊按人头包干结合 APG 点数法支付方式改革,并于 2020 年 5 月获批浙江省试点。经过两年的试点工作,金华市门诊医保基金支出增长率不断下降,与住院 DRG 病组点数法形成总额预算闭环管理机制,提高了医保基金使用效率,成效显著。

目前,我国已有 101 个 DRG/DIP 的试点城市和 1 个 APG 的试点城市,但是对于 APG 和 DRG/DIP 医保支付方式的运行逻辑、影响机制与实施效果的比较研究还相对较少。本节结合试点城市的经验,对 APG 和 DRG/DIP 支付方式的设计思路、理论机制和实践效果进行比较分析,总结我国医保支付方式改革的运行逻辑、影响机制与实施效果,为推动建立健全管用高效、多元复合的医保支付方式,实现"分类结算、协同推进"的医疗服务综合治理机制,提高医保资金使用效率,保障人民群众的生命健康提供经验借鉴。

二、DRG/DIP/APG 医保支付方式付费下医院运营管理发展方向

(一) DRG、DIP、APG 三种支付方式的内涵和特点

1. DRG 疾病诊断相关分组(DRG)是一种分级方法,它基于患者的年龄、性别、住院天数、手术情况、疾病程度、合并症、并发症及转归等因素,将患者归入具有相似临床过程和资源消耗的诊断相关组,以实现打包治疗。通过对各 DRG 组进行加权,并通过构建分级的患者分类代码和规范化的评估指数来体现其产出、效率和质量,为评估结果的规范化提供了依据,为医保结算模式的变革提供了技术支撑,同时也为医院提供精细化数据支持和管理手段。

DRG 支付改革有利于合理使用医保基金,防范和化解医保基金支付能力风险;有利于促进医院转变经营理念,更加注重完善投入与产出机制;有利于促进医院加强医疗质量管理、控制医疗费用不合理增长、优化收入结构、完善和加强绩效考核,发挥杠杆作用;有利于不同医院间合理配置医疗资源、科学评价医疗风险和医疗质量。

2. DIP　按病种分值付费（DIP），是利用大数据优势所建立的完整管理体系，基于"疾病诊断＋治疗方式"的共性特征对病案数据进行客观分类，在一定区域范围的全样本病例数据中形成每一个疾病与治疗方式组合的标化定位，客观反映疾病严重程度、治疗复杂状态、资源消耗水平与临床行为规范，可应用于医保支付、基金监管、医院管理等领域。DIP 是我国原创的医保支付制度，先后在江苏省淮安市、江西省南昌市、广东省广州市等地试行。

3. APG　门诊病例分组（APG），即采用病例组合的方法，对门诊患者中具有相似的临床特征、资源消耗的病例进行分组。从金华市两年来的改革试点经验来看，APG 支付方式的推行有利于完善医保基金长效平衡机制，提高医保基金的使用效率，规范医疗机构和医务人员医疗服务行为，调节医疗资源配置，促进分级诊疗体系建设和家庭医生签约服务的发展，对于实现门诊医保基金可持续发展，助力"健康中国"战略目标实现具有重要意义。

（二）DRG、DIP、APG 三种支付方式对医院运营的影响

医疗保险基金的住院费用占全部收入的 50％ 以上，门诊医疗保险的覆盖面不断拓宽，医疗保险的费用水平也在不断提高。医疗保险基金是医院赖以生存和发展的重要基础，医疗保险制度的变革使得医院的运营面临巨大的挑战，医院的传统管理模式不能跟上时代背景发展，或者不能满足发展要求，需要对内深挖效益，对外树形象，实现全面改革。

1. DRG/DIP 对医院运营的影响

（1）引导公立医院重塑自身定位与发展战略："成本结余"的 DRG 支付环境下，传统扩张式发展战略已经不能满足医院发展的要求。在这样的环境下，迫切地要求医院提质增效，取得更良好的医疗能力。促进发展重心的转移，加强运营管理，实现特色化发展。以成本控制、绩效改革为抓手，立足于此，促进服务品质、医疗水平的全面提升，为促进地区居民健康出力，实现良好发展。医院作为医疗保障制度落实的核心，在医疗保障制度的执行中面临一系列问题。首先，一些医疗保险的出台和执行的时机不够合理。比如医保信息更新、耗材贯标更新、更换库存等事项，各大医院接到的通知与政策实施的间隔太短，导致了各大医院的反应时间比较仓促。其次，医保主管部门、医保经办机构、医疗机构之间的沟通渠道不健全；由于医保支付模式改革的政策要求和医保基金总量的限制，使得医保基金的议价空间很小，处于不利和被动的位置。与此同时，一些医保政策，特别是医保支付方式改革，医保目录和报销比例的宣传力度不够大，容易引起医患矛盾。

（2）推动公立医院重塑内部管理体系：DRG 支付方式改革作为一项系统性的工程，涉及医院众多部门，包括：医务质控部门、医保部门、信息部门、财政部门、临床科室等。这对公立医院而言，是一个重要的发展契机，医院可借此对内部管理体系予以重塑，加强组织建设、人才培养力度，由此实现良好的成本管控，推动政策的有效执行，基于此，突破发展壁垒，达到决策、职能、临床运营的多维度协调。医保制度改革之前，医保基金是根据患者所享受的医疗费用来结算的，医院想要赚钱，最关键的就是价格，通过抬高定价提高医疗费用，使其高于成本从而产生利润。自 2017 年全国全面推开公立医院综合改革，全部取消药品加成，逐渐取消医药耗材加成，终结了 30 多年的医药行业"黄金时代"，"以药养医"的格局被淘汰，医药和耗材"无利可图"，而体现医护工作者的价值的改革举措却一直没有得到落实。加之近几年公立医疗机构的改革，除了基层医疗机构之外，其他的政府补助每年都在缩减，这让医院不得不进行自我检讨。在新的 DRG 收费模式下，如果不是在规定的时间内，不了解有关的支付政策，或者是不符合规定的情况，那么，医保基金就不会给医院支付相应的费用，而是要靠医院自己来负担。以上诸多原因，使得医疗机构不得不追求管理的效益和效率，如果没有有效的措施，势必会出现空前的困境，造成持续的亏空和无法持续的运营。以 DRG/DIP 为代表的医疗保险制度改革逐步推进，并对住院患者的用药信息、低风险组的病死率等指标进行了明确的规定。一方面，部分三级医院没有重视病种结构调整，没有正确认识到病种结构的优化对提高 CMI 值，以及应对支付方式改革具有重要作用；另一方面，在医院的绩效分配中，没有充分体现出对高风险科室、高层次技术人才、高水平技术项目的支持，很难调动广大医务人员开展新技术、新项目的积极性和主动性。

（3）增加了公立医院的经济运营风险：DRG 支付方式对公立医院而言，最大的影响体现在经济方面，若病种费用成本超出 DRG 支付标准，超出部分医保不予补偿的应由医院自行承担。改革之初，一些公立医院由于一时没有适应，导致在支付标准、诊疗费用间难以良好地平衡，医院运营呈亏损状态，这将极大地增加医院的经济运营风险。

2. APG 对医院运营管理的影响　对医疗机构，APG 支付方式有效激发医疗机构主动控制门诊成本和费用的内生动力，并通过调整家庭医生签约服务权重的方式，引导居民常见慢性病在基层医疗机构就近治疗，疑难危重病通过基层转诊到大医院治疗，康复回基层，提高基层医疗资源使用效率。APG 分组过程对病案质量和编码准确性要求较高，信息收集和分类难度较大，可以促进医疗机构信息系统建设，严控病案资料准确性，为分组决策提供科学依据。同时，APG 对操作平均成本的控制力度较强，若高权重病组超支过多，超支部分损失可能对医疗机构产生负向激励，导致医疗机构取消部分高质量、高成本医疗服务，造成医疗服务质量下降。APG 分组标准要求医疗机构报销操作标准化、规范化，对医疗费用控制较为严格，在住院和门诊构成的医保基金闭环管理下，医疗机构控费压力和财务风险会进一步增加。

（三）DRG/DIP 医保支付方式付费下医院运营管理发展方向的探讨

2021 年 11 月，国家医疗保障局制定印发《DRG/DIP 支付方式改革三年行动计划》，推进 DRG/DIP 支付方式改革全覆盖。从政策导向上，DRG/DIP 支付方式改革将推动医院走向内涵、集约和高效的建设发展道路。医保支付方式改革是我国医保体系发展的必由之路，对于医院来说既是挑战也是机遇，医院必须快速转变发展模式和管理理念，积极顺应，构建新的医保支付体系管理机制；不断总结经验，持续优化管理，为完善国家医保政策提供重要参考。

1. 加快推进全面预算管理　全面预算管理是医院战略量化分解的重要工具。现代医院管理制度明确提出公立医院必须建立并落实全面预算管理，提高资金资产使用效益。建议公立医院在实施全面预算管理中采取以下措施。一是优化组织结构，成立医保办、病案科、医务办、信息科等多个部门组成的运营管理部门 / 小组，每个临床科室单独设置 DIP/DRG 数据管理员，负责各病区医保相关工作，为科学制定预算提供保障。二是构建以病种为基础的全面预算预测模型。如上海十院在实行 DIP 支付改革后，通过对每个科室总量指数、指数单价测算精准构建全院医保预算模型。三是建立完善的预算监督反馈机制，做到事前有计划、事中有监控、事后有评价，构建全方位、全过程、全覆盖的预算管理模式。

2. 强化病种成本精细化管控　做好以医保支付制度为基础的成本核算。一是建设成本大数据平台。做好成本核算系统与 HIS、工资薪酬、国有资产管理、电子病历、会计核算、物流等系统有效衔接，推进科室成本、医疗服务项目成本、病种成本、DRG 成本一体化核算，实现"业财融合"。二是借助作业成本法，通过信息化采集最小颗粒数据，建立核算模型，实现成本数据输出。做好作业成本法的划分及成本动因选择工作，制定相关操作指南建立反馈机制，以降低医疗投机行为，减少卫生资源浪费。三是通过提高临床医疗质量来加强病种成本控制。包括积极开展临床路径下的病种成本核算，通过临床路径将成本细化到每一个阶段、每一个项目；在药品耗材管控上，加强用药点评、公示、问责等实现合理用药，在耗材使用上，通过平台对耗材申领、入库、储存、消耗、存量进行全流程闭环管理，实现合理用耗。在诊疗模式上，通过大力开展日间手术、多学科诊疗（multi-disciplinary treatment，MDT）等优化诊疗技术和流程，降低病种成本。

3. 建立合理的绩效激励体系　DRG/DIP 付费改革成效要传导到医务人员身上，即通过合理的绩效激励体系体现 DRG/DIP 付费的正确导向和医务人员劳务价值，具体可以考虑以 DRG/DIP 量化指标和精准数据为基础，实施与公立医院绩效考核指标相结合的专项绩效激励和依据科室特点的分类绩效激励方式。

在专项绩效激励方面，可选择国家公立医院绩效考核导向指标，如 CMI、相对权重（relative weight，RW）、三四级手术占比、日间手术占比、疑难危重病例占比、低风险死亡率等，制订专项奖励计划，优项优得。在分类绩效激励方面，院科两级收入分配要考虑管理、医技与临床部门特点，将业务内容、管理状况、技术水平、风险与劳动强度、DRG/DIP 产出等具化为可量化的考核指标，制订差异化的激励方案，特别是临床科室，引导其坚守医疗伦理与职业操守的同时，要重点激励收治符合医院发展定位、诊疗技术提升、学科发展和临床创新的患者。

此外，未来医保更强调各医院功能定位与医保支付挂钩。如对三级公立医院 CMI 较低的病种，医保支付比例降低。建议三级公立医院以绩效为导向，逐步引导医务人员聚焦疑难重症疾病诊治。对就诊患者入院前经过 DRG 分组预判，将轻症患者分流到医联体内二级医院或社区医院就诊，一方面提高医务人员待遇，另一方面实现各级医疗机构资源有效利用。

4. 优化医疗服务流程　DRG/DIP 付费将推动医院管理的标准化，医院各部门应全面推进管理流程和诊疗流程科学化、标准化、循证化，从根本上控制医疗服务成本，寻找质量、成本与效率相均衡的最优流程路径。

首先，在出入院服务层面，要推动入出院服务标准化。现有管理体制下，多数医院的住院时长消耗在无序、重复和杂乱的出入院各环节等待上。因此，入出院之前，出入院服务中心可通过通知患者入出院要求，设置专窗办理入出院手续等措施来节约时间；住院期间，需要严格规范术前检查与麻醉访视流程，建立待手术时间监控机制，合理缩短术前等待时长；出院后 1～3 天进行电话随访，随访内容应包括身体状况、伤口情况、解答疑问、恢复提醒等内容，降低重复入院率。

其次，在诊疗过程中，需要坚持整合医疗理念，全面推进围手术期标准化流程管理。比如，针对特色技术与优势病种，建立如儿科中心、妇科中心、肿瘤中心等院内医疗中心；倡导多学科会诊模式（MDT）；结合医院诊疗水平，强化全院 DRG 病组的综合临床路径管理或 DIP 各细分病种的临床路径管理；重视术前评估与护理；实施医疗康复与护理服务标准化；推动术后标准流程管理；对重点药物、耗材的临床使用进行总量和过程监测等。

最后，为了降低医院管理成本，医院行政管理部门也要进行管理服务流程优化。需要综合考虑医院的功能定位、医疗服务能力、核定管理编制等因素，确定最小管理成本支出、最大管理效能的管理部门人员岗位设置。公立医院可以借鉴民营医院经验，以及顺应服务外包趋势，将后勤、消毒供应等交给专业的第三方运营。同时，也要加强对每位领薪管理人员的效率考核，明确每个管理岗位的服务标准，量化管理人员的工作效率。

5. 实行病组/病种分级管理　医院要依托积累的 DRG/DIP 大数据进行全院病组/病种结构分析，以标杆、优势与特色病组/病种为引领，不断推动病组/病种结构转型，并进行学科体系优化，合理配置院内资源。

首先，根据院内 DRG/DIP 运营大数据，确定标杆病组/病种-优势与特色病组/病种-正常病组/病种-超支病组/病种四级管理模式，不断推动病组/病种结构转型。实操流程为：第一步，根据地区病组/病种的定价标准和本院实际发生费用，测算出每个病组/病种的结余和超支率，依此筛选出医院和科室的优势病组/病种（CMI 值高且结余）和特色病组/病种（CMI 值高但短期超支、CMI 值低但结余率高）；第二步，医院和科室对超支病组/病种的病因结构、诊断结构、治疗结构和费用结构进行"开包验证"，如果能扭亏为盈，则转化为优势和特色病组/病种；第三步，对优势和特色病组/病种进行"质量-成本-效益"的最优路径分析，优中选优，确定出全院的标杆病组/病种（CMI 值和结余高、符合医院发展定位与技术发展方向、创新含量高等）；第四步，以标杆病组/病种为核心进行人才培养、技术创新和学科建设，以优势与特色病组/病种为重点进行资源优化配置，并不断强化对正常病组/病种和超支病组/病种的持续改善，推动全院和科室的病组/病种结构转型。

其次，重视对病组/病种运营管理大数据的常态化分析。院长层面需要重点关注全院和科室的病组/病种服务能力（总病例数、入组率、服务组数、CMI 值、总 RW 值、三四级手术占比、微创手术和日间手术占比等）、服务效率（均次费用、费用指数、平均住院日、时间指数、药占比、耗材占比、检查检验占比、上下转诊率等）、服务质量（低风险死亡率、重症救治病例数占比、再住院率、并发症发生率、院感率、非医嘱出院率等）和医保结算（医疗总费用、医保拨付费用、总超支结余金额或比例等）等整体运营状况。职能管理部门需要重点关注病组/病种结构的盈亏状况及成本结构，分析正常病组/病种、高倍率病组/病种、低倍率病组/病种、不能入组病组/病种和基础病组/基层病种的病例数量、费用结构和超支原因等。此外，对基层医疗机构而言，基础病组/基层病种应是优势病组/病种，若出现超支，则侧面反映出该医院可能存在费用管控和服务能力问题。

最后，大数据分析也要关注全院、科室、医生组的病组／病种的 CMI、RW、三四级手术、并发症及合并症发生率等指标及其排名。通过能效和质效指标排名，可以为科室的成本管控、能力提升、医疗质量管理、问题整改等提供明确的改善方向和努力目标。

第四节　医保基金监管要求下医院运营管理的探讨

一、医保基金监管发展新形势

医保基金是医疗保障体系运行和发展的物质基础和保障，是实现医疗保障制度目标的源泉和关键，更是关乎人民群众健康和过上幸福美好生活的最直接最现实的利益。众所周知，医疗保障的最大特点是第三方付费。这使得医保基金在管理、使用、支付等各环节中，存在各种各样的道德风险，包括被欺诈、骗取，低效甚至无效使用和浪费等。从 1998 年建立基本医疗保险制度以来，我国医保基金的监管经历了监管能力由小到大、从弱到强，监管手段从单一监管到综合施治，监管方式从以行政为主到依法治理，从医保常规工作到医保首要任务的发展演变。

（一）我国医保基金监管发展历程

1. 医保基金监管的雏形时期　时间从 1998 年基本医保制度建立，到 2011 年《中华人民共和国社会保险法》实施之前。1998 年国务院发布《关于建立城镇职工基本医疗保险制度的决定》（国发〔1998〕44 号），文件明确要求"健全基本医疗保险基金的管理和监督机制"和"加强医疗服务管理"。基金监管从内容上主要是对基金收支和管理情况的监管，监管对象是医保经办机构，监管手段主要是医保经办机构内部控制、稽核以及外部审计，监管目标主要是保证医保基金应收尽收、合理使用、不准挪用医保基金等。在加强医疗服务管理方面，提到要"合理控制医药费用水平，加强医疗机构和药店的内部管理，规范医药服务行为，降低医药成本"。该阶段的医保基金监管，对于维护基金安全和实现"以收定支、收支平衡"目标发挥了重要作用，但对医药机构的基金使用行为监管存在不足。

2. 医保基金监管的探索阶段　时间从 2011 年《中华人民共和国社会保险法》实施，到 2018 年国家医疗保障局成立之前。2012 年的政府工作报告指出，我国 13 亿城乡居民参加基本医疗保险，全民医保体系初步形成。随着全民医保的基本实现以及即时结算等工作的推进，医保基金管理和使用中的各种违规违法现象也不断增多。2011 年 7 月实施的《中华人民共和国社会保险法》，对基金监管做出进一步规定，主要内容包括：监管对象扩大到经办机构、金融机构、参保单位和参保个人、定点医疗机构和定点零售药店等；对医疗机构、药品经营单位等服务机构以欺诈、伪造证明材料或者其他手段骗保的行为，社会保险行政部门要责令其退回骗取的基金，并处以罚款、解除服务协议、依法吊销其执业资格，直至依法追究刑事责任。2014 年，人力资源和社会保障部印发《关于进一步加强基本医疗保险医疗服务监管的意见》（人社部发〔2014〕54 号），要求将监管对象延伸到医务人员，建立医疗保险监控系统,要求定点医疗机构实现事前提示、事中监控预警和事后责任追溯。总之,这一时期基金监管的重点由第一阶段的保障基金不被挪用,开始转移到定点医疗机构、定点零售药店,以及医药服务人员的骗保行为,在监管手段上开始重视应用计算机网络系统以及监控指标和数据的分析。

3. 创新基金监管方式,构建基金监管长效机制时期 时间从 2018 年国家医疗保障局成立至今。国家医疗保障局成立后,做好医保基金监管、保障基金安全成为医保工作的首要任务和头等大事,中国特色的医保基金监管法律和体制机制基础不断夯实。

一是《中共中央 国务院关于深化医疗保障制度改革的意见》(中发〔2020〕5 号)、《国务院办公厅关于推进医疗保障基金监管制度体系改革的指导意见》(国办发〔2020〕20 号)、《国务院办公厅关于印发"十四五"全民医疗保障规划的通知》(国办发〔2021〕36 号)、《国务院办公厅关于加强医疗保障基金使用常态化监管的实施意见》(国办发〔2023〕17 号)等文件相继出台,从全面提升医保治理能力,深度净化制度运行环境,完善监管方式等方面对医保基金监管工作进行了指导部署。二是《医疗保障基金使用监督管理条例》的颁布实施,为基金监管工作和保障医保基金安全提供了法律武器,是我国医保基金监管工作的重要里程碑。三是基金监管的相关制度不断健全完善。常态化开展飞行检查、专项整治、日常监管、智能监控和社会监督,借助大数据、人工智能等信息技术的智能监控,建立行业自律和信用管理制度,构建权责明晰、严密有力、安全规范、法治高效的医保基金使用常态化监管体系,以零容忍态度严厉打击欺诈骗保、套保和挪用贪占医保基金的违法行为,坚决守住医保基金安全底线,实现好、维护好、发展好最广大人民根本利益。

(二)医保基金监管体系框架

基金监管顶层设计的核心是《中共中央 国务院关于深化医疗保障制度改革的意见》,明确要求健全严密有力的基金监管机制,改革完善医保基金监管体制,完善创新基金监管方式,依法追究欺诈骗保行为责任。国务院办公厅印发的《关于推进医疗保障基金监管制度体系改革的指导意见》,对《中共中央 国务院关于深化医疗保障制度改革的意见》的进一步落实提出具体指导意见,对医保基金监管体系建设应遵循的基本原则、目标任务、制度设计、监管能力等方面提出更加具体明确的要求。

1. "五位一体"的基金监管新格局 我国形成了党委领导、政府监管、社会监督、行业自律和个人守信相结合的"五位一体"监管新格局,明确了在基金监管中党政、社会组织、行业和公民个人的责任和义务。尤其值得注意的是,医保基金"第三方付费"机制导致医药服务的需求方和提供方均存在道德风险,甚至产生"利益共谋",而加强行业尤其是医药服务行业的自律和个人价值观的培养是降低道德风险的最根本途径。

2. 法治、共治、协调和智能化的监管机制 《医疗保障基金使用监督管理条例》有效推动基金监管有法可依,确保各监管主体依法履职。深入推进"两试点一示范"工作,鼓励地方开展基金监管方式创新试点、信用体系建设试点和智能监控示范点建设。适应基金监管新形势,满足基金监管新要求,协同推进"互联网 + 医保"相关工作,严厉打击各类利用"互联网 +"医保服务进行的欺诈骗保行为。

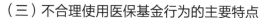

（三）不合理使用医保基金行为的主要特点

1. 行为主体多元　包括定点医疗机构及其工作人员、定点零售药店及其工作人员、参保人、医保经办机构工作人员等。

2. 行为和动机复杂　大致可以分为三个层面：一是违约，主要是定点医疗机构违反定点服务协议；二是违规，即行为主体违反国家和地方的规章制度和政策等；三是违法，即违反国家法律法规。这三类行为往往存在交织，增加处理的复杂性。

3. 存在动态性和隐蔽性　动态性是指随着医保制度改革，欺诈骗保的方式方法也不断更新，如由按项目付费时期的"虚构收费项目、重复收费等行为"到DRG/DIP付费方式下的"高靠病组、低标准入院等行为"转变。隐蔽性是指由于医、患、保三方之间的信息不对称，医疗行为的专业性和复杂性，造成欺诈骗保行为难以准确识别。

（四）"五位一体"的常态化监管手段

1. 推进飞行检查常态化　建立健全部门联合检查机制，制订并公开飞行检查方案。完善飞行检查管理办法，细化操作规程，规范飞行检查及后续处置，建立飞行检查年度公告及典型案例曝光制度。发挥飞行检查带动引领作用，用好飞行检查结果，聚焦典型性、顽固性、复杂性违法违规问题，及时汇总建立飞行检查发现问题清单，为强化日常监管、防范同类问题系统性频发提供参照借鉴。

2. 推进专项整治常态化　强化跨部门综合监管合力，加强医保、公安、财政、卫生健康、市场监管等部门的协调联动，常态化开展专项整治行动。聚焦重点领域、重点机构、重点行为，加强部门间数据共享和监测分析，强化案件线索通报，完善行刑衔接机制，健全重大案件同步上案和挂牌督办制度，积极开展部门联合执法，形成一案多查、一案多处的联合惩戒机制。推动专项整治工作成果转化为管用有效的查办经验及监管规范标准，推进完善医药服务价格和医保支付政策并建立健全相关机制。

3. 推进日常监管常态化　研究制订医保基金使用日常监管办法，健全完善工作机制，细化监督检查工作规范和要求。出台统一明确的监督检查事项清单、检查工作指南等，提高日常监管规范化水平。合理制订并严格执行年度监督检查计划，对数据指标异常的定点医药机构加强现场检查，对上级部门交办的问题线索、举报投诉涉及的定点医药机构开展现场核查，依法依规处理。强化医保经办支付环节费用审核，落实日常核查全覆盖。

4. 推进智能监控常态化　依托全国统一的医保信息平台，充分运用医保智能监管子系统，建立行政检查和执法全流程指挥调度平台，加强对医保基金使用行为的实时动态跟踪，实现事前提醒、事中审核、事后监管全过程智能监控，提升精准化、智能化水平。加快医保基金智能监控知识库、规则库建设和应用，加强动态维护升级，不断提升智能监控效能。实施国家医保反欺诈智能监测项目，常态化开展医保数据筛查分析，通过大数据分析锁定医保基金使用违法违规行为，发现欺诈骗保行为规律，有针对性地加大宏观管控、现场检查执法和精准打击力度。

5. 推进社会监督常态化　进一步完善举报投诉机制，依托全国医保基金举报投诉管理系统，畅通投诉渠道，规范处置流程，严格核查处理。落实举报奖励制度，调动全民参与医保基金使用监督的积极性。持续开展典型案例曝光,强化警示震慑。探索开展定点医药机构医保基金使用情况向社会公示制度,鼓励社会监督。

(五)基金监管新发展方向和挑战

异地就医结算、DRG/DIP 支付方式改革、互联网＋医保服务、长期护理保险试点以及门诊共济保障等医保改革措施的推进和开展,对建立健全基金监管制度和办法提出了新要求。其中,DRG/DIP 付费后,推诿患者、医疗服务不足、误填病案首页诊断信息、术式升级等异化行为值得高度关注,医保机构需要加强对于医疗行为合理性的监管,重点是建立覆盖诊疗行为全流程的监管规则和处置措施。此外,医院端也可以开发 DRG/DIP 付费的智能监控系统,有针对性地筛选院内指标进行分析,对医疗服务不足、分解住院、低标准住院、高靠高编、推诿患者、费用转嫁等行为进行重点监测,对于风险较高的科室、病组(种)和项目,关注其费用、资源消耗、权重、CMI 值、病例数等关键值的变化趋势,建立预警机制,防范异化行为。

二、医疗机构医保基金监督管理工作

(一)医保智能审核扣款管理

1. 医保智能审核系统　医保智能审核系统(以下简称智能审核)是根据临床诊疗、药学以及医保政策规范设置审核规则,采用信息化的审核引擎,实现全面、全程监控与评价医疗服务行为、医保政策执行情况的信息系统。医保智能审核主要包括政策类、管理类、医疗类3 个知识库,通过建立规则引擎系统实现诊疗行为的事前预防(引导医生)、事中控制预警和事后监管作用。从国际经验来看,药品福利管理(pharmacy benefit management,PBM)较早被应用于医疗费用的监管,美国最早的 PBM 机构可以追溯到 20 世纪 60 年代,在保障医疗服务质量的基础上,通过参与药品流通,影响医生或药剂师的处方行为控制药品费用增长。国内在 2012 年已经启动医保智能监控试点工作,人力资源社会保障部办公厅《关于开展医疗服务监控系统建设试点工作的通知》最早将天津等 18 个地区纳入试点范围,并在 2013 年进一步扩大到 45 个地区,之后要求 2016 年全国所有统筹地区开展智能监控工作。随着智能审核系统应用发展,各地自建的智能监控规则数量从几十条到几百条不等,知识数量从几万条到几百万条不等,繁简不一,部分地方存在规则权威性和实用性不足等问题,不利于智能审核和监控进一步发挥作用。2020 年,为贯彻落实《国务院办公厅关于推进医疗保障基金监管制度体系改革的指导意见》提出的"全面建立智能监控制度"要求,2023 年国家医疗保障局印发《医疗保障基金智能审核和监控知识库、规则库管理办法(试行)》,要求在国家医保信息化平台上规范智能审核系统知识库和规则库管理,保障医保基金监管的统一性和权威性。

2. 医保智能审核系统框架体系　医保智能审核系统框架体系中核心为"知识库"和"规则库"。知识库是医疗保障基金智能审核和监控所需知识和依据的集合,包括政策类、管理类、医疗类三类知识目录,包括法律法规和政策规范、医保信息业务编码、医药学知识、管理规范等内容。政策知识库基于医保报销政策,主要解决医疗费用是否符合医保报销规则的问题。管理知识库基于卫生健康委员会、药品监督管理局、物价局等部门法律法规建立，主要解决医疗行为的合规性和真实性问题；医疗知识库基于现有临床指南、临床路径、药品说明书、医疗耗材说明书等权威资料，主要解决医疗行为的合理性问题。

规则库是基于知识库判断监管对象相关行为合法合规合理性的逻辑、参数指标、参考阈值以及判断等级等的集合。政策类规则库主要包括药品政策限定类、医疗服务项目政策限定类和医用耗材政策限定类等；管理类规则库包括信息数据监管类、药品监管类-管理要求、医用耗材监管类-管理要求、行为主体监管类和统计指标监测类等；医疗类规则库包括药品合理使用类、医疗服务项目合理使用类和医用耗材合理使用类等。

3. 医保智能审核系统应用流程 医保智能审核系统应用，包括医药机构、医保经办机构、智能审核服务商等主体，医保业务数据利用接口进行传递。主要流程（图2-2-3）包括以下环节：

（1）医疗机构发起上期医保清算，通过医保接口上传清算相关数据至医保经办机构。

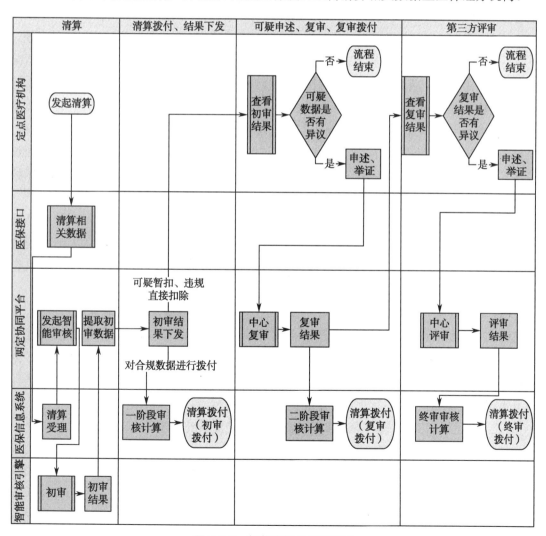

图2-2-3 智能审核业务流程图

（2）接到清算请求后，医保经办机构发送智能审核申请，并将医保明细数据同步至智能审核引擎，生成初审疑点数据。

（3）医保经办机构根据初审疑点数据，将此部分医保金额予以暂扣并为医疗机构提供一次申诉机会。

（4）医疗机构根据初审扣款原因，提取病情证明文件举证申诉。

（5）医保经办机构根据上传的申诉举证材料进行复审，复审通过数据金额补偿至医疗机构，复审不通过数据反馈至医疗机构并提供二次申诉机会。

（6）医疗机构对复审未通过的数据进行二次申诉举证。

（7）医保经办机构会同三方评审专家对医院上传结果进行终审，并确定终审医保扣款金额。

4. 医保智能审核扣款业务管理工作

（1）扣款分析和管理工作：每月扣款数据下载后导入数据库中保存。分析工作通过每项审核规则中的每条违规项目展开，细化到每一个患者的每一条明细查询扣款原因。在分析工作中，同时标记由于窗口人工审核失误造成的扣款条目，完成每月住院窗口绩效考核。

分析完成后，根据扣款原因逐一梳理并反馈到各相关临床科室和职能部门，具体情况如下：①临床收费计费问题整理汇总反馈到院内物价管理部门并提请配合整改；②需要计算机维护和整改的规则提请信息中心处理；③每月数据中新出现的扣款规则，管理人员须及时在系统中更新提示，并集中医保业务审核人员统一培训新规则；④需要临床、药剂科、医技等部门提供意见的项目，收集相关部门反馈意见，整理后形成审核规则建议，并通过医保平台反馈至医保经办机构；⑤扣款规则中涉及临床操作不规范等问题需要联系临床科室，不定期开展培训并做好培训登记。

（2）申诉工作：导出初审数据后，根据扣款原因分类提取符合医保政策的资料，包括病情证明书、检验检查报告、手术记录、麻醉记录、护理记录等医疗文书证据，生成申诉依据，通过医保业务平台反馈申诉资料。根据医保经办机构复审反馈结果，对复审后仍扣款且符合医保政策的数据进行二次申诉资料提交。

（3）审核规则明确和培训工作：针对审核标准不明确的项目，主要在临床科室调研，通过《医保临床意见征集表》进行意见征集，收集后进行整理和汇总，形成报告格式，并将相关建议通过医保业务平台、电话、QQ/微信、书面报告及人工现场交流等方式反馈至医保经办机构。医保机构和医院双方达成一致意见的医保审核规则，及时告知相关临床科室、医保业务审核人员，做好信息系统规则更新和提醒，便于执行最新医保政策要求。

（二）华西医院实践：基于临床实际的院内医保控费系统管理

如何合理控制医疗费用，提升医保基金使用效率，是医疗机构和医保部门都在努力探索的问题。但种种原因导致医保控费困难重重，具体表现在医院主动控费不足，医疗质量和费用控制难以平衡，医疗过程控制普遍缺失，主要依靠医保报销规则进行控费，基于医疗合规、合理性的管控力度不够，且医保报销规则与临床实际结合不够紧密，规则更新滞后等。这一系列问题导致了医疗费用没有得到合理有效的控制，患者权益难以充分保障。基于此,华西医院研发了一套基于临床实际的医疗费用合理控制系统。运用大数据和人工智能等手段和方法,建立了符合临床实际的控费知识库,并以此知识库为核心,建立了覆盖医疗全过程的智能审核引擎,在医疗过程的事前、事中及事后进行全过程、多方位智能管控,合理有效地控制了医保费用,提升了医疗质量与安全,保障了患者权益。同时医院还建立了人工智能和大数据平台,支撑知识库构建与智能化管控,且具有实时监控、异常预警、大数据挖掘分析等多种功能,与多部门数据共享、协同管理,实现了系统的自动反馈、自我优化。此外,医院还建立了医保互联网服务模式,利用互联网服务平台等实现医保费用查询、政策告知等功能,强化医保信息的及时性与服务便捷性,改善了患者就医体验。

1. 系统的组成部分　一个诊断标准化管理系统。运用自然语言处理(natural language processing,NLP)、知识图谱、深度学习等人工智能技术,以卫生健康委员会、医疗保障局、物价局、药品监督管理局等部门的规章制度和管理要求、专家共识,以及医院的临床诊疗规范、管理流程和要求等为依据,利用患者信息、费用明细数据、检查检验数据、电子病历等数据,建立了基于人工智能的诊断标准化管理系统,对复杂多样的医疗数据进行标准化处理,如临床诊断智能编码、电子病历智能识别等(图2-2-4)。

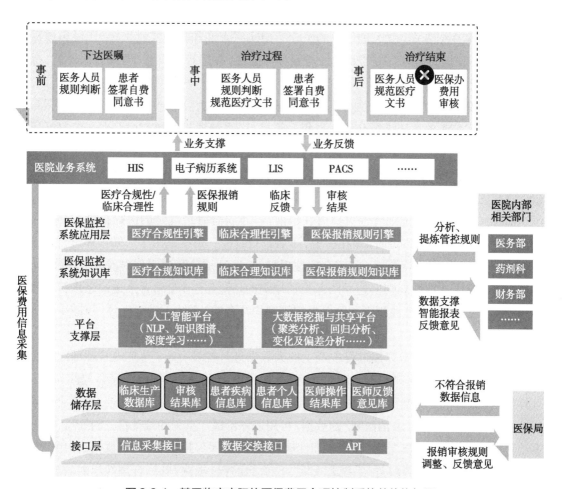

图2-2-4　基于临床实际的医保费用合理控制系统总体构架图

三大知识库。基于标准化的医疗数据，系统建立了"医疗合规、临床合理、医保报销规则"三大控费知识库。医疗合规知识库基于卫生健康委员会、药品监督管理局、物价局等部门法律法规建立，主要解决医疗行为的合规性和真实性问题；临床合理知识库基于现有临床指南、临床路径、药品说明书、医疗耗材说明书等权威资料，结合一线临床专家经验及共识建立，主要解决医疗行为的合理性问题；医保报销知识库基于医保报销政策及定期与医保局沟通结果建立，主要解决医疗费用是否符合医保报销规则的问题。

3个智能审核引擎。以知识库为核心，建立了医疗合规、临床合理和医保报销规则三大智能审核引擎。多引擎联合使用，对医疗过程的事前、事中及事后进行全过程智能动态管控，实现对医疗行为、计费、医疗费用的合规性合理性的自动化、智能化、精细化审核。

2个支撑平台。系统建立了"人工智能平台、大数据挖掘分析平台"2个支撑平台。人工智能平台利用自然语言处理（NLP）、知识图谱、深度学习、规则引擎等技术，对医疗数据标准化、知识库构建、智能判断、智能提醒、费用的实时监控与异常预警等进行支撑；大数据挖掘分析平台利用聚类分析、回归分析、变化及偏差分析等方法实现对管控全程数据的挖掘与分析。

1个"互联网＋医保"服务平台。以"华医通"移动APP、自助机、微信、短信等为载体，实现医保政策在线查询、就医过程中的医疗费用实时查询和自费实时告知、出院审核后在线结算等功能，提高信息获得的及时性与服务便捷性，保障患者权益，改善就医体验，提升满意度。

2. 系统的工作原理　系统独立部署，以控件形式嵌入医院信息系统（HIS），通过接口与HIS和其他医院业务系统进行交互。在每个管控点，系统通过接口实时获取智能判断所需数据，须干预时，根据需要，系统弹窗进行智能提醒，或通过接口传输数据给相应的业务系统，由其自行组织提醒的界面，或发送信息给待提醒对象。与仅在出院审核时对医保费用进行管控的传统做法相比，该系统实现了管控的"前移"和"后延"。

前移：系统尽可能地把管控关口放在事前，把不符合管控规则的医疗行为控制在未发生之时，仅当判断依据不足时，才在事中、事后进行管控。系统基于3大知识库进行智能判断、智能提醒。违反医疗合规/临床合理性规则的，医师须备案说明理由或取消医嘱；符合医疗合规/临床合理性规则但违反医保报销规则的，系统实时给患者推送消息进行自费告知；医疗合规/临床合理性规则和医保报销规则均符合的，系统不进行干预，以减少对临床的干扰。

后延：系统定期对于管控过程中产生的大数据进行挖掘分析，与院内管理部门及医保部门进行数据共享和反馈。对于院内管理部门，系统若反馈"不符合医疗合规性/临床合理性规则，但临床实际需要"的数据，可用以优化院内管理规定；系统若反馈"不符合医疗合规性/临床合理性规则，取消医嘱"的数据，可用以评价医疗行为的规范性。对于医保部门，系统若反馈"符合医疗合规性/临床合理性规则，不符合医保报销规则"的数据，可用以优化医保报销政策，保障患者权益；系统若反馈"不符合医疗合规性/临床合理性规则，符合医保报销规则"的数据，可用以完善医保报销规则，填补管理漏洞；系统若反馈"医疗合规性/临

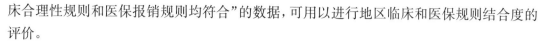

床合理性规则和医保报销规则均符合"的数据,可用以进行地区临床和医保规则结合度的评价。

3．系统特点

（1）数据更加标准化：该系统在建立知识库之前首先运用大数据及人工智能等技术手段与方法对医疗、医保等相关数据信息进行了标准化处理,使得知识库的建立更加标准化。

（2）知识库更符合临床实际：该系统不仅基于医保报销规则进行管控,且充分结合一线临床专家的共识和经验,建立了医疗合规、临床合理、医保报销三大控费知识库,使得医疗费用的控制更符合临床实际。

（3）管控原则更合理合规：系统在对医疗行为进行管控时,首先基于临床合理性、临床合规性规则进行管控,然后基于医保报销规则进行管控,对医疗行为的管控比较合理合规。

（4）分类管控对临床干扰较小：系统基于当前场景判断依据是否充足、智能判断的结果是否确定等,将规则进行分类管控,以实现对临床干扰的最小化。

（5）全程动态智能管控：该系统建立了覆盖医疗过程事前、事中、事后的全过程动态智能监控系统,且着重在事前、事中进行控制,尽量减少甚至消除事后控制,实现了对医疗行为、计费、医疗费用的合规性、合理性的自动化、智能化、精细化管控。目前可对90%以上的项目进行计算机实时智能审核和过程管理,减少了医生、医保办工作人员手动操作工作量。

（6）持续自我优化：该系统在运行过程中所产生的数据可与临床、各职能部门、医保部门等共享,支撑多部门决策,并可根据多部门的反馈意见及时进行动态更新、持续优化,形成医保控费知识库的动态自我优化更新的闭环。

（7）数据信息全面留痕：该系统所有的数据信息全面留痕,所有系统提示及医师操作内容等均详细记录,以便问题出现后有据可查、准确追溯。

（8）促进病历书写规范化：该系统在根据知识库进行医疗过程监管的过程中,可及时发现医疗文书书写不规范的病历,并及时反馈给医生进行修改完善。

4．系统运行效果

（1）实现了医院业务流程再造：该系统具有智能审核功能,可实现对90%以上的项目进行计算机实时智能审核和过程管理,仅不到10%的项目需要人工在线审核,且实现了术前检查费用的自动合并,业务经办流程大幅优化,审核效率大幅提高,平均每张账单的审核时间由原来的4.5分钟减少至0.9分钟,且审核错误率降低了30%,保障患者和医院权益的同时,实现了工作人员的职能转变。

（2）提高了医保服务的便捷性：通过"互联网＋医保"服务平台,患者可通过自助机、"华医通"APP、微信、短信等途径实时查询医保政策、就医过程中的医疗费用和自费情况、费用审核情况以及进行在线结算等,提高了患者的政策知晓度、获得信息的及时性和服务的便捷性,保障了患者权益,改善了就医体验。

（3）提升了医疗质量与安全：该系统以医疗合理、临床合规、医保报销规则三大知识库为核心,对医疗过程进行全过程智能动态监管,在控制医疗费用的同时,保障了医疗行为的合理性、合规性,提升了医疗质量安全性,促进了医院的可持续发展。

（4）医疗费用得到了合理有效的控制：该系统对医疗全过程、多方位监管，医疗费用得到了合理的控制，欺诈骗保现象减少，医保基金的有效利用率提高，保障了广大参保人的权益，实现了医保基金的可持续发展。

（三）医院价格监督检查

医院价格监督检查是规范医疗机构价格行为、维护患者合法权益的重要管理机制。取消公立医疗机构药品和医用耗材加成、医保飞行检查、医保基金稽核、支付方式改革、薪酬制度改革等监管措施倒逼医院价格监督检查方式的改变。价格监督工作重心从收费监督管理转向价格行为监督管理；监管内容从事前审批转向事中、事后全流程监管；监管手段从以行政手段为主转向以行政、法律、经济和信息技术等多种手段为主；监管方式从单向监管迈向综合监管，多部门联动开展执法执纪检查，加强医院服务提供行为和收费价格监督。

1. 医院价格行为内部监督管理

（1）建立健全医院内部价格管理制度：医院严格科学落实价格相关政策，建立医院内部价格管理制度，如医疗服务成本测算及控制管理制度、医疗服务调价管理制度、新增和修订医疗服务价格项目管理制度、医疗服务价格公示制度、医疗服务费用清单管理制度、医疗服务价格政策文件档案管理制度等，并定期对医院内部价格管理制度的建设及有效执行情况进行监督管理。

（2）开展医院内部价格行为自查自纠：为进一步规范医院内部价格行为管理，须制订医院内部价格行为自查自纠的检查工作方案，以全院各临床医技科室、与检查内容相关的重点职能部门为检查范围，自查自纠主要内容包括四个方面。一是制度管理；重点围绕公立医院价格管理制度落实情况，从制度建设、人员配置、收费标准、收费内容等方面展开自查，以及调价时间位点等等。二是收费行为管理；如医院分解收费、超标准收费、重复收费、套用项目收费、药品串换、进销存管理等。三是医疗服务规范管理；对医保费用内部管理机制建设和执行情况，超医保限定支付用药、药品串换、虚假住院、分解住院、未获得相关许可违规开展诊疗服务等方面展开自查。四是外部监管线索管理；重点围绕外部监管反映出来的问题，依据病历进行核对，提出处理意见，对存在的问题及时反馈并要求科室限期改正。

（3）加强医院内部综合管理协同联动：建立医院内部价格管理专班，充分发挥医保办、财务部、运营部、医务科、护理部、质控科、设备科、药学部、纪检监察室、信息科等管理部门在价格内部控制中的作用，充分发挥各相关职能部门优势，形成协同联动规范价格违法违规行为的合力，提升监管效能。

2. 医院价格行为外部监督管理　医院外部监督管理，相对于公立医院自身的内部治理之外，是指除公立医院之外的组织、机构和人员对医疗服务提供者行为以及医院发展密切相关的各种因素进行监督和约束，能促进公立医院内部机制的优化与创新，维护患者权益和公立医院的公益性，并客观公正地平衡各方利益。外部监管的主体主要有政府主管部门、患者、媒体、行业组织等。

（1）专项检查：专项检查是指主管部门集中对某一类或几类问题进行全面、重点监督检查的活动,具有较强的针对性,便于找问题、查原因和进行专门整顿。《2023 年医保领域打击欺诈骗保专项整治工作方案》中,对"假患者""假病情""假票据"等欺诈骗保行为进行重点打击。具体从三个方面着力:一是聚焦骨科、血液净化科、心血管内科、检查、检验、康复理疗等重点领域。二是聚焦医保结算费用排名靠前的重点药品、耗材,对其基金使用情况予以监测,对其他出现异常增长的药品、耗材等,也予以重点关注。三是聚焦虚假就医、医保药品倒卖等重点行为。对异地就医、门诊统筹政策实施后的易发高发违法违规行为,也专门提出工作要求。

(2)联合检查:联合检查是根据实际工作需要,由主管部门牵头负责联合其他部门组成联合检查组,联合检查可切实提高多部门协作能力,提高检查效率,有效发挥相关协同机制作用,便于共同总结和吸取经验教训而相互促进。医保联合检查由医保部门牵头,检察机关、公安机关、财政及卫生健康部门共同参与。其中,医保部门负责牵头开展专项整治,加强人员力量,强化技术手段,对纳入医疗保障基金支付范围的医药服务行为和费用进行监督,依法查处违法使用医疗保障基金的行为。公安部门负责严厉打击各类欺诈骗保犯罪行为。卫生健康部门负责加强医疗机构和医疗服务行业监管,督促医疗机构规范诊疗行为,并根据核实的情况,对医疗机构和相关人员的违法行为依规依法处理。检察机关负责依法审查逮捕、审查起诉各类欺诈骗保犯罪案件,并对相关案件办理实施法律监督。结合专项整治需要,必要时推动出台医疗保障领域相关司法解释或指导意见,进一步解决欺诈骗保司法实践过程中反映突出的法律适用问题,并探索形成指导性案例或典型性案例。财政部门依职责对医保基金使用管理情况实施监督,协助完成医疗收费电子票据查验等。

(3)医保大数据监管:政府主管部门利用大数据的特点,采用医保智能监控系统加强对定点医疗机构临床诊疗行为的引导和审核,强化事前、事中监管。不断完善药品、诊疗项目和医疗服务设施等基础信息标准库和临床指南等医学知识库,完善智能监控规则,提升智能监控功能。开展药品、医用耗材进销存实时管理。探索视频监控、生物特征识别等技术应用。

第五节　医药服务供给侧改革下医院运营管理的探讨

一、药品、耗材集中带量采购相关制度对医院运营的影响

(一)集中带量采购改革相关背景

1. 集中带量采购概念及意义　集中带量采购的概念较早出现在药品、医疗耗材采购领域,将基本医保药品目录内用量大、采购金额高的药品、耗材纳入采购范围,引导药品、耗材价格回归合理水平,减轻群众就医负担。集中带量采购在招标公告中,会公示所需的采购量,企业在投标过程中,除了要考虑价格,还要考虑是否能承担起相应的生产能力和质量要求,是带有明确采购量的一种采购方式。

集中带量采购是协同推进医药服务供给侧改革的重要举措,是我国深化医改的重要体

现。集中带量采购的意义。一是坚持需求导向，质量优先。根据临床用药需求，结合医保基金和患者承受能力，合理确定集中带量采购药品范围，保障药品质量和供应，满足人民群众基本医疗用药需求。二是坚持市场主导，促进竞争。建立公开透明的市场竞争机制，引导企业以成本和质量为基础开展公平竞争，完善市场发现价格的机制。三是坚持招采合一，量价挂钩。明确采购量，以量换价、确保使用，畅通采购、使用、结算等环节，有效治理药品回扣。四是坚持政策衔接，部门协同。完善药品质量监管、生产供应、流通配送、医疗服务、医保支付、市场监管等配套政策，加强部门联动，注重改革系统集成、协同高效，与药品集中带量采购制度相互支持、相互促进。

2. 集中带量采购发展历程 药品集采发展历程。2018 年 3 月国家医疗保障局成立，整合了人力资源和社会保障部、国家卫生健康委员会、国家发展和改革委员会、民政部等部委的部分职能，负责拟订医疗保障制度，组织制定和调整药品价格和收费标准、制定药品招标采购政策并监督实施。《2019 年政府工作报告》中指出"完善药品集中采购和使用机制"。2019 年 1 月 1 日，国务院办公厅印发了《关于印发国家组织药品集中采购和使用试点方案的通知》（国办发〔2019〕2 号），提出选择北京等 11 个城市，从通过质量和疗效一致性评价的仿制药对应的通用名药品中遴选试点品种，国家组织药品集中采购和使用试点（俗称"4 + 7"带量采购）。2021 年国务院办公厅发布《关于推动药品集中带量采购工作常态化制度化开展的意见》（国办发〔2021〕2 号）。截至 2022 年 7 月底，国家共组织了六批次七轮药品集中采购，即第一批国家药品集中采购（包含 4 + 7 城市药品集中采购、联盟地区药品集中采购）、第二批国家药品集中采购、第三批国家药品集中采购、第四批国家药品集中采购、第五批国家药品集中采购、第六批国家药品集中采购（胰岛素专项）。

第一批国家药品集中采购。2018 年 12 月 17 日，国家联合采购办公室发布《关于公布 4 + 7 城市药品集中采购中选结果的通知》。25 种药品中选，其中包括 23 种国产药品，2 种国外药品，中标价平均降幅 52%，最大降幅达到 96%。试点地区为北京、天津、上海、重庆、沈阳、大连、厦门、广州、深圳、成都、西安 11 个城市，即 4 + 7 城市。

第二批国家药品集中采购。2020 年 1 月 16 日，国家联合采购办公室制定了《关于开展第二批国家组织药品集中采购和使用工作的通知》，32 个品种中选，拟中选价平均降幅 53%。

第三批国家药品集中采购。2020 年 8 月 24 日，国家联合采购办公室发布《关于公布全国药品集中采购中选结果的通知》的公告，55 个品种采购成功，本批次集采平均降幅与前两批次持平，最高降幅比前两批次稍高。大部分国产产品报价比原省标价大幅降低，14 个产品降幅超过 93%，本批次集采只有 3 个外企产品中选，原研药替代效应更加明显。

第四批国家药品集中采购。2021 年 1 月 15 日，国家联合采购办公室发布《全国药品集中采购文件（GY-YD2021-1）》。本次采购共纳入 45 种药品，全部采购成功，拟中选药品平均降价 52%，涉及高血压、糖尿病、消化道疾病、精神类疾病、恶性肿瘤等多种治疗领域。

第五批国家药品集中采购。2021 年 6 月 2 日，国家联合采购办公室发布《全国药品集中采购文件（GY-YD2021-2）》。本次集采的 62 个品种中 61 个采购成功，拟中选药品平均降价 56%，涉及抗感染、消化道、抗肿瘤、造影等多种治疗领域，外资中选企业数为历次集采最高。此次集采涉及的金额是 550 亿元,创下了历次集采之最。

第六批国家药品集中采购(胰岛素专项采购)。2021 年 11 月,国家组织药品联合采购办公室《全国药品集中采购文件(胰岛素专项)(GY-YD2021-3)》发布。本次集采中选产品合计 42 个,药品平均降价 47.67%,最高降幅达 74%。

医用耗材集中带量采购发展历程。2019 年 5 月,中央全面深化改革委员会第八次会议审议通过了《治理高值医用耗材改革方案》,指出要全面深入治理高值医用耗材,规范医疗服务行为,控制医疗费用不合理增长,维护人民群众健康权益。

2019 年 7 月,国务院办公厅印发《治理高值医用耗材改革方案》(国办发〔2019〕37 号),方案明确要求按照"带量采购、量价挂钩、促进市场竞争"等原则探索高值医用耗材分类集中采购。

2019 年 8 月,安徽省作为全国首个试点省份,组织实施骨科脊柱类、眼科晶体类集中带量采购,采购期 2 年,打响了医用耗材集中带量采购第一枪。

2020 年 11 月 5 日,首次高值医用耗材冠脉支架集中带量采购在天津现场开标。

2021 年 1 月,国家在全国范围内组织了第一批冠脉支架的集中带量采购,采购周期 2 年。

2021 年 6 月,为完善高值医用耗材价格形成机制,治理价格虚高问题,进一步降低患者医药负担,《关于开展国家组织高值医用耗材集中带量采购和使用的指导意见》(以下简称《指导意见》)印发。《指导意见》要求,所有公立医疗机构(含军队医疗机构)均应按规定参加高值医用耗材集中带量采购,医保定点社会办医疗机构可按所在省(自治区、直辖市)的相关规定,自愿参加集中带量采购。

2021 年 9 月 14 日,国家医保局开展了针对人工关节的第二批国家联采,此次联采在充分总结第一批经验的基础上,按照"一品一策"的原则,在报量方式、采购量约定、中选规则、分量规则、伴随服务等方面进行了创新性探索。

2022 年 1 月 10 日,国务院常务会议决定,常态化、制度化开展药品和高值医用耗材集中带量采购。

2022 年 9 月,第三批国家组织高值医用耗材集采聚焦骨科脊柱类耗材,拟中选产品平均降价 84%。

2023 年 1 月,口腔种植体系统集采在四川开标,拟中选产品平均中选价格降至 900 余元,近 1.8 万家医疗机构参与集采,采购需求量达 287 万套。

(二)集中带量采购改革下的医院运营管理

1. 医院集中带量采购管理制度措施　一是建章立制,强保障。医院成立以院领导为组长,药学、医学工程、医保、医务、护理、财务与运营、学科规划、信息中心等职能部门为成员的工作领导小组,从组织、机制、管理方面建立了长效机制。贯彻执行药品、耗材集中采购政策,制定本院药品、耗材集中采购管理制度和实施细则并组织实施。二是宣传培训,强意识。对医务人员进行药品、耗材集中采购管理相关制度规范培训,组织对患者使用集中采购药品、耗材的宣传教育;定期检查、调查和分析本院相关集采药品、耗材使用合理性,督促临床医师严格执行集中采购管理制度,对存在的问题及时采取措施。三是制订方案,强管理。根据医保带量采购政策要求，制定医院《药品、医用耗材集中带量采购管理制度》；以临床需求为导向，按照药品、耗材集采政策要求，优化医院药品、耗材目录，制定优先使用中选产品的院内诊疗路径，加强临床使用管理，并按采购合同完成约定采购量；合理报量，充分征求临床和药学、耗材管理专家意见，充分考虑临床需求，按需报量，按照临床用药指南采购药品、耗材，促进药品与耗材的科学合理使用。四是科学管控，强考核。管理层制定相关考核机制，做好监管工作，通过建立奖惩机制，调动医生主动落实集采政策的积极性。每周对各科室国家集采药品、耗材的使用量和达标情况进行公示；每月对重点监控药品、耗材使用前十名的科室和医生进行公示；制定绩效考核办法，对集采药品、耗材使用不达标和重点监控药品医嘱点评不合格、不符合限量要求的科室进行绩效处罚，对政策实施到位的给予激励机制、结余留用。五是信息建设，强效率。利用信息化系统，提高政策实施效率。比如对所有中选药品、耗材在开药系统中作相应标识并设置置顶；根据《前七批国家组织药品集中采购品种可替代药品参考监测范围》，对于慢性病药品在系统嵌入《不使用国家采购中选药品的知情同意书》，如医生不选择中选类药品，系统自动弹出该同意书要求医生填写，填写后才能选择其他药物；根据《前七批国家组织药品集中采购品种可替代药品参考监测范围》，设置集采品种及可替代品种使用统计报表，可查询实时的用量，统计到各个临床科室（病区）、每位医生的任务量（指标量）、已使用量和剩余量，完成指标的百分比，方便统计。利用信息化系统，完善集中采购平台功能。

2. 药品集中带量采购医院管理

（1）科学报量：医疗机构报量是落实药品集采工作的重要步骤，也是医保部门落实医保资金结余留用政策的重要依据。报量多少直接影响约定采购量能否按时完成，也将影响最终的结余留用金额。报量工作留给医疗机构的时间有限，且报量后往往要等待半年甚至更长时间才会执行集采中选结果，加上一年合同周期，事实上医疗机构须提前一年半甚至更长时间预测未来用量，这期间很多不确定因素都可能对约定采购量的完成产生较大影响，因此医疗机构报量时应当具有一定风险意识，应当按照国家及当地有关政策要求，坚持以临床需求为导向，科学测算和报量。报量工作通常由药学部门承担。药学部门按照集采政策具体要求，根据上一年度采购量或实际使用量，综合分析研判各种影响因素，充分征求主要使用临床科室和药学专家意见，以临床需求为导向进行测算，结果经医院药品集采工作管理组织审批同意或备案后上报。为提高报量测算的准确性，应综合考虑可能对药品用量产生较大影响的各种因素，例如：①药品相关管理政策调整，如医保属性和支付条件调整、结核病定点收治、医疗机构部分一线结核药物免费、国家或省级重点监控合理用药品种调整等，应充分评估既往使用的合理性，如存在不合理使用情况，报量时应当甄别扣除；②公共卫生事件、流行病学变化等对用药的影响；③分级诊疗的推进、医疗机构诊疗业务范围调整、新院区开设和运营情况等；④疾病临床诊疗指南的更新、药品推荐级别变化；药品有效性、安全性等循证医学证据更新；⑤是否为器官移植、肿瘤、精神疾病、儿科等特殊人群用药；⑥抗菌药物的特殊管理要求、细菌耐药性变迁、医疗机构感染性疾病诊治水平提升；⑦报量品种和本院可替代药品近年用量变化趋势、新药临床应用推广和价格变化情况等。

（2）集采药品目录与管理：中选药品，医疗机构应当按照各地集采政策要求及时、全面执行各批次中选结果，遴选引进中选药品的适宜规格，并报药事管理与药物治疗学委员会审批或备案。原则上与本医疗机构在用药品通用名与剂型相同的集采中选药品应全部引进，不受已有品规数量限制。中选药品应当优先纳入本医疗机构的基本用药供应目录和药品处方集。本医疗机构未曾使用的品种由药事管理与药物治疗学委员会根据临床需求决定是否配备。

非中选药品，医疗机构要加强药物供应目录的评估工作，建立科学的药品遴选制度，不断优化用药结构，及时梳理集采同通用名非中选药品，合理搭配药品质量层次，动态调整药品供应目录，保障患者获得安全、有效、经济、适宜的药物治疗。

建议可保留疗效确切、确有临床需求的原研药，可保留国家药品监督管理局发布的仿制药质量和疗效一致性评价参比制剂，可考虑保留价格低于集采中选品种的、已通过一致性评价仿制药；在保证完成中选药品合同量的同时，按照国家约定比例适量采购保留非中选药品，满足危急重症、重大疾病等不同类型患者的合理用药需求，避免简单粗暴地对非中选品种"一刀切"停止供应。建议停用或淘汰未通过一致性评价或者价格高于中选品种的仿制药。

可替代药品管理。当可替代药物较多时往往会造成集采中选药品合同量完成困难，为确保合同量的顺利完成，可充分征求临床科室专家意见，结合循证医学证据、药品临床综合评价、药物经济学评价等结果，召开药事管理与药物治疗学委员会会议，讨论是否淘汰部分可替代药品，从而释放一定的用药需求，促进集采中选品种的优先合理使用，保证集采合同的及时完成。

为指导医疗机构做好药品集采落地情况监测，防范不合理的临床替代使用，国家医保局医药机构和招标采购司发布了《前七批国家组织药品集中采购品种可替代药品参考监测范围》，医疗机构可参照确定适当的监管品种目录，监管可替代品种异常增长，及时采取动态的干预措施如限量采购、限制用量、限制处方科室等，保证降价中选药品的合理使用。

（3）任务分配：为确保在协议期内按时完成集采中选药品合同量，把合同量分解落实到临床科室督促其使用是十分有效的措施。任务量分配后责任明晰，相关部门可实时了解集采任务完成进度，及时针对出现的问题采取管控措施，确保合同顺利完成。

合同量的分配原则应当与临床科室充分沟通，根据临床诊疗具体情况进行合理分配，可参考上一年度各科室药品实际用量和用药占比，按比例分配到主要使用科室，明确各自任务目标。科室可进一步细化分配到医师组或医生，并根据岗位情况与医疗工作量变化进行调整。建议"一药一策、该用才用、严防滥用"，对有特殊管理要求的抗菌药物更应坚守合理用药底线，不宜硬性分配，要具体分析既往临床使用情况，一药一议制订相应方案。对非主要使用科室应酌情少分配或不分配用量，鼓励优先使用中选品种，同时可考虑限制其非中选药品处方权限。开展患者满意度方面伦理评估，设立伦理申诉通道，对临床提出的不合理分配问题及时响应，确保分配机制持续符合医学伦理要求。

（4）药品采购与供应保障：医疗机构应高度重视中选药品的采购和供应保障，不得以费用控制、药占比、医疗机构用药品种规格数量要求、药事委员会审定等为由,影响其合理使用与供应保障。医疗机构应优先采购使用中选药品,加强采购管理,增强采购计划性,及时根据临床需求和库存变化情况制订采购订单,保证供应稳定,避免突击采购,确保按时完成约定采购量,并遵守国家对中选药品采购量不得低于同通用名非中选药品采购量的规定。

为保证集采药品临床使用的有序衔接,医疗机构可在集采执行前一个月开始对非中选药品执行少量多次采购,保证临床供应至集采执行;非中选原研药和参比制剂按临床需求适量采购,避免"一刀切"停供所有非中选药品,应兼顾不同类型患者的个体化治疗需求,保障患者用药权益,做到合理用药,有序供应。

目前药品集采批次繁多、目录迅速扩增,中选品种供应不及时,甚至断供的情况时有发生,特别是边远地区基层医疗机构更易发生中选品种供应不足或断供、有效期临近等问题。为有效解决集采中选品种可能短缺的问题,第五批集采启动备选企业的规则,当中选品种不能及时足量供应或被取消中选资格致使协议无法继续履行时,所在省份可启动备选企业供应流程。第七批集采进一步明确了各省备选企业的产生机制,从制度上强化中选品种的供应保障能力,优化和完善了国家集采政策。

针对可能出现的中选药品采购困难、供应短缺等问题,医疗机构应做好应急预案,强化药品供应链管理,及时掌握中选药品货源情况、供应困难原因、恢复供应时间,及时评估短缺药品的临床必需性、对患者治疗的影响,制订可替代用药方案等,适时采取增加储备、从其他配送企业购进该药、适量采购非中选药品直到中选品种恢复供应等措施保障临床用药。另一方面,相关监管部门应进一步加强中选企业信用考核,监督其选择有覆盖能力的配送企业及时足量配送到位,否则将被视为失信违约行为,影响其后续参加集采。

医疗机构可要求企业提供中选品种货源短缺、供应不足的情况说明或证明材料,并主动上报相关主管部门。相关主管部门则可及时掌握企业供应情况,督促中选企业履职尽责。同时应尽快完善和落实医药价格和招采信用评价制度,强化信用评价考核,为下一次集采评估企业资质和信用提供参考。考核阶段医疗机构也可据此申请根据药品短缺时间按比例减免医疗机构相应药品任务量。

(5)使用评价与结余留用:使用评价,医疗机构应加强集采药品合理使用管理,落实处方审核与点评工作,不断提高合理用药水平。加强集采药品质量管理,发现药品不良反应/事件及时按规定程序上报。鼓励有条件的医疗机构充分利用真实世界数据从有效性、安全性等维度科学规范地开展集采药品临床综合评价。尤其是纳入集采的抗菌药物,须密切关注不良反应情况,持续监测抗菌药物使用强度变化,分析评估用药疗程是否延长、联合用药是否增加、其他具有相同抗菌谱的抗菌药物用药量是否增长、临床使用新型抗菌药物的需求是否增加等,科学评价仿制药与原研药或参比制剂是否达到临床疗效一致十分重要,评价结果可为抗菌药物集采决策提供重要参考。又如第六批胰岛素专项集采,部分中选品种缺乏临床使用经验,仿制药与原研药可能存在疗效和安全性差异,而目前尚无质量与疗效一致性评价标准。因此开展药品临床综合评价对促进和提升集采药品质量具有积极意义,有利于药品集中带量采购工作的持续健康发展；同时也为医疗机构遴选药品、优化用药结构、提高药学服务和合理用药水平、控制不合理药费支出等提供重要依据。

医疗机构在中选药品使用评价时也发现一些问题亟待解决，比如国家基本药物制度是基本国策，基本药物的配备使用是实施国家基本药物制度的核心要求，基药目录与药品剂型和规格直接关联，而部分药品集采中选品规没有基药，基药临床使用份额因集采中选品种的优先使用反而被挤占或替代，结果与基药政策相违背；又如抗菌药物特别是特殊使用级抗菌药物纳入集采引发医院普遍担忧，担心医院为追求完成集采任务而发生不合理使用导致细菌耐药性增加，也有临床医生因担心感染无法有效控制而增加剂量或延长疗程、增加联合用药、其他特殊限制级抗菌药物用量快速增长，抗菌药物使用强度出现上升趋势。因此医保部门应当加强与医政管理、药品质量监管等部门的沟通协调，增强政策的协同性和一致性，在确定招采品种及剂型、规格前进行充分的临床调研，尊重科学用药规律和合理的治疗需求，不断完善招采制度。

医疗机构应加强国家集采药品临床使用监测和管控。充分应用信息化技术实时掌握集采执行情况，通过定期数据筛查及时评估合同量完成进度，尽早发现合同完成滞后品种，对集采非中选药品或高价可替代药品使用量异常增长进行分析研判，监测结果及时向临床反馈，严格落实责任，采取针对性管控措施以保证问题得到整改，确保约定合同量的顺利完成。

结余留用，根据《关于国家组织药品集中采购工作中医保资金结余留用的指导意见》（医保发〔2020〕26号）、《关于加强国家组织药品耗材集中采购医保资金结余使用管理工作的通知》（国卫体改函〔2021〕59号）等文件精神，为激励医疗机构积极参与集中带量采购改革、调动广大医务人员优先选择和合理使用集采药品的积极性，把因使用集采中选产品节约的医保资金经考核后按一定比例给予医疗机构留用。"4+7"城市已率先落实结余留用政策，于2020年底把第一批国家组织药品集采结余留用资金拨付至医疗机构。后续各批次国家集采的结余留用考核各省份也在积极落实中。

医疗机构应坚持提升医疗质量、保障医疗安全的目标，建立鼓励使用集采中选药品的激励机制，切实保证用量。国家二级、三级公立医疗机构绩效考核已增设对药品集采的考核内容。医疗机构应内部细化集采药品使用情况考核管理，设置集采中选药品使用比例和完成比例、用药合理性和处方合格率等考核指标，持续强化药事管理，不断提高合理用药水平。不断完善分配制度，通过合理的薪酬分配把激励有效传导至医务人员，更好地发挥结余留用的激励和引导作用。建议医疗机构设立集采药品医保结余留用资金专用账户，进行专项管理。

二、医疗服务价格改革对医院运营的影响

（一）医疗服务价格改革相关背景

公立医院在提供医疗服务过程中，必将发生医院基础设施、设备、人员等方面的成本和费用。公立医院的补偿渠道主要有政府财政补助、医疗服务收入、药品加成，其中医疗服务

收入主要受医疗服务项目的数量和医疗服务价格影响。医疗服务价格是医疗服务核心影响因素，研究医疗服务价格管理的历史、现状及未来发展，积极推动医疗服务价格改革，对公立医院综合改革，乃至整个医疗卫生体制改革的顺利进行，具有极其重要的意义。

我国医疗服务价格体系演变可以分为五个阶段。

第一阶段（1949—1952 年）。卫生服务价格基本与其成本相近，同时政府对卫生服务机构实行免税政策，并给予一定的经费补贴，卫生服务机构的价格政策体现了国家的福利政策。

第二阶段（1953—1958 年）。卫生服务价格低于成本，其成本只包含劳务和医用物资成本部分。政府仍旧实行免税政策，但政府的政策是"全额管理、差额补助"，政府的投入使得卫生服务机构基本能够保本经营。1954 年起，政府实行药品加成政策，允许卫生服务机构将药物的批零差价收入作为补偿的一部分。

第三阶段（1959—1978 年）。卫生服务价格低于成本，其成本中不包含劳务和设备折旧费用。政府强调卫生服务的福利性，实行"全额管理、定项补助、结余上缴"的政策，分别于1958 年、1960 年和 1972 年三次较大幅度地降低卫生服务的收费标准，卫生服务价格降低的亏损由政府来承担。

第四阶段（1979—2000 年）。卫生服务价格低于成本，政府的政策变为"全额管理、定项定额补助、结余留用"，结余部分可用于基本建设或者职工的福利等，这在一定程度上调动了卫生服务机构的积极性。1983 年，实行"两种收费标准"，对自费患者价格不变，对公费医疗和劳保患者的部分项目按不含工资的成本价格收费。1985 年政府允许对某些新的服务项目和高新技术服务实行不含工资的成本定价。1988 年、1991 年政府整顿医疗服务收费，分别调整医疗服务的收费标准。1992 年自费患者与公费、劳保患者的收费标准统一并轨，并允许对不同等级的服务制定不同的价格。2000 年，国家颁布《关于城镇医药卫生体制改革的指导意见》，指出对非营利性医疗机构的收入实行总量控制、结构调整。明确了制定价格水平和标准时遵循以下原则：一要体现价值规律的要求；二要考虑供求关系的影响；三要考虑国家对医疗卫生机构的补贴水平；四要考虑我国群众的经济状况和经济承受能力。

第五阶段（2001 年至今）。明确医疗服务商品属性，统一规范项目管理。2001 年，国家计委、卫生部、国家中医药管理局联合下发《全国医疗服务价格项目规范（试行 2001 年版）》的通知。通知有两个重要的意义，一是统一全国的医疗服务价格项目，规范全国医疗服务价格行为；二是将原"医疗服务项目收费"改为"医疗服务项目价格"，这在政策层面承认了医疗服务的商品属性，即医疗服务是一种特殊商品。狠抓费用质量管理，控制费用不合理增长。2005—2007 年，国家开展了"以患者为中心，以提高医疗服务质量为主题"的医院管理年活动。医院管理年活动围绕"质量、安全、服务、费用"八字宗旨，将费用管理列入医院管理的重要内容，更加凸显了价格管理的重要性。2006 年，国家发展改革委下发《关于开展全国药品和医疗服务价格重点检查的通知》，对全国药品和医疗服务价格进行全方位、大范围检查，进一步完善药品和医疗服务价格监管。"三医"联动改革探索价格形成机制。2009年以来，国家启动了新一轮医药卫生体制改革工作，新医改围绕"医保、医药、医疗"三医联动,出台各种制度和政策。其中,取消药品加成,改革医疗服务价格形成机制是医药卫生体制改革的关键点。政府相继出台了一系列的政策、规定,包括:《改革药品和医疗服务价格形成机制的意见》《全国医疗服务价格项目规范(2012年版)》《中共中央 国务院推进价格机制改革的若干意见》《关于印发推进医疗服务价格改革意见的通知》等。提出按照"总量控制、结构调整、有升有降、逐步到位"要求,积极稳妥推进医疗服务价格改革,合理调整医疗服务价格,同步强化价格与医疗、医保、医药等相关政策衔接联动,逐步建立分类管理、动态调整、多方参与的价格形成机制,确保医疗机构良性运行、医保基金可承受群众负担总体不增加。建立新的价格形成机制,理顺医疗服务比价关系。2016年,国务院办公厅印发《关于促进医药产业健康发展的指导意见》,提出:要积极稳妥推进医疗服务价格改革,建立以成本和收入结构变化为基础的价格动态调整机制,逐步理顺医疗服务比价关系。同年,国家发展改革委等四部门印发《关于印发推进医疗服务价格改革意见的通知》,提出:公立医疗机构提供的特需医疗服务及部分市场竞争比较充分、个性化需求比较强的医疗服务,实行市场调节价。各省相继选择颁发了本省公立医院的市场调节价项目,项目价格由医疗机构自主制订。2017年,全国公立医院全部实施了药品零加成政策,调低了检验检查及大型设备治疗项目价格,调高了医务人员技术劳务项目价格,部分地区设立了医事服务费项目。通过调整医疗服务价格的结构,初步改变了长期以来医疗服务价格偏低的状况,改善了医疗机构补偿结构,保证了医疗机构正常运转,促进了卫生事业健康发展。深化医疗服务价格改革,推进医疗服务高质量发展。2021年,国家医保局等八部门印发的《深化医疗服务价格改革试点方案》提出:探索政府指导和公立医疗机构参与相结合的价格形成机制,充分发挥公立医疗机构专业优势,合理确定医疗服务价格。建立灵敏有度的价格动态调整机制,明确调价的启动条件和约束条件,发挥价格合理补偿功能,稳定调价预期、理顺比价关系,确保群众负担总体稳定、医保基金可承受、公立医疗机构健康发展可持续,探索形成可复制可推广的医疗服务价格改革经验,进行全国推广。2022年,国家医疗保障局印发的《关于进一步做好医疗服务价格管理工作的通知》提出:强化医疗服务价格宏观管理和动态调整,突出体现对技术劳务价值的支持力度。优先从治疗类、手术类和中医类中遴选价格长期未调整、技术劳务价值为主的价格项目纳入价格调整范围,每次价格调整方案中技术劳务价值为主的项目数量和金额原则上占总量的60%以上,客观反映技术劳务价值。

(二)医院价格管理架构和制度

1. 组织架构 随着医疗卫生体制改革的不断深入,医院对精细化管理的要求逐步提高,各医院建立了适合自身管理需求的物价管理体系,成立了专门的物价管理部门,设置专门的物价管理员对医院价格进行管理监督。医院价格管理组织架构根据不同医院的管理需求,大致分作两类:第一类,财务部门设立专职物价管理员,临床科室设立兼职物价管理员,由二者配合共同进行医院价格管理。专职物价管理员对兼职物价管理员负有培训指导其工作的职责;第二类,医院成立价格管理委员会,管理委员会成员包括医院主要领导、职能部门负责人、临床科室负责人;并设立管理委员会办公室,下设于财务部门。财务部门设立专职物价管理部门及管理员,对医院价格进行管理。

2．工作职责

（1）价格管理委员会：价格管理委员会是医院价格管理的最高机构，各部门在委员会的领导下，建立分工明确、互联互通、集体讨论、支持配合的工作机制。其主要职责包括：一是认真贯彻落实国家相关价格法律、法规和政策，执行价格主管部门的有关规定；二是结合本单位实际，建立健全物价管理制度；三是指导医院价格管理并实施全过程监督；四是向价格主管部门提供价格执行情况信息，反馈价格管理的意见和要求等。

（2）物价管理办公室：物价管理办公室是医院价格管理的专职部门，其主要职责包括：一是对医疗服务项目进行成本调查、价格管理，以及对科室物价制度执行情况的监督及考核；二是及时掌握价格政策信息，定期汇报物价管理情况和积极协助科室申报新增医疗服务项目及收费标准；三是制订和落实医疗服务价格管理的各项工作及检查制度，如价格管理员岗位责任制度、价格政策法规培训制度、价格执行情况自查自纠制度、患方咨询及投诉制度等。

（3）医院专职物价管理员：医院专职物价管理员作为医院价格管理专职人员，其主要职责包括：①掌握医疗收费价格改革动态，熟悉医疗收费价格文件；②指导并监督科室收费行为，定期组织物价检查，发现问题及时整改；③培训和指导临床科室主管医疗收费的专职（或兼职）物价管理员；④协助临床申报新项目收费价格，按政策调整收费项目价格；⑤负责HIS中医疗服务项目收费价格维护和更新；⑥接受患者价格咨询、费用查询，并处理医疗服务价格及收费等相关投诉；⑦负责医院设备、物资采购的日常监审，并参与相关招标比选；⑧负责组织做好价格公示等。

3．工作流程　医院价格管理的流程和方法是价格管理的具体实施细则。通过各项管理制度、流程及方法对医院价格进行具体的管理。制订良好的医院价格管理流程与方法，使医院的价格管理工作更加有序地运行，使医院价格管理行为有章可循，有矩可行。根据政策变化，不断更新价格管理制度、流程与方法，改进价格管理方式，提高服务效率。医院价格的管理主要包括医疗服务收费项目的新增与调整管理、收费价格投诉管理、医疗收费价格公示管理流程、内部监督自查工作流程等多方面。

（1）医疗价格项目的新增与修订流程

1）新增项目：提高诊疗水平，经临床验证效果明显、目前医疗服务项目汇编中没有，经专家论证确须增加并单独制订服务价格的医疗服务项目。

2）修订项目：现有的医疗服务项目汇编中已经存在，因医疗技术、必要医用耗材等更新换代，使项目难度、强度和消耗显著提高，项目效能、安全性明显提高，患者就医体验明显提升的项目。例如需要增加方法学、部位、除外内容，修订项目内涵、计价单位、计价说明等。

首先由临床科室讨论和申报，交医疗行为主管部门评审，再由运营主管部门（如医院设立的运营管理部）调研，财务部门核算及定价，医院主管成本与定价的院级机构（如医院设立的价格主管委员会）审议、申报，最后交政府主管部门批复。

（2）医疗收费价格投诉管理流程：公示医院的价格投诉及咨询电话，医院投诉主管部门在接到患者投诉后，听取患者投诉内容，查询相关政策及资料进行回复。投诉内容每事都有记载，每件有回复，并向科室进行反馈，使之更好地完善医疗服务工作。

（3）医疗收费价格公示流程：在门急诊大厅，各治疗检查科室窗口显著位置设置宣传价目栏、电子显示屏等，公示相关收费价格，主动接受社会监督。

医疗收费价格自查流程：为了更好规范收费行为，降低收费差错率，定期对临床科室的收费行为进行检查，采取科室复核，月度、季度或半月度自查。进一步减少收费差错及患者投诉。

（李佳瑾　滕世伟　王晓昕　李尚静　冯海欢　黄　进）

第三章

新形势新技术下医院运营与绩效管理探讨

医院面临着十分复杂的内外部环境。外部有患者、政府、竞争医院、健康人群、家属、社区、医药企业等。内部要考虑规模、学科、人才队伍及软硬件设施。需要医院管理者用战略的眼光、前瞻的思维去部署与谋划现代医院的运营与绩效管理。

在前面的章节中,主要介绍了医院运营与绩效管理的理论体系,其经过国内外多年积淀已较为成熟与体系化,但如前所述,医院管理是一门与时俱进的科学与艺术,部分理论或实践工具已不能充分满足当前新形势新技术下医院运营与绩效管理的需求。诸如在医院高质量发展试点导向、医保支付方式改变、改善患者就医感受专项行动等宏观政策引领下,医院的运营与绩效管理方向必将有所调整;在重大突发公共卫生事件中,医院的流程管理、资源配置、绩效分配等也将显著区别于日常状态;在人工智能、物联网、5G 信息网络以及生物医学等新兴技术加持下,也势必改变医院的人力配置、信息化支撑与薪酬体系等。

本章将从以下几方面系统、全面地介绍新形势与新技术下医院运营与绩效管理:新形势与新技术下医院运营管理概述、重大突发公共卫生事件下医院运营与绩效管理探讨、人工智能技术下医院运营与绩效管理探讨、"互联网+"技术下医院运营与绩效管理探讨。

第一节 新形势与新技术下医院运营管理概述

一、新形势下医院运营管理概述及背景形势

(一)新形势下医院运营管理基本概述

医院作为医疗资源的集中者和医疗卫生服务的提供者,在我国公立医院深化医改的新阶段下,需要有效整合提供医疗服务的资源,以实现投入产出的活动效率、效益和效能的最优化。在新形势下,公立医院在运营管理过程中应开展计划、组织、实施和控制等一系列活动,以加快推动公立医院管理模式和运行方式的转变,进而实现公立医院全面高质量可持续发展的目标。

公立医院是我国医疗服务体系的主体,公立医院改革发展成为近年来深化医改的重点内容。2021 年 5 月,国务院办公厅发布《意见》;2021 年 10 月,国家卫生健康委、国家中医药管理局联合发布了《公立医院高质量发展促进行动(2021—2025 年)》。"十四五"期间所

有的公立医院的发展方式都将从规模扩张转向提质增效，运行模式从粗放管理转向精细化管理，要加快优质医疗资源扩容和区域均衡布局，推进建设与社会经济发展水平和人民健康需求相匹配的联动协同、优质高效的公立医院体系。公立医院高质量发展的趋势下，强化运营管理、提升质量效益被提上空前高度。如何在严峻的形势下提升竞争力，做好人力、物力、财力等各方面的管理，是医院领导层需要深入思考和重点关注的方向。

医院作为知识密集型机构，应持续关注并不断改进日常运营中各环节及质量安全，把握细节，鼓励支持学科建设及技术创新，杜绝医院内部各种浪费及因质量安全导致的成本升高，即医院精细化管理。精细化管理是一种有效的管理手段，通过精益求精的管理理念和优化策略，信息采集和标准作业等方法，使各单元运行流程具有高效率、准确性和稳定持久度。

（二）新形势下公立医院的背景形势

在新形势下，公立医院应调整好自身发展方向，深入行业进行考察和调研。充分发挥新技术的应用、开拓创新医疗模式、优化收入结构、精细成本核算、完善薪酬绩效，不断拓展优质服务供给、增加激励措施，促进医院运营管理精细化、科学化、现代化及规范化，更好地提升医院整体管理水平。

1. 深化医改新阶段　我国的医改工作已进入"双管齐下"的新阶段，一是巩固成果、持续改善。医院可制定相关政策向局部贡献突出、风险系数较高、紧缺重要岗位等特殊人员倾斜，适当提高低年资医务人员的薪酬水平，开展学科带头人年薪制改革等，提升职工的认同感、幸福感和归属感，助推医院内部形成争先求进、主动创新的良好工作气氛。三级公立医院要充分把握资源优势，发挥龙头引领作用，贯彻落实"健康中国"战略，坚持公益为本、服务为先、质量立身，坚持医防融合、中西医并重，创新医疗模式、优化收入结构、精细成本核算、完善薪酬绩效，不断拓展优质服务供给、增加激励措施，促进医院运营管理精细化、科学化和现代化持续改进。二是深化改革、狠抓落实。近年来，国家持续加快推进医保、医药、医疗三医联动改革。在医疗改革背景下：

（1）取消了药品及耗材的"加成"，改变"以药养医"机制，促进公立医院回归公益性质、医生回归看病角色、药品回归治病功能，鼓励各地加大改革创新力度，形成多方联动的格局，巩固破除以药补医的成果。

（2）缴费方式由传统支付向医保付费转变，随着国家医疗保障制度的不断完善，城镇职工医疗及新农村医疗保险基本实现全面覆盖。近两年国家开始在部分试点城市推行按疾病诊断相关分组（DRGs）付费和按病种分值（DIP）支付方式改革，通过打包收费的形式控制医疗费用、促进合理医疗、强化成本管控，从而促进资源的合理配置，充分发挥医保通过医院的杠杆撬动作用。

（3）实行分级诊疗制度之后机构竞争激烈，患者在看病时尽量选择那些离家近、看病方便而且花费较少的基层医疗机构，这样的分流会减少公立医院的普通患者数量。为了让现有门诊量稳中有升，公立医院须进一步发挥综合医院优势，突出专科，甚至成为疑难杂症诊治的各级区域中心。同时，民营医疗机构快速蓬勃发展，民营医疗机构和公立医院相对比，对行业环境更加深入了解，从而导致公立医院的竞争压力增加。患者看病治疗的需求逐渐向着多样化趋势发展，对医院的服务质量要求较高，这就表明公立医院在满足患者的看病治疗需求的同时，还要提升自身的综合实力及运营管理能力，进而提升竞争实力。

2. 经济管理年 近年来，公立医院的规模持续扩张，医院数量和开放床位不断增加，诊疗人次和入院人数逐年增高，有部分医院处于粗放型发展阶段，医院质量及效益发展相对滞缓。在持续深化医改和高质量发展的时代号角下，公立医院的发展模式逐渐向质量效益型和精益管理型转变。为了更好地促进公立医院经济管理提质增效，2020年6月，国家卫生健康委及国家中医药管理局印发《关于开展"公立医疗机构经济管理年"活动的通知》（以下简称《通知》），在全国各级各类公立医院及基层医疗卫生机构中，部署开展"经济管理年"活动。《通知》明确，各级各类公立医疗机构要落实经济管理年活动主体责任，聚焦当前经济管理工作中存在的突出问题和长远发展面临的重大问题，抓好问题整改，健全管理制度，重点强化各类业务活动中经济行为的内部控制和监管措施。"经济管理年"活动的火热进行，《关于加强公立医院运营管理的指导意见》文件的出台，更是赋予了医院运营管理新的高度和使命。国家从2020年正式启动"公立医疗机构经济管理年"活动，并接连发文要求医院加强运营管理、预算管理、内控管理、成本核算管理及预算绩效管理等工作，重点聚焦问题瓶颈、推进改革创新、健全长效机制。国家经济管理年活动提出，公立医院开展运营管理活动，可以设置单独部门，也可以内设机构，对接全院所有科室，牵头负责运营管理工作，努力提升运营效益和精细化管理水平是推动医院运营管理出效益、控制成本出效益的一项长期持续的重点工作。

3. 国家公立医院绩效考核 为了加快推进公立医院改革进程、推动公立医院全面高质量发展，2019年初，国家正式启动三级公立医院绩效考核工作。不同于其他的医院评价体系，这是首次由国家政府部门牵头组织的医院评价体系，具有强制性、统一性、可比性、成长性，其结果将被纳入国家医学中心、区域医疗中心设置、基建项目申报、属地各类考核评价的参考依据，因而被业界称为"国考"。三级公立医院绩效考核的内涵是有效利用绩效考核结果应用机制，在同级同类别医院中找差距、求进步、促发展，从而推动医院高质量发展。为深入贯彻落实《国务院办公厅关于加强三级公立医院绩效考核工作的意见》（国办发〔2019〕4号）要求，保证三级公立医院绩效考核工作规范化、标准化、同质化。通过现场调研、会议座谈、平台反馈、自评报告等多渠道搜集相关单位意见建议，在《国家三级公立医院绩效考核操作手册（2022版）》的基础上，本着稳定性、统一性、准确性、简洁性的原则，结合最新政策文件，组织专家研究，修订形成《国家三级公立医院绩效考核操作手册（2023版）》。全国三级公立医院绩效考核不仅是一项开创性工作，也是一项需要持续改进的工作。"国考"通过科学的顶层设计、完善的考核体系、严谨的计算方式和缜密的信息交流和公开机制，坚持"全国上下一把尺子"的标准从医疗质量、运营效率、持续发展、满意度评价4个维度来进行考量，推动公立医院不断向"重视质量、关注效率、持续发展、精益管理"的方向稳步发展。

构建公立医院高质量发展新体系、引领公立医院高质量发展新趋势、提升公立医院高质量发展新效能等内容,将成为公立医院改革发展的核心要求,同时也是公立医院绩效考核和评价的重要方向。随着医疗卫生体制改革的不断深化,国家对公立医院的考核越来越全面,面临改革的压力也越来越大,促使医院向内变革。而医院运营管理体系的建立将是改革路上的有力工具,医院可以从组织架构、人才培养、信息系统搭建、财务管理体系完善等方面着手,加强医院运营管理。从运营管理中获得效益,促进医院健康可持续运行,同时提升医院的经济效益,助力医院高质量发展。

(三)新形势下医院运营管理策略思考

新形势下医院运营管理与传统的企业、医院运营管理相比,更多地突出公益性原则,医院的运营管理宗旨是优化资源配置及管理流程,为患者提供优质医疗服务,凸显效率医疗,回归价值医疗。新形势下大型公立医院的运营管理难度不断增大,给医院高质量发展带来了前所未有的困难和挑战。

1. 医疗服务创新,强化服务供给

(1)大力发展"互联网+医疗",实现信息系统互联互通:针对医院资源配置、流程管理,运用各类管理理论方法,整合业务数据和经济运行数据,将医院各医疗业务系统如医院信息管理系统(HIS)、电子病历系统(EMR)、手术系统、物流系统、病理系统、健康管理系统等产生的运营数据通过筛选、数据质量控制,同步到数据库,为医院业务部门及医院领导决策提供数据来源,促进医院高效精细化管理。随着5G、大数据和人工智能时代的到来,"互联网+医疗"逐渐引领卫生健康领域新形态,在医疗服务需求日益增长背景下,互联网医院也应运而生并快速发展。自助预约挂号、预约检查、自助开单、智能导诊、线上问诊、远程会诊、电子处方等服务的应用推广让患者就医更加便捷高效,减少了患者跑路次数、缩短就诊时间,优化就诊流程。三级公立医院利用其优质医疗资源,搭建或依托第三方互联网医院平台,探索出一条互联网医院道路,采用线上诊疗的方式为患者提供完整完善的线上医疗服务。同时,医师还可采用线上+线下的方式,结合患者病情,最大化方便患者就诊,无缝衔接实体医院资源,实现线上线下医疗资源的"一体化",切实保证医疗服务。

(2)持续推行分级诊疗,打造畅通双向转诊通道:自2015年国家推进分级诊疗制度以来,多地上下联动,服务网络基本建立,诊疗水平和效率显著提升。但分级、转诊和联动的效果还可进一步提升。三级公立医院应当充分发挥资源优势,搭建紧密型医联体、托管型医院、领办型医院,组建专科或区域医疗联盟,加强与基层医疗机构的深度合作,促进区域内资源融合和信息共享,实现院间转诊联动的高效通畅。公立医院要增强医疗服务的连续性。帮扶基层医疗机构,提升基层医疗水平,开放绿色转诊通道。公立医院将服务延伸至基层,通过帮扶基层,提升技术水平,提高服务供给量,确保常见病、多发病的基层诊疗,同时吸纳重点目标病源,形成高效、联动、优质、便捷的卫生服务格局。

(3)突破传统科室布局,打造资源集约型服务:医院运营是对医院内部各环节的设计、计划、组织、实施、控制和评价等管理活动的总称。随着诊疗模式的不断发展创新,传统以常规专业分类科室布局可能会造成资源浪费。医院应适时调整重置科室规划,打造集约型医疗的以资源为核心的服务模式。如将胸外科、呼吸内科、肿瘤科相关科室合并重组为胸

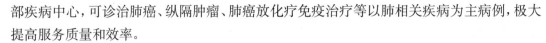

部疾病中心,可诊治肺癌、纵隔肿瘤、肺癌放化疗免疫治疗等以肺相关疾病为主病例,极大提高服务质量和效率。

2. 精细成本核算,强化运营管理

(1) 建立运营管理组织体系:公立医院运营管理要求医院内部构建适用于自身发展战略规划的运营管理组织体系,由医院主要负责人全面负责医院运营管理工作。医院运营管理成立专门部门,搭建医院运营管理流程体系,对医院的人、财、物各类资源进行优化配置,对临床医技、行政后勤等业务科室进行运营指导。医院设置独立的运营管理部门,整合医疗、教学、科研、管理等业务系统和人、财、物等资源系统,建立基于数据循证的医院运营管理决策支持系统。落实人员和技术保障,从全成本核算入手做好顶层设计,强化内部控制和监管措施,不断创新改革举措,积极推动医院财务、预算、绩效、运营、内控等经济管理工作的精细化与科学化。

(2) 加强运营管理人才梯队建设,提升科室质量效益:在新形势公立医院高质量发展背景下,培养一支高素质专业化、职业化的运营管理人才队伍是保障医院精细化运营管理工作的前提。医院的顶层运营理念要深入到各科室,尤其是临床业务科室,仅靠科室内管理小组或医务人员的摸索实践仍是不够的,需要培养具备运营分析和医院管理技能的专科运营助理队伍。专科运营助理熟悉临床业务,掌握科室人员结构、床位、设备、仪器、开展技术、病种结构等基本情况,对医院设备购置开展进行调研论证,对人才储备和业务空间规划进行分析论证等工作,为科室及医院提供决策数据及方向建议。

(3) 建立有效的运营管理工作机制:工作机制是运营管理的核心。运营管理应建立牵头负责、协同联动、定期反馈、及时反馈、现场调研的管理工作性质。运营管理部定期召开例会,汇总问题,统一反馈,建立问题导向的工作机制。实时调研,获取第一手资料,提出建议及解决方案,比较分析科室成本和收入情况、运营效率指标,及时针对运营瓶颈充分反馈沟通,为医院及科室提供改善方案,促进科室质量效益提升,为临床医疗服务提供高质量的运营管理服务。

3. 调整绩效考核指标,完善薪酬体系改革

(1) 医保支付方式改革推动医保资金的科学高效配置:随着医保支付方式改变,为优化医保资金的科学高效配置,应引导医院收治符合功能定位的患者。三级公立医院应当积极收治疑难复杂病例,若长期收治一般常见病、多发病病例则可能会损失部分医保额度。加强医保管理考核体系,激励科室做好医保管理与服务工作,医保运营管理将政策传达到科室,保障病案首页质量并控制费用,还需要通过提升核心业务来优化成本结构。三级公立医院要积极调整优化绩效考核方案,体现"优绩优酬、公平兼顾"的原则,充分发挥指挥棒作用。在三级公立医院绩效考核背景下,传统药占比、耗材比的指标逐渐显现出控费力度的不足,导致患者总体费用升高,因此,医院需要积极探索采用何种方法对"国考"中的人均药品费用、药品合理使用率、百元非医药收入卫材耗费等指标进行成本管控。一是要立足医疗本质,坚守质量安全红线,引导医务人员精细化管理药品预算及耗材成本管控预算,提升技术水平和诊疗效率,以适应医保支付方式改革,如开放日间手术、提升四级手术及微创手术占比、降低感染发生率等；二是要立足公益本质，将岗位职责、医疗技术水平、服务质量和医德医风等一并纳入考核机制；三是要推动持续发展，把握人才要素和创新驱动，坚持医教研管协同发展。

（2）不断优化薪酬分配机制，调动积极性、主动性：公立医院的薪酬分配机制要配合医院的运营管理策略和绩效考核方案。合理调整绩效分配制度，让科室医务人员参与医院运营管理改革，不仅要体现差异，即医护技管等专业和岗位差异以及人员职称级别差异，还要体现知识、劳务、技术、管理等要素价值。医院可制定相关政策向部分贡献突出、风险系数高、紧缺重要岗位人员倾斜，提升职工的认同感和幸福感，助推医院形成良好的工作氛围。

二、新技术在医院运营管理中的概述及应用

（一）新技术在医院运营管理中的概述

新技术是指对生产产品和提供服务有新影响的技术，新技术主要突出技术的时间属性。近年来，随着云计算、大数据、物联网、区块链、自动识别技术、新一代互联网通信等新技术不断发展，在新医改不断深化下，大力推动着前沿医学技术、信息技术的应用发展。从医疗服务、管理、技术能力等方面大力引进新技术，全方位开展技术应用与创新，有效推动公立医院高质量发展的新趋势、新效能。新趋势是数据驱动与智能化的管理、医疗支付方式改革驱动精细化运营、5G＋医疗设备智慧管理、远程医疗与智慧建设等。新效能则表现在管理效率的提升、成本控制及资源优化、医疗质量及患者就医体验、科研及临床转化加速等。

在我国过去十几年的发展过程中，国家对智慧医院进行了顶层设计和战略规划，行业出台了建设体系和评价标准，各医院以信息化为基础，通过新技术的智能化应用，在医院医疗、服务、管理等场景中，充分发挥医院数据资产的价值，实现医院管理全面感知、临床业务协同工作、医疗数据全流程处理、患者服务便捷高效。新知识、新技术在医院运营中综合优化资源，重新定义医院运行的方方面面，逐步推动医院全面实现信息化、实时化、自动化、智能化的动态服务。科技创新研究与成果转化是提升医疗服务水平和能力的强大动力，信息化、智能化新技术的广泛应用是落实医院精细化管理的重要保证，这些共同推动了公立医院高质量发展。

医院要发展，科技是关键。诊疗新技术研发对医院提出很高的要求，需要医院具有较强的人才、设备、资金等条件，更需要创新的精神和意识。自我创新，研发诊疗新技术能显著提高医院学科水平和地位，全面提高医院科学技术内涵，增加医院核心竞争力。医院学科技术集中在引进高新技术用于诊断，提高临床诊疗水平，加强医院的质量管理和服务优化，直接关系到临床医疗质量和科技综合实力，也关系到医院生存和发展。新技术的到来让精细化管理更加精准地定位每一个单元的运行关键点，并对出现问题的各个细节进行完善和改进。我们在运营管理工作中，始终要坚持强化临床科研工作，坚持"基础研究和临床研究并重"的指导思想，以临床科研创新临床新技术，以临床新技术催育特色学科，以优势学科培养高素质复合型人才，以学科和人才优势逐步增强医院科技综合实力，从而推动医院持续、稳定、健康发展。

医疗新技术准入管理是应用循证医学原理和方法，对医疗技术的安全性、有效性、经济性和社会伦理适应性等方面进行系统评估，决定其是否能进入临床试验阶段和从探索性医疗技术转变为应用新技术在医院运营管理中的应用。因此，加强医疗技术应用管理是医院顺应医疗形势需求、规范医疗诊治行为、提高医疗技术水平、确保医疗质量效果、减少医疗纠纷风险的必由之路。只有充分利用现有医疗资源，设立、引导、管理好医疗新技术的开展应用，才能在日益激烈的医疗行业竞争中立于不败之地，促进公立医院高质量发展。

（二）新技术在医院运营管理中的应用

1. 加强医院信息化建设　信息技术为我们实现医疗卫生服务模式创新提供了有效的手段。建立信息共享、资源共享和服务协助的有效机制。在公立医院高质量发展的背景下，信息化建设也是区域内各级各类医院建立区域联盟医院、托管医院、领办医院的前提。这促进了医院管理和医疗诊治等方面的直接交流和全方位协作，使基层医疗卫生机构与三级公立医院能够构建高效分级协同的服务模式，从而最大限度地整合并利用有限资源。

在智慧服务方面部署实施智慧医疗、智慧管理、智慧服务信息系统建设工作。当前，医院利用信息技术手段的 APP、公众号和自助机实现预约挂号、预约检查、缴费、报告查询和分时段就诊等全流程信息化管理。在智慧医疗建设方面建立病案控制、氧气监测、院感监控后勤水电气管理等智慧化应用。在精细化管理方面，利用信息技术建立的数据应用平台，在设备管理、人事系统管理、护理系统管理、财务管理等方面起着重要作用。

2. 加大医疗技术与设施设备建设力度　三级公立医院作为国家医疗机构重要组成部分，应注重发挥引领作用，以塑造国际合作和竞争新优势为目标，以满足重大和疑难复杂疾病临床需求为重点，积极引进应用国际尖端医疗技术、国际前沿医学装备，促进临床学科高质量发展，为提升医院的疑难病症诊治能力和医疗服务水平提供持续动力。医院应扩展渠道，主动寻找、接收国际前沿医学技术与装备信息，大力支持临床新技术引进与应用。医疗质量和专科能力的提升也体现在医疗技术上，目前我国医疗技术的发展呈现出四个趋势，即微创、无创技术快速发展，数字化技术广泛应用，精准化、个体化治疗日益成熟，以器官移植为代表的器官功能替代治疗取得显著成效。

3. 积极推进医学科学技术创新研发　医院积极推动临床医学开展科技创新研发，简化流程、一站式办理服务等举措助力新技术的申报与开展。医院通过大力开展新技术应用，迈上了高质量发展的新台阶，在探索与实践过程中体会到新技术的引进、落地以及切实应用，积极推进科学技术创新研发加大投入到医疗与管理中，进一步为患者提供更优质、精准的医疗服务。

（三）新技术的主要类别

1. 物联网　是通过信息传感设备，射频识别技术、全球定位系统等技术，实时采集任何需要监控、连接、互动的物体或过程，采集其声、光、热、电、力学、化学、生物、位置等各种需要的信息，通过各类可能的网络接入，实现物与物、物与人的泛在链接，实现对物品和过程的智能化感知、识别和管理。

物联网通过智能感知、识别技术与普适计算、泛在网络的融合应用，被称为继计算机、互联网之后世界信息产业发展的第三次浪潮。与其说物联网是网络，不如说物联网是业务和应用，物联网也被视为互联网的应用拓展。从本质上看，物联网是现代信息技术发展到一定阶段后出现的一种聚合性应用与技术提升，将各种感知技术、现代网络技术和人工智能与自动化技术聚合与集成应用，使人与物智慧对话，创造一个智慧的世界。因为物联网技术的发展几乎涉及了信息技术的方方面面，是一种聚合性、系统性的创新应用与发展，也因此才被称为是信息产业的第三次革命性创新。

2．自动识别技术（automatic identification，Auto-ID）　Auto-ID 就是应用一定的识别装置，通过被识别物品和识别装置之间的接近活动，自动地获取被识别物品的相关信息，并提供给后台的计算机处理系统来完成相关后续处理的一种技术。是数据编码、数据采集、数据标识、数据管理、数据传输的标准化手段。自动识别技术的优势在于可以快速、精确地将庞大的数据流有效地更新存储在计算机数据库中，从而加快物流速度，提高工作效率。

近年来，自动识别技术在医疗、电子商务、电子政务、移动计算等领域得到了广泛的应用。如何科学、高效地管理好这些公共服务产品，切实解决百姓看病难等医患矛盾成为主管部门的首要任务。医院管理信息化成为各级医院的重中之重。医院信息化工作已经从以医院决策者管理为中心发展到以临床患者为中心。建立直接服务于医生、护士、医疗质量、医学知识的体系成为目前医院信息化工作的当务之急。近年来，随着医院管理信息化的不断深入，自动识别产品也越来越多地走入医疗机构。

自动识别技术主要包括以下几种。

（1）生物识别技术

1）指纹识别技术：每个人的皮肤纹路（包括指纹在内）在图案、断点和交叉点上具有唯一性和稳定性。依靠这两个特点，把一个人同他的指纹对应起来，通过比较他的指纹和预先保存的指纹，可验证他的真实身份。

2）人脸识别技术：人脸识别技术通过分析人脸部的独特形状、模式和位置来进行鉴别。人脸识别技术主要应用在自动门禁系统、安全验证系统、银行和海关的监控系统等领域。

3）虹膜识别技术：虹膜识别技术主要是在自然光或红外光照射下，对虹膜上可见的外在特征进行计算机识别。

4）语音识别技术：就是让机器通过语音信号处理、识别理解过程，把语音信号转变为相应的文本或命令。高新技术语音识别最大优点是其属于非接触的识别技术，随着语音技术的飞速发展，语音识别技术在网络会议、医药卫生等领域有更广泛的应用。

（2）条码识别技术：条码是由一组按特定编码规则排列的条组成，用于表示一定的字符、数字及符号组成的信息。可通过光学扫描进行读取，通过黑色线条和白色间隔对激光的不同反射来识别。

（3）智能卡技术：智能卡又被称为 IC 卡、智慧卡等。智能卡是继条码之后推出的新一代自动识别卡，其最大优势是内部存储空间大，读写简单，易操作。

（4）射频识别技术：是目前最重要的识别技术，它是一种非接触式的自动识别技术。具有很多优点，如扫描快速，体积较小，抗污染能力强，耐用，还可以重复使用。该技术在临床医学工程领域,医用物资尤其是高值耗材的管理方面,有其独特的优势。在医院管理方面,该技术被应用于患者、公用医疗设备和贵重药品的电子标签管理中,可优化流程,降低运行成本,提升服务质量及工作效率。

(5)光学字符识别技术:采用光学的方式将文档资料转换为原始资料黑白点阵的图像文件,最后使用文字处理软件进一步编辑加工的技术。

3.区块链 本质上是一个由集体维护的分散、开放和透明的分布式去中心化数据库,采用分散的管理机制来保障其透明度和开放性。链中的所有节点都是平等的,它们更新、监视和共享数据。它以块为单位生成和存储,并按时间顺序端到端连接,形成链结构。从政策环境来看,从"1024讲话",到"十四五"规划,再到《关于加快推动区块链技术应用和产业发展的指导意见》,区块链发展政策不断深化。同时,政策也从宏观战略层面,更多地覆盖到不同行业、各个地方、各类标准以及具体的人才推进计划,逐步细化并且更加多样化。

随着信息技术在医疗系统的飞速发展,以电子病历为代表的电子化医疗数据呈现爆发式增长。对医院而言,面临着海量医疗数据的安全存储、患者隐私泄露、数据共享困难等压力。

现阶段,医疗数据的共享主要分为机构共享和个人共享,前者通过云服务器进行联合建模,从而完成机构之间的数据交换,后者通过具有强大存储和计算能力的第三方云服务器完成用户和机构的数据共享。但是,云服务器存储方式也存在数据存储压力大、易遭受攻击、访问控制权限薄弱等诸多问题。为解决云服务器中心化特点所带来的各种隐患。目前,大多采用区块链技术解决第三方机构的可信性问题,区块链技术具有去中心化、防篡改、透明公开、安全加密等优势,为医疗数据共享提供了较好的解决思路。

4.智能预测模型 随着数据库技术的迅速发展及大数据的广泛应用,积累的数据越来越多。激增的数据背后隐藏着巨大且重要的信息。数据挖掘从技术角度提取隐含在大量的、不完全的、随机的实际应用数据,是人们不知道但又潜在有用的信息和知识,学者对大数据进行更高层次的全面分析,充分地运用数据。大数据的挖掘技术通过自动在大数据库内寻找预测信息,并依据数据本身得出结论,从而预测未来趋势,对医院管理有着重要的价值。现运用在人力资源管理预测、绩效管理预测、医疗物资管理预测方面。

(四)新技术下医院运营管理策略思考

科学技术是第一生产力,医疗新技术则是推动医院实现高质量发展的关键,是医院不断提升诊疗能力和核心竞争力的关键。但新技术同时也是一把双刃剑,在探索与实践的过程中,需要充分认识、科学管理、合理使用,需要把握医疗技术的方向性和可行性,不断完善医疗新技术的准入和评价体系。新技术的引进、落地及在医疗与管理中的切实应用,依赖于医院治理体系和治理能力现代化的同步提升。医院必须从领导层面重视技术应用与科技成果转化,注重顶层设计与整体规划,增强全员尤其是临床一线技术应用的参与性、积极性。新兴技术应用切实发挥成效,不仅在于技术引进和增加投入,更重要的是要以新发展理念为引领,推进医疗服务模式创新,构建发展新格局,从而引领公立医院高质量发展。

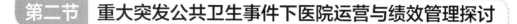

第二节　重大突发公共卫生事件下医院运营与绩效管理探讨

我国《突发公共卫生事件应急条例》中,定义突发公共卫生事件为突然发生,造成或者可能造成社会公众健康严重损害的重大传染病疫情、群体性不明原因疾病、重大食物和职业中毒以及其他严重影响公众健康的事件。各级各类医院是突发公共卫生事件医疗对策的重要环节,迅速且有效地应对突发公共卫生事件是所有医院的责任和担当。

重大突发公共卫生事件具有较强的不可预知性、突发性、多样性及复杂性,当其发生时,医院往往会面对严峻的应急挑战,医院正常运营也会受到不同程度的影响。医院应从不同层面做好应急准备,从战略层面的应急战略和应急体系的建设到战术层面的院内各类资源的储备和应急相关流程制订,加上应急反应系统科学有序地处置,才能迅速有效地应对突发公共卫生事件。在预防控制疾病和救治伤患的同时,尽可能地减少其对正常医疗工作的影响,保障正常就医患者的需求。

一、重大突发公共卫生事件下医院运营管理的基础

医院应对突发公共卫生事件是复杂且系统的工作,需要院内院外多部门、机构协调配合,才能保证应急工作高效、平稳。要保证应急时期医院高效平稳地运转,必须提前做好充足的应急准备。从医院发展战略上重视医院应急能力的建设,建立起医院应急体系,包括:指挥构架、应急制度、相关应急预案的制订及培训、演练、各类资源的储备及响应机制等。

高效、规范、保障是医院应急运营与绩效管理的基本理念。其中,"高效"是指在重大突发公共卫生事件发生时,医院能快速响应,启动应急方案,制订一系列应急措施,高效实施。"规范"体现在应急运营管理制度的具体措施要符合主管部门的相关监管要求,符合上级文件精神。"保障"说明要通过各种方式,保障的应急资源包括人力资源、物资和资金,保障医院的运营和管理,降低经营风险。

二、重大突发公共卫生事件下医院资源储备及配置

在重大突发公共卫生事件发生时,参与救治的医院往往面临应急医疗人手紧张、关键生命支持设备数量不足(例如,呼吸机、心电监护仪等)、物资药品短缺、转运力量有限等情况,甚至出现医疗服务挤兑。重压之下,容易出现应急相关信息收集不准确、应急策略不专业、应急资源配置不合理等情况,降低医院应急工作效率,影响医院正常运营。所以,医院的运营管理相关部门必须做好充足的准备以此减轻医院应急时的压力,同时,实现资源迅速准确地配置,帮助医院成功完成应急工作。

从医院运营管理实操角度来看,应重点关注医院应急资源的科学储备及应急时迅速且有效的资源配置。医院的应急资源主要包括人力资源、资金、物资、设备、空间等,平战结合是医院应急资源管理的重要原则。国家发展改革委在 2020 年 5 月公布的《公共卫生防控救治能力建设方案》中指出,坚持平战结合,既满足"战时"快速反应、集中救治和物资保障需

要，又充分考虑"平时"职责任务和运行成本。

医院在应急工作中实现资源准确配置的关键点是指挥团队统一和专业的决策及各类资源数据的采集和传递。应急时，必须迅速评估所面对的应急事件对各类资源需求情况，全面清查各类应急资源状况。医院运营相关部门必须高效准确地收集和传递各类资源数据，借助信息系统及互联网工具，为指挥团队的决策提供信息依据。重要数据的收集最好由专人跟进及核对，重点科室应安排熟悉专科情况的人员实时收集数据，以提高数据的准确性。医院领导小组以高度的政治站位，结合专业知识，根据实时数据，综合研判应急形势，做出科学专业的决策，统筹协调全院各应急小组有效落实应急措施，实现应急资源的高效配置。重大突发公共卫生事件医院应急运营管理基本理论框架见图2-3-1。

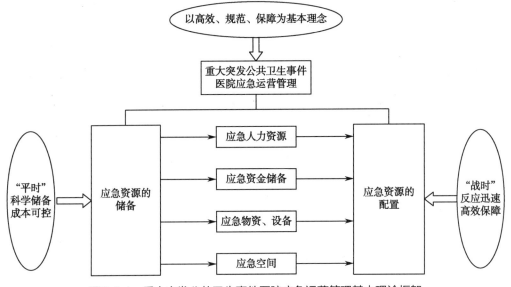

图 2-3-1　重大突发公共卫生事件医院应急运营管理基本理论框架

（一）应急物资的管理

1. 应急物资的储备　充足的物资保障是医院在应急状态下完成医疗救治及预防控制任务的基础条件，因此提高医院应急物资保障能力和水平，建立常态化应急物资保障库是应对重大突发公共卫生事件的重要支撑力量。而应急物资种类较多，包括治疗药品、医疗器械、医疗设备、检测试剂、防护用品、后勤保障物资等，各类物资又可能存在时效性强、保质期短、不可替代等特点。加之突发公共卫生事件的突发性、多样性及复杂性，不同类型的突发事件所需的物资差异较大，为医院应急物资储备带来了极大挑战。

医院应当建立和完善院内应急物资储备制度，明确管理归口和职责。根据法规及制度要求，结合医院自身情况，按照平战结合的原则，从"战时"满足应急需求和"平时"成本可控的角度来考虑最适宜的储备方案，综合制订能够有效保障应急工作且可持续的物资储备策略。

医院需要对于各种类型的突发公共卫生事件所需的应急物资进行梳理，综合评估物资的储备难易度、供应难易度、重要性等情况，形成管理清单。按照实物储备、协议储备、上级储备进行分类划分，明确物资储备形式及供应来源。除了必须要实物储备的物资外，供应

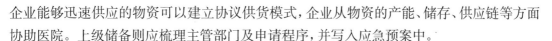

企业能够迅速供应的物资可以建立协议供货模式，企业从物资的产能、储存、供应链等方面协助医院。上级储备则应梳理主管部门及申请程序，并写入应急预案中。

捐赠物资也是医院应急时期的重要物资补充形式，应预先制订医院应急时期接受捐赠的流程，明确主管部门及审批流程，捐赠流程通畅且高效。但应注意，捐赠方往往并不具备医疗物资专业知识，各国医疗物资执行标准也不一致，捐赠物资不一定能达到临床使用要求。应急时期需要安排具有医院物资采购经验的人员负责联系和协调，及时了解临床物资需求，公布采购标准，由专人进行物资鉴别及分类，保证物资及时投入临床使用，同时避免人力、物力及时间的浪费。

实物应急物资保障库需要独立于日常物资进行管理，设立单独台账。建立应急物资轮换机制，根据先进先出原则，进行物资有效期管理，对应急储备中临床可消耗的物资定期轮换到临床进行使用，并及时补充，减少过期浪费。形成应急物资的动态平衡，既能够保障应急物资的储备，又能够对储备物资成本进行管控。同时，因涉及专科多、物资范围广，应制订应急物资储备、使用、监管等全流程管理规章制度，增强统筹协调能力，以确保应急物资可靠有序和持续性供应。

2. 应急物资的配置　"战时"迅速摸清家底，盘点应急设备物资的储备情况。临床医师、护理人员、检验工作人员，设备部、药学部门、运营相关部门工作人员须全面了解救治所需的治疗药品、医疗器械、医疗设备、检测试剂、防护用品等物资数量是否足够，消耗品是否在有效期内，医疗设备是否能正常工作等。梳理出需要补充的物资和缺少的物资，有协议储存的物资及时联系厂商进行供应，申请公共储存物资指定专人进行联系跟进，需要寻求社会捐赠的物资要及时公布物资标准，专人负责接收及分类。同时应加强全体工作人员物资正确使用宣教，如根据防护等级正确、科学防护，避免过度防护，"开源"的同时实现"节流"。

加强统筹协调能力，针对有限的医疗资源例如呼吸机、心电监护仪等生命支持类设备的调配，需要实时统计监测重点设备的在用情况和闲置情况，建立设备调配通道和信息共享平台，由专门工作组负责全院设备统一调配，不归属专科科室。

（二）应急人力资源管理

尽管互联网、物联网、人工智能、大数据、设施设备等相关技术的进步提升了工作效率，为应急工作提供了很大的助力，但就目前来看，人力资源仍然是医院应急工作的最重要力量。而我国医院普遍存在医务人员不足的情况，在面对重大突发公共卫生事件时人力资源情况更显得捉襟见肘，所以，做好人力资源储备和应急岗位设置对高效应对重大突发公共卫生突发事件至关重要。

医院应急的人力资源包含指挥团队、救治队伍、院感防控团队、行政协调团队、宣传团队、运营管理团队、后勤保障团队、科研攻关团队、安保团队、预备队等。同时，其响应机制及应急能力培养会影响各团队应急能力。建立良好的应急人力资源体系是一个复杂、系统的工程，需要多部门配合完成。

1. 应急人力资源的储备　应急人力资源储备前，首先要摸清家底，全面且准确的人力资源情况是应急时刻快速构建各类应急团队的基础。在日常的人力资源管理工作中，借助信息化及互联网工具，摸清院内人力资源情况，包括基本信息、岗位、专业、授权情况、人员变动等情况，并定期更新。

在应急时实现资源迅速准确地配置，要求医院在应急时建立起有力、专业、高效的指挥体系。医院必须在应急预案中写明指挥团队人员构成，医院党政班子组成的应急领导小组；医务部、护理部及相关专科专家组成的救治小组；院感专家团队组成的院感管理小组；行政各部门组成的综合协调小组；党委办公室、宣传部组成的新闻宣传小组；运营管理相关部门组成的应急运营小组；后勤各部门组成的后勤保障小组；有条件的医院还应组织科研攻关团队。应急人力资源预案可采取结构化设置策略，构建应急人才梯队，各小组分工明确，职责落实到位，"平时"设岗不设人，"战时"迅速匹配上岗，提高人力资源配置效率，缓解应急人手压力。

做好预备队计划。有力的增援力量是确保应急救治安全有效，保护医务人员身心健康的关键。不同诱因的应急工作都会导致院内不同专科或部门工作负荷"冷热不均"的情况，因此，需要评估不同类型突发公共卫生事件涉及的应急专科及非应急专科情况，结合各专科的人力资源情况，制订有针对性的预备队抽调方案，以便应急时快速组建预备队。同样，医院行政、后勤人员也可在经过培训后为人员流动管理、秩序维护、导诊等工作提供增援。

应急专业能力的储备。现有国内外调研表明，大多数医务人员都有接受突发公共卫生事件应急专业能力培训的需求和意愿。而医院又容易因各种原因忽略了应急专业能力的提升，各类应急预案也有培训不足、演练不够的情况。医院可采用线上云课堂的形式方便医务人员学习应急理论知识，以情景模拟、互动视频、在线考核等形式进行实操培训。医院也应每年定期开展应急演练，提升医务人员应急实操能力，并对演练情况进行总结，不断改进应急预案，同时提升医务人员的应急能力。可以将应急预案培训、应急知识学习整合到医务人员继续教育计划中，提高医务人员参与度，进而提升医院应急能力。也可考虑以岗位轮换形式提升医务人员的应急能力，例如内科医师到内科 ICU 轮岗，急诊或呼吸与危重症医学科护士进行重症护理资格培训等。

2. 应急人力资源的配置　建立医院应急响应机制，集中调配人力。合理配置各类人力资源，最大限度地发挥人力资源价值，是确保应急救治兼顾医院运营的重要前提。人力资源的应急管理策略整体为，"战时"摸排整合人员，统筹全院人力资源，打破部门（科室）界限和壁垒，坚持全院一盘棋，根据工作需要和形势变化调整人力配置，全院统筹、分类使用、灵活机动、适时调整，从人员排查、组派应急医疗队、专家指导、应急防护知识培训和后勤保障等方面确保医疗服务工作顺利进行，实现人力资源最优配置和效用最大化。

为了实现应急人力资源合理配置，应当在第一时间组建专业、高效的应急人力资源管理团队。这个团队应当包括院级负责人、重点科室专家及相关行政职能部门人员。管理团队根据突发公共卫生事件的规模，迅速梳理医院人力资源情况，评估医院人力资源是否满足组建应急相关团队的需求，是否需要通过延迟休假、召回人员等方式充实人力，全面统筹调配人力资源。在人力资源调配方面，可以依托成熟的医院管理组织架构，建立人员排查和调配的小组，进行全覆盖管理。行政职能部门围绕临床一线主动跟进服务，协调联动，进行动态监测，实时上报科室的医疗业务运行的人力配置情况，给出人力调配建议方案，提交医院应急管理专班决策最新的管理措施，密切联系提升人力资源配置效率。另一方面，应急管理进入稳定期后，提前谋划，使各临床专科医疗工作的有序恢复。根据病种的平均住院日、急诊等待患者入院情况，预测每个病房在院的患者数量，做好时间安排，按计划逐步调整人力配置，快速恢复专科正常业务。

在一线医务人员的针对性应急能力培训方面，由于突发公共卫生事件的复杂性和突发性，医务人员即使经过相关应急专业技能的培训和学习，也很难在应急能力上有完全的准备。所以，应当迅速组织针对具体突发事件的知识培训，提升医务人员的应急能力。

及时评估预备人力的需求情况，必要时迅速组建预备队，保障医疗救治的平稳运行。在组建救治队伍的同时，就应启动预备队伍的组建，重大突发公共卫生事件的应急工作很难在短时间内结束，且工作负荷较重，预备队伍及时补充到救治一线，建立轮休机制，这关系到应急救治工作的持续、平稳开展，也关系到医疗安全和医务人员的身心健康。

对医务人员进行必要的心理支持和关怀。研究显示，前线医务人员在重大突发公共卫生事件暴发期间均面临较强的身心压力，进而出现各种身心健康问题。对未知疾病的恐惧、工作带来的风险、劳动强度大以及对家人的担忧等因素的叠加给医务人员带来了较大的压力。针对上述情况，应该及时建立轮休制度，保证医务人员休息时间，同时尽量回归家庭，使医务人员心理压力得到缓解。由医院组织心理健康支持团队，为医务人员提供帮助。开展多种形式的激励活动，包括慰问一线医务人员、评优评奖、发放津贴等，体现医院关怀，鼓舞医务人员士气，引导医务人员积极向上的情绪。

同时，设置监督问责机制，制定应急监督问责制度，建立应急工作监督机制，专门团队负责落实相关措施，对于在应急工作中玩忽职守、违反纪律的行为要有明确的惩处措施。使医院全体工作人员在应急工作中知敬畏、守底线。

（三）应急床位资源管理

医院应急床位资源管理是应对突发公共卫生事件、自然灾害、重大事故等紧急情况的关键环节，其核心目标是在短时间内快速调配、高效利用有限的床位资源，保障急危重症患者及时救治，维护医疗系统稳定。

1. 床位资源的动态监测与评估　在医院应对突发公共卫生事件经常会造成床位利用率不均，应急主力的专科床位压力大，而业务未受到突发公共卫生事件影响的专科床位利用率低。医院应针对不同类型应急事件需要评估各病房床位压力，规划预备病房，制订病房功能调整预案，在应急管理期间实时掌握各专科各病房床位数量、在床患者人数，根据具体情况逐步开放后备病房，扩展应急床位。通过医院信息系统（HIS）实时监控各科室床位使用状态（空床、占用、预出院、转科等），并且根据不同病种患者的平均住院日，来测算床位动态使用情况。后续根据应急工作完成情况适时恢复床位正常使用。

2. 分类管理　区分普通病床、重症监护床位（ICU）、隔离病床等类型，重点监测高需求资源（如呼吸机配套床位）。依据病情严重程度、治疗需求（是否需要手术、ICU 支持）制定患者收治优先级。通过多学科会诊（MDT）实时评估患者状态，对病情好转的患者及时转出

ICU 或普通病房,腾挪资源给新收治患者。同时需要信息化支持,根据信息系统快速识别高危患者,直接分配至对应病区,减少中间环节。

医院应急床位资源管理的核心是"平时有储备、战时能扩容、全程可调控",需通过制度设计、技术赋能、多部门协同实现资源的高效利用。未来需进一步强化数据驱动决策、区域一体化协作,以应对更复杂的突发事件挑战。

(四)应急手术室资源管理

医院在重大自然灾害或大量外伤类型的公共卫生事件应急预案中应该包含手术室管理的内容,计划好哪些手术室能在应急时刻快速调整为救治紧急伤患使用,并且提前考虑感染伤患的手术室安排,防止院内感染发生。大型医院一般处于所在区域的交通中心位置,是疑难危重外伤患者的救治中心,一般在事件发生的 1~3 天内就会迎来紧急伤患的救治任务,在应急手术室安排的过程中应注意以下几个问题。

(1)医院所在区域内发生重大自然灾害时,医院本身各类功能都可受到灾害影响,包括手术相关功能,许多手术患者正在手术台上,医务人员要全力确保手术患者的安全。同时要做好住院择期手术患者及家属的安抚和沟通。

(2)公共卫生事件发生时,医院应当通过各种渠道了解医疗救治需求,迅速响应,做好手术室相关准备。手术室资源优先满足应急救治手术、急诊手术和必须的择期手术。当救治能力饱和时应当及时向上线部门报告,寻求支援或分流患者,避免延误危重伤患抢救时间。

(3)做好手术室相关人力配置,例如护理团队、麻醉师团队、医师团队、物资保障团队等,必要时安排好手术团队的 24h 轮值。若有院外手术团队支援,应配置专人进行协调沟通,使院外团队尽快适应医院情况,顺利开展救治工作。

(4)视情况合理安排感染伤患开展手术,做好院感防控。

(5)在保证紧急患者的手术救治前提下,及时恢复择期手术。

(五)空间调整与流程改造

医院在应对重大突发公共卫生事件过程中,几乎都会涉及院内空间的改造或功能性调整,例如重大自然灾害的接诊空间调整、针对传染性疾病的"三区两通道"管理及人员流动通道管理等。为了在应急时能快速完成空间调整,避免出现混乱或不符合院感要求的情况,提前做好院内空间布局的应急规划是十分必要的。

制订疫情空间规划前应全面梳理院内空间情况,根据不同类型的公共卫生事件的空间需求提前做好空间改造预案。针对大型传染病疫情,传染性疾病救治病房应按照"三区两通道"要求进行空间改造规划,院内区域规划出工作人员和非工作人员的人员流动通道。对于需要临时扩展空间的情况,例如搭建帐篷、新建板房等的场地,也应纳入预案。

另外,规划中的医院建设项目也应把应急空间需求纳入考量,可采取医院"弹性"设计的策略,在保证"平时"空间利用率的同时,为"战时"的空间改造做好准备。

三、重大突发公共卫生事件下医院的绩效管理

1. 建立应急资金保障系统 医院在制订预算计划时应计划专用于公共卫生事件应急

的预算，为应急工作提供资金保障。在特殊时期，医院资金流相对紧张，需要建立集中统一的资金保障系统，统一协调配置财务保障力量，有效实施资金供应和保障。

在资金保障系统中，由财务部门维护资金来源，包括政府和捐赠收入等，其中政府拨款根据来源按文件要求登记用途，捐赠收入按照捐赠人指定用途登记；由业务部门提出使用需求进行匹配，保证一线的防疫需求。采用资金保障系统，使财务部门和业务部门打破距离，做到资源信息共享共用，提高资金使用效率，确保每一笔资金的来源和去向可查询可追溯，形成有效的资金流，同时方便医院在严格控制支出的基础上，保障疫情期间的必需支出，压缩、推迟非急需的消耗性支出。

2. 建立应急绩效考核方案　在医院的医疗资源部分或整体被征用时，原先绩效政策需要进行调整，从长远角度出发，需要改革原有的绩效考核机制，提前建立应急绩效考核方案，通过绩效考核指标调整与配置，实现成本管控，并保持科室间均衡发展目标。

在内部分配时，向敢于担当、勇挑重担、加班加点参加突发事件应急的一线工作人员特别是做出突出成绩的人员倾斜，可根据工作强度、风险系数等设置相应津贴标准进行分配。对参与其他临床医疗服务人员，可按照受突发事件影响程度，在一定程度上给予补贴，以维持人员的稳定性和提高工作积极性，进行基础绩效兜底和工作量绩效，是激励和价值的体现。

医院根据既往年度绩效比例和应对突发公共卫生事件期间医院资金运转情况等计算出总绩效预算，确定基础分值。从工作评定结果看，工作强度大、风险高和价值贡献大的科室，评定分数较高，在科室基础绩效中有合理的绩效体现。工作量绩效仅针对部分在应急期间正常运转的科室，按 RBRVS 绩效方案计算工作量绩效。此类科室的基础性绩效、工作量绩效，按就高的原则核发。工作量绩效作为基础性绩效在经济运营角度上的一个补充考核指标，旨在更全面地评估科室的绩效表现。

3. 设置应急专项绩效　根据国家政策指导，为进一步保障应对突发公共事件的工作人员权益，对参与疫情防控的医务人员发放临时性工作补助，满足一线医务人员临时性工作补助标准等要求。同时，在国家临时性工作补助保障发放的前提下，医院可设置应急专项绩效。专项绩效是基于基础和工作量绩效之外的增量绩效，充分体现应对突发公共事件的关键时期，医院医务人员顾全大局，积极响应医院安排和号召，配合岗位安排，为保护人员生命健康作出重大贡献的绩效体现。方案设计中，专项绩效可结合医院工作实际和贡献程度，划分档次，突出重点科室。分类标准是在国家临时性工作补助基础上的细化，特别是对于在国家临时性工作补助范围外的职工进行认定后用医院专项绩效作为补充。医院专项绩效考虑医院抗疫实际，是对国家政策规定的有益补充，是医院内部发放的绩效，旨在使整体绩效的发放更贴合应对突发公共卫生事件的工作实际，提高职工公平感。

四、重大突发公共卫生事件下医院运营与绩效管理的思考

（一）大型综合医院在应对突发公共卫生事件中发挥的作用

相比规模较小的医院，大型综合医院在应对突发公共卫生事件方面往往更有经验，专

业能力、管理能力及研究能力都较强，拥有的各类资源更多。所以，大型医院应当思考如何发挥自身优势，通过医联体及其他形式，辐射带动所在区域的应急能力较为薄弱的医院，协助其建立或完善突发公共卫生事件应急体系，进而提升所在区域的整体应急能力。在应急期间大型医院也可以通过多种形式协助所在区域医院，例如及时转诊实现重症兜底；建立远程会诊网络完成疑难危重患者会诊；组织专家团队指导应急力量较为薄弱的医院等。

（二）医院需要尽快恢复正常医疗和运营工作

良好的运营是医院应对突发公共卫生事件的保障。医院在面对重大突发公共卫生事件时，正常的医疗业务容易受到影响，造成医院经济营收减少。再叠加应急支出加大，债务到期等因素，容易使医院现金流面临极大压力。另外，正常就诊的患者也有就诊的需求和权利。所以在应急工作中，在保证救治工作高效开展的前提下，应注意尽量减少对正常医疗业务的影响。若正常医疗业务受影响较大，在领导小组研判应急情况可控时，要有组织地快速恢复正常运营，减小应急工作对经济运营的影响，保障医院长效运营，同时也满足正常就医患者的诊疗需求。

（三）重大应急的绩效管理思考

医院应急时的绩效管理往往面对一个复杂的局面。第一，绩效分配不再采取原有的以工作量及工作质量指标来进行考核，而是以满足应急防控、救治的前提下，参考其工作强度、负荷和贡献程度等因素。第二，医院在重大突发公共卫生事件应急期间的运营收入是普遍下降的，加上应急支出增大，现金流吃紧。第三，医务人员在应急救治过程中，面对较大的工作和生活压力，其辛勤付出需要得到肯定和激励。综上，医院在重大应急过程中需要寻求能够平衡各种关切的绩效管理办法，既能保证绩效分配的公平性，激励医务人员昂扬的斗志，又能保证医院长效运营，应急工作稳定开展。

另外，在探讨医院应急工作的绩效管理时，容易将目光集中于临床一线救治科室或者是医务人员的绩效评价，而容易忽略应急工作的"后端"，也就是医院各支撑保障部门的绩效表现。对于院内各保障部门在应急工作中的临床满意度、反应速度、成本控制、保障效果、协同度、执行力、信息准确性等指标均需要进行客观或主观的评价，以此总结经验、改进不足，按照PDCA循环，不断提升应急保障能力。

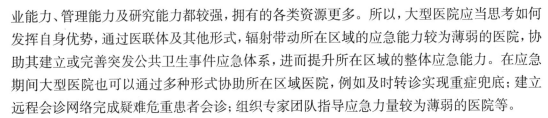

第三节　人工智能技术下医院运营与绩效管理探讨

一、人工智能的概念与发展

人工智能（artificial intelligence）是使机器能够模拟及表现出人类智能行为的能力。它的核心技术是机器学习，即通过大量数据来让计算机自我学习和提高性能，包括学习、推理、感知、决策和创造等方面。在计算机科学领域，人工智能通常指计算机程序可以模拟人类智能，包括基于规则、知识、统计学习和深度学习等系统。

1956年，约翰·麦卡锡（John McCarthy）、马文·明斯基（Marvin Minsky）、纳撒尼尔·罗切

斯特（Nathaniel Rochester）和克劳德·香农（Claude Shannon）等科学家在达特茅斯夏季人工智能研究会议上，一同讨论了当时计算机科学领域尚未解决的问题，并首次提出人工智能的概念。然而，受限于当时客观条件，人工智能研究主要集中在模拟人脑的运作上，且只能解决特定领域的具体问题，如几何定理证明、西洋跳棋和积木机器人等。在那个只把计算机视为数值计算器的时代，这些稍微展现出智能的应用即被认为是人工智能的体现。

进入 21 世纪，随着深度学习概念的提出，人工智能再次引起了热潮。从手机上的人工智能应用程序到城市中的智慧安防，各种应用层出不穷，并出现在各种场景和人们的日常生活中。

近年来随着芯片、储存器、光纤、超算法和大数据等底层技术不断突破，人工智能技术得到了快速发展。目前，人工智能技术已经广泛应用于交通、医疗、金融、教育、安全、农业、制造等领域。

二、世界各国与中国人工智能的顶层设计

当前，世界各国均从国家层面积极制订相应战略，加快人工智能领域的顶层设计，为争夺人工智能时代的主导权而努力，并大力推广人工智能在交通、金融、医疗等重点领域的应用。美国白宫将人工智能战略规划比作新的"阿波罗登月计划"，美国也是世界首个将人工智能发展提升至国家战略层面的国家，并连续发布了三份关于人工智能的政府报告；2020年，英国政府确定了人工智能发展目标，并发布了政府报告以加快人工智能技术在其政府部门的应用。除此之外，早在 2014 年，全球最大的民用机器人研发计划"SPARC"就已在欧盟启动；2015 年，日本政府制定了《日本机器人战略：愿景、战略、行动计划》，宣称要进行人工智能机器人的革命。

中国自改革开放以来，始终高度重视科学技术的发展，笃信科学技术是第一生产力，而当今最高科技水平的代表无疑是人工智能技术，在经济新常态下，通过新的科学技术革命来促进经济结构的转型升级和国民经济的长久健康发展显得尤为重要。2017 年 7 月 20 日，国务院正式印发了《新一代人工智能发展规划》，从战略态势、总体要求、资源配置、立法、组织等各个层面阐述了中国人工智能发展规划。规划指出中国人工智能整体发展水平在重大原创成果、基础理论、核心算法以及关键设备、高端芯片、元器件等方面与发达国家还有一定差距，提出到 2030 年的三步走发展战略目标：到 2020 年，中国人工智能总体技术和应用与世界先进水平同步；到 2025 年基础理论实现重大突破；到 2030 年人工智能理论、技术与应用总体均达到世界领先水平，中国将成为世界主要人工智能创新中心。习近平总书记在 2018 年 10 月 31 日的中共中央政治局集体学习会议上指出，人工智能是新一轮科技革命和产业变革的重要驱动力量，加快发展新一代人工智能是事关我国能否抓住新一轮科技革命和产业变革机遇的战略问题。他强调各级领导干部要努力学习科技前沿知识，把握人工智能发展规律和特点，加强统筹协调，加大政策支持，形成工作合力。此外，国务院制定发布的《"十三五"国家科技创新规划》和《"十三五"国家战略性新兴产业发展规划》，以及国家发展改革委联合多个部门共同印发的《"互联网 +"人工智能三年行动实施方案》，都将人工智

能的发展作为战略重点。

中国人工智能规划提出了六大重点任务,包括构建开放协同的人工智能科技创新体系、培育高端高效的智能经济、建设安全便捷的智能社会、加强军民融合、建设安全高效的智能化基础设施体系以及前瞻布局新一代人工智能重大科技项目。与世界各国相比,中国规划更加强调技术与应用,为各行业提供了完整规范的政策指引和支撑。

三、应用

(一)人工智能当前在医疗卫生领域的应用

近年来,智能医疗的发展在国内外备受关注,图像识别、深度学习、神经网络等关键技术的突破为人工智能技术带来了新一轮的发展,促进了医疗产业与人工智能的深度融合。此外,随着社会进步和人们健康意识的提高,人口老龄化问题日益严重,对于提升医疗技术、延长寿命、增强健康的需求也越来越迫切。然而,在实践中存在着医疗资源分配不均、药物研制周期长、诊疗费用高以及医务人员培养成本过高等问题。这些现实需求极大地推动了以人工智能技术为驱动的医疗卫生产业变革浪潮的兴起。

随着社会经济的不断发展和人民生活水平的提高,传统的医疗服务模式已经无法满足人们的需求,医院运营和绩效管理也面临着越来越多的压力和挑战。而人工智能技术的发展为解决这些问题提供了新的机遇和思路,人工智能技术的应用可以帮助医院优化管理流程与资源分配、提高医疗效率和质量,降低成本与风险,人工智能技术甚至还可以帮助医生诊断疾病、制订诊疗方案。因此,越来越多的医院开始将人工智能技术引入其各项业务中,并逐渐探索人工智能技术在医院运营和绩效管理中的应用。伴随着人工智能技术不断进步,其在医院运营和绩效管理中的应用必将越来越广泛,为医疗卫生行业高质量发展带来更多的机遇。

(二)人工智能技术在医院运营和绩效管理中的分类与应用

在医院运营和绩效管理中,人工智能技术可以应用于数据分析、预测、决策等方面。

1. 数据分析类 数据分析是人工智能技术在医院运营和绩效管理中最常见的应用之一。大数据是非结构化数据的集合,具有强大的数据采集、存储和处理能力。有效挖掘数据信息能够获得内在价值信息和科学知识,促进数字经济快速发展。在新时期下,新媒体技术和移动通信网络覆盖全球,大量数据信息无处不在。通过深入分析产业、工业发展相关数据,能够为产业经济结构调整提供有效支持;通过结合物联网、建筑信息模型技术等技术,能够为制造业转型和社会发展提供技术支持;大数据分析的落实能够优化网络体验,使人们在日常生活中得到更人性化、智能化的信息获取体验。总之,大数据分析对于经济社会发展和人们日常生活都具有重要作用。然而海量的数据对挖掘、分析和计算技术提出了更高要求,人工智能技术作为大数据分析的重要方式之一,其深度学习、机器学习等技术均有效满足了日益复杂的大数据分析,通过对大量数据的分析和挖掘,可以发现隐藏在数据背后的规律和趋势,提高决策的准确性。常见的数据分析方法包括:聚类分析、关联规则挖掘、分类器等。医院运营和绩效管理中的数据分析是指利用数据挖掘、统计学和机器学习

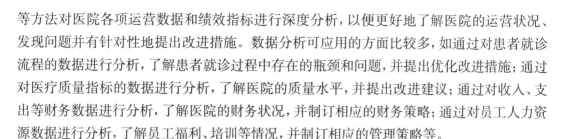

等方法对医院各项运营数据和绩效指标进行深度分析，以便更好地了解医院的运营状况、发现问题并有针对性地提出改进措施。数据分析可应用的方面比较多，如通过对患者就诊流程的数据进行分析，了解患者就诊过程中存在的瓶颈和问题，并提出优化改进措施；通过对医疗质量指标的数据进行分析，了解医院的质量水平，并提出改进建议；通过对收入、支出等财务数据进行分析，了解医院的财务状况，并制订相应的财务策略；通过对员工人力资源数据进行分析，了解员工福利、培训等情况，并制订相应的管理策略等。

一个真实的案例是中国上海市的一家医院利用人工智能技术分析综合数据提升效率。该医院引入了一款基于人工智能技术的智能排班系统，用于优化医生和护士的排班安排。该系统能够基于专业背景、个人偏好等多维度考量，根据医生和护士的既往工作量制订出最优化的排班方案，并可以实时监测工作数据，进行调整。通过使用这个智能排班系统，该医院可以更好地管理和规划人员资源，精准有效地进行绩效管理，避免了因为人员调度不当而导致的加班和疲劳等问题，并且成功降低了每位患者的平均等待时间，避免了因为服务短缺而导致的患者流失问题。

2．预测类　人工智能技术主要用于对未来事件进行预测。在医院运营和绩效管理中，可以通过预测病床需求、手术时间、药品消耗等来优化资源分配和管理。常见的预测方法包括时间序列分析、神经网络、支持向量机等。人工智能技术可以通过分析医院的历史数据、患者的就诊记录、病情数据等多维度因素来预测病床需求。例如，人工智能技术可以通过以下具体方式来实现需求的预测。

（1）预测病床需求：美国密歇根大学医院使用了基于人工智能技术的病床需求预测系统，该系统可以通过分析患者的就诊记录、病情数据、医生的诊断和治疗方案等多种因素，来预测未来一段时间内的病床需求。该系统还可以根据不同科室和时间段的需求情况，进行动态调整和优化。通过使用这个系统，密歇根大学医院可以更好地管理和利用病床资源，提高医院的效率和服务质量。

（2）预测手术需求：美国医疗科技医院手术剧场开发了一款基于虚拟现实和人工智能技术的手术预测系统。该系统可以通过分析患者的病历记录、手术室设备的使用情况、医生的经验和技能等多个因素，来预测手术时间和风险。该系统还可以通过虚拟现实技术，让医生在手术前进行模拟和演练，提高手术成功率和安全性。通过使用这个系统，医生可以更好地准备手术，并提高手术效率和质量。通过对历史手术数据的分析，结合患者就诊情况、手术类型等因素，可以预测未来手术的时间和持续时间。医院可以根据预测的数据，合理安排手术室的使用和医护人员的调度，避免因为手术室紧张导致手术延误或取消。

（3）预测药品消耗：通过对历史药品使用数据的分析，结合患者就诊情况、药品种类等因素，可以预测未来药品消耗情况。医院可以根据预测的数据，合理采购和管理药品，避免因为药品缺货或过期造成浪费。例如，在传统医院药库管理系统的基础上，增加基于人工神经网络技术的预测分析模块，完成复杂的非线性预测功能，可以显著提升医院的效益，如控制医院采购成本，提供采购计划参考等。

美国纽约市的一家医院应用了基于人工智能技术的药品消耗预测系统，在传统医院药库管理系统的基础上增加基于人工神经网络技术的预测分析模块,完成复杂的非线性预测功能。该系统可以通过分析患者的就诊记录、病情数据、医生的诊断和治疗方案等多个因素,来预测未来一段时间内的药品消耗情况。该系统还可以根据不同科室和时间段的需求情况,进行动态调整和优化。通过使用这个系统,该医院可以对历史药品使用数据进行分析,结合患者就诊情况、药品种类等因素,可以预测未来药品消耗情况,从而合理采购和管理药品,有效提升医院的效益。

3. 决策类

决策类人工智能技术主要用于辅助医院管理者进行决策:通过对多种数据、因素等进行综合分析和评估,可以为医院管理者提供科学的决策依据。常见的决策方法包括专家系统、模糊逻辑、规则引擎等。在医院运营和绩效管理中,利用人工智能技术,可以进行医疗资源分配决策:精准医疗是当前医疗领域的重要发展方向,将人工智能系统融入医疗过程后,通过按病种、分医疗阶段的方式,实现精准医疗临床决策辅助。以肿瘤疾病为例,把基于决策规则的决策机制和基于机器学习的辅助决策机制进行有机融合,可构建一种基于多模态数据融合的综合决策机制,利用多模态数据并结合患者的预后与随访效果,进行综合评估,出具诊疗方案,将患者的诊疗安全与预后分析纳入评价体系,使得最终的诊疗方案在有效性、安全性以及经济性等各方面均达到最优,最大限度地提升患者诊疗效果,优化医疗成本。

通过类似决策和优化,医疗机构可以更加高效地利用资源,提高医疗服务的质量和效率,同时减少医疗资源的浪费和损失。

4. 远程服务 人工智能技术可以通过提高医院效率、优化治疗方案等方式改善患者体验。例如,在线问诊机器人可以为患者提供 24 小时在线咨询服务,快速解答患者的问题并回应需求;远程医疗机器人可以为患者提供远程诊断和治疗服务,减少患者的出行和等待时间。在诊断和治疗方面应用人工智能技术,可以提供更加精准、个性化的治疗方案以及细致周到的服务,减轻患者心理压力,对患者康复有积极作用。

四、人工智能技术给医院运营和绩效管理带来的影响及未来发展方向

(一)现状分析

随着人工智能技术的进步,绩效管理也在发生巨大变化。传统的绩效管理面临着制订公平考核方案和整理大量考核数据的难题,而人工智能技术可以利用大量数据,总结规律并建立模型。它可以替代人力完成重复性工作,并更客观、准确地评估员工的表现和绩效。这样做不仅提高了管理效率和准确性,还能节省时间和精力。

目前的行业环境变得越来越多样化,但是随着医院的发展,人们发现绩效管理存在一些问题。一方面,制度设定过于固定化,绩效考核过于程序化,考核内容过于僵硬化。另一方面,一些医院希望通过绩效考核来激励员工,但实际上有些医院并没有达到预期效果,反而导致员工不满意绩效考核制度,出现消极怠工甚至离职的现象。随着人工智能技术的不断完善,研究医院绩效管理与人工智能结合的新模式变得非常重要。同时,在人工智能时

代，由于环境变化非常快、不确定性很高、复杂性很强、模糊性很大，绩效管理作为人力资源管理的核心职能具有重要的研究价值。

员工的绩效考核工作会产生大量的数据和信息，而在医院的绩效管理中，对这些数据和信息进行判断和整理是非常重要的。人工智能在处理信息方面已经很先进，可以存储和快速调取海量的信息，将人工智能技术与绩效管理结合起来，可以形成一个系统化的工作流程，使绩效管理过程更加顺畅，绩效管理效果更加显著，可以为医院留住人才打下更坚实的基础。

1. 机遇和挑战 人工智能在绩效管理领域的完善和发展给医院传统的绩效管理方式带来了新的机遇和变革。

新工作模式的形成：将会形成"人机结合"的新工作模式，通过员工与人工智能的结合，将管理者从烦琐的绩效管理工作中解放出来，将足够的精力和时间花费在处理更为复杂的问题上，进而提升医院对人力资源的使用效率。

绩效考核体系的创新：与传统的绩效考核体系相比，运用人工智能技术可以有效避免因考核者主观因素而产生的不公平现象，并且人工智能所具备的客观、公平、精确、快速等特点也极大地提高了绩效考核数据的时效性，使得做出的决策更为科学合理。

但人工智能技术在展现其作用和价值的同时也面临着医院现实条件的约束与挑战。

医院的信息安全存在威胁：随着互联网时代的快速发展，医院员工及患者的各类信息均趋于数据化与透明化，而医院该如何保护个人隐私以及科研机密等又成为亟待解决的新难题，若没有完善的信息保护体系，其信息安全泄露的威胁将会大幅度增加，最终给医院带来巨大的风险和挑战。

人工智能的应用需要较高的成本费用：大数据的发展使得人工智能为人力资源绩效管理服务成为可能，但是医院若是想要建立一套完善的人工智能绩效管理体系仍需高昂的成本，无论是人工智能数据分析系统还是与之相配套的硬件设备以及后期运维费用，均会为医院带来一定的经济负担。

高质量有价值的数据难以获取：一方面，医院人工智能绩效考核体系的运行必须依靠大量的数据作为基础支撑，而数据的数量会直接影响数据分析的质量；另一方面，并不是所有的数据都有价值，只有从海量的数据中挖掘有价值的信息，人工智能绩效管理体系才能实现其真正意义上的价值。

2. 基于人工智能时代的绩效管理改革

（1）优化绩效计划：作为绩效管理的第一个环节，绩效计划是绩效管理成功实施的关键因素，此前医院若要制订一套具有较高系统性、协调性和可操作性的绩效计划，须经过大量的数据分析和沟通协调，而人工智能绩效管理系统可以通过分析医院的内外部环境、战略目标以及历年的业绩和指标，快速设计出更为科学的绩效方案，此外，人工智能绩效管理系统依靠其快速、精准、高效的计算分析能力使得绩效方案的可行性大大提高。

（2）提升绩效监控：在绩效实施管理过程中，人工智能绩效管理系统可通过建立医院大数据平台，实时记录员工的过程绩效和结果绩效。系统分析和预测员工的工作时间、态度、负荷量和完成情况,并对绩效较差的员工进行调整和指导。系统要求员工及时反馈问题,确保完整记录每个员工的行为数据、心理数据和绩效结果。员工可以通过人工智能绩效管理系统了解自己的绩效,并共享其他员工的数据,以进行比较和自我调节,促进互相鼓励和学习。此外,人工智能绩效管理系统具备实时分析功能,增强了医院绩效管理信息的时效性,避免分析滞后,并有助于持续提升部门和组织的绩效水平。

(3)改进绩效评价:医院目前使用的传统绩效评价方法主要包括基于指标的评价、患者满意度调查、专家评审等。医院会根据一定的指标体系来评估绩效,如病床使用率、手术成功率、住院时间等,这些指标可以反映医院的运营情况和治疗效果。同时,医院会定期进行患者满意度调查,通过问卷等方式收集患者对医疗服务的评价和反馈。此外,医院还会邀请专家组成评审团队,对医疗质量和治疗效果进行评估,这种方法通常是通过专家的经验和判断来进行评价。然而,传统绩效评价方法存在一些问题,其往往依赖于人的主观判断,容易受到个体偏见和主观因素的影响。患者满意度调查可能受到患者个人情绪和态度的影响,而专家评审可能存在不同专家之间的主观差异。此外,传统方法往往只能提供有限的数据来评估绩效,无法全面反映医院的运营和治疗情况,数据的准确性也可能存在问题,例如病历记录不完整或错误等,均会导致传统方法缺乏实时性和动态性,无法及时发现问题和变化。此外,传统方法难以量化绩效,使得评价结果难以比较和分析。因此,为了提高医院绩效评价的准确性和有效性,需要引入更科学、客观、全面的评价方法。人工智能技术的引进,对医院绩效评价会产生多方面的影响,也可以帮助医院更有效地收集、整理和分析大量的医疗数据,包括病历、实验室结果、影像等。通过深度学习和机器学习算法,人工智能可以从这些数据中提取有价值的信息,帮助医院评估和改进绩效。人工智能技术还可以实时监测医院各个环节的运行情况,并通过数据分析预测未来可能出现的问题。这有助于医院及时发现并解决潜在的绩效问题,提高整体运营效率。另外,人工智能技术可以通过分析患者的历史数据和实时监测数据,评估患者的风险水平,并发出预警。这有助于医院及时采取措施,避免患者病情恶化或出现意外情况。总体而言,人工智能技术的引进可以提高医院的绩效评价能力,帮助医院更好地管理和运营,提供更优质的医疗服务,并为医院创造更大的经济效益。

(4)加强绩效反馈:大多数医院的绩效管理工作要求领导在绩效考核结果确定后,与下属员工进行面对面的沟通与反馈,但实际上医院的绩效反馈面谈制度大多执行得并不到位,员工对于绩效考核指标不满意、对绩效考核结果有异议却无处可讲。另外,即使医院真正落实了绩效反馈面谈工作,部分员工仍存在着面对领导有言不敢吐、存惑不敢询的现象,导致绩效反馈并不能真正起到预期的作用。而利用人工智能高效收集信息、分析信息并快速导出分析结果则将避免这一问题。医院可使用人工智能将员工的基本信息进行统一管理,并将其日常工作表现记录到位,当员工对绩效考核结果存在疑惑时,人工智能技术可直接导出员工考核结果的依据及分析过程。另外,员工还可通过人工智能选择与领导非面对面直接沟通,通过绩效反馈平台进行反馈,这样可以减少其心理压力与精神负担,从而更好地表达出员工内心对绩效考核指标、绩效考核制度、绩效考核结果等内容的真实感受与信息反馈。以上，既保证了绩效反馈信息的准确性与及时性，又达到了绩效反馈预期的效果，最终改进绩效管理工作，增强医院员工的向心力。

3. 前沿技术方向与实际应用　基于大数据与人工智能技术进行医院运营与绩效管理方面的应用研究将会对医院稳健性和收益性产生显著优化，将数据挖掘、机器学习、区块链与知识图谱等技术融入智能化，提升全流程的监控，能高效分析各个场景下的数据，实现事前精准预算、事中良好控制、事后客观考核，自动稽查异常状态信息，对风险进行感知预警，从而全面优化医院运营与绩效管理，对医院高质量发展具有重要的理论意义与实际应用价值。

（二）未来发展方向

1. 智能化与自动化　未来，人工智能技术在医院运营和绩效管理中的应用将更加智能化、自动化。中国很多医院在病例数据处理上还存在比较多的问题，不同的科室、医生使用的电子病历系统不同，数据来源不一致，导致数据难以整合和分析，同时由于医生的工作压力大，有时候会出现记录不完整、重复记录、错误记录等问题，导致数据质量不高，因此可以通过机器学习算法自动识别和分类病历数据。此外，通过机器学习算法预测患者就诊需求，并根据预测结果调整医生的排班计划，也是一种非常有前景的应用。在传统的医院排班计划中，通常是根据历史数据和经验来制订排班计划。但是这种方法存在很多弊端，比如无法考虑到患者就诊需求的变化、无法及时调整排班计划等。而通过机器学习算法预测患者就诊需求，并根据预测结果调整医生的排班计划，则可以更加精确地满足患者的需求，提高医院服务质量。

具体实现方面，可以采用监督学习算法来进行预测。首先需要收集大量历史数据，包括患者就诊时间、就诊科室、就诊类型等信息。然后将这些数据作为训练集进行模型训练，并使用测试集对模型进行验证和评估。最终得到一个准确率较高的模型。接下来，可以将该模型应用于实际的排班计划中。每天根据模型预测的患者就诊需求，调整医生的排班计划。如果预测结果与实际情况不符，可以及时进行调整，以保证医院服务质量。

如今大力发展的智慧医院，也能体现出一些趋势。传统医院属于劳动密集型机构，而智慧医院将利用自动化设备优化运营及流程，大幅提升医院生产效率及精度，例如：①利用射频识别、条形码等物联网感知技术优化医院内部资产管理流程，支持人员及物资实时可识别、可追踪、可溯源。②利用自动化流程及设备取代传统人工操作，在患者端（如开具处方、检查化验、取药收费）及医院后台端（如药品、器械、样本等物流传输及管理）提升效率。③基于互联网的住院管理、电子排班可精益化医院人员及流程管理。

全球领先的智慧医院均在不断提升自动化水平。如北美第一家全数字化运营医院，多伦多亨伯河医院利用物联网技术、自动化设备、机器人、智能工作流及运营管理系统等，实现约80%的后台操作自动化，大幅缩减药品发放及临床检验时间，提升工作人员效率。

2. 实现数据共享、协同　人工智能技术的应用主要集中在数据共享和协同方面。数字化医疗已经成为医疗行业的未来发展趋势，而人工智能技术则是数字化医疗的重要组成部分。

首先，人工智能技术可以帮助医院实现数据共享。在传统的医院运营方式中，不同部门之间的信息流通通常是非常困难的。这种情况导致了许多问题,例如患者信息不准确、诊断错误等。而人工智能技术可以通过数字化患者信息并实现信息共享,使得不同部门之间可以更加高效地协作和沟通。这样一来,医院可以更加准确地诊断和治疗患者,并且可以更加有效地管理患者信息。其次,人工智能技术还可以帮助医院实现协同管理。在传统的绩效管理方式中,往往需要大量的人力和物力来完成各种任务。而人工智能技术可以通过自动化和智能化处理各种任务,并且可以将不同部门之间的任务进行协同管理。这样一来,医院可以更加高效地完成各种任务,并且可以更加准确地评估和管理绩效。

一个真实的应用案例是美国纽约州的健康信息交换系统,该系统利用人工智能技术帮助医院实现了数据共享。该系统利用人工智能技术对来自各个医院的病历数据进行自动分类、标准化和整合,并将其存储在一个集中式数据库中。这样一来,患者在不同医院就诊时,医生可以通过该系统轻松地获取到其完整和准确的病历信息。此外,该系统还可以利用人工智能技术对大量的病历数据进行分析和挖掘,并从中发现患者之间的关联、疾病发展规律等有价值的信息。这些信息可以帮助医生更好地了解患者的健康状态和治疗需求,提高医疗服务的质量和效率。

纽约州健康信息交换系统利用人工智能技术帮助医院实现了数据共享,改善了患者的就诊体验和医生的工作效率。这个案例也展示了人工智能技术在医疗领域中的巨大潜力,它可以帮助医院更好地管理和利用大量的病历数据,提高医疗服务的质量和效率。总之,人工智能技术在医院运营和绩效管理中的应用将更加注重数据共享和协同。这种应用将会帮助医院更加高效地管理和运营,同时也会使患者获得更好的医疗服务。因此,数字化医疗和人工智能技术的发展是未来医疗行业的重要趋势。

3. 个性化、精准化 通过人工智能技术,可以根据患者的病情、病史、基因等信息,为患者提供个性化的诊疗方案和治疗方案,提高患者满意度;同时,可以对大量的病例数据进行分析和挖掘,从而实现精准诊断和治疗,提高临床决策水平;此外,通过人工智能技术还可以发现新的治疗方法和药物,促进医学创新;还可以对医院各项业务进行精细化管理和监控,优化资源配置和流程设计,提高医院运营效率。

未来人工智能技术在医院运营和绩效管理中的应用将更加注重个性化、精准化。随着医疗技术的不断发展和医疗数据的不断积累,人工智能技术可以更好地利用这些数据,为医院提供更加个性化、精准化的运营和绩效管理服务。

美国康涅狄格州的一家医院引入了一款基于人工智能技术的患者流失预测系统。该系统可以分析患者的病历数据、就诊记录、药物使用情况等多个因素,并根据实际情况预测患者是否会流失。通过使用这个患者流失预测系统,该医院可以更好地了解患者的需求和偏好,并根据需要提供个性化、精准化的服务。例如,对于有可能流失的患者,该医院可以通过电话、邮件等方式与其进行沟通和交流,了解其具体需求,并提供相应服务。同时,该系统还可以根据患者之间的相似性进行分类和分析,并从中发现有价值的信息和规律。通过利用人工智能技术对大量的医疗数据进行分析和挖掘,医院可以更好地了解患者的需求和偏好,提供个性化、精准化的服务,提高医院的效益和竞争力。

4.人机协同　人工智能技术不断发展,并已经开始在医疗领域得到广泛应用。然而,由于医疗领域的特殊性和复杂性,单纯地依赖人工智能技术进行医疗诊断和治疗仍然存在一定的风险和局限性。因此,将人工智能技术与人类进行协同是未来发展的一个重要方向。

一方面,人工智能技术可以辅助医生进行诊断和治疗。例如,在手术过程中,机器人可以辅助医生完成手术操作,并提供更加精准的操作结果。在诊断过程中,人工智能技术可以通过分析患者的病历、影像等信息,提供初步诊断结果,帮助医生进行进一步诊断和治疗。

另一方面,在日常临床工作中,医生需要处理大量的信息和数据,并做出正确的决策。而人工智能技术可以通过分析大量的数据和信息,提供更加准确的诊断和治疗方案,帮助医生提高效率和准确性,还可以帮助医生进行教育和培训。医学教育是一个长期而复杂的过程,而人工智能技术可以通过模拟病例、虚拟手术等方式,帮助医生进行教育和培训,并提高其诊断和治疗能力。

比如,乳腺癌是女性常见的恶性肿瘤之一,早期发现和治疗是提高患者生存率的关键。然而,乳腺癌的诊断需要经验丰富的医生进行细致的观察和分析,而且由于肿瘤形态和大小的差异,不同医生之间诊断结果可能存在差异。为了解决这个问题,中国医学科学院肿瘤医院和四川大学华为医院联合开发了一款基于深度学习技术的乳腺癌诊断辅助系统。该系统通过大量的乳腺癌病理图像数据进行训练,利用深度学习算法对肿瘤细胞进行自动检测和定位,并提供准确的诊断结果。具体来说,该系统可以分析乳腺癌组织切片图像中不同类型细胞的形态特征、颜色特征等,并通过深度学习算法自动分类、定位和计数。同时,该系统还可以根据患者个体化特征进行精准化治疗方案制订和预测患者的疗效。

在临床试验中,该系统表现出色,与人类专家相比,其准确率达到了95%以上。这意味着该系统可以帮助医生更快速、更准确地进行诊断和治疗决策,提高患者的治疗效果和生存率。该案例不仅展示了人工智能技术在医院辅助诊疗方面的巨大潜力,且通过利用大数据和深度学习算法对病理图像进行分析和诊断,可以帮助医生更加准确地进行诊断和治疗决策,提高患者的治疗效果和生存率。

所以,人工智能技术将会更加注重与人类的协同是未来发展的一个重要趋势。通过人工智能技术与人类进行协同,可以提高医疗诊断和治疗的效率、准确性和安全性,并为医学教育和培训提供更加便捷的方式。同时对医院资源分配等也有好处,利于医院管理。

5.数据安全和隐私保护方面　随着人工智能技术的广泛应用,数据安全和隐私保护问题也越来越受到关注。未来需要加强数据安全和隐私保护,确保医疗数据不被泄露或滥用。医院应建立完善的数据安全管理体系,包括加密、备份、防火墙等技术手段,确保医疗数据不被非法获取或篡改,同时对不同级别的用户设置不同的访问权限,确保只有授权人员才能访问敏感数据,并加强员工对于数据安全和隐私保护意识的培训和教育,并建立相应的管理制度,对于违反规定者进行严格处罚。除此之外,医院还可以引入第三方专业机构进行安全评估,及时修复漏洞和弱点,并根据未来的相关法律,对违规行为作出处罚。

一个人工智能技术在医院数据安全和隐私保护方面的真实案例是联邦学习技术。联邦学习是一种数据隐私保护技术,它可以在不泄露个人敏感信息的前提下,对数据进行分析和共享。某医院用了这种技术来保护医院患者的隐私。某公司在其平台中使用联邦学习技术，以收集并分析医院患者的数据。这些数据可以帮助医生更好地诊断疾病和制订治疗方案。但是，由于这些数据包含了患者的敏感信息，如病历、诊断结果等，因此需要采取措施来保护患者的隐私。联邦学习技术通过在本地设备上进行模型训练，并将更新后的模型参数发送到云端进行聚合，从而避免了将原始数据发送到云端的风险。同时，该技术还能够确保模型训练结果的准确性和可靠性，使医院可以收集并分析患者数据，同时保护患者隐私。这种技术不仅可以应用于医疗领域，还可以应用于其他领域，如金融、教育等。

在本节，我们探讨了人工智能技术在医院运营与绩效管理方面的应用。人工智能技术在绩效管理领域的应用和发展，可以给医院的绩效管理工作中的计划、监控、评价及反馈四个环节带来全新变革和体验，其在这四个环节所表现出来的优势都是传统绩效管理模式所不能比拟的。通过分析实际案例，我们可以看到人工智能技术在医院排班管理、医疗质量改进决策和财务管理决策等方面的优势和潜力。随着人工智能技术的不断发展和应用，我们相信它将会为医院提供更加精准、高效、安全的服务，进一步提高医疗质量和患者满意度。但我们也不能忽视人工智能绩效管理系统给医院带来的挑战和风险。例如，数据隐私、安全性等问题需要得到重视和解决。此外，在引入人工智能技术时，也需要考虑到诸多客观因素的影响，并保证其与医护人员之间的协作与沟通。因此，要想发挥人工智能在绩效管理工作中的最大效用，就要求医院管理者站在未来发展的高度，优化自身素质，迎合时代发展，积极应对人工智能带来的挑战，更加注重人工智能技术与医疗行业之间的结合，并不断探索其在各个领域中的应用。同时，也需要加强对相关问题的研究和解决方案的制订，以确保其安全性、可靠性和可持续性。我们相信，通过不断地努力和探索，人工智能技术将会为医疗行业带来更大的发展和进步，在不断的改革中实现医院高质量发展的愿景和使命。

第四节 "互联网 +"技术下医院运营与绩效管理探讨

互联网的诞生改变了人们的生产生活方式，深刻影响着整个社会的发展。在此背景下，医疗卫生行业也在经历着不断变化，单一的传统医疗服务模式已经不再能满足人们日常生活需要。结合互联网、云计算、大数据等技术的"互联网 + 医疗健康"业态应运而生，被广泛应用在医疗服务的各个领域。同时，对于医院运营和绩效管理来说，也需要不断创新和改进，采取科学有效的管理模式和技术手段，适应新形势下医疗行业的发展趋势。

一、"互联网 +"的相关概念

（一）"互联网 +"的概念

2015 年国务院《政府工作报告》首次将"互联网 +"作为一项至关重要的顶层设计，上升到国家重点发展战略的高度，提出"要制定'互联网 +'行动计划，推动云计算、物联网、大数据等与现代制造业结合，促进电子商务、工业互联网和互联网金融健康发展，引导互联网企业拓展国际市场"。同年 7 月，国务院印发《国务院关于积极推进"互联网 +"行动的指导意见》，正式提出了"互联网+"计划的具体行动，明确了11个领域的重点行动。指出"互联网+"是把互联网的创新成果与经济社会各领域深度融合，推动技术进步、效率提升和组织变革，提升实体经济创新力和生产力，形成更广泛的以互联网为基础设施和创新要素的经济社会发展新形态。

"互联网+"是指互联网与经济社会各领域的深度融合，利用通信技术、云计算、物联网等新兴技术，打破固有模式、组织边界和系统架构，创造出更广泛的经济发展新形态。这种融合不是简单地将二者相加，而是充分发挥互联网的优势，如优化资源配置、创新生产营销模式等，从而推动经济、社会各领域获得新动力和新发展。

（二）"互联网+医疗"

"互联网+医疗"是指以互联网为依托，以互联网技术为载体，以信息技术为传递工具，与传统的医疗健康服务深度融合形成的一种新型医疗服务模式。这种融合范围很广，涉及医疗服务、公共卫生、医疗保障结算、药品供应、医学教育等医疗卫生各个领域，包括远程医学诊疗、线上医疗支付、检验报告查询、电子处方、药品配送、在线健康监测、慢性病管理、康复指导、基因检测等多种医疗服务形式。

二、"互联网+"技术在医院运营管理中的应用

（一）大数据

1. 概念和背景　某全球知名咨询公司首先提出"大数据"概念，将其定义为无法利用传统数据库软件工具在一定时间内进行处理的特定数据集合。简单说来，大数据是指数据量超过传统数据处理能力的数据集合，其中包含了难以用传统方法处理和分析的数据。

在医疗行业，每天都产生大量的数据，医学健康领域的大数据就是指通过多种来源积累的，与医疗健康相关的大量的数据。医疗大数据不仅有临床医学数据，还有多种类型的影像、病理检查等生物学信息，甚至还有基因组学数据等生物信息学数据。

2. 医疗大数据的特点

（1）海量性（volume）：随着数据处理技术的发展，网络带宽的不断提升，医疗领域具有海量的数据规模。经测算1个计算机体层成像（CT）图像约150MB，1份标准病例图约5GB。数据量级已经由TB级向PB（1 000个TB）甚至ZB（10亿个TB）级增长。

（2）多样性（variety）：医疗大数据的组成类型多种多样，具有很多种不同的形式，既有结构化的诊疗记录数据，又有非结构化的文本形式的病历数据和图片形式的影像数据等。

（3）价值性（value）：大数据由于数据的海量性，其中包含了大量非关键信息，具有价值的低密度性。例如，在个人全程健康管理过程中，可能需要长期积累几十年的自我健康管理数据，才能发现与疾病相关的异常趋势。

（4）高速性（velocity）：大数据的产生和更新速度非常快，有些数据有很强的时效性，需要实时处理新增的大量数据。如患者的就诊包括挂号、化验、开药、取药、缴费等一系列数据都和时间密切相关，这就要求必须具备实时处理大量数据的能力。

3. 大数据在医院运营管理中的应用　医院的运营管理和绩效管理离不开数据的分析，

通过对医院的各项业务数据进行分析和挖掘,包括患者流量、医生工作量、门诊收入、药品消耗等,发现问题和优化空间,提出改进措施和管理建议,促进医院运营效率的提高,具体包括以下方面。

(1)优化医疗资源的配置:大数据技术可以帮助医院更好地进行医疗资源配置,包括人员、设备、药品的配置等。通过大数据技术对全院工作人员的数据进行整理、规范,通过分析各科室的工作量和学科发展情况,进行人员的组织和调配,进而优化人员配置,提高服务的质量和效率。通过大数据技术对医院设备的使用情况、利用率等进行分析,合理配置医疗设备,提高医疗资源利用效率。通过大数据技术对医院药品的流量、使用情况等进行分析和优化,合理进行药品规划,减少药品浪费,降低医院成本。

(2)提升医疗效率:医院可以通过分析患者的疾病类型、治疗方案、治疗效果等数据,对医疗质量进行监测和控制,有效降低医疗风险,提高医疗效率。同时,还能借助大数据和人工智能技术建立临床决策支持系统,从更广阔的维度支持临床决策的实现,缩短医生的诊断时间,提高诊断准确率,提升医务人员的工作效率。

(3)建立智能预测模型,为管理决策提供支撑:在循证分析方法的基础上,建立智能预测模型,通过大数据的挖掘预测未来趋势,帮助医院做出前瞻性的管理决策。在医院运营管理方面,可以从人力资源管理预测、绩效管理预测以及医疗物资管理预测等角度,通过智能分析海量的数据信息,获得客观有意义的预测趋势,为医院提供更加精准的医疗决策支持。

(二)云计算

1. 云计算的概念　云计算是一种基于互联网的计算模式,它将计算、存储、网络等服务通过网络连接提供给用户,使每个使用互联网的人都能够不受空间时间的限制方便获取网络上庞大的计算资源与数据。在这种计算模式下,数据的处理过程从单个计算机或服务器转移到计算机集群中,使用户获得单台计算机或服务器无法达到的计算能力。云计算通过网络将资源以服务的形式提供给用户,当用户有需要时就按需申请和使用云中的资源,并按照使用量进行收费。

2. 云计算在医疗领域的应用

(1)医院的信息化建设:医院的信息化建设有两个主要目标。一是实现医院内部信息系统的互联互通,消除数据孤岛;二是将医院内部的信息集成,通过统一平台进行统一管理。对于信息化程度较高的三甲医院,可以通过云计算平台实现硬件资源的虚拟化和自动化,并将服务器、存储以及网络资源都纳入资源池中进行统一管理。这种系统具备弹性伸缩能力,能够根据业务需求灵活调整计算机存储资源,既能满足需求,又能降低运营成本。

(2)远程医疗与分级诊疗云平台:利用云计算技术,医院之间可以实现医疗资源如病历、影像等数据的共享,从而可实现医生随时随地通过网络环境在移动端查阅平台上患者的病例、影像数据,方便病例讨论、医患实时沟通等,减少时间和空间上的限制,提高医疗服务的效率和便捷性。

搭建从社区医院到三甲医院的分级诊疗云平台,通过云平台对各大系统数据的整理储存,实现各级医院各类数据的互联互通,为远程会诊提供技术平台的支撑。进而让三甲医

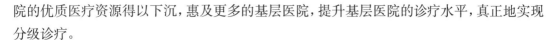

院的优质医疗资源得以下沉，惠及更多的基层医院，提升基层医院的诊疗水平，真正地实现分级诊疗。

（3）健康云：健康云是一种基于云计算技术的医疗健康服务平台，具有规模大、通用性、按需服务、经济性、虚拟化等典型特征。它以居民电子健康档案信息系统的海量档案信息为数据基础，利用互联网技术搭建区域卫生资源信息服务平台和网络体系，为居民提供医疗资源共享、电子病历建立、医疗机构协同、远程医疗诊断、个人健康咨询等服务。健康云可以为用户提供行为指导，通过通知、提醒等方式帮助用户实现自我的健康管理。与此同时，健康云还能为临床医生提供海量的病例库，医生从中寻找类似的病例，确定最佳的治疗计划。

3. 云计算在医院运营管理中的作用

（1）促进医院信息化建设：云计算可以提供医院信息化建设的技术和平台，包括电子病历、医院信息管理系统、病案管理系统等，实现医院业务流程的信息化管理，提高工作效率和服务质量。

（2）对数据进行整合和处理：医院绩效管理需要整合大量的数据，包括患者信息、医疗服务记录、医生工作量等。云计算可以提供海量存储和处理能力，帮助医院将各种数据整合、处理和分析，为绩效管理提供准确的数据支持。

（3）绩效指标制订和监控：云计算可以帮助医院制订绩效评价指标体系，并建立绩效监控平台，实现对医院各项业务指标、质量水平、经济效益等方面的实时监控。

（4）促进医院间的协同管理：利用云计算技术建立医院内外协同管理平台，特别是对于有多个分院区或多个医联体的医院，能够实现医院绩效管理信息的共享和协同工作，提高医院绩效管理的统一性和协同性，提高医院的管理效率。

（三）物联网

1. 物联网的概念　物联网技术是互联网技术的全新升级，是指通过各种传感器、智能设备及其他物理设备，将物品与互联网连接起来，实现物品间的信息传递和智能互动，从而构建一个能够自动识别、感知、响应和控制物品的网络系统。这里的"物品"泛指一切，也就是说，物联网是让世间万物相互联系的新一代信息技术。

医疗物联网的特点在于联接的物品是与医疗相关的，包括医护人员和患者的标识、医疗设备、医疗器械、药品、可穿戴设备等。

2. 物联网在医院运营管理中的应用　物联网技术实现了人与物以及物与物间的互通互联，在医院运营管理中的作用主要集中在对物资的管理方面。

（1）医疗装备的管理：医疗装备的管理是医院资源中的重要一部分，也是医院运营管理的关键环节。随着医疗技术的发展和创新，越来越多的医学装备被投入临床应用，医院存量设备逐年增加。在传统技术下，医疗装备的管理粗糙，效率低，无法实现资产全过程的实时动态监管。这主要表现在以下几方面。首先，医疗装备数量庞大，且科室分布广，盘点难度极大；其次，很多医疗装备未实现联网，管理部门无法实时监控全院医疗装备的整体情况；再次，设备故障维修存在滞后性，目前很多医院仍采用人工或电话的报障模式，效率低并容易导致维修不及时，甚至引发医疗风险；最后，设备的采购论证缺乏精准及时的数据支撑，主要采用人工的方式进行数据收集和处理，效率和准确度低，影响全院的医学装备规划和决策。

物联网技术将数量庞大的医疗装备纳入互联网管理，经过数据的读取、处理、分析，在盘点、报障、分析等方面优化了医疗装备的管理。

1）资产盘点：借助物联网技术，可以实现医疗设备的定位管理，方便查找。通过射频识别技术能够识别移动目标、监控重点对象，实现医疗设备的智能化识别、定位、跟踪、回溯和监控。该技术能够实现定时定位，通过实时传输数据来分析设备的当前位置、离开原地址的时间以及有效进入现地址的时间。

2）实时监控：物联网技术能对纳入系统管理的设备实现实时监控，包括设备的开关机状态、正常和故障状态以及物理位置等，能够记录并展示设备的实时工作状态。同时能够以科室或设备类型为单位查看设备的实时位置和运行状态以及设备的移动轨迹，进而协助开展设备的调配、共享，提高院内设备配置的效率。

3）维护报障：通过物联网可实现设备的快速报障，通过设备监控功能实现设备故障信息的网络传输，系统可实时关联相应维保供应商并进行报修；同时，系统可自动生成单台设备维修记录，全程记录和监管维修过程，确保医学装备的运行保障有迹可循。

4）效益分析：利用物联网技术开发后台的数据提取程序，自动获得 HIS/LIS/PACS 中的设备使用状态、收费信息等数据，并结合维修支出、人力成本、资源消耗等，构建医院医疗设备成本 - 效益评估模型。利用大数据，明确每一台设备的使用情况、收入情况，进而计算分析出设备运行状况及成本效益情况，以此作为评估科室申购设备的参考依据。

（2）医用耗材的管理：随着医保限费、降低耗材占比等医改措施的实施以及药品和耗材零差价、集中采购等政策的发布，对医疗耗材进行全生命周期管理变得尤为重要。包括耗材的采购、存储、配送和使用等全过程的管理。基于物联网的医疗耗材的信息化管理能将医疗耗材的整个生命周期的所有环节进行统一管理，有效地控制成本、提高效率，并确保医疗耗材的安全性和质量。根据耗材的价值、使用频次等方面的不同，可将常用的医疗耗材分为高值耗材、手术器械以及普通低值耗材等，分别采用不同的管理方法。

1）高值耗材：系统为高值耗材提供唯一编码，结合条形码扫码或射频智能柜 RFID 码自动识别，实现一物一码管理，精确识别每个耗材的详细信息，智能提醒缺货，及时补货。通过与医院信息系统（HIS）的对接，可以实现高值耗材的使用与 HIS 计费的实时对接，从而实现高值耗材的全流程追溯。医院可以更好地掌握高值耗材的使用情况和消耗量，加强对高值耗材的管理与控制，降低误用和浪费。同时，实时对接 HIS 计费可以减少人工干预，提高工作效率。这些措施将有助于提高医院管理水平，为患者提供更好的医疗服务。

2）普通低值耗材：普通低值耗材是医院开展常规诊疗活动需要使用的基础性耗材，具有品种规格多样化、价格体系复杂、使用频繁且数量大的特点。系统为低值耗材统一编码，各科室在库房进行拿取，在物资系统进行消耗登记，结合 HIS 计费信息，统计消耗数量与系统记录比对，实现低值耗材的溯源管理。医院在任意时点都可以监控各科室低值耗材的使

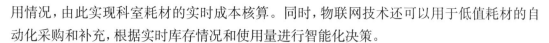

用情况,由此实现科室耗材的实时成本核算。同时,物联网技术还可以用于低值耗材的自动化采购和补充,根据实时库存情况和使用量进行智能化决策。

3)手术器械:传统的手术器械管理大多依靠人工登记和调用,容易出现安全隐患。而基于物联网技术的器械包管理手段能够最大限度地消除这些隐患。通过智能化管理,每个器械包都能被跟踪和管理,每个环节都有专人负责,相关信息会自动记录入库。如果在手术过程中发生感染事件,管理人员可以根据基于 RFID 技术的手术器械管理体系进行追踪,快速调取资料,了解手术器械的使用人员、使用患者等信息,确保管理的精准性和有效性。

(四)区块链

1.区块链的概念　区块链技术的本质是一种去中心化的数据库系统,数据不再集中存放在一个中心节点,而是分布在网络中的多个节点之间。这种去中心化的特点使得区块链技术具有不可篡改、公开性、防篡改、集体共同维护等特性,能够用于安全、可靠、高效地保障信息交换和价值传输。

2.区块链在医院运营管理中的实际应用　将区块链技术与医院运营和绩效管理相结合,可有效地降低医院日常管理的运行成本,使医疗资源合理公平分配,提高医疗安全和质量,提高医院管理的效率和效益,对现代医院运营管理具有实际的创新意义。

(1)医院药品质量管理:药品的生产到临床应用经历了多个环节,精准把控各个环节的质量安全是药品质量管理的核心。目前,药品质量追溯主要通过二维码、物联网等技术实现,但这些追溯系统数据使用的中心存储方式存在易被篡改、易丢失数据等问题。相比之下,将区块链技术应用于药品信息追溯,可以规避上述问题。区块链技术可以实现药品从生产到销售全过程的追踪和记录,整个过程数据的完整性、可靠性得以保障,将药品供应链管理透明化,实时动态跟踪并标记药品来源,实现了药品从生产到使用环节的可溯源性。

(2)医疗信息资源的公平分配:区块链技术可以确保医疗信息的不可篡改性,使医院信息资源的获取更加公平,例如在线门诊预约。患者可以清晰了解专家门诊号源,充分参与整个预约过程,实现个人权益的更大程度保护。此外,区块链技术还可以应用于医院其他信息资源的共享和获取,使患者获得更多参与权,保护自身利益,实现公平公正,有助于资源的合理分配,让优质的医疗资源得到更好的利用。另外,区块链技术还能规范医保经费的使用。

(3)保证医疗数据的安全:区块链技术可以管理医院的医疗数据,包括患者的病历、医疗记录等。区块链技术的非对称加密算法和多节点的分布式存储,可以同时满足数据存储和防篡改的需求。在医疗数据的管理中,将其应用于病历管理,能够确保病历数据保存的安全性和长期性,同时可以方便医生和患者共享和查询信息。

(4)医联体内信息的互通:医联体各医疗机构间患者的双向转诊、分级诊疗过程须获取患者的病例信息、检查结果等数据。因此,医联体间就需要跨机构的数据共享平台,实现患者健康信息在医联体不同医疗机构中的互联互通。区块链的去中心化技术特点能够实现各医院的医疗数据在不同区块的分布式储存,利用点对点的传播方式,实现医联体内数据的共享。

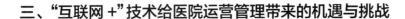

三、"互联网+"技术给医院运营管理带来的机遇与挑战

（一）"互联网+"技术与医疗服务融合的必要性

1. 医疗卫生事业发展的要求 我国是一个幅员辽阔、人口众多的发展中国家，由于城乡之间经济发展水平、医疗卫生投入以及医疗机构人员配置等诸多因素的差异，导致医疗服务体系资源结构配置不均衡现象严重，阻碍了我国医疗卫生事业的发展。具体来说，我国医疗资源大都集中在大城市及三级以上的大医院，基层医疗卫生机构资源投入少、水平低，城乡之间差异过大，整体医疗资源配置存在着东西失衡、城乡失衡、专业失衡等现象。"互联网+"技术的应用，能够实现各级卫生机构间信息的流通，一定程度上能够缓解当前医疗资源分布不均的局面，驱动医疗卫生资源的合理配置和流动，推进医疗卫生事业健康有序地发展。

2. 人民群众日益增长的健康需求的要求 随着我国经济的发展和人民生活水平的提高，人民群众对健康的需求日益增长。

（1）人口老龄化：2001 年，我国 65 岁及以上老年人口占比达到 7.1%，正式进入了老龄化社会。据统计 65 岁以上老年人的患病率是 15～45 岁青年的 3～7 倍。不断加剧的老龄化给国内医疗机构带来越来越多的压力。

（2）亚健康人群增多：随着社会生活节奏的加快，生活压力增大，环境污染加剧，不良生活习惯等多种因素的影响，亚健康人群逐渐增多。这些人群虽然并未患有严重疾病，但其身体机能和免疫力较差，容易出现各种健康问题，给生活和工作带来困扰。

（3）慢性病：近年来，由于人们生活方式的改变、环境污染的加剧等多种因素，慢性病患者逐渐增多。研究显示，我国已经进入慢性病的高负担期，具有患病人数多、医疗成本高、患病时间长等特点。

在这种背景下，人们对医疗服务的质量和效率要求越来越高，在面临各种疾病和健康问题时，需要更加便捷、高效、优质的医疗卫生服务。"互联网+"技术与医疗服务的融合可以实现医疗服务的智能化、信息化，提升医疗服务的品质和效率，更快更好地满足患者的需求。

3. 国家政策的推进 国家对于"互联网+医疗"工作的推进非常重视，并给予了大力的政策支持。2015 年政府工作报告中首次提出"互联网+"行动计划，随后国家又密集地出台了一系列政策，对"互联网+医疗"的发展产生了深远的影响。在国家政策的推动下，各地也相继出台了相关的地方性规定，如《北京市医疗保障局关于开展"互联网+"医保服务的通知》《上海市互联网医院管理办法》等，对于互联网医院的审批、管理、服务质量等方面进行了规定。

（二）"互联网+"技术给医院运营管理带来的机遇

1. 打破医疗服务的空间限制，增加患者来源 "互联网+"技术的发展使得医院能够提供更便捷、更高效、更优质的服务，同时也扩大了医院的服务范围和覆盖面，为医院带来了新的病源。

（1）突破地域限制："互联网＋"技术可以帮助医院实现远程医疗服务，患者不再受限于地域和时间，可以随时随地进行医疗咨询和诊疗，从而为医院带来更多的病源。

（2）拓展服务领域："互联网＋"技术可以实现医院的多元化服务，如健康管理、康复护理、家庭护理等，拓展了医院的服务领域，为医院吸引更多的患者。

（3）促进口碑传播："互联网＋"技术可以帮助医院实现口碑传播，通过各种社交媒体和互联网平台，患者可以分享自己的就医体验和评价，进而吸引更多的患者来就医。

总的来说，互联网医院可以扩宽医院的服务半径，扩大医院患者的来源、提高医院的医疗收入。

2．促进医院流程优化　"互联网＋"技术的发展，通过提升医院信息化水平，建立医疗服务平台、增设便捷医疗服务项目、推广便民利民措施等手段，改善原有就医流程，以提升患者的就诊体验感为目标，建立标准化、便捷化的流程体系，让"互联网＋医疗"能够更直接、更方便地服务患者。

3．促使医院改善医疗服务水平，增加医院竞争力　"互联网＋"技术的发展能够让患者通过搜索引擎、医疗平台等网络渠道，轻松地找到符合自己需求的医院和医生，使得患者可以更加自由地选择就诊医院，同时让患者在就诊的过程中获取更多的信息。此外，"互联网＋"技术还能够促进医院间的竞争，促进医院不断提高自己的医疗水平和服务水平，以吸引更多的患者前来就诊。

（三）"互联网＋"技术下医院运营管理面临的挑战

1．信息化建设的压力　随着"互联网＋"技术的发展，医院需要不断跟进新技术，利用这些新技术提高医院信息化水平和数字化医疗服务能力，进一步提高医疗服务效率和质量。为了实现这些目标，医院需要大量的投入和技术支持。因此，在享受"互联网＋"技术给医院带来红利的同时，必须承受加强信息化建设所需的投入带来的运营压力。

2．院内服务流程的再造　"互联网＋"技术的应用，会造成传统院内医疗服务流程与新技术不相适应的情况，医院内部的一些工作流程和管理模式需要进行重新设计和调整，从而适应新的技术环境和需求。如传统模式中患者就诊需要去医院，挂号、排队、看病、缴费等均需要通过纸质处方进行业务的执行，在"互联网＋"技术的支持下，患者可以通过在线预约、远程医疗等方式就诊，纸质处方单就不再需要了，这就需要医院重新设计就诊流程、完善管理系统，提高服务质量和效率。

3．医院线上线下资源的合理分配　传统医院的资源配置主要是线下模式，即医院的医护人员、医疗设备、床位等资源的配置都主要集中在医院实体内部，提供给线下患者。随着"互联网＋"技术在医院的推广，线上业务开展，患者的就诊方式发生了变化，线上就诊患者的比例越来越大。这就需要对医院资源进行重新划分，将部分资源提供给线上患者。如何在线上线下分配医疗设备（检查检验）、床位等医院的重要资源，如何处理急诊、重症、线上预约患者、线下门诊患者等，都需要医院整体制订方案，对资源进行统一规划，满足各方患者的需要。

此外，由于三甲医院的主要职责是承担疑难危重患者的救治，而互联网线上诊疗则主要针对常见病、慢性病、多发病的复诊，二者的职能定位不同。任何一方诊疗量过大都会有违对方的职能定位，可能导致医疗服务质量下降，同时也会对医疗资源的配置和利用带来挑战。为了更好地服务患者，也要求医疗机构根据自身的特点和优势来明确诊疗范围和服务对象，在此基础上合理配置医疗资源，从而实现优质医疗服务的提供。

4. 信息安全 国家对医院内部信息系统的安全有着非常高的要求。通过"互联网+"技术将医院数据接入互联网，使这些数据在线上、线下以及不同医疗机构之间得以互联互通共享，但随之而来的信息安全问题也凸显出来。一方面，由于医疗数据的敏感性，互联网环境下网络入侵和患者信息泄露的风险会增大；另一方面，大数据集中后常规的安全扫描手段无法满足安全需求，这对现有的存储或安全防护措施提出了挑战。

5. 医患矛盾风险的增加 "互联网+"技术便捷了患者就医过程，但同时也带来了一些医患矛盾的风险。首先，"互联网+"技术的应用让患者更加容易获取到大量医疗信息，但同时也加大了信息不对称的风险，患者可能会因为缺乏医学知识而对医生的诊疗方案产生怀疑，甚至质疑医生的技术能力和水平，从而引发医患矛盾。其次，"互联网+"技术的应用，让医生和患者能通过互联网进行问诊，在沟通上更加方便快捷，但同时也会增加医患沟通不畅的风险，缺乏面对面的沟通可能会导致信息传递不清、误解和不信任。

"互联网+"技术在医疗行业的应用已经逐渐成熟，为医院运营管理提供了新的思路。医院可以通过信息化手段优化医疗资源配置，提高运营效率和服务质量；利用大数据提高疾病诊断和治疗的准确性和效率。然而，"互联网+"技术的应用也给医院运营与绩效管理带来了新的挑战和风险。因此，医院需要积极应对挑战，加强信息安全管理，完善医疗质量监管体系，提高医生和患者的医学素养和信息化水平，从而推动"互联网+"技术在医院运营与绩效管理中得到更好地应用和发展。

（曾 琳 唐晓龙 孟 莎 杨奇君 王芷汀 周 昀 刘万利 李为民）

案例篇

第一章

"组团式"临床专科运营助理管理的实践与探索

临床科室运营助理设置作为提升医院管理科学化、规范化、精细化水平的一项创新举措，是推进公立医院精细化、专业化管理，合理配置医院各项资源，管控医院运行成本，提升医院运营效率的重要模式。2019年，上海申康医院发展中心出台《关于开展市级医院专科运营管理临床专科运营助理模式的实施指导意见》，将推进临床专科运营助理工作作为公立医院重要工作任务；2020年，国家卫生健康委颁布《关于加强公立医院运营管理的指导意见》，要求各公立医院成立运营管理委员会，明确运营管理部门，积极推行运营助理工作。可见，开展临床专科运营助理管理是医院急需、国家导向，是新时代医院高质量发展的重要制度供给。

新华医院于2019年创新性地提出符合自身特色的"组团式"临床专科运营助理（以下简称"运营助理"）模式，并在顶层设计、队伍选拔、实施路径、工作机制、保障举措、培训考核等方面不断作出探索。通过近几年的实践，新华医院运营管理团队在医院资源配置、流程优化、绩效评估、运营创新、项目管理、人才培养等方面取得了显著成绩，极大地提升了医院运营质效，彰显出职业化、专业化医院管理队伍在医院改革与发展中的重要作用。

第一节 临床专科运营助理管理体系构建

一、顶层设计

新华医院结合政策要求，紧紧围绕医院的发展战略和规划目标，以"前瞻性思考、全局性谋划、战略性布局"为导向，以"提升医院经济运行管理能级、助力科室转型发展与内涵建设、培养一批专业化复合型管理人才"为目标，以"定模式、建架构、搭班子、定方案"为四大主线，从而形成临床专科运营助理管理的顶层设计，推动运营管理工作的有效执行。在顶层设计的过程中，将各类理念和设想融入顶层设计之中，如医院"收入成本效益"理念和"资源配置效率"理念。

这一设计，一方面打破临床科室之间、临床科室与医技平台科室之间、业务科室与职能部门之间的壁垒，助力临床科室提升运营效能，实现医疗服务流程再造；另一方面，有利于推动职能部门主动深入临床一线科室，积极推进职能部门工作机制、服务意识、工作方式的转变和提升,还能培养一岗多能、既懂医院经济运行管理又懂临床业务管理的复合型管理干部,不断完善医院年轻干部培养与储备机制。

二、管理模式

为加强联系和服务各临床科室,助力科室提升医教研综合实力,医院结合自身特色,采用"组团式"临床专科运营助理工作模式,成立由"紧密型搭档党委委员+运营助理(兼职)+财务(绩效)人员+科室'攀登计划'人选+科室主管护士"组成的运营助理团队(图3-1-1),同时兼顾临床医疗背景和医院管理背景。其中,"运营助理"面向全院所有人员公开招聘,紧密型搭档党委委员、财务(绩效)管理人员同时对3~5个试点科室开展工作,为迅速形成战斗力、打破管理与临床之间的壁垒、形成团队互补奠定基础。

重点科室的遴选工作是由医院根据业务规模、运营效益、学科发展水平以及人力、设备、床位等资源配置及使用情况等多个维度进行综合评估,并在遴选工作的初期阶段,共筛选出31个科室作为重点科室进行试点。遴选标准:①规模较大,对医院经济运行影响较大;②学科特色明显,长期有规划;处在重要发展期,自身运营确实有需求;③运营有困难,存在突出瓶颈等。同时,运营助理组建"内科、门诊组""成人、外科组""儿科、医技组"三个团队,通过科主任与运营助理之间双向选择确立对口支撑关系,打破职级界限,助推能级改革。

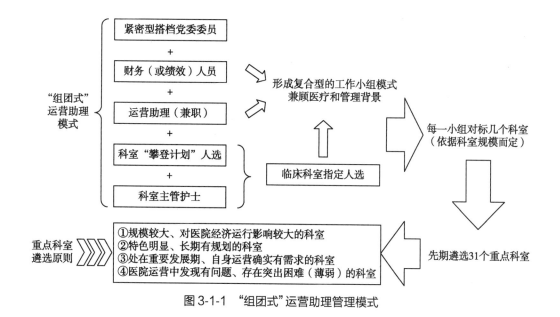

图3-1-1 "组团式"运营助理管理模式

三、组织体系

(一)运营助理组织架构

医院成立由院长书记负责的"临床专科运营助理领导小组",负责工作的顶层设计、资源协调、问题处置和院级层面的相关工作开展;设立由总会计师牵头的"临床专科运营助理工作小组"和"组团式临床专科运营助理工作办公室",办公室设在财务部,作为推进该项工作开展的日常工作机构,负责协调财务、医务、绩效、资产、信息、人事等职能部门和临床业务科室协同配合,协调各方资源;每位运营助理负责对口若干临床科室,作为临床专科运营管理办公室职能的加强与延伸(图3-1-2)。

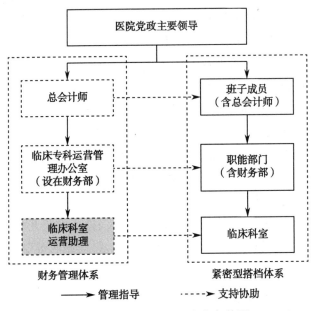

图 3-1-2　运营助理设置组织架构图

(二)运营助理层级设置

医院将临床运营助理设置为三级,依次为"助理""专员""主管",设置相应的岗位津贴,在分别设置晋升条件的同时,参考末位淘汰制,形成内部良性竞争机制。"主管"岗位可纳入医院储备人才库,在干部选拔任用时,同等条件下予以优先考虑。狠抓实效、敢动真格,真正实现医院高效运营。

四、制度体系

医院建立健全专科运营管理的相关工作制度,出台《临床专科运营助理工作管理办法》和《临床专科运营助理工作实施细则》,厘清专科运营管理与财务、资产、医务、绩效等工作职责的边界划分,同时,建立专科运营助理日常管理、考核评价、人才培养等配套制度,如《临床专科运营助理专项绩效考核方案》,制定专项培养计划,加强专业人才储备,为做好临床运营助理工作提供制度保障。

第二节　临床专科运营助理管理实施路径

为确保临床专科运营助理工作的可行性与管理目标的一致性,确保运营助理管理的推进工作有章可循、有据可依,新华医院设计了"五大路径、七大内容、三大机制、三大保障"的管理实施方案(图3-1-3)。

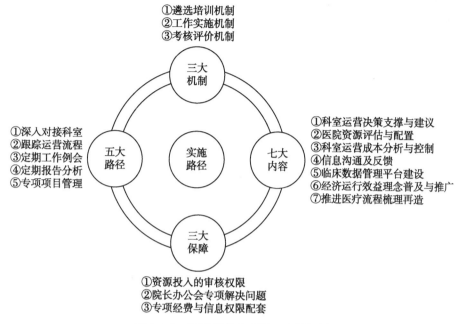

图 3-1-3 医院运营助理管理实施规划

一、工作路径

(一)深入对接科室

运营助理深入参与对口临床科室的科务会、早交班、科室学习、日常活动,与科主任、护士长及其他医务人员建立密切联系,掌握第一手资料,提供力所能及的服务,为形成管理合力夯实基础。

(二)跟踪运营流程

各科室选定纳入"攀登计划"管理干部人选和 1 名主管护士,与运营助理深度对接,对科室业务流程进行全程跟踪,理顺科室纵向和横向的主要业务流程,打破管理流程与业务流程间、不同科室业务流程间的信息不对称。

(三)定期工作例会

定期召开工作例会,汇报对口临床科室的工作情况及存在的问题,讨论相应解决方案,明确阶段性工作目标;运营助理将作为院周会参会对象列席,以便于其在科室层面对医院重大决策及相应精神进行宣传引导。

(四)定期报告分析

运营助理定期完成对口临床科室的运营管理分析报告,包含业务、财务、人员等多维度指标的变动及原因,及时反映临床科室运营的情况,为科主任日常管理、"紧密型搭档"日常运作及医院管理决策提供数据支持。

（五）专项项目管理

对于科室运营存在的典型问题，由运营助理团队内部通过自选项目、自由组合等形式，明确问题解决的时间节点和须投入的各类资源，申报项目予以专项解决，切实解决重大疑难典型问题，提高管理效率。

二、工作内容

（一）科室运营决策支撑与建议

从成本管理、收支预算、项目预算、物价分析等现有工作入手，协助临床科主任重点做好预算编制、申报和执行管理，加强科室成本管控、病种成本分析，开展价格调整对科室运营影响分析，开展临床专科单元运营绩效评估等，提出针对性管理建议，对科室的预算计划、发展规划等进行决策支撑，服务临床专科发展。

（二）医院资源评估与配置

参与对科室资源配置申请的论证和评估工作，并发表专业评估意见；开展大型设备购置论证，人力、设备、床位等资源的投入使用绩效分析，如对大型资源投入（比如百万以上医疗设备）的使用过程进行绩效跟踪与评价，实现人力、设备、药品耗材、空间、床位与能源的有效利用。

（三）科室运营成本分析与控制

以原有核算体系为基础加以细化，形成完整的科室一级成本核算分析体系，运用合理模型和路径进行核算与分析，动态收集成本核算关键数据，明确科室成本结构与效益情况，从而实现有效控制可控成本开支、避免成本浪费的目标，同时也为构建动态化精细化的成本控制体系奠定基础。

（四）信息沟通及反馈

拟定信息沟通与反馈的标准路径，一是对流程跟踪中发现的问题、对接科室反映的问题汇总，及时上报医院相关职能部门，并及时反馈问题处理意见；二是结合科主任目标责任书具体要求，及时反馈科主任绩效目标的年度完成情况；三是做好医院重大发展规划、重大决策和工作任务的传达与宣传引导工作，从而形成有效畅通的沟通渠道，消除临床与管理之间的信息不对称性。

（五）临床数据管理平台建设

结合大数据中心的数据平台建设工作，依据临床经济运行与业务运行的关键指标数据，深入明确适用于临床专科运营助理工作的临床数据管理需求，动态掌握临床科室的运营情况，助力临床数据管理平台建设。

（六）经济运行效益理念普及与推广

一方面，对先进的经济运行效益理念不断进行宣教，并适时普及和推广，让所有临床科室主任、医务人员、护理人员都不断深化树立科室经济运行效益理念、现代医院管理理念，努力在科室中营造良好的管理氛围，形成良好管理合力。另一方面，运营助理队伍内部不断总结各科室好的实践经验，对于一些可复制、可推广、操作性较强的实践管理经验，可在

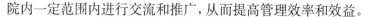

院内一定范围内进行交流和推广，从而提高管理效率和效益。

（七）推进医疗流程梳理再造

以管理服务临床为根本工作导向，推动医院医疗服务流程优化与再造。将提升服务品质、内涵质量，促进学科发展这一根本任务作为抓手，加强管理协作、形成管理合力，以分析关键重点病种成本收益情况、提升临床路径下的资源配置与利用效率等为切入点，有效推动学科质量建设与内涵发展。

三、工作机制

（一）遴选培训机制

为了让真正"肯干事、想干事"的人脱颖而出，让职能部门管理人员到临床一线锤炼，实打实、硬碰硬培养一批专业化复合型管理人才，医院建立严格的人员选拔机制，以笔试和面试形式筛选出综合素质优秀的人员担任运营助理。遴选标准：①要求45周岁以下，本科及以上文化程度，了解医院的管理流程；②具备较强的团队合作精神、口头和文字表达能力、沟通协调能力，能接受较高工作强度；③有管理潜能和热情，学习能力强，具备从事开拓性工作的勇气和决心；④了解与公立医院运行密切相关的公立医院综合改革等重大政策导向和改革方向，具有履行岗位职责所需要的政策理论水平和专业素养。同时，在工作中通过考核考评，淘汰不合格的人员，确保运营助理队伍整体的素质与潜力。

医院通过提供多层次、多渠道的学习培训机会，每年组织运营助理参加各种院内外培训，举办会议、院际交流、各类专项学习等活动，培训涉及"运营管理与学科发展""医院运行与管理流程""学科建设与资源配置""专题沙龙""纪律教育与政治规矩""情景式教学"6大模块，内容涵盖医院各管理流程，为运营助理下沉科室开展工作夯实基础，也促进人才梯队的不断完善和复合型管理人才的培养工作。此外，将临床专科运营助理纳入院周会参会对象，及时了解医院重大发展决策。

（二）工作实施机制

医院辅以各项机制创新举措，确保运营助理能科学、高效、便捷、有序开展各项工作。

（1）"双向选择制"：让对口科室与助理团队双向选择、竞聘上岗，委派过程中充分考虑双方主观意愿，确保快速融合、无缝衔接。

（2）"问题清单制"：建立科室反馈的问题清单，明确问题级别（低、中、高）、处理时效（绿、黄、橙、红）、进展程度、所需资源等要素。

（3）"绿色通道制"：对于问题级别标签为"高"、处理时效标签为"红"的问题，直接开通院长专题会"绿色通道"专题解决。

（4）"项目化解决机制"：针对其中共性问题、长期未解决的问题或由于内外部政策变化等因素需要从快从速处理的问题采取"立项"机制，并通过组建专项工作小组、采用项目组组长负责制等方式督促项目开展。

（三）考核评价机制

建立定期考核与评价机制是完善专科运营助理模式的重要手段，有利于不断改进工作机制，提高运营助理队伍整体能力。医院建立全方位考核体系，设立专项绩效经费，出台《临床专科运营助理专项绩效考核方案》，将科室运营绩效的提升情况、科室满意度、会议/培训等活动的出勤率、运营分析报告撰写水平、专项任务完成情况、团队协同及自身能力提升等维度作为对专科运营助理的工作考核评价指标（表 3-1-1）。在此基础上，还设置了"团队互评考核"为附加项，该项分值占总分值的 10%，运营助理主要从协作能力、合作精神、内部分工、小组项目参与度 4 个维度之间进行互评。考核采用月度考核与年度考核相结合、日常工作与专项工作相结合的方式开展。与此同时，医院还建立了相应的激励措施，将考核结果作为运营助理的绩效分配、岗位调整的重要依据，对年度考评优秀的运营助理予以表彰和奖励。

表 3-1-1　运营助理考核方案

考核项目	考核人	包含内容
日常工作考核（20%）	运营助理办公室	科室会议、团队交流（25%）；例会、培训出席率（25%）；运营报告质量（50%）
工作质量考核（30%）	运营助理办公室；项目组组长	运营工作开展情况（20%）；"项目制"落实情况（20%）；小组项目参与度（20%）；能力提升（40%）
科室满意度考核（25%）	临床科室科主任	科主任评价及建议（100%）
科室运营指标考核（25%）	运营助理办公室；财务部；运营绩效办	对口科室复工复产情况（50%）；对口科室成本控制情况（50%）

四、工作保障

（一）资源投入的审核权限

临床专科运营助理对于对口科室的大型资源投入项目（如 50 万元以上设备采购）具备审核权和"一票否决权"。涉及大型资源投入的项目，具体论证过程中必须嵌入运营助理审核意见，"同意"后方可进行资源投入安排。

（二）院长办公会专项解决问题

对于临床专科运营助理工作中遇到的"疑难杂症"或运营助理层面无法解决的问题适用"绿色通道"，由党委紧密型搭档的党委委员及时协调解决，解决困难或牵涉到学科间协调等，该科紧密型搭档党委委员可在院长办公会上提请召开院长专题会予以解决，对于各科室面上共性问题，可上报院长办公会议专题解决，对于"三重一大"问题，由医院党委会议专题解决，从而提高运营效率和效益。

（三）专项经费与信息权限配套

每年为运营助理团队配备一定额度的专项经费，用于部分重大项目的外院专家论证费用、团队培训费用、外出调研费用等内容。此外，为支撑运营助理工作，运营助理可申请开通包括 HRP、病种成本信息系统、HIS、手术麻醉信息管理系统、管理决策支持系统（business

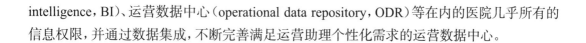

intelligence，BI）、运营数据中心（operational data repository，ODR）等在内的医院几乎所有的信息权限，并通过数据集成，不断完善满足运营助理个性化需求的运营数据中心。

第三节　临床专科运营助理管理实践成效

一、实现管理触角有效延伸

目前临床专科运营助理已全部下沉各对口科室，并与科主任、护士长、"攀登计划"储备干部建立了密切联系，从而形成管理合力，提供有力抓手。开展至今，运营助理已经累计参加对口科室晨会、科室学习等会议 700 余次，完成了对临床业务流程的全程跟踪分析，熟悉、掌握了所在科室的基本业务流程，在此基础上独立完成了内容涉及学科概况、专科特色、资源使用情况、运营指标分析、存在瓶颈、建议与举措等内容的科室调研分析报告近百份，实现了医院管理视角的"微分效应"，管理举措、管理视野网格化、多元化趋势明显，实现管理触角从院级向科、医疗组的有效延伸。

二、助力管理政策有效落地

为医院管理政策的落地提供了有力抓手，管理力度明显提升。临床专科运营助理围绕科室关注的重点问题，主动进行各类业务流程优化、科室床位调剂、多科室协作的协调、新诊疗技术项目的梳理、诊疗收费项目的规范、病历书写的规范解读、手术室成本模型的建立等临床科室服务运营服务，出台复工复产举措 22 条、MDT 协作举措 15 条、保障运营效益提升举措 11 条、严控成本举措 8 条、安全保障举措 2 条。同时，推了三项重要服务管理改进项目：一是内科和门诊组的项目，该项目以年度预算为指引，通过流程优化来提高门急诊的运营效益；二是儿科和医技组的项目，主要探索手术室成本模型的建立与应用；三是外科组的项目，该项目基于病种收益视角，探索日间病房的业务发展策略及流程优化。这些项目共同推动了医院医疗服务流程的优化与再造。

三、医院运营效率稳步提升

医院"收入成本效益"理念和"资源配置效率"理念逐渐深入人心，运营效率逐步提升，为学科发展提供有力支持。运营助理派驻以来，医院每月剔除药品耗材收入后的医疗收入高于整体医疗收入的 3%～4%，药品占比降至 26.8%，劳务性均次费用增加占均次费用增长总额的 70%，内涵质量明显提升；医疗成本同比下降 4.7%，粗放增长模式得到转变。

四、夯实医院人才宝塔建设基础

人才梯队得到完善、干部储备更加丰富，人才宝塔建设成效逐步显现。临床专科运营助理团队成员均作为后备管理干部进行储备和培养，为医院年轻职工展示才华提供了良好的机会。院党委在开展医院学科人才建设和医学人才储备的同时，复合型的管理类人才储备也同步得到了丰富,人才梯队和内部结构有所完善,夯实了新华医院党委人才宝塔的建设基础。截至目前已经从运营助理团队中提拔副科级干部3人、正科级干部3人。

五、有效助推管理部门能级提升

有效助推管理部门能级提升,成为推动职能部门改革的良好契机。开展过程中,运营助理主动、积极、乐观、奉献的精神得到了临床科室的高度评价,包括医疗组日常运营分析、与职能部门或临床医技科室间的横向沟通等管理工作效率明显提升,工作路径针对性更强,为探索职能部门能级制改革提供了新的经验借鉴,真正实现了"把时间还给医生""把医生还给患者""管理真正服务临床",推进医院高质量发展。

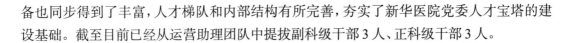

第四节 临床专科运营助理管理经验总结

一、医院支撑保障和科室理解支持是前提

医院和科室的全力支撑与保障是临床专科运营助理管理模式得以成功实施的必要条件。一方面需要医院领导班子率先支持,提供政策、组织、人员、资源等方面的保障,为运营助理工作保驾护航;另一方面需要各职能部门密切配合以及临床科室理解支持。只有医院、部门、科室之间凝聚共识、形成合力,共同依托并支撑运营助理的工作,才能真正发挥运营助理的管理效能。

二、运营助理管理战略化和全局化是关键

在顶层设计层面,医院必须有明确的实施计划,并在人员招募培训、科室遴选、工作形式、考核机制、制度建设、配套资源等方面形成完整的管理闭环,才能逐步建立起运营助理工作开展的长效机制和良性循环。同时,明确组织架构和职责范围,在医院整体组织框架设计中,明确运营助理的部门定位与设置,从制度上予以政策支持和保障。此外,运营助理实施方案要在实践磨合中不断总结归纳、修正不足,形成动态调整机制,促进运营助理工作向更深、更广的维度不断拓展。

三、人才培养体系专业化是堡垒

运营助理专业能力的建设关系到管理模式的成败,应该根据运营助理的实际工作需要,借鉴企业管理经验,从专业理论、管理工具、沟通协调、创新思维等多个方面构建专业岗位培训,从人员选拔、执业培训、晋升淘汰等全过程,建立运营助理人才遴选与培训体系,着力打造一支政治素质与综合能力过硬的管理队伍。

四、运营管理信息化支撑是保障

通过建设一体化的医院运营管理信息化平台,充分发挥信息化的协同与共享优势,推

动医院形成平台化、专业化的管理模式，构建标准化、规范化的管理流程，实现管理数据信息实时传递与共享的机制，从而更好地支持运营助理工作的开展，进一步有效发挥运营助理在科室运营中的统筹与协同的作用。

（梁红梅　杨少春　刘雅娟）

第二章

大型公立医院精细化管理平均住院日

一、医疗体制改革给医院管理带来的新挑战

平均住院日是评价医院医疗效益和效率、医疗质量和技术水平的综合指标,可以全面反映医院的医、护、技力量和医院的整体管理水平。

随着医院外部运营环境的变化,取消药品/耗材加成、分级诊疗、单病种付费、DRG付费及物价调整等政策接踵而至,三级公立医院评审评价标准及绩效考核指标的变化都需要医院提质增效。在三级公立医院绩效考核中,单病种质量控制这一国家监测指标从四个维度进行评价,其中包括平均住院日。

华西医院作为区域大型公立医院,一年等候患者近20 000人,其中手术患者占比80%;在床位和手术间资源有限的情况下,日均收治仅600多人。面对床位资源不足的问题,医院制定了两个导向的行动策略。一是资源扩容。增加手术日等成为最直接的突破口,但与此同时暴露出人力、手术间的资源缺口,如何实现三者的最佳平衡,成为当下难题。二是资源提效,着眼于医院内部运营效率提升,进一步优化病种结构,加强周转,控制平均住院日,实现"以时间换发展空间"。

二、精细化管理平均住院日,原因分析定抓手

华西医院2017—2018年3个月内院外等候人数前十位科室中,八个为手术科室,手术科室周转压力更大。各手术科室之间平均住院日和术前等待天数差异较大;同一科室内部不同亚专业之间,同一亚专业不同治疗组之间差异明显;同一科室内部完成同一类手术的不同治疗组之间差异明显。因此标准化精细化管理平均住院日十分重要。

根据医院平均住院日现状调研,手术科室平均住院日的主要影响因素包括术前检查时间安排的合理性、医生人力资源的配置、床位与手术资源的不匹配、床位收治与手术日安排的不协调,以及需要转科后续治疗的患者在流程上不能紧密衔接等。而非手术科室平均住院日控制的主要影响因素在于检查等候时间和报告出具时间长、会诊等候时间长、转科通道不顺畅、计划出入院管理有待加强、疾病急性期疗程完成后未能形成通畅的转诊通道。因此根据根因分析和可实施性形成手术科室以缩短术前时间为抓手,非手术科室以加强周末出入院为抓手的系列方案。

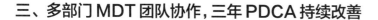

三、多部门 MDT 团队协作，三年 PDCA 持续改善

（一）委员会式项目管理，团队协同推进

院领导组建项目工作组，运管部牵头，多职能部门 MDT 团队协作，全院临床医技科室共同参与，制订精细化的执行方案。项目组明确总体路线并建立任务甘特图，制订科室层级年度目标，持续推进术前检查系统，周末手术常规排程，医技平台流程优化，探索病种层级管控方式，配套绩效政策。为保障项目的落实，各科室以科室主任、分管医疗主任为平均住院日控制责任人，分析科室内部工作流程，找出并改善影响平均住院日的环节，制订各科室平均住院日控制方案；医院依据手术科室及非手术科室特性分别制订针对性控制方案。

建立项目问题沟通制度和定期汇报制度。定期沟通各个环节出现的问题及潜在问题并及时商议方案，防止形成问题"堰塞湖"，保证项目稳步推进。同时不断强化项目现状汇报及沟通，每月以项目小结的形式呈报院领导；同时每月分析各科室当月指标情况，形成平均住院日表扬及非表扬通报书，并由院长签批后反馈科室，让科室更加重视提升资源使用效率。

（二）手术科室精准控制术前等待天数

优化现有排程方式，实现术前检查前移。现行的排程方式是医生门诊开入院证后，患者等待，床位空缺安排患者入院，患者入院后完成术前检查。优化现有排程方式，医师门诊开具入院证后，患者到入院服务中心登记，入院服务中心会根据医师手术日提前一到两周通知患者到院获取术前检查单并完成术前检查，医师手术日前 1～2 天患者入院，通过术前检查前移，缩短术前等候时间。术前检查前移不是简单粗暴让患者在门诊完成检查，而是通过术前检查前移系统全过程管理患者，形成患者入院标准化管理体系。

2017 年项目组基于日间管理成熟经验，设计了术前检查前移流程并实现了信息化。系统上线后选取了心脏外科与肝脏外科进行了试点探索，整体运行良好，术前检查前移患者术前等待时间明显短于非术前检查前移患者。2018 年基于试点科室的术前检查前移地推进，形成标准操作流程，分批次在全院推广普及该流程，进一步加强入院服务中心、病房、医疗组长及患者之间的信息沟通，以提升患者的就医体验及医疗组长、临床科室对于该项目的接受度及认可度。同时基于术前检查系统使用情况，项目组结合临床使用后反馈意见，对术前检查系统不断进行升级优化，一是将术前检查医嘱标记从手工标记升级为系统自动识别标记，二是将原有术前医嘱包形式升级为门诊医嘱形式，遵循医师开具医嘱习惯，形成私人定制式术前医嘱模板，提升用户体验。三是医保后台审核智能化，通过同前端术前医嘱包关联，系统自动识别术前医嘱进行合账，减少医师、患者及医保三方负荷，亦防范系统风险。

（三）非手术科室加强周末出入院

全院周末出入院人数明显低于工作日，仅为工作日人数的 24%。同时在工作日非手术科室出院人数明显高于手术科室的情况下，周末非手术科室出院人数少于手术科室。日均出科人数周末工作日比，非手术科室为 16%，手术科室为 36%，因此非手术科室以加强周末出入院为抓手，落实缩短科室平均住院日。

（四）其他支撑及保障措施

1. 医技平台流程优化　调研发现 CT、MRI、PET-CT、骨扫描、胃肠镜、超声穿刺、心脏彩超、动态心电图、DSA 造影等检查的预约和出具报告时间过长也将导致平均住院日延长。项目组将手术科室术前检查前移检查项目标记，优先安排其检查，并在规定时间内出具报告，保证术前检查前移项目顺利推进。

2. 调整完善入院收治规则，做好计划出入院　基于手术科室术前检查前移系统的推进，一是需要入院服务中心与各科室共同协商，调整完善各科室入院收治规则，确保手术患者配合主管医生手术日收治，同时基于等候患者病情，轻重搭配收治同一治疗组患者，保障同时在院患者不超出医生的处置能力；二是需要入院服务中心进一步推进计划出院工作，力争绝大部分患者上午计划出院，以保证收治患者能尽量在上午完成；如遇特殊情况，需要病房护理团队配合入院服务中心向患者做好解释和协调工作，建议有条件的科室能为办理了入院但是暂时不能住上床位的患者安排休息区。

3. 持续关注医疗质量和医疗安全　在控制缩短平均住院日提升医疗效率的同时，持续关注医疗质量和医疗安全。各科室主任、分管医疗主任在抓医疗效率同时也要严抓医疗质量和医疗安全。由医教部负责协助和监督科室做好医疗质量和医疗安全控制。

（五）专项绩效考核

运管部拟定平均住院日专项考核方案，一是将平均住院日指标纳入科室月度绩效考核，并细化至医疗组层级，二是持续在年度考核体系中重点突出平均住院日专项指标。首次将平均住院日和手术科室 RBRVS 结合，周末出入院同非手术科室 CMI 结合考核，充分激励医疗组长，形成项目开展内生动力。

四、平均住院日缩短，医疗效率质量双提升

平均住院日从 2016 年项目实施前的 9.47 天降低到了 2019 年上半年的 7.15 天，缩短 2.32 天，缩短率逐年上升，成效显著。与此同时，2019 年比 2018 年出院人数明显上涨，增幅为 17%，其中非手术科室月均周末出院人次同比增长 36%。手术台次增长 20%，其中周末手术增长 90%。虽然手术量不断增长，但三四级手术比例稳中有升，手术难度不减。医院床位周转也明显加快，从 2018 年 7 月开始床位周转次数均在 4 次以上，虽然床位使用率有所下降，但从近 1 年床位效率指数来看，2018 年明显高于 2017 年。在效率增长的同时，质量安全指标良好。项目实施以来，2~31 天非计划重返住院率下降 0.27%；非计划再次手术发生率下降 0.10%。项目实施 2 年多来，医院效率持续提升，实现了以时间换取空间。这个体量等同于增加了 400 张床位，多服务了近 30 000 名住院患者。大型公立医院精细化管理平均住院日成效显著，真正实现了质量效益型转变。

五、绩效考核促进平均住院日精细化管理

缩短平均住院日实质在于提升医院医疗资源的使用效率，高质量服务更多患者，2017—2019 年的项目推进，超额完成预期目标。项目思路、流程和机制对于有提升资源使用效率

需求的医院均可借鉴,同时术前检查系统可根据各个医院实际情况调整使用。2019年国务院办公厅印发了《关于加强三级公立医院绩效考核工作的意见》,体系中包括医疗质量、运营效率、持续发展、满意度评价四个方面。评价一个医院的运营效率高与低,非常关键的指标就是平均住院日,因此精细化管理平均住院日需要持续推进。

（谢　静　杨　翠　李为民）

第三章

基于资源最优配置的智慧化预约平台构建

一、背景

2017年,国家卫生计生委与国家中医药管理局联合颁布《进一步改善医疗服务行动计划(2018—2020年)》,明确提出三项重要举措:一是要求三级医院提升预约诊疗服务比例,推行分时段预约诊疗及检查检验集中预约,将预约时段精确至1小时;二是以"互联网+"技术为支撑,推进智慧医院建设;三是指导医疗机构运用互联网信息技术优化医疗服务流程,为患者提供便捷的预约诊疗服务。2021年12月,四川省人民政府办公厅印发《四川省推动公立医院高质量发展实施方案》,进一步强调要以患者需求为导向,落实分时段预约诊疗和检查检验集中预约服务。

华西医院作为中国西部疑难危急重症诊疗的国家级医疗中心,日均门诊量逾2万人次,日均检查量超过7 000人次。面对如此庞大的诊疗规模,医技检查流程的优化对提升医疗服务效率与质量具有决定性作用。然而,受限于检查设备资源不足、检查项目种类冲突等因素,传统医技检查流程存在以下突出问题:患者等候时间过长、需多次重复排队、医疗协同效率低下以及医院人流过度集中等。

具体而言,我院传统医技预约及检查流程存在以下主要问题。

1.预约流程烦琐耗时 各科室独立预约,患者需多次往返预约窗口,且各窗口排队时间长。

2.院内通行不畅 就医环境拥挤,存在安全隐患且易引发医患矛盾。

3.预约变更流程不便 患者无法自主选择检查时间,退费、改约需反复往返医院。

4.资源利用率低 各科室单独设置预约前台,造成人力与空间资源浪费。

基于上述问题,优化检查资源配置、提升运行效率,构建全院一体化的医技智慧预约平台已成为当务之急。

二、实施

本项目以患者实际需求为出发点,综合运用流程优化管理工具与先进信息技术,以实现资源配置最优化为目标,构建具有以下四大特征的全院智慧化预约平台。

1.智能化 运用智能算法实现最优排程。

2．自助化 提供便捷的自助服务功能。

3．多渠道 支持多种预约途径。

4．一体化 实现全院医技检查项目的统一管理。

（一）搭建全院统一医技预约平台

通过思维导图的方式对预约平台构架和功能进行梳理和规划（图3-3-1），搭建全院统一医技预约平台，统一进行资源配置，并依托医院信息集成平台，与HIS共享医嘱字典，保证预约平台、院内HIS和各医技系统之间数据的统一性和唯一性。

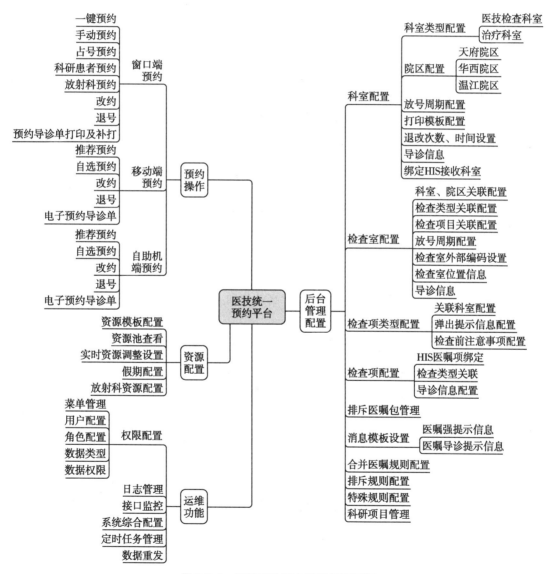

图 3-3-1　医技预约平台思维导图呈现

同时，项目计划建立医技检查预约信息共享平台，打通住院护士站、医生工作站、检查科室、中央运输、预约中心、主管职能部门共享预约平台。检查科室和临床医生均可实时掌握整体预约及爽约情况，便于合理安排及调度，提高效率。

（二）建立智能规则库

统一的规则库是实现智能化预约的基础，规则库包含数个基础数据组。医技项目的基础数据包括医学知识，如检查部位、检查用药、检查方法、条件检查、跨科冲突和跨检查排斥等；项目特性，如检查项目设备类型、特殊检查、急诊优先、小儿优先等；时间信息，如医生排班日程、检查室或设备开放时间、平均检查时间、平均等待时间等；环境影响，如申请院区、同楼宇优先、同科室优先、患者移动距离等。系统集成以上多种预约规则，并结合合并规则、排斥规则、特殊规则和科研项目管理规则等，采用智能算法为患者提供更合理的医技预约安排。

（三）优化预约全流程

梳理现有预约流程各环节，包括医生开单、时间安排、缴费确认、检查执行等，基于价值流分析（value stream analysis），明确各步骤中的增值活动（如医学评估、检查操作）与非增值活动（如重复排队、人工核对信息），并针对非增值环节进行优化或剔除。主要优化措施如下：

1. 简化预约步骤　合并冗余环节，推行"一站式"预约，减少患者往返不同科室的频次；

2. 优化排队逻辑　基于检查项目优先级、设备可用性及患者等待时间，动态调整预约队列；

3. 智能提醒与引导　通过短信、APP推送等方式，实时通知患者检查时间变更或排队进展，减少无效等待。

通过上述措施，实现预约流程的标准化、高效化和人性化，优化后的门诊和住院患者检查流程如下：

1. 门诊患者　医生开具检查医嘱，门诊患者可通过线上/线下渠道缴费，并预约检查。系统提供多种预约渠道供患者选择，如手机端APP、微信公众号、自助机、人工预约窗口等，且所有渠道都支持修改和取消操作。如患者需要更改预约时间，可到一站式检查预约中心人工办理。预约完成后，系统将发送相关消息提醒患者预约成功，并提供导诊信息，包括检查注意事项、预约序号、预约检查日期和时间段、预约检查室等。优化后门诊医技预约流程见图3-3-2。

2. 住院患者　医生开具并审核检查申请后传送医嘱，系统每隔一段周期（如1小时）根据算法规则智能自动预约，并即刻返回预约信息至护士站或中央运输端口，如遇特殊情况可联系一站式检查预约中心人工办理。

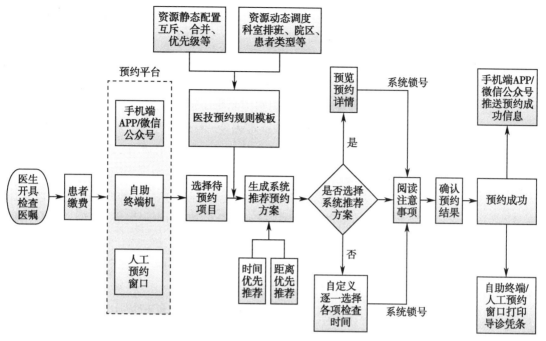

图 3-3-2 优化后门诊医技预约流程

三、成效

我院智慧化医技预约平台构建项目自 2020 年 3 月启动，2020 年 9 月正式上线，涵盖 15 个检查室、89 大类检查项目、超过 2 000 条医嘱项目。患者自助预约量呈逐步上升趋势，且患者可在节假日自行预约检查。

（一）优化就医流程，缩短患者无效在院时间

智慧化预约平台使得患者在缴费后，无须再往返于各检查科室与收费窗口之间，即可一次性完成检查预约。同时系统生成并交付患者的导引单上明确注明预约时间、预约号、检查科室的地理位置以及检前注意事项。

传统检查预约流程中，患者根据检查项目不同从缴费到预约成功常规用时 5～30 分钟。项目上线后，患者最快只需 60 秒即可完成全部检查预约，时间成本大幅降低。

此外，智慧化预约平台连接互联网门诊，患者可足不出户实现线上开单检查、自助一键预约，真正做到方便快捷。

（二）改善患者就医环境，助力门诊降音降噪

医技预约智慧化平台将患者从单一窗口预约分流到线上预约，在减轻前台工作负荷的同时，避免了窗口患者积压，改善医院就诊环境，辅助门诊降音降噪。在三级公立医院绩效考核体系中，满意度评价为重要指标维度，项目上线一年后，患者对医技科室服务满意度从 91.72% 提升至 96.51%。

（三）可推广性

智慧化预约平台将资源从多平台整合到同一平台，提供一窗式服务。平台率先在温江

院区和天府分院试点，获得了较好的评价。同时，智慧化预约平台的搭建经验可推广至其他公立医院，如县级公立医院、民营医院等。

四、项目创新点

1.优化资源配置，助力学科发展 本项目最终目标为通过智慧化预约平台建立医技检查资源配置模型，建立临床病种库，根据病种疑难程度、术式等因素设置检查优先级别，以使有限的检查资源匹配到最急需的患者，并从医技预约平台端形成分诊，实现医院对预约资源的有效调控和合理倾斜。

（1）检查资源静态配置：基于科室优势病种数据建模，根据病种疑难程度等因素设置检查优先级别，将检查资源在不同患者类别中进行科学分配，助力学科发展，并使资源利用最大化。

（2）检查患者动态调度：基于排队理论搭建检查队列模型，结合科室排班、患者类型、实时预约率等因素，决策出最优调度比例，以使效率最大化。

系统将以上病种因素、时间因素、检查因素和环境因素结合，形成底层逻辑框架，最终根据检查科室上线资源生成资源配置模板。

2.算法推荐智能优先，患者预约定制化 该功能通过设置预约规则引擎，为患者推荐跨院区、跨科室最快时间或最佳检查路径。通过将院区选择、患者类型、检查大类、项目合并与互斥、优势病种、VIP通道、绿色通道、科室排班等因素作为信息底层算法逻辑设置依据，实现为患者提供定制化推荐。

患者在预约多种检查项目时，预约平台可通过智能算法自动生成两种优化方案——时间优先模式（推荐最短完成周期的检查组合，确保患者在系统可预约的最快时间内完成所有项目）和距离优先模式（规划最优空间路径，最大限度减少患者往返医院的次数）；同时平台还支持患者根据个人日程安排，自主调整并选择最便捷的检查时间组合，真正实现个性化、便利化的就医体验。

3.平台信息数据化、可视化 智慧化医技预约平台打通全院住院护士站、医生工作站、检查科室、中央运输、预约中心接口，使多平台信息共享且数据权限开放给相关职能部门，为医院决策提供实时支撑。平台可根据不同管理需求实时分析预约情况、检查完成率、设备动态等指标。同时可设置展示各检查类型患者构成比、检查室分布等信息，并生成图表，便于相关管理者掌握资源投入和使用情况，及时调度和干预。

（田 言 刘万利 程永忠）

第四章

价值链成本管理在医院运营与绩效管理的应用研究

当前公立医院业务活动及资金资产管理日益复杂，收支规模不断扩大，经济运行压力不断加大，对成本核算的精细化管理需求日益增加。国家卫生健康委和国家中医药管理局联合出台《关于印发公立医院成本核算规范的通知》（国卫财务发〔2021〕4 号）、财政部印发《事业单位成本核算具体指引——公立医院》（财会〔2021〕26 号）、国家卫生健康委及国家中医药局综合司、国家疾控局综合司联合印发《公立医院成本核算指导手册》（国卫办财务函〔2023〕377 号），明确规范公立医院成本核算工作，以此提升医院内部管理水平和运营效率，健全现代医院管理制度建设，推进公立医院高质量发展。可见，充分发挥成本管理在医院运营与绩效管理中的作用，是促进管理模式从粗放式向精细化、规范化转变，优化资源配置、提高运营效率的有效路径之一。

新华医院在深入了解价值链成本管理相关概念的基础上，结合医院发展需求，创新性地将价值链成本管理应用于医院运营与绩效管理中，在门诊就诊流程、绩效考核体系、DRG病种成本管理、成本单元评估模型、手术室精益成本管理、财务业务一体化管理等方面不断作出探索，并取得了显著成绩，极大地提升了医院运营管理水平，为医院高质量可持续发展夯实了基础。

第一节　价值链成本管理与医院运营与绩效管理的关系

一、价值链成本管理

（一）价值链成本管理的概念

价值链成本管理属于现代成本管理，结合了战略成本管理理论和价值链理论，从战略角度出发，应用成本管理方法对处于价值链之上的各环节的成本信息进行全面分析管控，能够帮助医院管理者对价值链上所有的价值活动进行识别和分析，医院据此区分和定义增值活动与非增值活动，从而减少甚至消除非增值活动。此外，价值链成本管理可以加强上下游利益相关者之间的联系，充分利用行业内其他医院的信息，实现资源整合优化，获得竞争优势。总之，价值链成本管理以医院整体战略布局为基础展开，可以满足现代医院多元化的成本管理需求，是降低医院运营过程中的成本、促进医院运营与绩效管理高质量发展的有效管理工具。

（二）价值链成本管理的优化关键

价值链成本管理下的成本动因分类包括作业成本动因、战略成本动因两大类（表 3-4-1），其中战略成本动因包括结构性成本动因（structural cost driver，SCD）与执行性成本动因（executional cost driver，ECD）。作业成本动因关注资源耗费和内部作业，聚焦微观执行层面，并且是可量化的，其范围与 RBRVS 接近，是经营性成本的主要驱动因素，其优化关键在于如何确定不增值作业以及信息不对称的成因。

相对作业成本动因而言，战略成本动因属于更高层次的成本动因，是以外部信息相关和未来决策作为关注重点，大多无形且宏观，具有战略性、持久性和长期影响力特点。结构性成本动因是在生产经营活动展开前就已确定，可归属为如何"选择（choice）"的问题，其优化关键是正确的战略导向；执行性成本动因在生产经营活动开展时确定，可归纳为如何"操作（operation）"的问题，其优化关键则是如何控制关键成本动因。

表 3-4-1　成本动因分类与特点

成本动因分类		特点	构成内容
作业成本动因		关注资源耗费和内部作业；聚焦微观执行层面	根据作业与动因间的相关性，确定执行动因、数量动因和强度动因，并采取不同的成本追溯方式
战略成本动因	执行性成本动因（ECD）	战略性、持久性和长期影响力；大多无形且宏观	操作（operation）	技术改造、全面质量管理、产品结构等
	结构性成本动因（SCD）		选择（choice）	规模经济、地理位置、生态环境、学习策略等

二、价值链成本管理与医院运营与绩效管理的关系

当前，仍有部分医院以最大限度地减少支出、控制成本为目的，过分强调短期效益，片面追求成本节约，导致医院竞争力的削弱，这不仅影响了精益化成本管理的落实，还影响了医院运营管理水平。医院在获得医疗服务成本和收入基础数据的基础上，进行成本控制、效益分析和价值链优化，为医院的管理者提供科学有效的数据，可以减少决策的盲目性，降低成本，促进医院管理的科学化，提高医院运营管理水平。因此，加强医院价值链成本管理是现代医院运营管理的必然要求，并在运营管理决策中起着指导作用。

医院价值链成本管理的结果应用于医院内部管理，如预算管理、运营管理和绩效管理。

（1）预算管理：将医院成本核算的结果应用于医院的预算编制与预算管理工作，使医院预算的编制工作有据可依，提高预算编制的科学性和合理性，进而提高医院运营管理水平。

（2）运营管理：为避免医院运营决策的主观性和盲目性，真正发挥成本核算工作在决策中的指导作用，医院可通过利用价值链成本核算结果指导医院的运营管理决策。例如在重大基建项目、大中型仪器采购、新项目的开展、新项目的定价过程中严格应用成本核算分析论证机制。

（3）绩效管理：将成本核算结果与医院的决策挂钩、与具体核算单位的预算管理挂钩、

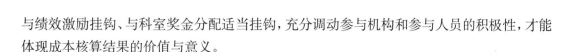

与绩效激励挂钩、与科室奖金分配适当挂钩，充分调动参与机构和参与人员的积极性，才能体现成本核算结果的价值与意义。

第二节　基于作业成本动因的门诊诊疗流程优化案例

门诊服务流程是医院代表性的作业，与患者感受关联度极高。以价值链分析为基础，采用改善内部联系、消除非增值作业等手段，可对其实施优化。实施过程属典型的基于作业成本动因的价值链优化。

一、管理现状：门诊价值链"七大难点"

医院通过患者抽样调查、调查对象深度访谈、模拟患者就诊流程等手段获取第一手数据，并结合频数分析、单因素方差分析等统计方法进行数据分析，发现门诊诊疗流程存在流程不畅、非增值环节过多、布局不合理、人力成本过高等问题（表3-4-2）。

表3-4-2　门诊价值链分析情况

统计类型	统计结果	存在问题
患者实际就诊时间和容忍时间测试	80%的患者门诊就诊的容忍时间不超过1小时；仅68%的患者门诊就诊时间短于1小时，两者之间差距明显	①流程设计上重复的不增值环节过多；②医疗服务作业布局不合理；③价值活动时间上不协调，患者感知价值下降；④各环节联系不畅，资源浪费、瓶颈凸显；⑤作业流程不清晰，造成无效循环；⑥一线窗口人力成本过高、职工压力较大；⑦无实名预约，"黄牛""号贩子"难以监管
患者与员工对就诊时间的认可程度	40%的患者感受：实际就诊时间不会超过5分钟；74%的医生认为：接待每位患者的时间应在5~10分钟左右；两者存在巨大差异	
最不满意环节	40%的患者和60%的员工均认为候诊环节是诊疗流程中最不满意的一环	
患者排队次数分布	整个就诊过程中排队超过3次的患者比重高达66.9%	
门诊投诉原因分布	80%以上的患者投诉（48.44%服务态度、9.38%沟通不畅、25.56%治疗疑义），投诉原因多为医患沟通不充分、流程不清晰	
平均候诊排队人数	全天高峰出现在8~9时（候诊1 000人次），低谷出现在6~7时和17时	
代理成本（雇员）调查	收费人员70人，月人均工作量1.5万笔以上，人数与人均业务量市级医院排名均位于前10%	

二、管理实践：门诊诊疗流程优化策略

以前期分析结果为依据，新华医院以消除患者非增值作业、消除无效就医循环、重构医疗作业布局为目的，针对性地推出了各项服务流程改进方案，具体优化策略有以下三项。

1. 策略一　推行医疗付费一件事，消除不增值环节。通过设置一站式自助服务机，实

现了患者自助预约挂号、自助缴费、自助查询打印报告等功能,同时加强电子医保卡应用和手机端自助支付功能的使用,使得窗口排队缴费等非增值作业得以削减或压缩,有效消除了患者"二次排队"的现象。

2．策略二 弹性候诊、预约挂号,协调价值活动内部联系。通过预约挂号有意识地管理患者就诊时间和就诊习惯,并在诊区外设置电子排队机,实行"初诊时间十五分钟"制度,进一步强化价值活动内部协调。

3．策略三 整合作业流程信息,消除无效就医循环。通过设置专病门诊和简易门诊的方式,改变了传统的门诊就诊流程,消除了无效就医循环,例如鼾症患者须经常往返于呼吸科、五官科之间,费时费力、体验较差,现通过开设鼾病专科门诊提供一站式医疗服务,有效提升了患者体验;通过在门急诊、医技楼等诊疗区域的结合部设立病员服务中心的方式,把原来诸如检查化验预约、门诊投诉接待、外地医保证明、开(停)诊信息查询等需要患者到各个区域办理的事情,统一集中办理,医疗作业的布局得到明显优化。

三、管理成效:医院运营成本降低,患者满意度提高

1．有效降低了执行成本 体现为患者排队分布更合理(平均每位患者排队次数减少 3 次)、实际就诊时间和可容忍时间的差距明显缩小(平均就诊时间节约 40 分钟);避免人流高峰,实现错峰就诊,提高就诊效率,减少等候时间(每患者平均排队次数减少 3 次,就诊时间节约 40 分钟以上)。

2．降低了代理成本(雇员) 一站式付费使收费人员由 70 人陆续下降至 57 人;月人均工作量由 15 000 笔下降至约 10 124 笔;人力成本显著下降,一线人员压力有所降低。

3．降低了少数患者的交易成本 实名制预约功能有效消除了患者和医院间的信息不对称情况,杜绝了"黄牛党"和"号贩子"现象。

上述实施效果在患者满意度调查中得到体现。患者满意度由两年前的 87% 上升至 96%;同时医院的医疗资源利用率和工作效率明显提高,达到医患双赢的局面。

第三节 基于结构性成本动因的绩效考核体系优化案例

绩效考核体系是公立医院运营评价和成果分配的核心。通过绩效考核,推动三级公立医院在发展方式上由规模扩张型转向质量效益型,促进收入分配更科学、更公平,实现效率提高和质量提升,促进公立医院综合改革政策落地。因此,运营绩效体系的重构属医院战略层面的重大管理活动,是极具代表性的结构性成本动因优化。

一、管理现状:医院绩效管理"六大脱节"

新华医院前期通过成立运营管理部门,聘请外部咨询团队的模式进行政策研究,以资源有效利用为前提,筛选和推动运营项目,调整绩效考核和分配政策。通过全面深入梳理发现,医院绩效管理中存在"六大脱节":①医院管理流程间脱节,只见绩效结果不见管理过

程；②绩效考核和分配脱节，多劳多得，优绩优酬尚未充分体现；③组织绩效与个人绩效脱节，"1＋1＜2"窘境有待破解；④转型理念与管理机制，目标与措施难密切配合；⑤管理部门与临床一线脱节，临床需求难及时满足；⑥管理部门职能间脱节，综合项目推进障碍多。如何充分发挥绩效管理在医院运营管理中的"指挥棒"作用，成为公立医院综合改革进程中亟待解决的问题。

二、管理实践：重构医院运营绩效体系

以"强内涵、重实效、创特色、促发展"为战略导向，以搭建精益化运营管理体系、促进管理精细化程度提升为目标，开展运营绩效管理体系的重构。经过精益考核体系建立、深化考核导向、绩效薪酬制度改革、临床绩效评价管理的"五年实施计划"，最终形成了包含医疗业务、医疗质量、运营效率、学科人才和团队协作五个方面的绩效管理体系（表3-4-3）。

表3-4-3　新华医院运营绩效体系重构规划

年度	管理目标	问题导向（拟解决的核心问题）	具体举措
2015年	模式与视角：推动运营管理模式和管理视角的转变	（1）重结果、轻过程：只见分配结果、忽视管理过程 （2）管理脱节：目标与措施难以紧密配合、院级目标无法有效下沉 （3）响应机制缺失：临床需求难以及时满足 （4）管理时效性：缺乏中长期规划	（1）专业性：成立运营绩效部 （2）规划性：拟定医院运营战略与中长期发展规划 （3）导向性：制定考核指标体系 （4）项目制：基于资源利用视角，筛选、推动运营项目 （5）网格化管理：搭建科室"绩效专员"工作网络
2016—2017年	构建管理体系：涵盖"核心业务""医护质量""运营效率""发展成长""团队协作"五大要素	（1）导向模糊：科主任业务导向不清晰、科室个性化业务特色无法体现 （2）考核覆盖面不全："医教研"未全面考量 （3）流程不畅：科室间协作瓶颈突出，部分资源利用效率低下	（1）优化流程：建立床位调配中心、提高检查化验报告输出效率、优化空间布局 （2）目标导向：制定科主任目标责任书 （3）目标分解：五大要素20个核心指标、核心目标单独考核 个性化考核：建立手术／非手术科室、医技科室、平台科室、成人／儿科科室的个性化考核指标
2017—2018年	构建考核体系：聚焦重点考核维度，加大考核力度	（1）考核维度简单粗放：定性考核过多、干扰因子较多 （2）反馈不及时：科室运营效率无法实时跟踪 （3）运营分析滞后：未形成动态分析体系和有效的数据挖掘功能	（1）完善考核与监测体系：涵盖运营效益指标、资源（人力资源、床位资源、固定资产等）利用效率指标…… （2）开放院级重点病种申报与管理 （3）强化医疗质量考核（质量、安全、合规、费用合理性四大维度） （4）实效性：运营效率实时监测、典型科室分析、提高分析频次 （5）信息化建设：实现运营绩效管理平台的信息化

年度	管理目标	问题导向(拟解决的核心问题)	具体举措
2018—2019年	优化绩效分配模式与分配结构:实现管理与考核体系的再完善	(1)无法量化绩效导向效果:绩效导向已经明确,但导向效果尚无法有效评价 (2)绩效分配结构须纠偏:"多劳多得"(量价分配)与"优绩优酬"(技术难度)间的平衡 (3)绩效激励的精准度与公平性仍有缺失:科室二次分配占比过大	(1)取消量价分配相关项目,聚焦医疗质量、难度与资源利用效率(技术诊断奖、手术风险奖、DRG权重分配等) (2)增加病种难度绩效奖励,鼓励高难度病种诊治 (3)手术分级分档管理基础上实施高难度手术政策倾斜 (4)实现护理垂直管理与护理绩效分配改革 (5)建立绩效监测模型,追踪科室业务变化与绩效表现,评估绩效导向作用 (6)提升绩效激励精准度:增加一次分配模式与分配占比

经过2015—2019年的"五年规划"实施,新华医院的绩效管理体系几乎涵盖所有医疗业务流程关键点,并形成了绩效闭环式管理,实现了绩效管理由事后核算分配向事前导向指引的转变,管理的科学性、合理性、导向性、创新性得到凸显。

三、管理成效:医疗资源使用效率提升,患者费用结构优化

宏观层面表现为战略导向性明显突出,较好地兼顾运营效率与医疗质量,在"以患者为中心"方面起到较好引导;管理体系覆盖了"医教研"全领域,从而实现学科人才与团队协作并举的目标,促成了科室发展战略与院部总体规划相统一,使有限的医疗资源发挥了更高效率。

微观层面体现为患者费用结构逐步优化,床日次均药品费用累计降幅超30%;业务结构不断优化,以重点病种为例,上海申康医院发展中心监测的54个重点病种中,新华医院9个病种绩效排名前三、16个病种排名前五、24个病种同比排名上升。

第四节 基于执行性成本动因的DRG病种成本管理应用案例

开展执行性成本动因的优化,关键在于识别成本动因并有效控制关键成本驱动因素。基于DRGs开展病种组成本管理符合医保支付方式改革的政策导向,其管理实践超出了价值段内部优化的范畴,属于典型的执行性成本动因优化。

一、管理方案:DRG病种成本管理路径设计

(一)技术方案

成本收入比法具有较强可操作性和时效性,以历史数据为分析基础,并可按不同需求进行多维度拓展分析,具有为医院内部管理提供支撑等优势。因此,新华医院制订了基于成本收入比法的DRG病种组成本核算路径的技术方案,主要包括病案首页信息导出、病例

组合指数（case mix index，CMI）的计算、成本性态的划分、成本归集与分摊、病种组展示维度（图3-4-1）。

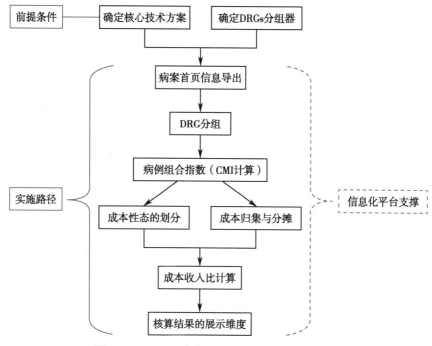

图 3-4-1 DRG 病种组成本核算管理的技术方案

（二）核算步骤

基于成本收入比法的DRG病种组成本核算步骤可分为四步（图3-4-2）。

1. DRG 病种组划分 首先，遵循"大类概括、逐层细化"的归类原则，结合患者临床诊断、手术操作、临床路径、合并症与并发症及转归状态等因素，建立病例分组模型，将具有"临床特征相似性"和"资源消耗相近性"的病例进行合并，形成若干病种组。然后，将每个病种组的 CMI 予以一一匹配。最后，将每一病种组按照不同开展科室，细分为各项病种组单元，以此为基础进行病种成本结构分析。

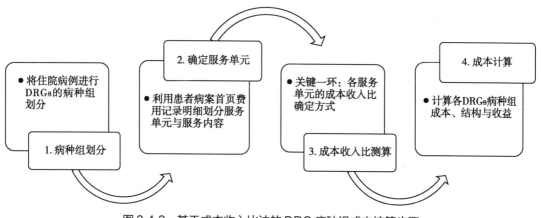

图 3-4-2 基于成本收入比法的 DRG 病种组成本核算步骤

2. **确定服务单元**　利用患者病案首页费用记录明细,按病种组"临床特征相似性"和"资源消耗相近性"的核心特征,将医院为各病种组提供的服务划分为 15 个服务单元、38 项具体服务内容。

3. **成本收入比测算**　按费用计入成本对象的方式进行成本性态划分(直接成本、间接成本),再针对不同服务单元按不同成本动因(成本追溯、动因分配、公用分摊)采取不同的成本分析方法,进而计算出各服务单元或服务内容的成本收入比。

4. **成本计算**　在确定各服务单元与服务内容成本收入比的基础上,计算各 DRG 病种组的成本。由于 DRG 分组结果同时涵盖了包括手术分级、CMI 等多个维度的信息,因此可以根据医院自身管理要求,从不同 CMI 的成本收益情况、每科室病种组结构与收益情况、不同手术级别成本收益情况、同一科室不同病种结构差异、不同科室同一病种结构差异等维度进行核算分析和结果展示。

二、管理实践:DRG 病种成本核算结果与应用

(一)成本核算结果

新华医院采用成本收入比法,选择合适的 DRGs 分组器,完成了全年 11.2 万例住院病例的分组,并按确定服务单元与服务内容、明确成本归集方法、测定服务单元的费用率的步骤,完成了全部病种组的成本测算(表 3-4-4)。

表 3-4-4　所有病种的实际成本与收益情况

序号	DRGs 分组	DRGs 名称	CMI	次均费用/元	次均成本/元	次均利润/元	利润率/%
1	D02B	耳、鼻、口、咽肿瘤手术伴中等的并发症和伴随症	1.5	124 969.35	90 566.99	34 402.36	27.53
2	R62A	其他肿瘤性疾病伴有并发症和伴随症	1.06	32 194.16	13 671.91	18 522.25	57.53
3	B66B	神经系统肿瘤不伴有极重度或严重的并发症和伴随症	1.43	29 853.67	13 972.77	15 880.90	53.20
4	R60C	急性白血病不伴有极重度或严重的并发症和伴随症	1.64	19 595.06	6 728.06	12 866.99	65.66
5	R64Z	放疗	1.96	31 674.96	19 020.50	12 654.45	39.95
6	R60B	急性白血病伴有严重的并发症和伴随症	1.73	22 736.45	12 043.70	10 692.76	47.03
7	N60B	女性生殖系统恶性肿瘤不伴有极重度或严重的并发症和伴随症	0.67	21 908.74	11 693.26	10 215.49	46.63
8	D60B	耳鼻喉口的恶性肿瘤不伴极重或严重并发症和伴随症	1.15	26 893.20	18 310.06	8 583.14	31.92
......							
561	A40Z	体外循环膜氧合器(人工肺)不伴有心脏手术	11.07	413 110.83	436 626.11	−23 515.28	−5.69

（二）成本核算应用

基于病种成本核算结果，可从运营效率、收益费用、资源配置、优化结构四个维度对医院内部管理提供相应支撑策略。基于运营效率视角，以化疗病种为例，基于"化疗病种收益率分布与各科室资源利用效率之间的关系"为关键成本动因开展优化策略。

通过对不同临床路径、不同资源投入病种的补偿结构剖析发现，医院开展化疗病种的科室较多，但实际利润情况却存在较大差异，并且唯独肿瘤科开展该病种有 3.01% 的利润率，其他科室开展的次均利润率均不甚理想（表 3-4-5）。

表 3-4-5　不同科室化疗运营效益情况

科室	DRG 名称	例数 / 例	次均住院费用 / 元	次均成本额 / 元	次均利润额 / 元	次均利润率 /%
肿瘤科	化疗	2 530	16 355.37	15 863.07	492.30	3.01
普外科	化疗	1 721	11 321.73	12 432.92	−1 115.19	−9.85
泌尿外科	化疗	94	7 182.97	7 542.71	−359.74	−5.01
肛肠外科	化疗	1 387	9 056.56	9 841.76	−785.20	−8.67

通过进一步对化疗病种进行结构分析发现（表 3-4-6），肿瘤科不仅例数遥遥领先，平均住院天数也最低（2.07 天），对应的科室运营成本率较低（2.03%）。肿瘤科很明显已经具备了规模效应，而化疗作为肿瘤科的主要病种之一，容易针对单一病种进行针对性资源投入和流水线式操作，其业务流程最优，能使人力、设备等资源发挥最大潜能，将成本降至最低。同时肿瘤科检查化验收入占比（25.83%）、操作占比（10.09%）明显高于其他三个科室，说明肿瘤科对于化疗病种以系统为导向给予系统性治疗和综合治疗，以提升病种效果与效益，并已形成平台化治疗，平台优势明显、医护床位配比更为合理，因此作业效率更高。

表 3-4-6　化疗病种科室收入成本结构情况一览

科室	例数 / 例	平均住院天数 / 天	收入结构			成本率		
			药耗占比 /%	检查化验占比 /%	操作类占比 /%	医护成本率 /%	床位成本率 /%	科室运营成本率 /%
肿瘤科	2 530	2.07	59.48	25.83	10.09	53.85	1.02	2.03
普外科	1 721	2.33	81.33	11.03	4.65	62.55	0.97	8.35
泌尿外科	94	2.53	85.75	5.85	4.38	65.73	0.93	9.03
肛肠外科	1 387	2.48	83.95	6.52	4.15	63.38	0.95	8.88

因此，医院以成立"肿瘤日间化疗中心"的方式进行资源整合和竞争优势构建。肿瘤科重新制订了日间化疗临床路径，并完成了每周化疗患者的床位需求调研（涉及乳腺癌、胃癌、结直肠癌三类患者）；药学部负责静配中心工作配套；工程部完成局部区域改造；资产管理部进行设施设备配套；出入院处则开通日间化疗中心床位预约通道；护理部负责按预约记录安排护理人员。

三、管理成效：资源效率和安全质量提升，患者负担减轻

DRG 病种成本管理实施后效果明显，首先，资源的利用率有所提升，项目实施后，肿瘤科每百元固定资产收入同比增长 12%、成本收益率增幅为 5.5%；其次，临床安全得到有效保证，专家组意见显示肿瘤科化疗患者的临床入径率超过 90%，集约化的平台临床安全质量明显更易管控追踪；最后，患者医疗费用不同程度下降，平均住院天数缩短约 0.4 天，化疗前等待时间同比大幅度减少，相同诊断下患者的住院费用同比下降 3%～8%。

第五节　价值链成本管理应用实践经验总结

一、树立价值链成本管理意识

为顺应 DRG/DIP 支付改革和公立医院高质量发展的新要求，公立医院应秉持"以患者为中心"和"实现价值医疗"的发展理念，积极探索新的管理思想，为战略转型提供新的思路。而在医疗资源总体有限的情况下，如何实现传统成本管理向价值链成本管理的升级，也成为公立医院转型发展"破局"的关键。价值链成本管理是医院成本管理的发展方向，要实现我国医院成本的有效管控，降低医疗费用，必须树立价值链成本管理意识，从整个价值链的视角思考医院的成本管控，将成本管理与医院价值链有效融合，构建与医院价值链相匹配的成本管理体系。

二、合理运用价值链成本动因分类

价值链管理独特的战略成本动因视角有助于实现更高效率的医疗资源利用。其中，作业成本层面的优化关键在于如何确定不增值作业以及信息不对称的成因；执行性成本动因的优化核心在于明确关键性成本动因；结构性成本动因作为最高层次的成本动因，与医院的决策密切相关，核心在于选择正确的、最优的战略导向。医院决策科学合理，医院的规模、学科、技术等就会达到最优状态，医院的成本就会低；反之，成本就会高。

（宋　雄　梁红梅　刘雅娟）

第五章

新医改视域下医院绩效考核评价的案例分享

一、案例背景

健全绩效管理体系、完善绩效考核与分配制度是建立和完善现代医院管理制度的重要内容，是推动医院高质量发展的重要抓手。公立医院的内部绩效管理体系，是围绕医院发展战略，按照管理部门对医院的绩效考核和管理要求，由医院自行建立并动态完善的、以绩效考核和分配为核心的管理体系。本案例介绍了 X 医院建立内部绩效考核体系，改革奖金分配体系，在持续完善绩效管理的过程中促进医院高质量发展的主要做法和效果。

X 医院是以诊治心胸疾病为主的三级甲等专科医院，专科影响力较高，开放床位约 1 000 张，设有 10 个临床科室、10 个医技科室，建有 SICU、CCU、RICU、日间化疗病房、日间手术病房、临床研究病房和 MDT 病房。职工总数 1 600 余人，拥有一批国家及省市级高层次人才。年出院人数超 10 万人次，外科手术超 2 万人次。2012 年之前，X 医院主要按科室收支结余分配奖金，没有建立规范的绩效考核体系。这种分配模式在改革开放之后被我国医院普遍采用，在较长的时期内促进了医院医疗业务的快速发展。但随着医院发展要求和发展方式的转变，该模式的问题日益突显。随着医院的发展方式逐步从规模扩张走向提质增效，医院亟待建立新的绩效评价方法，更加科学、合理、精细地测评不同科室、不同岗位医务人员的绩效水平，引导医务人员提升内涵质量，优化业务结构，重视节约成本，探索科技创新。

二、绩效改革举措

X 医院围绕坚持公益性、保持高效率、发展可持续、调动积极性的改革导向，以坚持公益导向和三级医院功能定位为原则，以落实医院发展战略为目标，有计划分步骤地推进绩效分配制度改革，建立健全激励约束机制。

（一）设计分级分类的绩效考核体系

1.明确考核对象 采用院科两级管理架构，医院对科室进行管理，科主任则负责科室内部的管理。相应地，绩效考核体系包括科室考核和医疗组（或个人）考核两个层面，科室考核方案由医院制订，医疗组（或个人）考核方案由各科室按照医院的指导原则制订。医院的临床、医技、科研、管理、后勤等不同部门，要根据其工作职责和岗位特点，设计不同的绩效考核指标体系。

2．确定考核内容 以上级部门所要求的工作量、医疗质量、诊疗难度、患者满意度、费用控制、成本控制、医德医风、科研教学八要素为绩效考核的基本内容，同时结合医院实际情况增补考核内容，并根据不同部门、不同岗位特点实施分级分类考核。临床医疗和护理岗位考核突出服务能力的要求，工作量、工作质量、医疗安全、患者满意度等指标在考核体系中占主要比重，工作量考核要同时考虑诊治病种难易度和技术难易度等要素；医技岗位考核注重工作量、工作质量与安全、成本控制、服务及时性、患者满意度等指标；科研岗位突出科研产出和标志性成果，同时日常考核与成果考核并重；管理岗位重点考核岗位职责、管理水平和为临床一线服务的能力；后勤保障岗位考核则强调岗位工作量、工作质量、服务满意度和对临床服务的保障能力。

3．遴选考核指标 上级管理部门对公立医院有较为严格的绩效考核，X 医院面临的考核就包括国家三级公立医院绩效考核、院长绩效考核和书记业绩考核等，其考核内容都是对医院整体绩效的评价，需要全院各科室分工完成。医院首先梳理了上级部门的考核指标和医院等级评审要求，同时广泛收集了其他管理制度和文献中医院内部管理的常用指标，形成了包含百余个指标的绩效指标库；然后，引入第三方专业团队，对指标的重要性、接受度等方面开展问卷调查，调研对象包括院领导、职能部门主任、临床医技部门科主任和护士长代表等，对指标进行筛选和排序；在此基础上，借鉴 BSC 框架确定了医疗质量、运营效率、发展持续和患者满意度四个考核维度，按照 SMART 原则（具体的、可衡量的、可实现、相关性、时限性）确定了具体考核指标。

4．确定计分办法 按照指标属性，将考核指标分为正向指标和负向指标，如病例组合指数（CMI）为正向指标，该指标高一般表示医院或科室收治的病种难度较高；Ⅰ类切口手术部位感染率为负向指标，该指标低代表手术质量较好。在此基础上，为每个指标设置参照值或者基准值，在合理阈值内，正向指标高于标杆则加分、低于标杆则扣分，负向指标反之。参照值或者基准值的设置，主要采用了三种方法：一是横向比，即以考核期内全部或同类考核对象的平均水平为标杆，适用于同类考核对象的共性指标，如，患者满意度指标，以全院平均水平为标杆，达到标杆的科室得基准分数，高于标杆的科室按比例加分，低于标杆的科室按比例扣分；二是纵向比，即以考核对象的历史指标值为标杆，适用于难以横向比较的个性指标，如，成本费用率指标，以本科室过去三年的平均水平为标杆，达到标杆的得基准分数，高于标杆（即成本偏高）按比例扣分，低于标杆（即成本较低）按比例加分；三是与基准值比较，基准值主要来自指南标准、权威文献或管理部门发布的数据等，如，费用消耗指数和时间消耗指数，以 1 为标杆，达到 1 得基准分数，高于 1（即费用偏高、效率偏低）按比例扣分，低于 1（即费用较低、效率较高）按比例加分。

5．制订考核方法 要对多个指标的评价结果进行综合计分，需要对每个指标赋予权重，实际操作中多采用专家评议和层次分析法。权重的大小体现了指标的重要程度，即指标越重要，其权重应该越大，对考核结果的影响也越显著。根据每个指标的考核标准和计分办法，计算出每个指标的得分，再结合各个指标的权重，计算考核对象的总分。在实施考核过程中,常常根据各个指标的管理条线确定对应的责任部门,如医疗质量由医务处考核、护理质量由护理部考核、住院病案和门诊病历质量分别由病案室和门诊办公室考核、成本指标由财务处考核、科研指标由科教处考核、患者满意度由精神文明办公室考核等,定期考核的得分由绩效管理部门进行汇总。这样做的优点是,相关职能部门能够对管理范围内的指标进行更加直接的管理,为被考核对象提供专业的辅导和解读。

(二)注重体现医务人员知识劳务价值

"突出工作量、服务质量、医德医风等,体现多劳多得、优绩优酬。坚持劳动、知识、技术、管理等要素按贡献参与分配,着力体现医务人员技术劳务价值",是人力资源社会保障部等部门发布的《关于深化公立医院薪酬制度改革的指导意见》(人社部发〔2021〕52 号)的明确要求。X 医院作为三甲专科医院,在绩效考核中应重点引导医务人员持续提高临床诊疗能力、提升专科建设水平。为此,医院根据医教研一体化的发展战略,构建了突出病种难度、手术难度、学科厚度和人才梯度的"四位一体"的临床绩效考核体系。一是将工作量和工作难度相结合,体现病种难度和手术难度导向,以外科为例,医院基于数据分析和专家咨询设计了"手术分级 + 风险难度点数"的量化评价方法,按人力投入、技术难度和风险程度,将胸外、心外专业的手术细分为九级,并赋予不同点数,同时对达芬奇机器人辅助手术、心肺联合手术等手术设置附加点数,作为外科工作量和难度评价的基础。与此同时,内科基于 DRG 分类系统按病种评价,医技科室按项目及点值进行评价。二是设置学科建设价值系数,体现学科厚度和人才梯度导向,对国家级、省部级重点学科和专科建设项目、各级各类人才项目分别设置不同的系数,予以绩效奖励倾斜,以鼓励科室积极加强学科建设,推动亚学科发展,重视人才培养,做好梯队建设。

(三)健全与绩效考核相配套的分配制度

绩效分配制度包含核定工资总额预算和绩效分配两方面内容。

核定工资总额预算是医院全面预算管理的重要内容,也是管理部门对公立医院的明确要求。每年初,X 医院要制订工作量目标和医疗收入、医疗成本预算,在此基础上,结合员工人数及结构、医院业务发展预期和医改政策等因素,核定工资总额预算,报经上级管理部门核定后执行。工资总额预算由基本工资预算、津贴补贴预算和奖励性绩效工资预算三部分构成,基本工资和津贴补贴根据预算年度职工总数(包括计划招聘的新职工数量)、职称职级和相关政策标准测算,奖励性绩效工资则基于临床、医技、护理、科研、管理等各类科室和人员的年度绩效考核结果确定。为逐步落实"两个允许"政策,人员经费占比(即人员经费占业务支出比重)应逐步提高,该指标也被纳入了国家三级公立医院绩效考核,2019 年全国三级医院该指标均值为 35.94%,医院测算工资总额时也会适当参考同类医院该项指标水平。

绩效分配应以绩效为基础、以考核为依据。X 医院建立了与新的绩效考核办法配套的分配制度,一是科室和员工收入分配应与其绩效考核结果紧密衔接。根据考核结果进行分配,坚持多劳多得、优绩优酬,提高临床一线医务人员待遇,重点向关键和紧缺岗位、高风险和高强度岗位、业务骨干和业绩突出的员工倾斜,充分发挥岗位绩效工资的激励导向作用。

二是正确处理效率和公平的关系。绩效分配兼顾效率与公平,以达到奖勤罚懒、奖优罚劣、分配梯度适宜、员工凝聚和谐的目标,适当保障低年资医务人员的收入水平。

(四)完善绩效组织架构,强化绩效管理职能

医院层面成立绩效管理委员会,作为医院绩效管理的决策机构,由院长、总会计师、各条线分管副院长以及主要职能部门和临床科主任组成,健全议事决策机制,定期讨论审议医院绩效管理重大事项,协调多条线建立协同联动的绩效改善落实工作机制。部门层面新设独立的绩效办,作为绩效管理的牵头部门,主要由卫生管理、卫生经济、财务会计专业人员组成,负责制订和执行绩效管理方案、分析关键绩效指标、为医院和学科管理决策提供循证证据和政策建议。学科层面设置绩效管理联络员,由各学科住院总医师担任,负责联络安排绩效管理沟通和调研,并配合科主任落实医院管理要求。

制度化开展绩效分析和反馈,围绕具体问题深度挖掘数据,并将数据充分融入业务场景,以每日看板、每月绩效简报、月度讲评分析和专题调研分析等为载体,制度化反馈医院、科室、医疗组及医生个人的关键绩效指标,并定期开展绩效谈话,要求科室制订改善方案并跟进落实。持续加强绩效管理策略研究,绩效管理是医院管理中的指挥棒,其具体内容应该随着医院内外环境的变化及时调整优化。为此,绩效管理部门积极跟进医改政策变化,收集整理业内前沿研究成果和先进实践经验,为医院战略决策提供参考。

三、主要成效

(一)公益性进一步强化

改革巩固了医院的公益性。X 医院门诊次均费用和出院次均费用增幅均低于全国三级医院平均水平,医疗费用结构更趋合理,药占比、卫生材料占比明显下降,医疗服务性收入占比稳步提高。医院持续创新和改善服务,推出和改善医技检查一日清、互联网医疗等服务,住院患者术前等待时间缩短 60%,主要医技检查等待时间缩短 57%,患者体验度和获得感大幅提升。

(二)服务效率持续提高

改革提高了医务人员的积极性。在一系列流程改善和诊疗模式创新措施的配合下,医务人员服务效率稳步提高。2013—2021 年,医院门急诊和出院人数年均增长 10% 以上,而职工人数增幅保持在 5% 以下。床位效率持续提升,平均住院日降至 4 天以下,比 2013 年下降 2.6 天,优质医疗资源的使用效率进一步提升。

(三)内涵质量稳步提升

改革推动了医院强化三级医院功能定位。2013—2021 年,出院患者中的手术患者比例上升 4 个百分点,其中,外科出院患者手术率达到 90% 以上,门诊患者和常规治疗的内科患者更多地留在下级医院,符合高质量发展和国家三级公立医院考核导向。医院 CMI 升至全国同类医院第 2 名,医院和学科影响力持续提升,发展方式逐步向提质增效转变。

(四)医院管理持续改善

改革推动了医院管理专业化、规范化和精细化水平的提升。为完善绩效考核体系,医

院深入研究和创新设计体现医疗行业特点、符合医院及专科发展要求的关键指标,提升了管理和医疗业务的融合度。医院不断加强对科室的绩效辅导、分析和反馈,并持续推进绩效管理信息化建设,促进绩效管理的数字化转型。

（许 岩）

第六章

护理职系定员定岗及绩效薪酬改革的案例分享

在现代医疗体系中，护理职系作为医疗服务不可或缺的一部分，扮演着关键的角色。公立医院作为我国医疗服务的主要提供者之一，其护理职系的定员定岗及绩效薪酬制度一直备受关注。

一、护理职系定员定岗

定员定岗是确定岗位和确定岗位人员数的总称，定岗是分析设计组织中需要的岗位，依据是工作内容，定员是确定从事该项工作所需要的人员数量，依据是工作量。定员定岗是一个统一体，定岗是质的概念，定员是量的概念，两者统一于组织的具体岗位，通过分解战略目标，进行岗位工作分析评估，实现"人、岗、事"三者之间的合理匹配，以达到"人尽其才、才尽其用"的目标。

定员定岗作为护理管理的重要手段，是一种根据医院各病区的实际情况，确定并维持每个病区每个护理单元护士人员的数量和配置，使其在相同护理单元稳定工作的管理模式。这一模式旨在确保护士在特定护理单元的连续性工作，优化资源配置，提高工作效率和服务质量。通过对护士的定员和定岗，可以降低护士的流动率，增强医院内部团队协作，从而对患者的护理产生积极影响。

（一）定员定岗的基本原则

医院在实行"以患者为中心"的责任制整体护理工作模式基础上按照"改模式、重临床、建机制"的工作原则，促进护理工作适应公立医院改革与发展的需要，保障患者安全和临床护理质量，全面提高医院临床护理水平。梳理护士岗位，明确职责、责任、任职条件等，制订岗位说明书，将护士从按身份管理逐步转变为按岗位管理。在定员定岗的过程中，应遵循以下原则。

1. 合理性原则 护士的定员数量应该根据医院各病区各护理单元的实际护理需求来确定，考虑到患者数量、病情复杂程度、护理难度等因素。定员数量不宜过多或过少，应与实际情况相匹配，以保障护理服务的质量。

2. 稳定性原则 护士一旦分配到特定护理单元，应该在一定时期内保持稳定，避免频繁调动和变动。这有助于护士逐渐熟悉病区特点，提升服务质量，同时减少流动带来的不稳定因素。

3. 灵活性原则　尽管定员定岗强调稳定性，但也需要一定的灵活性以应对突发情况、季节性需求变化以及人员调配的特殊情况。医院管理者应根据实际情况作出合理的人员调整。

4. 培训与发展原则　定员定岗政策并不意味着护士在同一岗位上停滞不前。相反，医院应该为护士提供培训、专业发展和晋升机会，以激励他们不断提升自己的专业水平，同时为病区提供更优质的护理服务。

5. 沟通与反馈原则　定员定岗政策的实施需要与护士密切合作，倾听他们的意见和反馈。定期进行评估和调查，了解护士的需求和问题，并根据反馈做出调整，以保证政策的可行性和适应性。

（二）定员定岗政策的好处

定员定岗政策作为护理管理的重要手段，带来了诸多积极的好处，在人力资源管理、护士队伍稳定性、护理服务质量以及患者满意度等方面都产生了显著影响。

1. 人力资源合理配置　定员定岗政策可以实现护理人力资源的合理配置，确保各个病区有足够的护士覆盖，从而避免了人力短缺或过剩的情况。在护理人员稀缺的情况下，合理分配护士可以确保每个病区都有足够的人力来提供护理服务，保障患者的基本需求。同时，避免了护理人员过剩造成资源浪费和效率降低的问题。

2. 护士队伍稳定性提升　定员定岗政策可以显著提升护士队伍的稳定性。当护士被分配到特定病区并长期稳定工作时，他们能够逐渐熟悉该病区的工作环境、团队协作方式以及患者需求，从而提高工作满意度，降低离职意愿。稳定的工作环境和团队关系有助于护士们更好地融入医疗团队，建立起共同的目标和价值观。

3. 优化护理服务质量　定员定岗政策对护理服务质量的优化产生了积极影响。护士在特定护理单元长期工作，能够逐渐熟悉护理单元的患者需求、护理流程和特殊情况，从而更加精准地提供护理服务。他们可以根据自己的经验和了解，为患者提供更为个性化的照顾，提高医疗服务的连续性和协调性。稳定的护理团队也有助于减少沟通误差和信息丢失，进一步提高服务质量。

4. 患者满意度的提升　定员定岗政策的实施能够显著提升患者满意度。长期稳定的护理团队可以与患者建立更为紧密的关系，患者可以逐渐熟悉护士，建立起信任和情感纽带。这种亲近的关系有助于患者更加舒适地接受治疗，减轻焦虑和恐惧感。同时，护士可以更好地了解患者的需求和偏好，提供更为个性化的护理服务，从而提高患者的满意度。

二、护理绩效薪酬制度改革

绩效薪酬制度作为一种新型的激励机制，近年来逐渐引起了公共部门和医疗机构的重视。在公立医院护理职系中，引入绩效薪酬制度有助于更好地激发护理人员的积极性和创造力，提高医疗服务的质量和效率。

根据医院战略目标与发展规划，结合医院人事分配制度改革试点工作的经验，全院定员定岗工作基本完成。随着医院规模相对固化的实际情况和医、教、研、管理的持续高速发

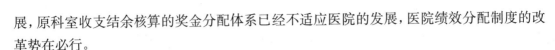

展,原科室收支结余核算的奖金分配体系已经不适应医院的发展,医院绩效分配制度的改革势在必行。

(一)护理绩效薪酬改革方案

护理绩效薪酬改革应该满足医院非盈利性质的要求,展示其公共服务的绩效和贡献。同时,也需要满足经营医院有效性的要求,保证经营目标的实现,保证整体活动的有效性,并了解实际运行状况。绩效薪酬改革也应提升员工满意度,根据《国家卫生健康委办公厅关于进一步加强医疗机构护理工作的通知》:要逐步完善护士队伍激励机制,在绩效分配、职称晋升、教育培训等方面,向临床一线护士倾斜,稳定临床护士队伍。

护理人员绩效薪酬制度改革是医院整体薪酬制度改革的重要组成部分,对今后护理队伍及护理学科的发展至关重要。为了从根本上解决原来院科两级分配中的弊端,加强医院护理管理力度,激励护理人员工作热情,护理人员绩效薪酬方案必须符合护理工作的特点,故本次护理人员绩效薪酬改革旨在建立以护理单元为主体的绩效考核机制,再根据实际工作量变化的情况进行相应的调整。

护理人员绩效考核以护理单元为主体,主要分为护士长绩效考核及普通护士绩效考核两大类。病区护士长及科护士长的绩效考核主要由护理部负责进行,普通护士的绩效考核由护理部提供指导意见,各护理单元护士长分别进行具体考核,护理部监督审核考核结果(图3-6-1)。

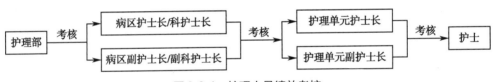

图3-6-1 护理人员绩效考核

绩效考核内容主要包括:护理单元工作负荷等级、护理专业岗位层级、管理岗位系数、护理工作效率指标、护理工作质量指标、承担夜班数量等,根据对历史数据的分析及试算,现初步确定的绩效薪酬方案如下:

基本系数=护理单元工作负荷等级系数×护理专业岗位层级系数×管理岗位系数

(1)护理单元工作负荷等级由护理部组织进行统一的审核明确,并根据实际工作需要进行动态调整。目前全院所有护理单元护理工作负荷等级分为特级、甲、乙、丙、丁、戊,给予相应的等级系数。

(2)护理专业岗位层级按医院人力资源部与护理部确认方案的总体原则分为1~12级,详细的岗位层级由护理部和人力资源部确定。

(3)护理管理岗位系数按病区护士长、病区副护士长、科护士长、副科护士长、护理单元护士长、护理单元副护士长等管理岗位设置系数。

(4)护理工作效率指标的筛选宜简单、易获取,主要的指标为:实际使用床日数、出院者平均住院日、出院患者数等,根据公立医院高质量发展要求,综合考虑了DRG核心指标如CMI值,对护理单元工作数量及质量的考核,除进行同期比较外,对一些新成立的护理单元须采用同类比较,具体考核标准及系数评定由经管办公室负责制定,实际指标情况借助信息化手段由系统直接提取。

（5）各护理单元护理工作质量考核及夜班安排考核由护理部负责完成,并每月按时将详细数据提供给经管办公室,护理工作质量具体考核内容及标准见护理部相关资料;各层级护理人员月夜班量的具体要求见护理部相关规定,护理部每月考核各护理单元夜班安排的合理性,以及是否符合基本要求,并进行相应评分,根据要求的各层级护理人员基本夜班数,计算不同工作负荷等级护理单元及各护理岗位层级夜班补助标准,并每年定期进行调整,以指导护士长对其护理单元内护理人员的考核。

（6）其他:①护理部需要对护理人员岗位层级评定的初步结果进行审核,同时进行必要的调整,调整时应考虑职称因素,但也不能只考虑职称因素,同时需要结合临床实际工作情况,以解决历史奖金发放水平差异大、按岗位层级调整后实际奖金降幅过高,且与现工作岗位及承担的职责不一致的问题。②部分工作性质较特殊的护理单元,如传染病房、结核病房、精神科精神障碍病房、核医学病房、放射检查室等,给予特殊的岗位津贴,津贴标准参照卫生厅文件规定的特殊岗位补贴。③目前奖酬金核算中部分护理单元享有的特殊政策情形,如供应室在未增加人力的基础上同时挖掘自身内部潜力并提供对外服务的,应给予鼓励,其对外服务费用应予以保留;精神科培训中心费用、眼科 PRK 费用等将纳入护理绩效的总体考核范围,由护理部提出相应的处理意。④护理质量考核、夜班数考核以及各种病事假考核等所产生的扣减金额,允许各护理单元根据实际情况进行调整。护理单元护士长则根据实际工作量、人员安排和任务完成情况等因素,对这些调整后的金额进行再分配,以确保资源的合理分配和使用。⑤改革方案实施后,护理人员奖金的发放以科室为单位,各护理单元的效率、质量及成本控制等指标下发各科室护士长参考。经管办公室按以上考核方案核算后,每月将各护理单元奖金总额划拨到各科（护士长除外）,同时将指导原则一并下发,由护理单元护士长完成对各护士的具体考核,护理部及经管办公室监督考核结果,护理单元护士长的考核由科护士长、病区护士长完成,科护士长、病区护士长的考核由护理部完成。

（二）护理绩效薪酬改革效果

护理绩效薪酬改革改变以收支结余核算为基础的分配模式,建立以质量、业务量、绩效、成本管控为重点的新分配模式。避免了以科室收支结余为基础的奖金分配模式的弊端,消除了因物价收费标准不同、各科室占有资源和设备的不同等客观原因造成的科室效益差距,体现了加强综合绩效考核、突出服务质量、注重成本管控、建立节约型医院、实现科学激励的要求。

基于岗位价值评估的护理绩效分配模式在职系分离、护理绩效独立核算的基础上,通过护理单元类别的划分,使绩效分配充分体现专科特点和岗位价值。同时,实施护士分层管理能够提升护理人员的工作能力,增强职业价值感。根据患者病情、护理难度和技术要求等,合理分工、恰当地搭配各班次护理人力,能够提高护理质量与患者安全。在绩效改革过程中,通过实施护士分层管理,使护理人力资源得到了合理应用,层级与岗位绩效从不同角度体现了护士的职业价值,调动了护理人员工作的积极性,护理质量考核评分较改革前有了提升。绩效改革实施后,无论是护理部对护理单元的质控,还是护理单元对护士个人工作质量的考核均与绩效分配相挂钩,双管齐下,有效保障了护理工作质量与安全。

另一方面,重组了生产方式,激励员工提高了工作质量和效率,扩大了医疗服务量,根据医院绩效分配的导向,将过去的"以疾病为中心"的功能制护理模式转变为"以患者为中心"的责任制护理工作模式,引导科室开展"医生跟着患者走"的服务模式。同时进一步加强学科交叉和融合、重组生产方式,即以疾病系统划分护理单元,减少患者转科,实施流程优化,缩短平均住院日,降低患者费用,提高资源利用效率,增加医疗服务量。

（黄 月　文黎敏　李为民）

第七章

构建基于"互联网 +"的连续性医疗服务体系的案例分享

一、卫生服务连续性

卫生服务连续性被认为是高质量卫生服务的关键特征,也是以人为本的卫生服务研究的重要内容。其对于改善服务质量、减少可避免的住院、降低医疗费用等具有积极的作用。

党的十九大报告中指出"实施健康中国战略,为人民群众提供全方位全周期健康服务",而"全方位全周期健康服务"的提供离不开连续性医疗服务体系的建立。2017 年 12 月,国家卫生计生委及国家中医药管理局印发《进一步改善医疗服务行动计划(2018—2020 年)》的通知,该通知要求各医疗机构为人民群众提供全方位全周期健康管理服务,提高医疗服务的连续性和有效互动,创新医疗服务模式,满足医疗服务新需求。重点指出以"互联网 +"为手段,建设智慧医院,即医疗机构围绕患者医疗服务需求,利用互联网信息技术扩展医疗服务空间和内容,提供与其诊疗方案相一致的、适宜的医疗服务。2018 年 10 月,国家卫生健康委公开发布了《进一步改善医疗服务行动计划(2018—2020 年)考核指标》,明确了"实现全周期的'一站式'连续性医疗服务"的要求。2021 年 6 月,国务院办公厅发布《意见》,提出三级公立医院应发挥牵头作用,统筹负责网格内居民的预防、治疗、康复、健康,促进一体化、连续性医疗服务;强化信息化支持作用,推动云计算、大数据、物联网、区块链、第五代移动通信(5G)等新一代信息技术与医疗服务深度融合。综上所述,国家对于新时期"全周期的'一站式'连续性医疗"的要求已非常明确。

二、华西医院关于基于"互联网 +"的连续性医疗服务体系的探索实践

医疗卫生服务连续性由关系连续性、管理连续性、体验连续性(三个维度)和信息连续性(一个支撑)构成,由于既往疾病干预主要集中在门诊就诊和住院治疗,而对疾病的全程管理缺乏人力、信息、机构、资源的支撑,从而造成关系断裂化、管理片段化、体验非连续、信息碎片化,其中管理片段化与信息碎片化是最薄弱的环节。华西医院作为中国西部疑难危急重症诊疗的国家级中心,在基于"互联网 +"的连续性医疗服务体系的构建方面开展了一系列积极探索。

1. 领办型紧密医联体 我院切实践行国家以医联体为抓手,促进分级诊疗有序发展,充分发挥国家布局在西部地区的大型三级综合医院的资源优势与责任担当,提出"以'府院

合作'为基石、'分级协同'为核心、'医疗与大健康'为纲领"的"华西医院领办型紧密医联体组织模式",积极推进优质资源下沉,改善患者就医体验。

2．专病医联体 根据不同区域医疗机构优势专科资源,以各医疗机构特色专科技术力量为支撑,以专科协作为纽带,以专病为抓手,通过统一专病转诊标准、统一专病诊疗路径、统一专病连续医疗建立"专病医联体",形成区域间补位发展模式,实现专病患者诊治同质化、全程化、协同化,持续提升区域内专病医疗服务能力和重大疾病救治能力。

3．专病中心 聚焦于发病率、死亡率均位列全国前十的肺癌、结直肠癌、胃癌、乳腺癌、肝癌等疾病,在全国率先建立了"以患者为中心,以重大专病为主轴,以多学科为基础,以循证医学为基准"的"华西专病中心诊疗模式",诊疗模式由"患者围着科室转"转变为"按病择医",为患者提供便捷的"全程精准医学诊疗服务"。

4．体制内医生集团 建立由区域医联体内牵头医院为主导,院属独立法人机构承办的"体制内医生集团",根据区域医联体基层医院的具体医疗需求,科学规划签约医生类别及数量,统筹引导集团签约医生在医联体单位多点执业,合理规划签约医生工作内容与强度。

5．慢性病协同防控全程管理体系 根据各类病种的不同治疗及管理方式,制订具有华西特色的慢性病单病种连续性健康管理服务。核心转变是将"被动医疗"转化为"主动医疗"。患者在签约入组慢性病管理项目后,即可享受专科医疗团队带来的复诊、复查、定期随访、线上诊疗、健康教育及在线咨询等服务。该体系的建立将长期占用门诊号源的复诊需求剥离出来,释放给初诊患者,从而优化了门诊病员结构,从供给侧推动医疗服务改革。2019年,成立"慢性病连续性健康管理专家委员会",并分立了"医疗质量与安全专家组"、"定价与分配管理专家组"、"信息化建设管理专家组"。

6．智慧医院建设 华西医院信息中心通过 HIS 对床位进行统筹管理,并开发应用了华医通、华西健康等 APP 及微信挂号平台,大力发展"互联网+"医疗,发挥了入院前流程优化的作用。如何将"互联网+"医疗与入院、治疗、康复、随访等各环节有机结合,华西医院信息中心也在不断地进行相关探索。

2018年,华西医院提出全面启动"智慧病房"及"互联网医院"建设,提升信息化支撑水平。推动临床医疗业务信息系统整体升级,从功能/性能大幅改善用户体验。新增并不断优化智能床头屏、床旁智能设备、护理管理等模块;实现手机对手机的视频图文咨询,加入社区慢性病管理、随访管理等功能模块;优化基于手机微信"华西医院远程联盟"公众号的移动端远程医学教育模式,探索远程在线"疑难病例云讨论"模式;推进医院大数据平台体系建设项目。

2019年,以面向患者"智慧服务",面向医务工作者"智慧医疗",面向医院"智慧管理"为着力点打造"华西智慧化医院"。2019年10月,获得"互联网医院"牌照及医疗机构执业许可证,搭建线上诊疗平台,对传统的线下医疗服务模式进行有力补充与延伸。信息技术应用在帮助患者就诊过程中起到了积极效果。同年10月,为优化全院慢性病管理体系标准化流程,提高慢性病管理工作效率,构建了"慢性病信息管理平台",该平台分为科室端、患者端及管理端,突破信息壁垒,实现医院信息系统中转诊、入院、医技检查预约等信息互联

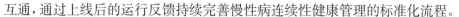

互通,通过上线后的运行反馈持续完善慢性病连续性健康管理的标准化流程。

2023年,信息中心加强基于医、患、管三方和多院区建设需求的"互联网+"疑难重症诊疗水平;强化发热门诊、门急诊等传染病相关信息的全面收集和全程管理,依托省级医院感染质控中心信息平台,探索建立医联体之间呼吸道传染病预警信息互通,提高新发、突发和再发传染病的监测预警能力,构建标准化的、可复制的重大呼吸道传染病"防-控-治"体系;健全急诊收治和分流信息化平台,努力实现重症救治持续优化,普通急诊基层分流模式,探索急诊双向转诊华西新模式;完善优化双向转诊服务平台,实现"上转"、"下转"全程信息化管理;基于人工智能技术,研发集信息智慧采集、数据智慧分析、质量智慧预警、管理智慧决策于一体的智慧管理决策系统;建设基于人工智能和全程管理服务模式的专病数据库和基于医嘱项目的整合式业务数据管理平台。

下面,将从华西医院近年来开展的两项创新医疗服务模式进行分享。

(1)专病医联体:基于"互联网+"的区域内专病患者全程连续管理。

(2)"三位一体"慢性病协同防控全程管理体系。

三、专病医联体:基于"互联网+"的区域内专病患者全程连续管理

1.专病医联体发展之路 早在2001年,华西医院在全国率先创新探索医联体组织模式,通过基于"互联网+"的连续性医疗服务体系构建,利用远程会诊系统支持基层医院诊治疑难杂症,旨在缓解医疗资源分布不均衡矛盾,使得华西优质医疗资源在一定程度上惠及医疗资源匮乏地区,实现"让患者少跑路",并降低医疗相关费用支出,同时承担更多社会责任。

2016年启动"学科联盟"建设,以期实现区域专科水平同质化,建立了血液、心脏、精神等在内的39个学科联盟。

2018年医院进行"嵌合式医联体"的初步探索,根据当地基层医院的功能定位和建设发展需求,将三级医院的专家、管理、医疗质量水平嵌入医疗资源欠发达地区的基层医院,通过业务统一与共享、管理统一与共享、信息统一与共享的创新型医联体模式,以华西远程会诊系统为信息技术支撑,充分发挥优质医疗资源、人才优势以及教学管理、运营管理经验的示范引领和辐射带动作用,同步加强临床科研协同创新,以基层医院重点学科优势病种的综合防治为抓手,推动当地"全民健康"医疗模式的提炼和建设,科学施策、把握重点、有效实施,力求成效,从根本上解决基层医院"造血功能弱"和老百姓"看病难"的问题,实现优质医疗资源精准下沉全覆盖。

2019年,华西医院进一步启动了"专病医联体"建设,在学科联盟的基础上强化以病种为单元,创立了涵盖肺结节/肺癌、脑卒中、包虫病、肾移植、慢性肾病在内的5个专病医联体。华西医院在紧密的专病医联体建设过程中,通过线上线下结合,多种形式互为补充,建立了以"互联网+"医疗为支撑的三级医院牵头制订专病诊疗方案,并联动基层医院治疗、康复、随访,从而实现区域内专病患者的全程连续管理。

2023年,在现代化信息技术赋能下,建立专病临床队列,在专病医联体内推动专病临床数据库及生物样本库建设,构建专病医联体内药品临床试验管理规范(GCP)培训体系,实

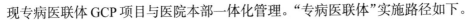

现专病医联体 GCP 项目与医院本部一体化管理。"专病医联体"实施路径如下。

（1）统一专病转诊标准：由三级医院牵头制订专病医联体内针对特定专病的上转、下转标准，建立专病双向转诊指标体系。

（2）统一专病诊疗路径：由专病水平全国领先的三级医院牵头组织区域内各级医疗机构共同探讨形成区域内专病同质化诊疗指南与专病临床路径，并在各医联体单位推广应用。

（3）统一专病连续医疗：基于"互联网＋"的连续性医疗服务体系的建立，打造区域内数字化全程管理系统。以线上线下相结合的方式，实施"三级医院负责制订诊治方案，基层医院负责治疗、康复、随访"的区域内专病患者全程连续管理。

2. 全程管理中心创新之路 2022 年，华西医院组建全程管理中心，以"医患共情"为理念，实现慢性病"一站化、规范化、智慧化、便捷化、全程化"管理。全程管理中心主要服务于新技术、新疗法诊治的疑难危重病患者，慢性病综合防控示范区筛查患者，专病中心诊疗患者等需要全程管理的患者群体，针对以上患者，实行"医护管"团队式全程管理模式，构建规范化的慢性病全程管理队列，建立国家慢性病综合防控示范区模板。

全程管理中心通过开展全程健康管理项目，即以"临床路径、循证医学"为基础的华西特色契约制规范化管理项目，从患者的需求与期望出发，提供从疾病预防、诊断、治疗到康复的全方位、全周期、全过程的管理服务。设计流程：患者签约入组→专科复诊→复查→定期随访→线上诊疗→在线咨询。

全程管理中心作为衔接服务与资源融合的平台，协同参与全程连续性管理，首创专病管理师岗位和专病数据库。专病管理师在一线与患者对接，可实现慢性病专病患者的精准识别与个性化处理，收集归纳在全程管理中亟待解决的各种问题并反馈解决，让患者"少操心""少跑路"。专病数据库通过广泛收集患者全周期（院内院外、线上线下）的个体健康信息，并进行实时的清理、结构化和挖掘，形成直接可用的医疗临床大数据，同时为患者提供精准、连续的全程管理方案。全程管理中心协助临床完成患者沟通、数据整理、流程梳理等事务性工作，解放医护人员到医疗专业操作中去。

四、"三位一体"慢性病协同防控全程管理体系

自 2016 年起，医院致力于构建具有服务连续、区域协同、双向转诊、延伸诊疗服务特点的"华西模式"。通过实现医保与商保协同、医院间协同，建立预防、诊治、康复"三位一体"慢性病协同防控全程管理体系，创新线上线下协同的"互联网＋"智慧化"医护管"团队协同慢性病全程管理服务模式，截至 2023 年 5 月，共服务院内 28 个科室、涵盖 111 个病种，设置全程管理服务项目 205 个，有效管理超过 40 000 名重大慢性病患者。

2023 年，医院进一步提出要持续优化完善患者全程管理服务模式，以患者全生命周期健康及满意度为导向，全面推进团队协同的"慢性病服务包"业务。

华西医院内分泌代谢科早在 2018 年就进行了院际深度合作，探索新型分级协同服务模式。运营管理部结合卫生经济学指标，从现状调研、病种分析、合作方式、管理机制、服务流程、绩效保障等方面进行可行性分析。

医院在践行"健康中国"战略的进程中,提出医院将为自身确立更高定位、提出更高要求,在新时代也将面临更多机遇与挑战。深化医药卫生体制改革进一步向制度化建设迈进,在国务院机构改革后,"三医联动"改革步伐势必全面提速,药品、耗材、医疗费用的管控不断加强,分级诊疗制度正不断扭转和纠正医疗卫生资源配置的不合理状况,现代医院管理制度作为中国基本医疗卫生制度"立柱架梁"的关键部分,将带来新一波改革的组合拳。

那么,如何在实现"优质高效"医疗服务的同时保障医院良性可持续发展,最大程度发挥医院服务社会、造福民生的公益效能?应坚持成本效益的精细化管理,持续提升医疗服务质效;创新标准化的分级协同服务模式,使优质资源效能最大化;推动基于"互联网+"的连续性医疗服务体系,积极拓展医疗相关服务外延,以适应快速发展的数字化医疗环境。

2019年,医院内分泌代谢科为提高具有专科特色的优势病种以及疑难重症患者的收治比例、缩短平均住院日、提高病床周转率,探索建立了院际分级协同服务模式,计划将部分骨病、足病、肾上腺功能试验患者分流至西藏自治区人民政府驻成都办事处医院(以下简称成办医院),构建基于"互联网+"的连续性医疗服务体系,以远程会诊平台为主要信息技术支撑,以期缩短院外等候时间,在积极践行"分级诊疗"政策的同时,也实现优质医疗资源效能最大化,收治更多疑难急危重症患者,承担更多社会责任。

1. 华西医院内分泌代谢科运行分析

(1)院外等候患者数量统计可见表3-7-1。其中内分泌科院外等候患者多,亟待解决。其中代谢性骨病等候患者最多,占比65%。

表3-7-1　内分泌代谢科院外等候患者一览表

科室	系统上院外等候患者数/人				备注
	3月内	3—6月	6—12月	总计	
内分泌代谢科医疗单元	171	101	96	368	糖尿病足男性患者收到2018年10月22日,女性患者收到2019年1月23日(通知过/有时间要求的除外);代谢性骨病,骨质疏松女性患者收到2018年5月28日,男性患者收到2019年2月12日(通知过/有时间要求的除外);不选医生,女性患者收到2018年12月17日,男性患者收到2019年1月6日(停药/通知过/有时间要求的除外)

注:数据来源为华西医院《全院各科室院外等候患者一览表,统计时点:2019年2月19日》,由信息中心提供数据。

(2)内分泌代谢科前十病种及骨病、足病、肾上腺疾病患者费用构成可见表3-7-2。内分泌代谢科计划分流病种费用构成可见表3-7-3。

表3-7-2　内分泌代谢科前十病种费用构成表

内分泌代谢科前十病种名称	出科人数	平均住院日/天	次均费用/元	床日费用/元	床日费用/元(剔除药品、材料)
骨质疏松伴有病理性骨折	351	8.56	10 899	1 274	803
非胰岛素依赖型糖尿病	348	14.97	14 271	954	724

内分泌代谢科前十病种名称	出科人数	平均住院日/天	次均费用/元	床日费用/元	床日费用/元(剔除药品、材料)
内分泌腺其他和未特指的良性肿瘤	200	10.35	8 281	800	659
原发性高血压	193	13.54	10 379	767	669
非胰岛素依赖型糖尿病并发足病	159	34.03	41 932	1 232	699
醛固酮过多症	155	14.87	11 958	804	705
骨质疏松不伴有病理性骨折	93	8.60	8 678	1 009	793
垂体功能减退和其他疾患	82	12.28	10 551	859	760
其他肾上腺疾患	78	14.74	10 166	690	601
甲状旁腺功能亢进症和甲状旁腺的其他疾患	69	8.13	6 223	765	581

表 3-7-3　内分泌代谢科计划分流病种费用构成表

骨病、足病、肾上腺疾病患者费用构成	出科人数	平均住院日/天	药占比/%	材料占比/%	检验检测占比/%	治疗费占比/%	手术费占比/%	其他费用占比/%
骨质疏松伴有病理性骨折	351	8.56	30.69	6.27	48.89	7.03	1.21	5.91
骨质疏松不伴有病理性骨折	93	8.60	19.54	1.84	63.09	8.65	0.14	6.73
非胰岛素依赖型糖尿病并发足病	159	34.03	35.59	7.70	32.63	14.09	2.27	7.72
其他肾上腺疾患	78	14.74	8.47	4.38	67.34	9.31	0.19	10.29
总计	2 383	13.68	20.50	5.05	53.57	11.44	1.09	8.36

对内分泌代谢科情况进行分析如下。

平均住院日：2018 年平均住院日为 13.68 天，大幅度超过其他非手术科室（8.49 天）、手术科室（6.34 天）、全院整体水平（7.85 天），属病区病床周转较慢的科室。

次均费用：出院患者次均费用 13 096 元，与非手术科室水平基本持平，较大幅度低于手术科室、全院平均水平。

床日费用、床日费用（剔除药品、材料）：床日费用和床日费用（剔除药品、材料）低于非手术科室水平，较大幅度低于手术科室、全院平均水平。

分流病种（骨病、足病、肾上腺）分析：骨病全年收治患者量最多，平均住院日最短，周转最快，床日费用（剔除药品、材料）明显高于全科平均水平。但其中包含重复输注静脉二磷酸盐的患者较多，这部分患者药品费用比例较高；足病平均住院日长，周转慢，床日费用（剔除药品、材料）略低于全科平均水平。治疗后期药品依赖严重，药占比全科最高；肾上腺疾病患者平均住院日属中等水平，床日费用（剔除药品、材料）明显低于全科平均水平，药占比、材料占比较低，检验检测占比全科最高。

（3）内分泌代谢科 CMI 指数分析：内分泌科 CMI 值呈逐年下降趋势，2015—2018 年复

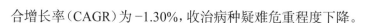

合增长率（CAGR）为 -1.30%，收治病种疑难危重程度下降。

2. 成办医院内分泌科现状调查　成办医院是以合作办院方式对口支援的单位，也是集医疗、保健、科研、教学为一体的三甲医院。内分泌科是成办医院首批重点学科之一。其中床位数量为 42 床（核定 32，加床 10）；人员配置 20 余名（医疗主任 1 人，医疗组长 2 人，拥有博士、硕士为中坚力量的技术团队）；平均住院日 7～8 天（糖尿病足病平均住院日约为 50天）；旺季（10 月至次年 4 月）无空床，院外等候峰值 150 人次，约 3 周内可全部接诊，淡季（5月至 9 月）日均空床 10～12 张，无须等候。

3. 可行性分析及建议

（1）双方初步达成合作意愿，确保转诊通道畅通（尤其是对方科室业务量为淡季时，即每年 5—9 月）。

（2）内分泌代谢科未来发展方向为"大门诊、小病房"，将工作重心转移到慢性病防治与全程管理，加强与社区合作，积极探索以社区为基础，以居民为中心，将预防、医疗、保健、康复、健康管理融为一体，以糖尿病、高血压等为重点的慢性病综合防治服务模式，变被动诊疗为主动干预，从病房前移至门诊或社区。同时，建立健全住院患者血糖管理体系，内分泌科每日对住院患者血糖进行管理，变被动请会诊（单次处理）为主动监测（连续管理），"从病房走出去"。

（3）转诊病种——足病具有治疗时间长，后期用药依赖性强的普遍性特点；骨病为我科全年收治患者量最多，平均住院日最短，周转最快，床日费用（剔除药品、材料）偏高的病种；肾上腺疾患是床日费用（剔除药品、材料）偏低，但检验检测占比较高的病种。针对以上病种建立分级诊疗路径，确保患者在不同阶段获得匹配的医疗服务资源；通过两院协同建立标准化康复流程，缩短非必要在院时间，减少患者医疗支出；优化肾上腺功能试验流程，前期准备阶段依托区域检验中心协同服务，提升检测效率，减少患者等候时间。

（4）医疗查房安排——为保证医疗质量和安全，科室应安排相应亚专业医疗组长每周计划半天时间到成办医院指导查房，建议执行之前先在医教部备案。

（5）劳务费用支付方式——建议参照紧密型医联体劳务费用支付方案，确保合法合规合理。

（6）转诊流程设计——建立绿色通道，试行后敲定具体细节，形成制度及标准化作业。

（7）合作拓展计划——可考虑与四川大学第四医院（附四院）建立转诊合作模式，以进一步扩大合作范围，提升医院运营效率，优化医疗资源配置。

五、总结

华西医院作为中国西部的医疗"国家队"，在基于"互联网＋"的连续性医疗服务体系的构建方面进行了一系列的探索，取得了显著成效。

在专病医联体方面，华西医院构建了基于"互联网＋"的区域内专病患者全程连续管理平台，实现了专病患者诊治同质化、全程化、协同化。以肺结节／肺癌患者全程管理平台为例，平台整合了患者诊疗信息、影像资料、治疗方案等数据，患者可通过平台在线预约挂号、查询检查结果、咨询医生等，实现了"互联网+"全程管理，同时打通患者信息壁垒，在专病中心、全程管理中心（院内）以及专病医联体（院外）实现患者信息互联互通与共享，提出将肺癌早期筛查纳入医保报销，该措施将极大提高高危人群筛查参与度，推动肺癌防治关口前移，解决肺癌早诊早治"最后一公里"的核心问题。

在"三位一体"慢性病协同防控全程管理体系方面，华西医院构建了"医患共情""以患者为中心"的慢性病协同防控网络，通过入组筛选评估、建立健康档案、门诊随访管理、个性化健康教育、质控与持续改进的标准化服务流程，实现了慢性病患者全程管理。以内分泌代谢科创新分级协同服务模式为例，该模式将院际医疗资源力量进行整合，形成院际一体化管理模式。

总体而言，华西医院为构建高质量、高效率、高水平的连续性医疗服务体系提供了宝贵经验。相信在各方的共同努力下，基于"互联网+"的连续性医疗服务体系将会得到进一步发展，为人民群众提供更加优质的医疗服务，助力健康中国建设。

（邓力莎　刘万利　李为民）